올리버 R. 에비슨 자료집 VII
1908~1913
세브란스 연합의학교로의 발전

박형우 편역

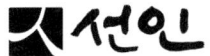

올리버 R. 에비슨 자료집 VII
1908~1913
세브란스 연합의학교로의 발전

초판 1쇄 발행   2024년 7월 31일

편역자 | 박형우
발행처 | 연세대학교 의과대학

제작처 | 선인
등 록 | 제5-77호(1998.11.4)
주 소 | 서울시 양천구 남부순환로 48길 1(신월동 163-1) 1층
전 화 | 02)718-6252 / 6257   팩스 | 02)718-6253
E-mail | suninbook@naver.com

정가   68,000원

ISBN   979-11-6068-903-7   94900
       979-11-6068-239-7   (세트)

· 잘못된 책은 바꿔 드립니다.

A Source Book of Dr. Oliver R. Avison VII.
1908~1913

Edited & Translated by Hyoung W. Park, M. D., Ph. D.

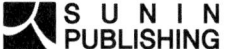

축사 · Congratulation

『올리버 R. 에비슨 자료집 VII』

이호영
1956년 졸업, 전 아주대학교 총장

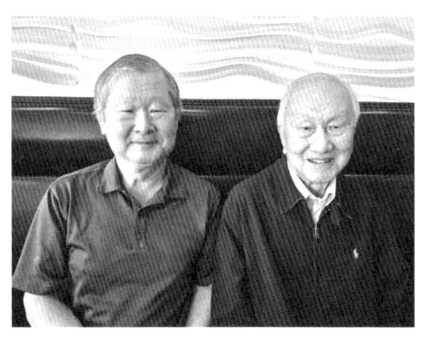

미국 뉴저지 주 모리스타운의 Laku Sushi에서 이호영 전 총장과 편역자 (2024년 5월 17일)

얼마 전 박형우 교수로부터 '올리버 R. 에비슨 자료집 VII (1908~1913)'의 축사를 써 달라는 부탁을 받았습니다. 내가 축사를 써주겠다고 선뜻 나서기는 나이가 들어 쉬운 일이 아니었습니다. 하지만 최근 의료 선교사들에 대한 자료집을 활발하게 출간하고 있는 박교수의 열정을 잘 알고 있고, 또 이번에 출간하는 자료집의 주된 내용이 세브란스의 '연합(聯合, Union)'이라는 설명을 듣고 후학들에게 조금이나마 도움이 될 것으로 생각하여 축사를 쓰게 되었습니다.

나는 에비슨 박사를 존경합니다.

지금은 고인이 된 나의 선친 이중철(李重撤, 1927년 세브란스 졸업) 박사는 졸업 후 정신과를 전공한 한국 최초의 정신과 전문의로 모교의 교수를 역임하였습니다. 감리교회 목사의 아들로 태어나 일찍이 호주의 멜버른 대학교에서 연수를 마치고, 일본 규슈 제국대학에서 박사 학위를 취득한 독실한 기독 청년으로서 인물이 출충하고 탁월한 학구력과 능숙한 영어를 겸비한 선친께서는 에비슨 박사의 총애를 받아 미래의 세브란스를 이어받을 인재로 주목을 받았습니다. 나의 어린 시절 선친께서는 나에게 에비슨 박사의 고결한 인격과 한국에 대한 사랑의 이야기를 들려주셨습니다.

에비슨 박사의 꿈은 한국에 설비가 제대로 갖추어진 학교와 병원을 운영하는 것뿐만 아니라 한국인 인재를 배출하여 이들이 학교와 병원의 주인이 되는 것이었습니다. 나의 선친도 그 꿈속의 한 인재로 꼽혔던 것입니다.

에비슨 박사는 독실한 기독교 신자로, 그리고 유능한 지도자로 선(善)한 사업을 이루기 위하여 주변의 많은 유지와 단체들의 협력을 이끌어내는 탁월한 인화력을 가졌던 분입니다. 이것이 바로 연합인데, 에비슨 박사뿐아니라 언더우드, 세브란스 씨도 모두 가졌던 고상한 정신입니다.

우리는 주변 사람들이 생김새나 생각하는 것이 나와는 어딘가 다르다는 것을 알고 있으며, 이는 같은 형제자매라도 마찬가지입니다. 이렇게 서로 다른 사람들이 모여 사는 사회에서 가장 중요한 것은 서로의 다름을 인정하고 공동의 이익을 위하여 서로 협력하는, 즉 '연합'하는 것입니다. 주변 사람들을 나와 똑같이 만들려고 하는 것은 갈등을 유발시키는 주요 원인이 될 것임은 자명합니다. 이러한 '연합'은 기관에서도 마찬가지입니다. 아무리 작은 기관이라도 수행하는 다양한 업무에 적합한 사람이 있게 마련입니다. 그 기관의 성공은 어느 업무에 어떤 사람을 배치하고, 그들이 조화롭게 일을 할 수 있도록 어떻게 도와주느냐 하는 책임자의 역할에 달려 있다고 해도 과언이 아닙니다. 수많은 직종의 사람들이 함께 일을 하는 병원이나, 다양한 학문을 연구하고 교육하는 대학에서는 이러한 역할이 더욱 중대합니다.

이 책이 담긴 자료들은 1908년 6월 한국 최초의 면허 의사인 제1회 졸업생이 배출된 이후, 에비슨 박사가 미국 북장로교회가 단독으로 운영하던 세브란스 병원의학교를 여러 교파가 참여하는 세브란스 연합의학교로 발전시키는 과정을 담고 있습니다. 그는 당시 한국에서 활동하던 어느 교파도 단독으로는 종합병원과 의학교를 운영하기 어렵다는 사실을 알고, 다른 교파들에게 함께 참여할 것을 제안하였습니다. 그 결과 미국의 주요 교파인 남장로교회, 남, 북감리교회는 물론 캐나다 장로교회와 호주 장로교회가 연합에 참여하게 되었습니다. 그리고 1913년 후반에 학교 이름도 세브란스 연합의학교로 개칭하였습니다. 이리하여 세브란스는 교파와 상관없이 서로 '연합'하여 병든 자를 치료하고 한국인 의사를 교육하여 하나님의 사업을 수행하는 터전이 되었던 것입니다.

이즈음 호러스 G. 언더우드는 서울에 대학을 설립하기 위하여 부단히 노력하고 있었습니다. 이것도 미국 북장로교회 단독으로는 불가능한, 대단히 큰 사업이었음으로 결국 여러 교파의 '연합'으로 진행되었습니다. 임시 교장이었던 언더우드가 1916년 10월 소천함에 따라 제2대 임시 교장이 된 에비슨은 1917년 조선총독부의 승인을 받은 연희전문학교의 초대 교장이 되었습니다. 이후 에비슨 박사는 1934년 은퇴하기까지 18년 동안 양교 교장을 겸임하며, 1957년 1월 출범한 지금의 연세대학교의 토대를 닦았음은 주지의 사실입니다.

그런데 최근 연세대학교의 일각에서 '케미(chemi)'를 강조한다는 말이 들립니다. '케미'라는 표현이 낯설어 사전을 찾아보니, '미디어에서 남녀 주인공이 현실에서도 잘 어울리는 것을 상징하는 신조어'라고 쓰여 있었습니다. 실제로 케미는 영어의 'chemistry'의 약어이며, 일반어로는 사물과 사물 간의 조화를 뜻합니다.

신조어 케미가 쓰일 수 있는 다양한 정황을 상상해 보니 나의 머리에 두 가지 생각이 떠오릅니다. 첫째는 고무적인 표현으로, 어떤 정황을 제3자의 입장에서 관찰하였을 때 두 사람 또는 두 물체가 잘 조화를 이룬다는 뜻입니다. 다시 말하여 궁합이 잘 맞는다는 뜻입니다. 따라서 케미는 인간관계에서 이를 본 관찰자의 표현이지 자기에 대한 주관적 입장을 말하는 데는 쓰이지 않습니다. 즉, '내가 그 사람하고 케미가 맞는다.'라고 말하는 것은 적절한 표현이 아닙니다. 둘째는 정황에 따라 이 표현이 오해를 사기 쉽다는 점입니다. 특히 금전 거래나 기업 간의 협상에서는 오해받기 쉬운데, '우리가 케미가 맞는 사이인데 시시콜콜 따지지 말고 반대하지 말라'는 식의 강요로 들릴 수 있기 때문입니다. 특히 두 주체의 특수성이나 경제성이 다른 경우, 케미란 말을 사용하면 상대방에게 불필요한 긴장을 유발시킬 수 있으므로 주의해야 할 것입니다. 굳이 케미라는 신조어가 사용되는 이유는 아마 새로운 유행어를 내가 안다는 자랑거리도 되고, 또는 의도를 각색해서 특별한 효과를 내고 싶어서 일 것입니다. 하지만 신조어 케미의 근본 의미는 에비슨 박사가 추진하였던 연합과 동일한 것이라 할 수 있습니다.

나는 박형우 교수가 에비슨 박사와 관련하여 출간한 7권의 자료집과 이후 출간할 자료집은 연세대학교 의과대학, 연세대학교의 역사를 넘어 한국 의료 및 기독교 역사에도 중요한 바탕이 될 것임을 믿어 의심치 않으며, 박 교수의 노고에 찬사를 보내는 바입니다.

2024년 7월
미국 뉴저지 주 모리스타운에서

축사 · Congratulation

『올리버 R. 에비슨 자료집 VII』

이은직
연세대학교 의과대학 학장

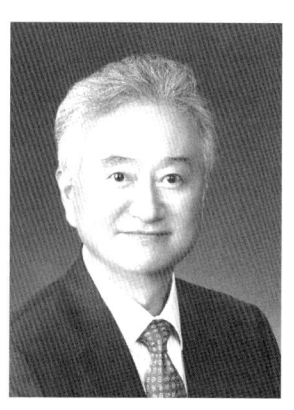

올해 2024년은 한국 개신교가 140주년이 되는 해입니다. 1884년 9월 호러스 N. 알렌(Horace N. Allen)의 내한을 기점으로 한 것입니다. 우리 연세대학교 의과대학의 역사는 알렌으로부터 시작되었습니다. 그는 1885년 4월 광혜원(제중원)의 책임을 맡고, 조수를 훈련시켜 도움을 받다가 이듬해 3월에 한국 최초의 정규 서양의학 교육을 시작하였습니다. 이후 1893년 11월에 제중원의 책임을 맡은 올리버 R. 에비슨(Oliver R. Avison)은 1895년 10월 의학교육을 재개하였고 여러 난관을 극복하고 1908년 6월 한국 최초의 면허 의사 7명을 배출시켰습니다.

널리 알려진 것처럼 에비슨은 1893년부터 1934년까지 40년이 넘는 기간 동안 한국에서 활동하였습니다. 1860년 영국에서 태어나 캐나다의 토론토 의과대학을 졸업하고 모교 교수가 되었고 토론토 시장의 주치의로도 활동하였습니다. 이런 성공에도 불구하고 아직 잘 알려지지 않았던 한국에 복음을 전파하기 위하여 의료 선교사로 지원하였고, 1893년 여름 서울에 도착하였습니다. 1893년 11월에는 병원의 기능이 거의 상실되었던 제중원의 책임을 맡아 그 운영을 정상화시키는 한편, 조선 정부와의 협상을 통해 1894년에 9월 제중원을 선교부로 이관시켰습니다.

에비슨은 병원 사업과 의학 교육이 한 교파에서 파송한 한 명의 의료 선교사가 감당할 수 있는 업무가 아니란 것을 인식하고, 일찍부터 여러 교파가 힘을 합쳐 진행할 수 있게 되기를 바랐습니다. 안식년으로 귀국하였던 1900년 4월 말 뉴욕에서 개최된 만국 선교대회에서 '의료 선교에서의 우의'란 제목의 발표를 하였고, 루이스 H. 세브란스 씨의 기부에 힘입어 1904년 9월 한국 최초의 현대식 병원인 세브란스 병원이 준공되었습니다. 아울러 세브란스 씨의 후원으로 제시 W. 허스트 박사가 합류하면서 거의 전 과목의 한글 교과서를 편찬할 수 있게 되었고, 한국인 의사 양성을 위한 의학 교육의 체계를 만들었습니다. 그는 1908년 7명의 첫 졸업생을 시작으로 1934년 2월 세브란스 의학전문학교(현 연세대학교 의과대학)의 교장직을 사임할 때까지 350여 명의 졸업생을 배출시켰습니다. 이것은 한국의 의료 문제를 해결하기 위해서는 한국인 스스로가 감당할 수 있도록 그들에게 의학을 가르쳐야 한다는 강한 신념이 있었기에 가능한 일이었습니다.

이번에 출간되는 『올리버 R. 에비슨 자료집 VII』은 '세브란스 연합의학교로의 발전'이라는 부제처럼 세브란스 병원의학교가 1908년 1회 졸업생을 배출한 이후, 의학 교육에 여러 기독교 교파가 참여하는 연합의학교로 발전하는 과정을 다루고 있습니다. 이외에도 제2회 및 제3회 졸업생의 배출, 서울의 연합 대학 설립과 진료소 및 의학교 건물의 봉헌 등 중요한 내용들이 포함되어 있습니다.

박형우 교수는 2015년부터 『올리버 R. 에비슨 자료집』 I~VI를 통해 올리버 R. 에비슨의 생애와 세브란스의 역사를 정리해 왔습니다. 그동안 에비슨 부부의 집안 배경과 토론토에서의 활동을 시작으로 내한한 이후 제중원의 운영과 서울역 앞 세브란스병원의 건립 과정, 그리고 한국 최초의 면허 의사 배출 등을 다루어왔습니다. 이 자료집들은 연세대학교 의과대학의 역사뿐 아니라 연세대학교, 그리고 한국의 의학사를 정립하는 데에도 큰 이정표가 될 것입니다.

앞으로 다룰 내용은 1917년 세브란스 연합의학전문학교로의 승격 과정이 되리라 생각합니다. 박형우 교수께서 앞으로도 건강을 지키면서 우리 의과대학의 역사를 꾸준히 정리해 주셨으면 하는 바람입니다.

『올리버 R. 에비슨 자료집 VII』의 발간을 다시 한번 축하드립니다.

2024년 7월

머리말 · Preface

서양 의학과 고등 교육의 개척 및 정착으로 한국의 발전에 크게 기여한 올리버 R. 에비슨은 131년 전 미국 북장로교회의 의료 선교사로 내한하였습니다. 에비슨은 조선 정부로부터 넘겨받은 제중원에서 의학 교육을 재개하였고, 후에 한국 최초의 현대식 병원인 세브란스 병원 및 의학교로 발전시킴으로써 일제가 주도한 의학과 대별되는 한국 서양 의학의 토대를 놓았습니다. 특히 1908년 한국 최초의 면허 의사 7명을 배출한 후, 1913년 여러 교파가 힘을 합쳐 운영하는 연합의학교로 명칭을 바꾸었고, 1917년 전문학교로 승격되도록 혼신의 노력을 기울였습니다.

한편 여러 교파의 선교사들이 서울에 종합 대학을 설립하기로 의견을 모았을 때, 이미 토론토 대학교 의학부와 약학대학의 교수로서 풍부한 경험을 가지고 있었던 에비슨이 큰 역할을 맡았던 것은 당연한 것이었습니다. 에비슨은 이 연합 기독교 대학이 1917년 연희전문학교[Chosun Christian College]로 조선 총독부의 승인을 받자 제1대 (정규) 교장에 취임하여 세브란스 연합의학전문학교와 함께 양교 교장을 18년 동안 겸임하면서 일제가 주도한 고등 교육과 대별되는 한국의 고등 교육을 정착시킨 주역으로 활동하였습니다.

편역자는 2010년부터 2012년까지 에비슨 박사의 출판되지 않은 타자본 자서전 원고를 3권의 에비슨 전집으로 출간한 바 있습니다.

올리버 R. 에비슨 지음, 박형우 편역, 올리버 R. 에비슨이 지켜본 근대 한국 42년 1893~1935. 상 (서울: 청년의사, 2010)

올리버 R. 에비슨 지음, 박형우 편역, 올리버 R. 에비슨이 지켜본 근대 한국 42년 1893~1935. 하 (서울: 청년의사, 2010)

Oliver R. Avison, Edited by Hyoung W. Park, *Memoirs of Life in Korea* (Seoul: The Korean Doctors' Weekly, 2012)

편역자는 이 에비슨 전집을 바탕으로 2015년부터 『올리버 R. 에비슨 자료집』을 발간해 왔습니다. 2015년의 『자료집 I (1860~1892)』은 에비슨 부부의 집안 배경, 교육 배경 및 토론토에서의 사회 활동을 다루었습니다.

2019년의 『자료집 II (1893~1894)』는 에비슨의 선교사 임명, 그리고 내한하여 제중원의 책임을 맡고 1894년 그 운영을 넘겨받는 과정을 다루었습니다.

2020년의 『자료집 III (1895~1898)』은 제중원을 넘겨받은 에비슨이 1895년 한국 역사상 처음으로 조직된 방역국의 책임을 맡아 체계적으로 벌였던 콜레라 방역 활동, 1895년 10월 재개한 제중원에서의 의학 교육을 다루었으며, 이와 함께 제중원을 중앙병원, 더 나아가 연합병원으로 발전시키려는 에비슨의 '선교 청사진'을 다루었습니다. 이 '청사진'의 실현에는 병든 한국인 치료와 의학 교육이 이루어지는, 제대로 갖추어진 병원의 구비가 가장 시급한 일이었는데, 이는 단시간 내에 실현이 가능한 간단한 일이 아닐 뿐 아니라 미국 북장로교회 단독으로 감당하기에도 벅찬 큰 사업이었습니다.

2021년의 『자료집 IV (1899~1901)』는 1899년 3월 말 첫 안식년을 갖게 된 에비슨이 선교본부의 요청으로 1900년 4월 말 뉴욕에서 개최된 세계 선교회의에서 '의료 사역에서의 우의'란 제목으로 발표를 하였고, 이 강연에 감명을 받은 루이스 H. 세브란스 씨가 서울 병원의 건축을 위하여 1만 달러를 기부하였던 과정을 다루었습니다.

2022년의 『자료집 V (1902~1904)』는 1902년 11월의 정초식에 이어, 1904년 9월 병원이 완공되고, 11월 정식 개원식을 갖는 과정을 다루었습니다. 병원 부지는 1902년 4월 세브란스 씨가 추가로 기부한 5천 달러로 6월 초 남대문 밖에 확보되었고, 이후 한국 정부와의 갈등, 러시아와 일본 사이에 전운이 감돌며 치솟는 물가 등의 문제에도 세브란스 씨의 추가 지원으로 1904년 9월 23일 '새로 지은 제중원'인 '세브란스 병원'의 봉헌식이 열렸고, 11월 16일 정식 개원식이 거행됨으로써 4년 만에 에비슨의 '청사진' 실현의 첫걸음이었던 제대로 갖추어진 병원을 건립하게 되었습니다.

2023년의 『자료집 VI (1905~1908)』은 세브란스 병원의 개원과 함께 합류한 제시 W. 허스트 박사의 도움으로 에비슨이 학생 교육에 전념하며, 거의 전 과목에 걸친 한글로 된 의학 교과서의 편찬과 1908년 6월의 첫 졸업생 배출, 그리고 이들에게 한국 최초의 의사 면허가 수여되는 과정을 다루었습니다.

이번에 출간하는 『자료집 VII (1908~1913)』은 에비슨의 노력으로 여러 교파가 세브란스의 의학 교육에 참여하는 과정을 다루었습니다. 1908년 6월 제1회 졸업생을 배출한 후, 다시 안식년을 갖게 된 에비슨은 세브란스 씨로부터 외래 진료소 및 의학교 건물의 신축을 위한 건축비를 기부받고 한국으로 돌아왔습니다. 당시 세브란스에는 한국인 의사의 배출을 목도하고 새로운 의술로 나라를 구하겠다는 의지로 가득한 의학도들이 많았습니다. 이에 에비슨은 세브란스의 의학 교육에 여러 교파가 연합할 적기라고 생각하고 주요 교파에 교수진을 파견해 줄 것을 요청하였습니다. 이에 북감리회 등에서 몇 명의 교수진을 파견하였지만 모두 전임은 아니었습니다. 1913년 6월 외래 진료소 및 의학교 건물이 봉헌되어 공사 중 잠시 중단되었던 의학 교육이 재개된 후, 공식적인 결정은 아니었지만 학교의 이름도 세브란스 연합의학교로 사용하기 시작하였습니다. 이런 과정 중에 1911년에 제2회, 1913년에 제3회 졸업생이 배출되었습니다.

한편 미국 북장로교회 서울 지부의 선교사들은 서울에 대학 설립을 추진하였을 때, 세브란스 연합의학교의 교장은 물론 이미 토론토 대학교 의학부와 약학대학의 교수로서 풍부한 경험을 가지고 있었던 에비슨이 큰 역할을 맡았던 것은 당연한 것이었습니다.

이 책은 평소 한국 의학의 역사에 남다른 관심과 열정을 갖고 있는 연세대학교 의과대학의 이은직 학장님의 지원으로 진행되었습니다. 『올리버 R. 에비슨 자료집 VIII』의 출판도 지원해 주기로 하였습니다. 진심으로 감사드립니다.

마지막으로 어려운 여건에서도 이 책을 기꺼이 출판해 주신 도서출판 선인의 윤관백 대표와 직원들께도 감사드립니다.

2024년 7월
안산(鞍山) 자락에서 상우(尙友) 박형우(朴瀅雨) 씀

차례

축 사 / 5
머 리 말 / 11

제8부 세브란스 연합의학교로의 발전

제1장 1908년

19080728 올리버 R. 에비슨(매니토바 주 와와네사)이 아서 J. 브라운(미국 북장로교회 해외선교본부 총무)에게 보낸 편지 (1908년 7월 28일) ·············· 3
19080800 새디 H. 허스트(서울), [보고서] (1908년 8월) ···················· 6
19080804 메리 B. 바렛(몬태나 주 커크스빌)이 아서 J. 브라운(미국 북장로교회 해외선교본부 총무)에게 보낸 편지 (1908년 8월 4일) ········ 7
19080903 사교계(社交界). *The Rideau Record* (온타리오 주 스미스폴즈) (1908년 9월 3일), 5쪽 ················ 8
19080915 선교단 연회(宴會). *The Rideau Record* (온타리오 주 스미스폴즈) (1908년 9월 15일), 1쪽 ················ 9
19080915 사교계(社交界). *The Rideau Record* (온타리오 주 스미스폴즈) (1908년 9월 15일), 5쪽 ················ 10
19080915 흥미로운 예배. *The Rideau Record* (온타리오 주 스미스폴즈) (1908년 9월 15일), 5쪽 ················ 11

19080000	홍종은 번역, 『무씨 산과학』 (서울: 대한 황성 세브란스 병원 교육부, 1908)	16
19081009	올리버 R. 에비슨(뉴욕 주 트로이)이 아서 J. 브라운(미국 북장로교회 해외선교본부 총무)에게 보낸 편지 (1908년 10월 9일)	19
19081015	프레더릭 S. 밀러(청주)가 아서 J. 브라운(미국 북장로교회 해외선교본부 총무)에게 보낸 편지 (1908년 10월 15일)	23
19081100	올리버 R. 에비슨(서울), 세브란스 병원의학교. *The Assembly Herald* (뉴욕) 14(11) (1908년 11월호), 507~509쪽	25
19081111	올리버 R. 에비슨(미국)이 아서 J. 브라운(미국 북장로교회 해외선교본부 총무)에게 보낸 편지 (1908년 11월 11일)	31
19081111	찰스 E. 샤프(대구)가 아서 J. 브라운(미국 북장로교회 해외선교본부 총무)에게 보낸 편지 (1908년 11월 11일)	48
19081115	아서 J. 브라운(미국 북장로교회 해외선교본부 총무)이 어니스트 F. 홀(델라웨어 주 윌밍턴)에게 보낸 편지 (1908년 11월 15일)	50
19081117	아서 J. 브라운(미국 북장로교회 해외선교본부 총무)이 한국 선교부로 보낸 편지 (1908년 11월 17일)	51
19081121	아서 J. 브라운(미국 북장로교회 해외선교본부 총무)이 올리버 R. 에비슨(오하이오 주 우스터)에게 보낸 편지 (1908년 11월 21일)	52
19081123	아서 J. 브라운(미국 북장로교회 해외선교본부 총무)이 제시 W. 허스트(서울)에게 보낸 편지 (1908년 11월 23일)	54
19081124	올리버 R. 에비슨(미네소타 주 세인트폴)이 아서 J. 브라운 (미국 북장로교회 해외선교본부 총무)에게 보낸 편지 (1908년 11월 24일)	56
19081209	올리버 R. 에비슨(위스콘신 주 밀워키)이 아서 J. 브라운 (미국 북장로교회 해외선교본부 총무)에게 보낸 편지 (1908년 12월 9일)	58
19081218	아서 J. 브라운(미국 북장로교회 해외선교본부 총무)이 올리버 R. 에비슨(오하이오 주 우스터)에게 보낸 편지 (1908년 12월 18일)	71

제2장 1909년

19090000	김필순 번역, 에비슨 교열, 해부학 (서울: 대한 황성 제중원, 1909) ··· 85	
19090000	김필순 번역, 에비슨 교열, 신편 화학교과서 유기질 (서울: 대한 황성 제중원, 1909) ··· 86	
19090110	호머 B. 헐버트(뉴저지 주 스프링필드)가 캘빈 B. 헐버트 (매사추세츠 주 반즈테이블)에게 보낸 편지 (1909년 1월 10일) ············ 89	
19090217	순행 모금. 신한민보(캘리포니아 주 샌프란시스코) (1909년 2월 17일), 2쪽 ··· 90	
19090220	선교사가 한국인의 지성(知性)을 말한다. The San Francisco Call (캘리포니아 주 샌프란시스코) (1909년 2월 20일), 12쪽 ············ 91	
19090221	하워드 장로교회. The San Francisco Call (캘리포니아 주 샌프란시스코) (1909년 2월 21일), 36쪽 ··· 93	
19090222	한국에서 필요한 것을 위하여 간청하는 선교사. The San Francisco Call (캘리포니아 주 샌프란시스코) (1909년 2월 22일), 4쪽 ··· 94	
19090224	한국의 개혁파에게 거액 전달. The San Francisco Call (캘리포니아 주 샌프란시스코) (1909년 2월 24일), 25쪽 ······························· 96	
19090224	에비슨 박사 연설. 신한민보 (캘리포니아 주 샌프랜시스코) (1909년 2월 24일), 2쪽 ·· 98	
19090400	1909년 4월 위스콘신 주 밀워키에서 열린 제38차 장로교회 서북 여자 선교본부의 연례 보고서 (시카고, 1909년) ················· 99	
19090401	기독교의 한국. The Globe (온타리오 주 토론토) (1909년 4월 1일), 5쪽 ··· 101	
19090403	선교 대의에 재산과 재능을 기부하라. The Globe (온타리오 주 토론토) (1909년 4월 3일), 1, 4쪽 ······································· 103	
19090420	아서 J. 브라운(미국 북장로교회 해외선교본부 총무)이 한국 선교부로 보낸 편지 (1909년 4월 20일) ································· 110	
19090500	한국 선교부. 미국 북장로교회 해외선교본부의 제72차 연례 보고서. 1909년 5월에 총회에 제출함 (1909년 5월) ···················· 113	
19090600	[잡보]. The Korea Mission Field (서울) 5(6) (1909년 6월호), 100~101쪽 ··· 120	

19090615	아서 J. 브라운(미국 북장로교회 해외선교본부 총무)이 한국 선교부로 보낸 편지 (1909년 6월 15일) ········· 122
19090700	제시 W. 허스트(서울), 세브란스 병원의학교. *The Korea Mission Field* (서울) 5(7) (1909년 7월호), 116~117쪽 ········· 124
19090715	아서 J. 브라운(미국 북장로교회 해외선교본부 총무)이 올리버 R. 에비슨(오하이오 주 우스터)에게 보낸 편지 (1909년 7월 15일) ········· 126
19090717	올리버 R. 에비슨(오하이오 주 우스터)이 아서 J. 브라운 (미국 북장로교회 해외선교본부 총무)에게 보낸 편지 (1909년 7월 17일) ········· 128
19090730	한국의 선교 사업. *The Globe* (토론토) (1909년 7월 30일), 9쪽 ········· 130
19090824	1909년 평양에서 개최된 미국 북장로교회 한국 선교부의 제25차 연례회의 회의록 및 보고서 (1909년 8월 24일~9월 1일) ········· 131
19091005	랠프 O. 라이너(서울)가 아서 J. 브라운(미국 북장로교회 해외선교본부 총무)에게 보낸 편지 (1909년 10월 5일) ········· 134
19091008	잡보. 청관(靑館) 연설. 황성신문(서울) (1909년 10월 8일), 1쪽 ········· 136
19091008	한국 개신교 복음선교 연합공의회의 제5차 연례회의 (1909년 10월 8~9일) ········· 137
19091015	새디 H. 허스트(서울), 개인 보고서, J. W. 허스트 부인, 한국 서울, 1908~9년도 (1909년 10월 15일 접수) ········· 138
19091017	잡보. 어 씨 강도(講道). 황성신문(서울) (1909년 10월 17일), 3쪽 ········· 139
19091019	캐서린 웸볼드(서울)가 아서 J. 브라운(미국 북장로교회 해외선교본부 총무)에게 보낸 편지 (1909년 10월 19일) ········· 140
19091100	[개신교 복음선교회 총회.] *The Korea Mission Field* (서울) 5(11) (1909년 11월), 193~194쪽 ········· 142
19091100	릴리어스 H. 언더우드(서울), 개신교 25주년 기념. *The Korea Mission Field* (서울) 5(11) (1909년 11월호), 198~200쪽 ········· 144
19091200	기독교인 한국인의 축하. *The Korea Mission Field* (서울) 5(12) (1909년 12월호), 206~208쪽 ········· 146

19091203 잡보. 제중원 확장. 황성신문(서울) (1909년 12월 3일), 2쪽 ·· 153

19091221 잡보. 청관(靑館) 연설. 황성신문(서울) (1909년 12월 21일), 1쪽 ·· 154

19090000 세브란스 병원의학교의 교직원 및 학생 일동 (1909년 후반 추정) ·· 155

제3장 1910년

19100219 J. 헌터 웰즈(평양)가 아서 J. 브라운(미국 북장로교회 해외선교본부 총무)에게 보낸 편지 (1910년 2월 19일) ························· 157

19100314 회의록, 한국 선교부 서울 지부 (미국 북장로교회) 1891~1921년 (1910년 3월 14일) ·· 159

19100318 아서 J. 브라운(미국 북장로교회 해외선교본부 총무)이 한국 선교부 실행 위원회로 보낸 편지 (1910년 3월 18일) ··············· 161

19100330 올리버 R. 에비슨(서울)이 아서 J. 브라운(미국 북장로교회 해외선교본부 총무)에게 보낸 편지 (1910년 3월 30일) ··············· 164

19100404 새뮤얼 A. 마펫(평양)이 아서 J. 브라운(미국 북장로교회 해외선교본부 총무)에게 보낸 편지 (1910년 4월 4일) ······················· 168

19100413 호러스 G. 언더우드(서울)가 아서 J. 브라운(미국 북장로교회 해외선교본부 총무)에게 보낸 편지 (1910년 4월 13일) ············· 169

19100500 한국 선교부. 1910년 5월 총회에 제출한 미국 북장로교회 해외선교본부 제73차 연례 보고서 (1910년 5월) ······················· 171

19100500 평양의 선교사 공동체(장로교회 및 감리교회)가 서울의 연합 대학교 발기인들에게 보낸 편지 (1910년 5월) ······················· 176

19100501 아서 J. 브라운(미국 북장로교회 해외선교본부 총무), 요약, 한국 선교부, 1910~1911년도 (1910년 5월 1일) ·························· 182

19100502 호러스 G. 언더우드, 올리버 R. 에비슨(서울)이 아서 J. 브라운 (미국 북장로교회 해외선교본부 총무)에게 보낸 편지 (1910년 5월 2일) ·· 184

19100506 아서 J. 브라운(미국 북장로교회 해외선교본부 총무)이 한국 선교부로 보낸 편지 (1910년 5월 6일) ·································· 192

19100511	공식 회의록. 감리교회 한국 연회의 회의록, 제3차 회의, 서울 (1910년 5월 11일~19일) ⋯⋯⋯⋯⋯⋯⋯⋯⋯⋯⋯⋯⋯⋯⋯⋯⋯⋯⋯⋯⋯⋯ 193
19100600	지부 소식. The Korea Mission Field (서울) 6(6) (1910년 6월호), 133~134쪽 ⋯⋯⋯⋯⋯⋯⋯⋯⋯⋯⋯⋯⋯⋯⋯⋯⋯⋯⋯⋯⋯⋯⋯⋯⋯⋯⋯⋯⋯ 195
19100621	스탠리 화이트(미국 북장로교회 해외선교본부 총무)가 호러스 G. 언더우드와 올리버 R. 에비슨(서울)에게 보낸 편지 (1910년 6월 21일) ⋯⋯⋯⋯⋯⋯⋯⋯⋯⋯⋯⋯⋯⋯⋯⋯⋯⋯⋯⋯⋯⋯⋯⋯⋯⋯⋯⋯⋯⋯⋯⋯⋯⋯⋯ 199
19100704	올리버 R. 에비슨(서울)이 A. 우드러프 홀시(미국 북장로교회 해외선교본부 총무)에게 보낸 편지 (1910년 7월 4일) ⋯⋯⋯⋯⋯⋯ 201
19100720	올리버 R. 에비슨(서울)이 아서 J. 브라운(미국 북장로교회 해외선교본부 총무)에게 보낸 편지 (1910년 7월 20일) ⋯⋯⋯⋯⋯⋯ 204
19100720	올리버 R. 에비슨(서울 지부)이 아서 J. 브라운(미국 북장로교회 해외선교본부 총무)에게 보낸 편지 (1910년 7월 20일a) ⋯⋯⋯⋯ 209
19100722	A. 우드러프 홀시 (미국 북장로교회 해외선교본부 총무)가 J. 헌터 웰즈(평양)에게 보낸 편지 (1910년 7월 22일) ⋯⋯⋯⋯⋯⋯⋯⋯ 217
19100800	지부 소식. The Korea Mission Field (서울) 6(8) (1910년 8월호), 195쪽 ⋯⋯⋯⋯⋯⋯⋯⋯⋯⋯⋯⋯⋯⋯⋯⋯⋯⋯⋯⋯⋯⋯⋯⋯⋯⋯⋯⋯⋯⋯⋯ 218
19100817	아서 J. 브라운(미국 북장로교회 해외선교본부 총무)이 올리버 R. 에비슨(서울)에게 보낸 편지 (1910년 8월 17일) ⋯⋯⋯⋯⋯⋯ 220
19100900	편집자 단신 및 인물 동정. The Korea Mission Field (서울) 6(9) (1910년 9월호), 215쪽 ⋯⋯⋯⋯⋯⋯⋯⋯⋯⋯⋯⋯⋯⋯⋯⋯⋯⋯⋯⋯⋯⋯⋯ 223
19100904	1910년 서울에서 개최된 미국 북장로교회 한국 선교부의 제26차 연례회의 회의록 및 보고서 (1910년 9월 4일~9월 13일) ⋯⋯⋯⋯ 224
19100912	한국 개신교 복음선교 연합공의회의 제6차 연례회의 (1910년 9월 12~14일) ⋯⋯⋯⋯⋯⋯⋯⋯⋯⋯⋯⋯⋯⋯⋯⋯⋯⋯⋯⋯⋯⋯⋯⋯⋯⋯⋯⋯⋯ 233
19101000	장로교회 연례회의에서 여자의 날. The Korea Mission Field (서울) 6(10) (1910년 10월호), 261~263쪽 ⋯⋯⋯⋯⋯⋯⋯⋯⋯⋯⋯⋯ 235
19101100	올리버 R. 에비슨(서울), 실천적인 전도. The Assembly Herald (뉴욕) 16(11) (1910년 11월호), 525~526쪽 ⋯⋯⋯⋯⋯⋯⋯⋯⋯⋯⋯ 237
19101100	호러스 G. 언더우드(서울), H. G. 언더우드 박사의 연례 보고서. The Korea Mission Field (서울) 6(11) (1910년 11월호), 285~286쪽 ⋯⋯⋯⋯⋯⋯⋯⋯⋯⋯⋯⋯⋯⋯⋯⋯⋯⋯⋯⋯⋯⋯⋯⋯⋯⋯⋯⋯⋯⋯⋯⋯⋯⋯⋯⋯⋯ 242

19101100	전도 운동. *The Korea Mission Field* (서울) 6(11) (1910년 11월호), 289~291쪽 ·············· 244
19101105	제니 B. 에비슨(서울), 에비슨 부인의 1909~1910년 보고서 (1910년 11월 5일 접수) ·············· 246
19101114	아서 J. 브라운(미국 북장로교회 해외선교본부 총무)이 올리버 R. 에비슨(서울)에게 보낸 편지 (1910년 11월 14일) ·············· 260
19101200	제니 B. 에비슨(서울), 남대문에서 사업이 어떻게 수행되었는가. *The Korea Mission Field* (서울) 6(12) (1910년 12월호), 299~300쪽 ·············· 262
19100000	세브란스 병원의학교의 교직원 및 학생 일동 (1910년경) ·············· 265

제4장 1911년

19110100	지부 보고서. *The China Medical Journal* (상하이) 25(1) (1911년 1월호), 59쪽 ·············· 267
19110100	지부 단신. *The Korea Mission Field* (서울) 7(1) (1911년 1월호), 6쪽 ·············· 269
19110100	김규식, 김필순 박사. *The Korea Mission Field* (서울) 7(1) (1911년 1월호), 14~16쪽 ·············· 270
19110200	단신 및 인물 동정. *The Korea Mission Field* (서울) 7(2) (1911년 2월호), 34쪽 ·············· 275
19110209	아서 J. 브라운(미국 북장로교회 해외선교본부 총무)이 한국 선교부로 보낸 편지, 제19호 (1911년 2월 9일) ·············· 276
19110216	올리버 R. 에비슨(서울)이 아서 J. 브라운(미국 북장로교회 해외선교본부 총무)에게 보낸 편지 (1911년 2월 16일) ·············· 277
19110218	J. 헌터 웰즈(평양)가 아서 J. 브라운(미국 북장로교회 해외선교본부 총무)에게 보낸 편지 (1911년 2월 18일) ·············· 290
19110223	아서 J. 브라운(미국 북장로교회 해외선교본부 총무)이 한국 선교부로 보낸 편지, 제13호 (1911년 2월 23일) ·············· 292
19110322	아서 J. 브라운(미국 북장로교회 해외선교본부 총무)이 한국 선교부로 보낸 편지, 제22호 (1911년 3월 23일) ·············· 294

19110401	아서 J. 브라운(미국 북장로교회 해외선교본부 총무), 요약 한국 선교부 (1911년 4월 1일) ································· 301
19110408	올리버 R. 에비슨의 개인 기록 (1911년 4월 8일) ················· 302
19110500	한국 선교부. 1911년 5월 총회에 제출한 미국 북장로교회 해외선교본부의 제74차 연례 보고서 (1911년 5월) ················· 305
19110529	[세브란스 병원의학교 제2회 졸업식 초청장] (1911년 5월 29일) ································· 308
19110602	세브란스 병원의학교 제2회 졸업생 일동 사진 (1911년 6월 2일) ································· 310
19110621	공식 회의록. 감리교회 한국 연회의 회의록, 제4차 회의, 서울 (1911년 6월 21일~28일) ································· 312
19110700	지부 단신. The Korea Mission Field (서울) 7(7) (1911년 7월호), 180~184쪽 ································· 314
19110721	루이스 맥컬로(미국 북장로교회 해외선교본부)가 한국 선교부로 보낸 편지, 제42호 (1911년 7월 21일) ················· 315
19110800a	단신 및 인물 동정. The Korea Mission Field (서울) 7(8) (1911년 8월호a), 209쪽 ································· 317
19110800b	단신 및 인물 동정. The Korea Mission Field (서울) 7(8) (1911년 8월호b), 209쪽 ································· 318
19110800c	단신 및 인물 동정. The Korea Mission Field (서울) 7(8) (1911년 8월호c), 210쪽 ································· 319
19110900	1911년 평양에서 열린 연례회의에 제출한 미국 북장로교회 한국 선교부의 보고서 (1911년 9월) ················· 322
19110905	회의록, 한국 선교부 서울 지부 (미국 북장로교회) 1891~1921년 (1911년 9월 5일) ································· 325
19110903	1911년 평양에서 개최된 미국 북장로교회 한국 선교부의 제27차 연례회의 회의록 및 보고서 (1911년 9월 3일~9월 13일) ········ 326
19110920	월터 C. 퍼비언스(청주)가 아서 J. 브라운(미국 북장로교회 해외선교본부 총무)에게 보낸 편지 (1911년 9월 20일) ················· 342
19110920	아서 J. 브라운(미국 북장로교회 해외선교본부 총무)이 한국 선교부로 보낸 편지 (1911년 9월 20일) ················· 344

19110927 　한국 개신교 복음선교 연합공의회 제7차 연례회의 (1911년 9월 27~29일) ·· 347

19111000 　단신 및 인물 동정. The Korea Mission Field (서울) 7(10) (1911년 10월호), 276쪽 ·· 348

19111000 　블리스 W. 빌링스, 감리교회 연회. The Korea Mission Field (서울) 7(10) (1911년 10월호), 299~300쪽 ··· 349

19111021 　올리버 R. 에비슨(서울), 올리버 R. 에비슨 박사의 1910~1911년도 개인 보고서 (1911년 10월 21일 접수) ··· 351

19111021 　올리버 R. 에비슨(서울), 세브란스 병원 기지 보고서. 1910~1911년도 (1911년 10월 21일 접수) ·· 353

19111021 　제니 B. 에비슨(서울), 1911년 개인 보고서 (1911년 10월 21일 접수) ··· 380

19111100 　포스터 M. 벡, 미래의 2세대의 선교사 중 한 사람이 보낸 편지. The Korea Mission Field (서울) 7(11) (1911년 11월호), 307쪽 ·· 393

19111200 　매티 H. 밀러(서울), 서울의 여자 사업. The Korea Mission Field (서울) 7(12) (1911년 12월호), 357쪽 ··· 395

19111213 　조지 허버 존스(뉴욕 시)가 아서 J. 브라운(미국 북장로교회 해외 선교본부 총무)에게 보낸 편지 (1911년 12월 13일) ················ 397

제5장 1912년

19120108 　새뮤얼 A. 마펫, 노먼 C. 휘트모어, 올리버 R. 에비슨, 조지 S. 매큔, 찰스 E. 샤프(미국 북장로교회 한국 선교부)가 데라우치 마사타케 (조선 총독)에게 보내는 편지 (1912년 1월 8일) ············· 399

19120200 　세브란스 병원 사람들. The Korea Mission Field (서울) 8(2) (1912년 2월호), 48~49쪽 ·· 407

19120300 　필립 L. 질레트, P. L. 질레트의 1911년 9월 13일 끝나는 연도의 연례 보고서, 한국 서울의 기독교 청년회. The Korea Mission Field (서울) 8(3) (1912년 3월호), 91쪽 ··· 409

19120305 　윌리엄 M. 베어드(평양)가 아서 J. 브라운(미국 북장로교회 해외선교본부 총무)에게 보낸 편지 (1912년 3월 5일) ························· 411

19120305	공식 회의록. 감리교회 한국 연회의 회의록, 제5차 회의, 서울 (1912년 3월 5일~12일) ··· 413
19120318	존 U. S. 톰스(서울)가 아서 J. 브라운(미국 북장로교회 해외선교본부 총무)에게 보낸 편지 (1912년 3월 18일) ························ 414
19120500	한국 선교부. 1912년 5월 총회에 제출한 미국 북장로교회 해외선교본부의 제75차 연례 보고서 (1912년 5월) ·························· 415
19120600	월터 E. 스미스(부산), 부산 지부의 격월간 편지 (1912년 6월) ··· 416
19120606	한국 서신이 공개되다. The Continent (시카고) (1912년 6월 6일), 791쪽 ·· 417
19120613	한국에서의 박해. The Continent (시카고) (1912년 6월 13일), 824, 842쪽 ·· 420
19120700	단신 및 인물 동정. The Korea Mission Field (서울) 8(7) (1912년 7월호), 198쪽 ·· 422
19120803	미국 남장로교회의 제21차 연례회의 회의록, 한국 광주 (1912년 8월 3일~13일) ··· 424
19120900	올리버 R. 에비슨(서울), 개인 보고서 (1912년 9월) ············· 426
19120900	1912년 서울에서 개최된 연례회의에 제출한 미국 북장로교회 한국 선교부의 보고서 (1912년 9월) ······························ 429
19120908	1912년 서울에서 개최된 미국 북장로교회 한국 선교부의 제28차 연례회의 회의록 및 보고서 (1912년 9월 8일~9월 21일) ········ 437
19120918	한국 개신교 복음선교회 연합공의회의 제1차 연례회의 (1912년 9월 18~19일) ·· 457
19121023	해리 A. 로즈(강계)가 아서 J. 브라운(미국 북장로교회 해외선교본부 총무)에게 보낸 편지 (1912년 10월 23일) ···················· 460
19121100	릴리어스 H. 언더우드(서울), 장로교회 선교부의 연례회의. The Korea Mission Field (서울) 8(11) (1912년 11월호), 336~337쪽 ············ 461
19121104	제니 B. 에비슨(서울), 1911~12년도 보고서 (1912년 11월 4일 접수) ·· 463
19121216	서재필(펜실베이니아 주 필라델피아)이 올리버 R. 에비슨(서울)에게 보낸 편지 (1912년 12월 16일) ······························ 468
19121227	새뮤얼 A. 마펫(평양)이 아서 J. 브라운(미국 북장로교회 해외선교본부 총무)에게 보낸 편지 (1912년 12월 27일) ···················· 470

제6장 1913년

19130100 휴 H. 위어 (제물포), 한국 의료 선교사 협회. *The Korea Mission Field* (서울) 9(1) (1913년 1월호), 13~14쪽 ·················· 473

19130100 J. 로버트 무스(송도), 송도에서 열린 미국 남감리교회 한국 선교부의 연례회의에 제출한 송도 동부 지역의 보고서. *The Korea Mission Field* (서울) 9(1) (1913년 1월호), 21쪽 ·················· 475

19130102 아서 J. 브라운(미국 북장로교회 해외선교본부 총무)가 한국 선교부로 보낸 선교본부 회람 편지, 제126호 (1913년 1월 2일) ·················· 476

19130102 아서 J. 브라운(미국 북장로교회 해외선교본부 총무)가 한국 선교부로 보낸 선교본부 회람 편지, 제127호 (1913년 1월 2일) ·················· 477

19130112 윌리엄 M. 베어드(평양)가 아서 J. 브라운(미국 북장로교회 해외선교본부 총무)에게 보낸 편지 (1913년 1월 12일) ·················· 479

19130122 올리버 R. 에비슨(서울), [연합 대학의 위치에 관한 의견] (1913년 1월 22일 통지함) ·················· 481

19130215 윌리엄 C. 커(재령)가 아서 J. 브라운(미국 북장로교회 해외선교본부 총무)에게 보낸 편지 (1913년 2월 15일) ·················· 493

19130331 세브란스 병원 및 의학교, 1912년 3월 31일부터 1913년 3월 31일까지 끝나는 연도의 대차 대조표 (1913년 3월 31일) ·················· 494

19130400 레라 에비슨(서울), 서울의 새로운 주일 학교. *The Korea Mission Field* (서울) 9(4) (1913년 4월호), 96~97쪽 ·················· 497

19130402 [세브란스 병원의학교 제3회 졸업식 초청장] (1913년 4월 2일) ·················· 501

19130402 [세브란스 병원의학교 제3회 졸업식 순서] (1913년 4월 2일) ·················· 503

19130402 세브란스 병원의학교 제3회 졸업생 일동 사진 (1913년 4월 2일) ·················· 505

19130402 세브란스 병원의학교 제3회 졸업장 (1913년 4월 2일, 곽병규) ·················· 506

19130408 존 G. 홀드크로프트(평양)가 아서 J. 브라운(미국 북장로교회 해외선교본부 총무)에게 보낸 편지 (1913년 4월 8일) ·················· 508

19130409	로버트 P. 매케이(캐나다 장로교회 해외선교본부 총무)가 올리버 R. 에비슨(서울)에게 보낸 편지 (1913년 4월 9일) ················· 510
19130409	조셉 드 F. 전킨(펜실베이니아 주 필라델피아)이 올리버 R. 에비슨(서울)에게 보낸 편지 (1913년 4월 9일) ················· 514
19130421	새뮤얼 A. 마펫(평양)이 아서 J. 브라운(미국 북장로교회 해외선교본부 총무)에게 보낸 편지 (1913년 4월 21일) ················· 517
19130502	새뮤얼 A. 마펫(평양)이 아서 J. 브라운(미국 북장로교회 해외선교본부 총무)에게 보낸 편지 (1913년 5월 2일) ················· 518
19130515	올리버 R. 에비슨(서울)이 조셉 F. 드 전킨(펜실베이니아 주 필라델피아)에게 보낸 편지 (1913년 5월 15일) ················· 520
19130523	릴리어스 H. 언더우드(서울)가 아서 J. 브라운(미국 북장로교회 해외선교본부 총무)에게 보낸 편지 (1913년 5월 23일) ················· 522
19130531	올리버 R. 에비슨(서울), 서울 지부로 보낸 에비슨 박사의 개인 보고서, 1912년 6월 1일부터 1913년 5월 31일까지 (1913년 5월 31일) ················· 523
19130531	세브란스 병원 및 의학교 보고서, 1912년 6월 1일부터 1913년 5월 31일까지 (1913년 5월 31일) ················· 527
19130600	서울 세브란스 병원의학교. The Korea Mission Field (서울) 9(6) (1913년 6월), 170쪽 ················· 544
19130600	단신 및 인물 동정. The Korea Mission Field (서울) 9(6) (1913년 6월호), 152쪽 ················· 547
19130605	공식 회의록. 감리교회 한국 연회의 회의록, 제6차 회의, 서울 (1913년 6월 5일~12일) ················· 549
19130613	세브란스 병원의학교 봉헌식 초청장 (1913년 6월 13일) ········· 551
19130613	조셉 드 F. 전킨(펜실베이니아 주 필라델피아)이 올리버 R. 에비슨(서울)에게 보낸 편지 (1913년 6월 13일) ················· 554
19130616	레라 C. 에비슨(서울), 레라 C. 에비슨의 보고서 (1913년 6월 16일) ················· 556
19130700	단신과 인물 동정. The Korea Mission Field (서울) 9(7) (1913년 7월호), 179쪽 ················· 560
19130715	올리버 R. 에비슨(서울)이 아서 J. 브라운(미국 북장로교회 해외선교본부 총무)에게 보낸 편지 (1913년 7월 15일) ················· 561

19130725	아서 J. 브라운(미국 북장로교회 해외선교본부 총무)이 호러스 G. 언더우드(서울)에게 보낸 편지 (1913년 7월 25일) ·················· 564
19130800	월간 특집 – 의료 선교. *The Missionary Survey* (버지니아 주 리치몬드) 2(10) (1913년 8월호), 476쪽 ························· 566
19130800	단신 및 인물 동정. *The Korea Mission Field* (서울) 9(8) (1913년 8월호), 212쪽 ································· 568
19130800	단신 및 인물 동정. *The Korea Mission Field* (서울) 9(8) (1913년 8월호), 214쪽 ································· 569
19130800	마고 루이스(서울), 서울의 여자 학교. *The Korea Mission Field* (서울) 9(8) (1913년 8월호), 230쪽 ························· 572
19130800	루이스 H. 세브란스 씨의 서거에 대한 한국 서울 지부의 결의. *The Korea Mission Field* (서울) 9(8) (1913년 8월호), 234~235쪽 ··· 574
19130821	미국 남장로교회의 제22차 연례회의 회의록, 한국 전주 (1913년 8월 21일~9월 1일) ································· 576
19130829	회의록, 한국 선교부 서울 지부 (미국 북장로교회) 1891~1921년 (1913년 8월 29일) ································· 578
19130912	한국 개신교 복음선교 연합공의회의 제2차 연례회의 (1913년 9월 12~14일) ································· 579
19130900	1913년 평양에서 개최된 연례회의에 제출한 미국 북장로교회 한국 선교부의 보고서 (1913년 9월), 3, 4~5, 7, 9~10쪽 ·················· 580
19130916	1913년 평양에서 개최된 미국 북장로교회 한국 선교부의 제29차 연례회의 회의록 및 보고서 (1913년 9월 16일~9월 25일) ········ 585
19130917	미국 남감리교회 한국 선교부 제17차 연례회의 1913년 회의록, 서울 (1913년 9월 17~25일) ································· 598
19131009	새뮤얼 A. 마펫(평양)이 아서 J. 브라운(미국 북장로교회 해외선교본부 총무)에게 보낸 편지 (1913년 10월 9일) ···················· 599
19131020	올리버 R. 에비슨(서울)이 아서 J. 브라운(미국 북장로교회 해외선교본부 총무)에게 보낸 편지 (1913년 10월 20일) ················ 600
19131100	P. B. 힐(목포), 목포에서 좋은 사업이 어떻게 진행되고 있는가. *The Missionary Survey* (버지니아 주 리치몬드) 2(13) (1913년 11월호), 1029쪽 ·· 606

19131100	A. F. 대니얼, 세브란스 의학교; 함께 일하기. *The Korea Mission Field* (서울) 9(11) (1913년 11월호), 296~297쪽 ········· 607
19131102	서울의 장로교회 학교. *The Seoul Press* (서울) (1913년 11월 2일) ··· 612
19131123	올리버 R. 에비슨(서울)이 아서 J. 브라운(미국 북장로교회 해외선교본부 총무)에게 보낸 편지 (1913년 11월 23일) ········· 613
19131200	W. E. 리드(송도), 한국 의료 선교사 협회의 연례회의. *The Korea Mission Field* (서울) 9(12) (1913년 12월호), 316~318쪽 ······ 619
19131208	윌리엄 A. 노블, 달젤 A. 번커, 호러스 G. 언더우드, 로버트 A. 하디, 올리버 R. 에비슨, E. 웨이드 쿤스(서울)가 연석 위원회로 보낸 편지 (1913년 12월 8일) ································ 622
19131212	아서 J. 브라운(미국 북장로교회 해외선교본부 총무)이 올리버 R. 에비슨(서울)에게 보낸 편지 (1913년 12월 12일) ········· 638
19131217	제니 B. 에비슨(서울), 에비슨 부인의 1912~1913년도 보고서 (1913년 12월 17일 접수) ······································· 642

올리버 R. 에비슨 박사 관련 연표 / 645
참고문헌 / 649
찾아보기 / 651

Congratulation / 5

Preface / 11

Part 8. Development into a Severance Union Medical College

Chapter 1. 1908

19080728	Oliver R. Avison (Wawanesa, Man.), Letter to Arthur J. Brown (Sec., BFM, PCUSA) (July 28th, 1908)	4
19080800	Sadie H. Hirst (Seoul), [Report] (Aug., 1908)	6
19080804	Mary B. Barrett (Kirksville, Mo.), Letter to Arthur J. Brown (Sec., BFM, PCUSA) (Aug. 4th, 1908)	7
19080903	The Social World. *The Rideau Record* (Smith's Falls, Ont.) (Sept. 3rd, 1908), p. 5	8
19080915	Mission Band Entertainment. *The Rideau Record* (Smith's Falls) (Sept. 15th, 1908), p. 1	9
19080915	The Social World. *The Rideau Record* (Smith's Falls, Ont.) (Sept. 15th, 1908), p. 5	10
19080915	Interesting Services. *The Rideau Record* (Smith's Falls, Ont.) (Sept. 15th, 1908), p. 5	13
19080000	Translated by Jong Eun Hong, 『Moo-Ssi Obstetrics』 (Seoul: Educational Dept. of Severance Hospital, 1908)	16

19081009 Oliver R. Avison (Troy, N. Y.), Letter to Arthur J. Brown (Sec., BFM, PCUSA) (Oct. 9th, 1908) ·· 21

19081015 Frederick S. Miller (Chong Ju), Letter to Arthur J. Brown (Sec., BFM, PCUSA) (Oct. 15th, 1908) ·· 23

19081100 Oliver R. Avison (Seoul), Severance Hospital Medical College. *The Assembly Herald* (New York) 14(11) (Nov., 1908), pp. 507~509 ··· 28

19081111 Oliver R. Avison (U. S. A.), Letter to Arthur J. Brown (Sec., BFM, PCUSA) (Nov. 11th, 1908) ·· 39

19081111 Charles E. Sharp (Taiku), Letter to Arthur J. Brown (Sec., BFM, PCUSA) (Nov. 11th, 1908) ·· 49

19081115 Arthur J. Brown (Sec., BFM, PCUSA), Letter to Ernest F. Hall (Wilmington, Del.) (Nov. 15th, 1908) ·· 50

19081117 Arthur J. Brown (Sec., BFM, PCUSA), Letter to the Korea Mission (Nov. 17th, 1908) ·· 51

19081121 Arthur J. Brown (Sec., BFM, PCUSA), Letter to Oliver R. Avison (Wooster, O.) (Nov. 21st, 1908) ·· 53

19081123 Arthur J. Brown (Sec., BFM, PCUSA), Letter to Jesse W. Hirst (Seoul) (Nov. 23rd, 1908) ·· 55

19081124 Oliver R. Avison (St. Paul, Minn.), Letter to Arthur J. Brown (Sec., BFM, PCUSA) (Nov. 24th, 1908) ·· 57

19081209 Oliver R. Avison (Milwaukee, Wisc.), Letter to Arthur J. Brown (Sec., BFM, PCUSA) (Dec. 9th, 1908) ·· 64

19081218 Arthur J. Brown (Sec., BFM, PCUSA), Letter to Oliver R. Avison (Seoul) (Wooster, O.) (Dec. 18th, 1908) ·· 77

Chapter 2. 1909

19090000 Translated by Pil Soon Kim, Proof-read by Oliver R. Avison, 『Anatomy』 (Seoul: Jejoongwon, 1909) ·· 85

19090000 Translated by Pil Soon Kim, Proof-read by Oliver R. Avison, 『Organic Chemistry』 (Seoul: Jejoongwon, 1909) ·· 86

19090110	Homer B. Hulbert (Springfield, N. J.), Letter to Calvin B. Hulbert (Barnestable, Mass.) (Jan. 10th, 1909) ········ 89
19090217	Fund-raising Tour. *The New Korea* (San Francisco, Ca.) (Feb. 17th, 1909), p. 2 ········ 90
19090220	Missionary Tells of Koreans Intelligence. *The San Francisco Call* (San Francisco, Ca.) (Feb. 20th, 1909), p. 12 ········ 92
19090221	Howard Presbyterian Church. *The San Francisco Call* (San Francisco, Ca.) (Feb. 21st, 1909), p. 36 ········ 93
19090222	Missionary Pleads for Korea's Needs. *The San Francisco Call* (San Francisco, Ca.) (Feb. 22nd, 1909), p. 4 ········ 95
19090224	Korean Reformers to Forward a Large Sum. *The San Francisco Call* (San Francisco, Ca.) (Feb. 24th,. 1909), p. 25 ········ 97
19090224	[Address of Dr. Avison]. *The New Korea* (San Francisco, Ca.) (Feb. 24th, 1909), p. 2 ········ 98
19090400	*Thirty Eighth Annual Report of the Woman's Presbyterian Board of Missions of the Northwest, Given at Milwaukee, Wisconsin, April, 1909* (Chicago, 1909) ········ 100
19090401	A Christian Korea. *The Globe* (Toronto, Ont.) (Apr. 1st, 1909), p. 5 ········ 102
19090403	Give Wealth and Talent to the Missionary Cause. *The Globe* (Toronto) (Apr. 3rd, 1909), pp. 1, 4 ········ 106
19090420	Arthur J. Brown (Sec., BFM, PCUSA), Letter to the Korea Mission (Apr. 20th, 1909) ········ 111
19090500	The Korea Mission. *The Seventy-Second Annual Report of the Board of Foreign Missions of the Presbyterian Church in the United States of America. Presented to the General Assembly, May, 1909* (May, 1909) ········ 116
19090600	[Miscellaneous]. *The Korea Mission Field* (Seoul) 5(6) (June, 1909), pp. 100~101 ········ 121
19090615	Arthur J. Brown (Sec., BFM, PCUSA), Letter to the Korea Mission (June 15th, 1909) ········ 123

19090700	Jesse W. Hirst (Seoul), Severance Hospital Medical College. *The Korea Mission Field* (Seoul) 5(7) (July, 1909), pp. 116~117	125
19090715	Arthur J. Brown (Sec., BFM, PCUSA), Letter to Oliver R. Avison (Wooster, O.) (July 15th, 1909)	127
19090717	Oliver R. Avison (Wooster, O.), Letter to Arthur J. Brown (Sec., BFM, PCUSA) (July 17th, 1909)	129
19090730	Mission Work in Korea. *The Globe* (Toronto) (July 30th, 1909), p. 9	130
19090824	*1909 Minutes and Reports of the Twenty-Fifth Annual Meeting of the Korea Mission of the Presbyterian Church in the U. S. A. Held at Pyeng Yang* (Aug. 24th~Sept. 1st, 1909)	132
19091005	Ralph O. Reiner (Seoul), Letter to Arthur J. Brown (Sec., BFM, PCUSA) (Oct. 5th, 1909)	135
19091008	Miscellaneous. Speech at the Y. M. C. A. *Whangsung Sinmun* (Seoul) (Oct. 8th, 1909), p. 1	136
19091008	*Fifth Annual Meeting of the Federal Council of Protestant Evangelical Missions in Korea* (Oct. 8th~9th, 1909)	137
19091015	Sadie H. Hirst (Seoul), Personal Report, Mrs. J. W. Hirst, Seoul, Korea, 1908~9 (Rec'd Oct. 15th, 1909)	138
19091017	[Miscellaneous. Dr. Avison's Speech at the Y. M. C. A. *Whangsung Sinmun* (Seoul)] (Oct. 17th, 1909), p. 3	139
19091019	Katharine Wambold (Seoul), Letter to Arthur J. Brown (Sec., BFM, PCUSA) (Oct. 19th, 1909)	141
19091100	[General Council of Missions.] *The Korea Mission Field* (Seoul) 5(11) (Nov., 1909), pp. 193~194	143
19091100	Lillias H. Underwood (Seoul), The Anniversary of the Twenty-fifth Year of Protestant Missions. *The Korea Mission Field* (Seoul) 5(11) (Nov., 1909), pp. 198~200	145
19091200	A Christian Korean Celebration. *The Korea Mission Field* (Seoul) 5(12) (Dec., 1909), pp. 206~208	149
19091203	[Miscellaneous. Expansion of Jejoongwon. *Whangsung Sinmun* (Seoul)] (Dec. 3rd, 1909), p. 2	153

19091221	Miscellaneous. Speech at the Y. M. C. A. *Whangsung Sinmun* (Seoul) (Dec. 21st, 1909), p. 1	154
19090000	Faculty and Students of Severance Hospital Medical College (ca. late 1909)	155

Chapter 3. 1910

19100219	J. Hunter Wells (Pyeng Yang), Letter to Arthur J. Brown (Sec., BFM, PCUSA), (Feb. 19th, 1910)	158
19100314	*Minutes, Seoul Station, Korea, 1891~1921* (PCUSA) (Mar. 13th, 1910)	160
19100318	Arthur J. Brown (Sec., BFM, PCUSA), Letter to the Executive Committee of the Korea Mission (Mar. 18th, 1910)	162
19100330	Oliver R. Avison (Seoul), Letter to Arthur J. Brown (Sec., BFM, PCUSA) (Mar. 30th, 1910)	166
19100404	Samuel A. Moffett (Pyeng Yang), Letter to Arthur J. Brown (Sec., BFM, PCUSA) (Apr. 4th, 1910)	168
19100413	Horace G. Underwood (Seoul), Letter to Arthur J. Brown (Sec., BFM, PCUSA) (Apr. 13th, 1910)	170
19100500	The Korea Mission. *The Seventy-Third Annual Report of the Board of Foreign Missions of the Presbyterian Church in the United States of America. Presented to the General Assembly, May, 1910* (May, 1910)	173
19100500	Communication sent by Pyeng Yang Missionary Community - Presbyterian and Methodist - to the Promoters of the Union University in Seoul (May, 1910)	178
19100501	Arthur J. Brown (Sec., BFM, PCUSA), Summary, Korea Missions, 1910~1911 (May 1st, 1910)	183
19100502	Horace G. Underwood, Oliver R. Avison (Seoul), Letter to Arthur J. Brown (Sec., BFM, PCUSA) (May 2nd, 1910)	188
19100506	Arthur J. Brown (Sec., BFM, PCUSA), Letter to the Korea Mission (May 6th, 1910)	192

19100511	*Official Journal. Minutes of the Korea Annual Conference of the Methodist Episcopal Church, Third Session, Seoul* (May 11th~19th, 1910) ·············· 194
19100600	Notes from Stations. *The Korea Mission Field* (Seoul) 6(6) (June, 1910), pp. 133~134 ·············· 197
19100621	Stanley White (Sec., BFM, PCUSA), Letter to Horace G. Underwood, Oliver R. Avison (Seoul) (June 21st, 1910) ·············· 200
19100704	Oliver R. Avison (Seoul), Letter to A. Woodruff Halsey (Sec., BFM, PCUSA) (July 4th, 1910) ·············· 202
19100720	Oliver R. Avison (Seoul), Letter to Arthur J. Brown (Sec., BFM, PCUSA) (July 20th, 1910) ·············· 206
19100720	Oliver R. Avison (Seoul), Letter to Arthur J. Brown (Sec., BFM, PCUSA) (July 20th, 1910a) ·············· 212
19100722	A. Woodruff Halsey (Sec., BFM, PCUSA), Letter to J. Hunter Wells (Pyeng Yang) (July 22nd, 1910) ·············· 217
19100800	Notes from Stations. *The Korea Mission Field* (Seoul) 6(8) (Aug., 1910), p. 195 ·············· 219
19100817	Arthur J. Brown (Sec., BFM, PCUSA), Letter to Oliver R. Avison (Seoul) (Aug. 17th, 1910) ·············· 221
19100900	Editorial Notes and Personals. *The Korea Mission Field* (Seoul) 6(9) (Sept., 1910), p. 215 ·············· 223
19100904	*1910 Minutes and Reports of the Twenty-Sixth Annual Meeting of the Korea Mission of the Presbyterian Church in the U. S. A. Held at Seoul* (Sept. 4th~13th, 1910) ·············· 228
19100912	*Sixth Annual Meeting of the Federal Council of Protestant Evangelical Missions in Korea* (Sept. 12~14th, 1910) ·············· 234
19101000	Woman's Day at the Presbyt. Annual Meeting. *The Korea Mission Field* (Seoul) 6(10) (Oct., 1910), pp. 261~263 ·············· 236
19101100	Oliver R. Avison (Seoul), Practical Evangelism. *The Assembly Herald* (New York) 16(11) (Nov., 1910), pp. 525~526 ·············· 239
19101100	Horace G. Underwood (Seoul), Dr. H. G. Underwood's Annual Report. *The Korea Mission Field* (Seoul) 6(11) (Nov., 1910), pp. 285~286 ·············· 243

19101100	Evangelistic Campaign. *The Korea Mission Field* (Seoul) 6(11) (Nov., 1910), pp. 289~291 ·········· 245
19101105	Jennie B. Avison (Seoul), Mrs. Avison's Report 1909~1910 (Rec'd Nov. 5, 1910) ·········· 252
19101114	Arthur J. Brown (Sec., BFM, PCUSA), Letter to Oliver R. Avison (Seoul) (Nov. 14th, 1910) ·········· 261
19101200	Jennie B. Avison (Seoul), How the Work was Carried On at the South Gate. *The Korea Mission Field* (Seoul) 6(12) (Dec., 1910), pp. 299~300, ·········· 263
19100000	Faculty and Students of Severance Union Medical College (ca. 1910) ·········· 265

Chapter 4. 1911

19110100	Branch Reports. *The China Medical Journal* (Shanghai) 25(1) (Jan., 1911), p. 59 ·········· 268
19110100	Notes from the Stations. *The Korea Mission Field* (Seoul) 7(1) (Jan., 1911), p. 6 ·········· 269
19110100	Kiu Sik Kim, Dr. Kim Pil Soon. *The Korea Mission Field* (Seoul) 7(1) (Jan., 1911), pp. 14~16 ·········· 273
19110200	Notes and Personals. *The Korea Mission Field* (Seoul) 7(2) (Feb., 1911), p. 34 ·········· 275
19110209	Arthur J. Brown (Sec., BFM, PCUSA), Letter to the Korea Mission, No. 19 (Feb. 9th, 1911) ·········· 276
19110216	Oliver R. Avison (Seoul), Letter to Arthur J. Brown (Sec., BFM, PCUSA) (Feb. 16th, 1911) ·········· 283
19110218	J. Hunter Wells (Pyeng Yang), Letter to Arthur J. Brown (Sec., BFM, PCUSA) (Feb. 18th, 1911) ·········· 291
19110223	Arthur J. Brown (Sec., BFM, PCUSA), Letter to the Korea Mission, No. 13 (Feb. 23rd, 1911) ·········· 293
19110322	Arthur J. Brown (Sec., BFM, PCUSA), Letter to the Korea Mission, No. 27 (Mar. 22nd, 1911) ·········· 297

19110401	Arthur J. Brown (Sec., BFM, PCUSA), Summary Korea Mission (Apr. 1st, 1911) ·· 301
19110408	Personal Record of Oliver R. Avison (Apr. 8th, 1911) ············· 304
19110500	The Korea Mission. *The Seventy-Fourth Annual Report of the Board of Foreign Missions of the Presbyterian Church in the United States of America. Presented to the General Assembly, May, 1911* (May, 1911) ·· 306
19110529	[Invitation Card for the Second Graduation Exercises of Severance Hospital Medical College] (May 29th, 1911) ····················· 309
19110602	Second Graduating Class of Severance Hospital Medical College (June 2nd, 1911) ······································· 310
19110621	*Official Journal. Minutes of the Korea Annual Conference of the Methodist Episcopal Church, Fourth Session, Seoul* (June 21st~28th, 1911) ·· 313
19110700	Notes from the Stations. *The Korea Mission Field* (Seoul) 7(7) (July, 1911), pp. 180~184 ····························· 314
19110721	Louise McCullough (BFM, PCUSA), Letter to the Korea Mission, No. 42 (July 21st, 1911) ··································· 316
19110800a	Notes and Personals. *The Korea Mission Field* (Seoul) 7(8) (Aug., 1911a), p. 209 ·· 317
19110800b	Notes and Personals. *The Korea Mission Field* (Seoul) 7(8) (Aug., 1911b), p. 209 ·· 318
19110800c	Notes and Personals. *The Korea Mission Field* (Seoul) 7(8) (Aug., 1911c), p. 210 ·· 320
19110900	*1911 Report of the Korea Mission of the Presbyterian Church in the U. S. A. to the Annual Meeting held at Pyeng Yang* (Sept., 1911) ·· 323
19110905	*Minutes, Seoul Station, Korea, 1891~1921* (PCUSA) (Sept. 5th, 1911) ·· 325
19110903	*1911 Minutes and Reports of the Twenty-Seventh Annual Meeting of the Korea Mission of the Presbyterian Church in the U. S. A. Held at Pyeng Yang* (Sept. 3rd~13th, 1911) ························· 333

19110920 Walter C. Purviance (Chung Ju), Letter to Arthur J. Brown (Sec., BFM, PCUSA) (Sept. 20th, 1911) ·· 343

19110920 Arthur J. Brown (Sec., BFM, PCUSA), Letter to the Korea Mission (Sept. 20th, 1911) ·· 345

19110927 *Seventh Annual Meeting of the Federal Council of Protestant Evangelical Missions in Korea* (Sept. 27~29th, 1911) ···································· 347

19111000 Notes and Personals. *The Korea Mission Field* (Seoul) 7(10) (Oct., 1911), p. 276 ·· 348

19111000 Bliss W. Billings, The Methodist Conference. *The Korea Mission Field* (Seoul) 7(10) (Oct., 1911), pp. 299~300 ······························ 350

19111021 Oliver R. Avison (Seoul), Personal Report of Dr. O. R. Avison for the Year 1910 and 1911 (Rec'd Oct. 21st, 1911) ······················ 352

19111021 Oliver R. Avison (Seoul), Report of the Severance Hospital Plant, 1910~1911 (Rec'd Oct. 21st, 1911) ·· 366

19111021 Jennie B. Avison (Seoul), Personal Report for the year 1911 (Rec'd Oct. 21st, 1911) ·· 386

19111100 Foster M. Beck, A Letter from One of Our Future Missionaries of the Second Generation. *The Korea Mission Field* (Seoul) 7(11) (Nov., 1911), p. 307 ·· 394

19111200 Mattie H. Miller (Seoul), Woman's Work in Seoul. *The Korea Mission Field* (Seoul) 7(12) (Dec., 1911), p. 357 ································ 396

19111213 Geo. Heber Jones (New York City), Letter to Arthur J. Brown (Sec., BFM, PCUSA) (Dec. 13th, 1911) ·· 397

Chapter 5. 1912

19120108 Samuel A. Moffett, Norman C. Whittemore, Oliver R. Avison, Geo. S. McCune, Charles E. Sharp (Korea Mission, Presb. Ch. in the U. S. A.), Letter to Terauchi Masatake (Governor Gen. of Chosen) (Jan. 8th, 1912) ·· 402

19120200 Severance Hospital Men. *The Korea Mission Field* (Seoul) 8(2) (Feb. 1912), pp. 48~49 ·· 407

19120300	Phillip L. Gillett, Annual Report of P. L. Gillett Y. M. C. A., Seoul, Korea for the Year Ending Sept. 13, 1911. *The Korea Mission Field* (Seoul) 8(3) (Mar., 1912), p. 91 ·· 410
19120305	William M. Baird (Pyeng Yang), Letter to Arthur J. Brown (Sec., BFM, PCUSA) (Mar. 5th, 1912) ·· 412
19120305	*Official Journal. Minutes of the Korea Annual Conference of the Methodist Episcopal Church, Fifth Session, Seoul* (Mar. 5th~12th, 1912) ·· 413
19120318	John U. S. Toms (Seoul), Letter to Arthur J. Brown (Sec., BFM, PCUSA) (Mar. 18th, 1912) ·· 414
19120500	The Korea Mission. *The Seventy-Fifth Annual Report of the Board of Foreign Missions of the Presbyterian Church in the United States of America. Presented to the General Assembly, May, 1912* (May, 1912) ·· 415
19120600	Walter E. Smith (Fusan), Bi-monthly Letter of Fusan Station (June, 1912) ··· 416
19120606	Korean Correspondence Made Public. *The Continent* (Chicago) (June 6th, 1912), p. 791 ·· 418
19120613	The Persecutions in Korea. *The Continent* (Chicago) (June 13th, 1912), pp. 824, 842 ·· 421
19120700	Notes and Personals. *The Korea Mission Field* (Seoul) 8(7) (July, 1912), p. 198 ·· 423
19120803	Minutes of Twenty-First Annual Meeting, Southern Presbyterian Mission in Korea, Kwangju, Korea (Aug. 3rd~13th, 1912) ····················· 425
19120900	Oliver R. Avison (Seoul), Personal Report (Sept., 1912) ············ 427
19120900	1912 Report of the Korea Mission of the Presbyterian Church in the U. S. A. to the Annual Meeting held at Seoul (Sept., 1912) ·· 433
19120908	1912 Minutes and Reports of the Twenty-Eighth Annual Meeting of the Korea Mission of the Presbyterian Church in the U. S. A. Held at Seoul (Sept. 8th~21st, 1912) ·· 446
19120918	*First Annual Meeting of the Federal Council of Protestant Evangelical Missions in Korea* (Sept. 18~19th, 1912) ····················· 458

19121023 Harry A. Rhodes (Kang Kai), Letter to Arthur J. Brown (Sec., BFM, PCUSA) (Oct. 23rd, 1912) ··· 460

19121100 Lillias H. Underwood (Seoul), The Annual Meeting of the Presbyterian Church Mission. *The Korea Mission Field* (Seoul) 8(11) (Nov., 1912), pp. 336~337 ··· 462

19121104 Jennie B. Avison (Seoul), Report for 1911~12 (1912) ············ 465

19121216 Philip Jaisohn (Philadelphia, Pa.), Letter to Oliver R. Avison (Seoul) (Dec. 16th, 1912) ··· 469

19121227 Samuel A. Moffett (Pyeng Yang), Letter to Arthur J. Brown (Sec., BFM, PCUSA) (Dec. 27th, 1912) ··· 471

Chapter 6. 1913

19130100 Hugh H. Weir (Chemulpo), Korea Medical Missionary Association. *The Korea Mission Field* (Seoul) 9(1) (Jan. 1913), pp. 13~14 ··· 474

19130100 J. Robert Moose (Song Do), Report of the Songdo East District to the Annual Meeting of the Korea Mission, Methodist Episcopal Church South, Songdo. *The Korea Mission Field* (Seoul) 9(1) (Jan., 1913), p. 21 ··· 475

19130102 Arthur J. Brown (Sec., BFM, PCUSA), Board Circular Letter to the Korea Mission, No. 126 (Jan. 2nd, 1913) ··· 476

19130102 Arthur J. Brown (Sec., BFM, PCUSA), Board Circular Letter to the Korea Mission, No. 127 (Jan. 2nd, 1913) ··· 478

19130112 William M. Baird (Pyeng Yang), Letter to Arthur H. Brown (Sec., BFM, PCUSA) (Jan. 12th, 1913) ··· 480

19130122 Oliver R. Avison (Seoul), [Opinion on the Location of Union College] (Ack. Jan. 22nd, 1913) ··· 486

19130215 William C. Kerr (Chai Ryung), Letter to Arthur J. Brown (Sec., BFM, PCUSA) (Feb. 15th, 1913) ··· 493

19130331 Severance Hospital and Medical College, Balance Sheet for Years ended Mar. 31, 1912, and Mar. 31, 1913 (Mar. 31st, 1913) ······· 495

19130400 Lera Avison (Seoul), A New Sunday School in Seoul. *The Korea Mission Field* (Seoul) 9(4) (Apr., 1913), pp. 96~97 ·············· 499

19130402 [Invitation Card for the Third Graduation Exercises of Severance Hospital Medical College] (Apr. 2nd, 1913) ····························· 502

19130402 Program of Graduation Exercises of the Severance Medical College] (April 2nd, 1913) ································ 504

19130402 Third Graduating Class of Severance Hospital Medical College (Apr. 2nd, 1911) ···························· 505

19130402 Diploma of Third Graduate (Apr. 2nd, 1913, Kwak Byung Kyu) ································ 506

19130408 John G. Holdcroft (Pyeng Yang), Letter to Arthur J. Brown (Sec., BFM, PCUSA) (Apr. 8th, 1913) ····························· 508

19130409 Robert P. Mackay (Sec., BFM, PCC), Letter to Oliver R. Avison (Seoul) (Apr. 9th, 1913) ································ 512

19130409 Joseph de F. Junkin (Philadelphia, Pa.), Letter to Oliver R. Avison (Seoul) (Apr. 9th, 1913) ································ 515

19130421 Samuel A. Moffett (Pyeng Yang), Letter to Arthur J. Brown (Sec., BFM, PCUSA) (Apr. 21st, 1913) ···························· 517

19130502 Samuel A. Moffett (Pyeng Yang), Letter to Arthur J. Brown (Sec., BFM, PCUSA) (May 2nd, 1913) ···························· 519

19130515 Oliver R. Avison (Seoul), Letter to Joseph de F. Junkin (Philadelphia, Pa.) (May 15th, 1913) ································ 521

19130523 Lillias H. Underwood (Seoul), Letter to Arthur J. Brown (Sec., BFM, PCUSA) (May 23rd, 1913) ···························· 522

19130531 Oliver R. Avison (Seoul), Dr. Avison's Personal Report to Seoul Station. June 1st, 1912 to May 31st, 1913 (May 31st, 1913) ································ 525

19130531 Report of Severance Hospital and Medical College, June 1st, 1912 to May 31st, 1913 (May 31st, 1913) ····························· 535

19130600 Severance Hospital Medical College. *The Korea Mission Field* (Seoul) 9(6) (June, 1913), p. 170 ································ 545

19130600 Notes and Personals. *The Korea Mission Field* (Seoul) 9(6) (June, 1913), p. 152 ································ 548

19130605 *Official Journal. Minutes of the Korea Annual Conference of the Methodist Episcopal Church, Sixth Session, Seoul* (June 5th~12th, 1913) ·· 550

19130613 Invitation Card for the Dedication Exercises of New Building of Severance Hospital Medical College (June 13th, 1913) ············· 552

19130613 Joseph de F. Junkin (Philadelphia, Pa.), Letter to Oliver R. Avison (Seoul) (June 13th, 1913) ·· 555

19130616 Lera C. Avison (Seoul), Report of Lera C. Avison (June 16th, 1913) ·· 558

19130700 Notes and Personals. *The Korea Mission Field* (Seoul) 9(7) (July, 1913), p. 179 ·· 560

19130715 Oliver R. Avison (Seoul), Letter to Arthur J. Brown (Sec., BFM, PCUSA) (July 15th, 1913) ·· 562

19130725 Arthur J. Brown (Sec., BFM, PCUSA), Letter to Horace G. Underwood (Seoul) (July 25th, 1913) ·· 565

19130800 Monthly Topic – Medical Missions. *The Missionary Survey* (Richmond, Va.) 2(10) (Aug., 1913), p. 476 ··· 567

19130800 Notes and Personals. *The Korea Mission Field* (Seoul) 9(8) (Aug., 1913), p. 212 ·· 568

19130800 Notes and Personals. *The Korea Mission Field* (Seoul) 9(8) (Aug., 1913), p. 214 ·· 570

19130800 Margo Lewis (Seoul), Woman's Academy, Seoul. *The Korea Mission Field* (Seoul) 9(6) (Aug., 1913), p. 230 ································· 573

19130800 Resolutions of Seoul Station, Korea, On the Death of Mr. L. H. Severance. *The Korea Mission Field* (Seoul) 9(8) (Aug., 1913), pp. 234~235 ·· 575

19130821 *Minutes of Twenty-Second Annual Meeting, Southern Presbyterian Mission in Korea, Chunju,* Korea (Aug. 21st~Sept 1st, 1913) ·· 577

19130829 *Minutes, Seoul Station, Korea, 1891~1921* (PCUSA) (Aug. 29th, 1913) ·· 578

19130912　*Second Annual Meeting of the Federal Council of Protestant Evangelical Missions in Korea* (Sept. 12~14th, 1913) ·· 579

19130900　*1913 Report of the Korea Mission of the Presbyterian Church in the U. S. A. to the Annual Meeting held at Pyeng Yang* (Sept., 1913), pp. 3, 4~5, 7, 9~10 ··· 582

19130916　*1913 Minutes and Reports of the Twenty-Ninth Annual Meeting of the Korea Mission of the Presbyterian Church in the U. S. A. Held at Pyeng Yang* (Sept. 16th~25th, 1913) ······································· 591

19130917　*Korea Mission, Methodist Episcopal Church, South, Minutes 1913, Seventeenth Annual Meeting, Seoul* (Sept. 17~25th, 1913) ··········· 598

19131009　Samuel A. Moffett (Pyeng Yang), Letter to Arthur J. Brown (Sec., BFM, PCUSA) (Oct. 9th, 1913) ·· 599

19131020　Oliver R. Avison (Seoul), Letter to Arthur J. Brown (Sec., BFM, PCUSA) (Oct. 20th, 1913) ··· 603

19131100　P. B. Hill (Mokpo), How the Good Work Goes on at Mokpo. *The Missionary Survey* (Richmond, Va.) 2(13) (Nov., 1913), p. 1029 ··· 606

19131100　A. F. Daniel, Severance College; Doing Things Together. *The Korea Mission Field* (Seoul) 9(11) (Nov., 1913), pp. 296~297 ············· 609

19131102　Presbyterian Academy in Seoul. *The Seoul Press* (Seoul) (Nov. 2nd, 1913) ·· 612

19131123　Oliver R. Avison (Seoul), Letter to Arthur J. Brown (Sec., BFM, PCUSA) (Nov. 23rd, 1913) ·· 616

19131200　W. E. Reid (Songdo), The Annual Meeting of the Korea Medical Missionary Association. *The Korea Mission Field* (Seoul) 9(12) (Dec., 1913), pp. 316~318 ··· 620

19131208　William A. Noble, Dalzell A. Bunker, Horace G. Underwood, Robert A. Hardie, Oliver R. Avison, E. Wade Koons (Seoul), Letter to Joint Committee (Dec. 8th, 1913) ·· 630

19131212　Arthur J. Brown (Sec., BFM, PCUSA), Letter to Oliver R. Avison (Seoul) (Dec. 12th, 1913) ··· 640

19131217 Jennie B. Avison (Seoul), Mrs. Avison's Report for 1912~1913 (Rec'd Dec. 17th, 1913) ·· 643

A Chronology of Dr. Oliver R. Avison / 645
References / 649
Index / 651

제8부 세브란스 연합의학교로의 발전

Development into a Severance Union Medical College

제1장 1908년
Chapter 1. 1908

19080728
올리버 R. 에비슨(매니토바 주 와와네사)이 아서 J. 브라운(미국 북장로교회 해외선교본부 총무)에게 보낸 편지 (1908년 7월 28일)

접 수
1908년 8월 3일
브라운 박사

캐나다 매니토바 주 와와네사,
1908년 7월 28일

친애하는 브라운 박사님,

　우리는 24일에 이곳에 도착하였는데, 건강은 좋지만 5주일 이상의 여행으로 피곤하였습니다.
　우리 계획은 이곳에서 약 3주일을 보낸 후에 캐나다 온타리오 주로 이동한 다음, 9월 중순쯤 오하이오 주의 우스터로 가는 것이지만, 이 계획은 당연히 한국 선전 활동에서 제가 필요한 정도에 달려 있습니다. 저는 그 문제가 현재 어떻게 진행되고 있는지, 그리고 향후 진행에 대한 박사님의 계획이 무엇인지 알게 되면 기쁠 것입니다. 저는 샌프란시스코에서 샤록스 박사를 만났고, 따라서 그가 지금 한국으로 가는 중이라는 것과 언더우드 박사의 안식년이 11월까지 연장되었다는 것을 알고 있습니다. 저는 이 우편으로 언더우드 박사에게 편지를 쓰고 있습니다. 제가 도착한 이후 저는 세브란스 씨로부터 릿거스[1] 양이 서울의 여학교에 갈 것이라는 기대로 임명되었다는 편지를 받았습니다. 필요가 컸기 때문에 이것은 큰 안도감을 주고 있습니다. 그는 또한 서울의 레이놀즈 부동산 매입이 거의 마무리되었다고 이야기하고 있습니다. 다른 사람의 손에 넘어가게 하는 것은 심각한 잘못이었을 것이기 때문에 이 또한 좋은 소식입니다.
　세브란스 씨의 관심과 그것의 큰 즐거움이 주는 가장 큰 장점은 그가 수행하는 개인적인 조사와 그가 업무를 지원하기로 결정하기 전에 업무에 대하여 얻은

---

[1] 메이블 릿거스(Mable Rittgers, 1882~1957)는 1908년 11월 17일 서울에 도착하였으며, 이듬해 존 F. 겐소와 결혼하였다.

정확한 지식, 그리고 그 업무를 뒷받침하는 성실함입니다. 저는 여행 경비를 보고하고 바로 자금을 조달받기 위하여 데이2) 씨에게 편지를 쓰고 있습니다.

우리 부부는 박사님 부부, 선교본부 사무실의 다양한 친구들에게 안부를 전합니다.

우리는 서울에 기도 달력을 남겨 두고 왔습니다. 아직 여분의 기도 달력이 하나 남아 있다면 우리가 전체 사역자들과 계속 연락할 수 있도록 이곳으로 보내 주시면 대단히 감사하겠습니다.

길리스3) 씨는 아직 라오스나 샴4)에 있습니까? 그렇다면 어느 곳에 있습니까?

안녕히 계세요.
O. R. 에비슨

Oliver R. Avison (Wawanesa, Man.), Letter to Arthur J. Brown (Sec., BFM, PCUSA) (July 28th, 1908)

Received
AUG 3 1908
Dr. Brown

Wawanesa, Man., Canada,
July 28/08

Dear Dr. Brown: -

We reached here at the 24th, all well but tired after 5 weeks or more of travel. Our plan is to spend about 3 weeks here & then go on to Ontario, Can. & then to Wooster, O. about the middle of September, but this plan is of course contingent on the need for me in the Korean propaganda. I shall be glad to learn just how that matter stands now and what your plans are for its further prosecution. I saw Dr. Sharrocks in San Francisco and therefore know that he is now en route to Korea

---

2) 드와이트 H. 데이(Dwight H. Day, 1876~1936)는 1906년부터 1924년까지 재무로 활동하였다.
3) 로더릭 M. 길리스(Roderick M. Gillies, 1869~1936) 목사는 1902년부터 1935년까지 샴에서 선교사로 활동한 후 은퇴하였다.
4) 1939년 이전 태국의 국호이었다.

& that Dr. Underwood's furlough has been extended to November. I am writing Dr. Underwood by this mail. Since my arrival I have received a letter from Mr. Severance telling me of Miss Rittgers appointment with the expectation that she will go to Seoul Girls' School. This is a great relief as the need was great. He tell me also that the purchase of the Reynolds property in Seoul is almost concluded. This also in good news as it would have been a serious error to let that get into other hands.

The great advantage of Mr. Severance' interest and the great delight of it is the personal investigation he makes and the exact knowledge he gains of the work before he decides to support it and then the loyalty with which he backed it up. I am writing to Mr. Day to report our travelling expenses & get straight financing.

Mrs. Avison joins me in kindest regards to yourself & Mrs. Brown & to the various friend at the Board Rooms.

I am afraid we left over Prayer Calendar in Seoul & if there is still one of spare we would take it as a great favor if one could be sent to us here so that we can keep in touch with the whole family of workers.

Is Mr. Gillies still in Laos or Siam & if so where?

Very sincerely,
O. R. Avison

19080800

새디 H. 허스트(서울), [보고서] (1908년 8월)

(중략)

에비슨 부인이 서울을 떠난 이후로 나는 그녀의 주중 성경 강습반을 담당하였으며, 그것도 마찬가지로 재미있을 것으로 기대하고 있습니다.

(중략)

Sadie H. Hirst (Seoul), [Report] (Aug., 1908)

(Omitted)

Since Mrs. Avison's departure from Seoul, I have taken her midweek Bible class, and expect to find it equally, enjoyable.

(Omitted)

19080804

메리 B. 바렛(몬태나 주 커크스빌)이 아서 J. 브라운(미국 북장로교회 해외선교본부 총무)에게 보낸 편지 (1908년 8월 4일)

(중략)

스피어 씨는 저의 건강이 좋을 경우를 대비하여 '재임명'에 대하여 '선교본부가 조치를 취해야 한다'고 말하고 있습니다. 저는 잘 이해하지 못하겠습니다. 그것은 제 이름이 한국 선교사 명부에서 삭제된다는 뜻인가요? 저는 처음부터 돌아올 희망이 없다는 것을 알지 않는 한 1년 동안 그런 종류의 질문의 여지가 없다고 생각하였습니다. '선교지를 떠날 당시 의사들의 소견'은 어떠하였는지 궁금합니다. 에비슨 박사는 증명서에 내가 돌아올 수 있을 것이라고 생각한다고 말하였지만, 그는 저에게 1년 이상 걸릴 것이라고 덧붙였습니다.

(중략)

Mary B. Barrett (Kirksville, Mo.), Letter to Arthur J. Brown (Sec., BFM, PCUSA) (Aug. 4th, 1908)

(Omitted)

Mr. Speer speaks of the way, "the Board must act" of "reappointment" in case my health proves good. I don't quite understand. Does it mean my name is to be dropped from the roll of Korea missionaries? I tho't there was no question of that sort for a year unless one knew at the start there was no hope of return. I wonder what the "physicians opinion at the time I left the field" was. Dr. Avison told me he said on the certificate that he thought probably I could return, tho' he added to me he thought it would take more than a year.

(Omitted)

19080903

사교계(社交界).
The Rideau Record (온타리오 주 스미스폴스) (1908년 9월 3일), 5쪽

 에비슨 박사와 부인, 여섯 명의 아들과 딸이 에비슨 부인의 부모인 퍼드의 S. M. 반즈 씨 부부를 방문하고 있다. 그들은 한국 서울에서 의료 선교사로 일하던 중 1년의 안식년을 받았다. 이들의 아들인 윌버, 로렌스, 더글러스와 딸 레라는 이번 가을에 오하이오 주 우스터에 있는 대학에 다닐 예정이다.

The Social World.
The Rideau Record (Smith's Falls, Ont.) (Sept. 3rd, 1908), p. 5

 Dr. Avison with Mrs. Avison, their six sons and daughter are visiting Mrs. Avison's parents, Mr. & Mrs. S. M. Barnes of Perth, has been granted a year's furlough from his labors as a medical missionary at Seoul, Korea. Their sons, Wilbur, Lawrence, Douglas and their daughter Lera will attend college at Wooster, Ohio, this Autumn.

19080915

선교단 연회(宴會).
The Rideau Record (온타리오 주 스미스폴즈) (1908년 9월 15일), 1쪽

선교단(宣敎團)의 후원으로 금요일5) 밤 세인트 앤드류 학교 교실에서 흥미로운 공연이 열렸다. 그날 저녁의 주요 내용은 O. R. 에비슨 박사가 한국에서의 의료 활동에 대하여 연설하는 것이었다. 플라이트 양, 애니 킹 양의 독창과 에셀 패터슨 양의 피아노 독주가 있었다. 모임은 스토보 박사의 축도로 끝났다. 라일 시장(市長)이 의장을 맡았다.

Mission Band Entertainment.
The Rideau Record (Smith's Falls) (Sept. 15th, 1908), p. 1

An interesting entertainment was held in St. Andrew's school-room on Friday night under the auspices of the Mission Band. The feature of the evening was an address of Dr. O. R. Avison on his medical work in Korea. There were vocal solos by Miss Flight, Miss Annie King and a piano solo by Miss Ethel Patterson. The meeting was closed by Rev. Dr. Stobo who pronounced the benediction. Mayor Lyle acted as chairman.

---

5) 9월 11일이다.

19080915

사교계(社交界).
The Rideau Record (온타리오 주 스미스폴즈) (1908년 9월 15일), 5쪽

퍼드의 S. M. 반즈 부부와 에비슨 박사 부부는 윌리엄 벨 부부6)의 일요일 손님이었다.

The Social World.
The Rideau Record (Smith's Falls, Ont.) (Sept. 15th, 1908), p. 5

Mr. and Mrs. S. M. Barnes of Perth and Dr. and Mrs. Avison were guests over Sunday of Mr. & Mrs. Wm. Bell.

---

6) 에비슨의 부인 마가렛의 동생 4남 5녀 중 7번째 동생이자 4녀인 릴리 애그니스(Lily Agnes) 부부를 말한다.

19080915

흥미로운 예배.
The Rideau Record (온타리오 주 스미스폴즈) (1908년 9월 15일), 5쪽

흥미로운 예배
지난 일요일 감리교회에서의

일요일[7]은 감리교회에서 특별한 관심을 끄는 날이었는데, 예배는 모두 특별한 성격을 띠고 특별히 영감을 주고 고양시키는 성격을 띠었다. 아침에 에비슨 박사는 한국 선교에 관하여 대단히 흥미로운 연설을 하였다. 그는 옛 한국과 새 한국을 대비시키면서 24년 전에는 그 나라에 개신교 선교사가 없었고, 15년 전까지만 해도 기독교인이 15명도 채 되지 않았다고 말하였다. 사람들이 무지와 의심, 미신으로 가득 찬 나라이었다. 외국인들은 해안에 상륙하는 것조차 허용되지 않았다. 그들에게는 종교가 있었지만, 그럼에도 불구하고 무지하고 사악하였다. 이제 그들은 달라졌고, 유일한 참 종교인 예수 그리스도의 종교가 변화의 원인이 되었다. 그것은 무언가를 믿기 위하여 단순히 종교적 형태를 취하는 것만으로는 충분하지 않으며, 그 무언가는 고양되고, 영감을 주고, 만족스러워야 한다는 것을 보여 주었다. 그들은 유교(儒敎)와 불교(佛敎)를 믿었지만, 한 쪽은 항상 공자(孔子) 시대로 거슬러 올라가 생각하게 만들었고, 다른 쪽은 전혀 생각하지 못하게 하였다. 그들의 종교는 원동력이 부족하였지만, 불과 몇 년 전에 그들이 받아들인 기독교는 그 안에 생명과 활력과 희망이 있었고, 그들이 늘 하던 대로 뒤돌아보기보다는 그리스도를 바라보도록 가르쳤다. 사람들의 삶에는 이미 놀라운 변화가 있었지만 이제 시작에 불과하였다. 24년 전 첫 번째 선교사는 의사로서 미국 공사관의 의사로 갔지만 몇 년 동안 거의 진전이 없었다. 수도인 서울에는 3개의 큰 장로교회가 있었고, 현재 5개의 교회가 더 조직되고 있었다. 이들 교회 외에도 감리교회에도 많은 개종자들이 있었다. 페낭에서는 불과 15년 전에 최초의 선교사들이 돌에 맞아 처형당하였고, 당국은 그들을 박해하고 엄청난 모욕을 가하였다. 하지만 그들은 인내하였고, 1년 전 장로교인들은 그곳에 네 개의 큰 교회를 가졌으며 예배 때마다 사람들이 가득 찼다. 그는 다른 지역에서의 사업의 성장에 대하여 말하였고, 1년 전 이 나라에는 250,000명의 그리스도인

---

7) 9월 13일이다.

이 있었다고 말하였다. 그는 사람들이 모두 도움 없이 자기 교회를 세우고 그에 필요한 비용을 감당해야 한다는 사실을 그 사람들의 성실함의 증거로 제시하였다. 그들은 이 일을 기꺼이 행하였고, 그 결과 그들의 모든 교회는 자립하게 되었다. 그는 예수 그리스도의 종교는 그것을 받아들인 사람들의 삶을 변화시켜야 했고, 이것이 한국인들에게 놀라운 방법으로 이루어졌다고 말하였다. 그들은 말씀을 지지하고 전파하기 위하여 돈을 드렸다. 그들은 믿음 때문에 핍박을 받았지만 그리스도에 대한 응답하는 믿음을 유지하였다. 미래를 내다보면서 그는 낡은 생각, 무지, 사악함, 미신이 사라져야 하고, 사람들이 기독교 교회로 몰려들고 한 나라가 하나님의 왕국으로 태어날 한국의 새로운 날의 꿈을 가지고 있었다.

주일학교 대회

흩어진 사람들이 휴일이 지나 다시 모일 것으로 예상되는 주일학교 대회날이었다. 모였던 거의 500명에게는 예배가 즐거운 것이었다. 책임자인 R. W. 스티시 씨가 그들 모두를 환영하였고, 에비슨 부인, S. M. 반스 씨와 에비슨 박사는 모두 흥미로운 연설을 하였다. 에비슨 부인은 한국의 소년 소녀들에 대하여 매우 재미있는 방식으로 그들의 향상을 위하여 어떤 일이 이루어지고 있는지, 그리고 아직 해야 할 일이 무엇인지 이야기하였다. 에비슨 박사도 같은 일에 대하여 말하였고, 학교의 나이 많은 직원인 반스 씨는 즐거운 추억을 이야기하였다. 합창단은 훌륭한 노래를 이끌었고, 라벨 씨와 제프리스 부인은 독창을 하였다. 후자는 스미스폴스에 새로 온 사람이며, 마을의 음악적 재능에 귀중한 보탬이다. 어린 필립스 양들은 매우 감미롭게 이중창을 불러 청중을 기쁘게 하였다. 행사가 끝날 때 에비슨 박사는 한 어린 아들에게 한복을 입은 모습을 보여 주었는데, 이는 특히 아이들을 기쁘게 하였다.

저녁에

교육협회의 서기인 그레이엄 목사가 훌륭한 연설을 하였다. 그는 하나님의 사업을 성공적으로 수행하기 위하여 교육받은 사람들이 필요함을 말하였고, 대학이 행하고 있는 사업에 빛나는 찬사를 보냈다. 그는 그곳 안에는 위대한 영적 힘이 작용하고 있으며, 선한 남녀들이 더 나은 세상을 위하여 그곳에서 나와 세상으로 나가고 있다고 말하였다. 동양의 생활 조건, 즉 사람들의 각성이 주목을 받았고, 그는 아마도 이전과는 달리 지금은 훈련된 교양 있는 정신을 가진 사람들이 선교지에 필요하다고 말하였다. 미국의 사람들은 예수 그리스도의 종교를 갖고 있었고, 대학과 대학교를 가지고 있었다. 만약 그들이 정말로 이것들을 믿고 그들의 종교를 정말로 소중하게 여긴다면 그들은 아직 그리스도를 알지 못하는 사람들에게 그리스도를 알리는 위대한 사업을 위하여 젊은 남녀를 준비시키는 데 도움이 되는 자금을 아낌없이 바쳐야 한다.

   메저스 O. L. 스미스 앤드 손이 이 행사를 위하여 기증한 '환영'이라는 문구가 적힌 멋진 꽃 화환은 효과적인 장식이 되었다.

Interesting Services.
The Rideau Record (Smith's Falls, Ont.) (Sept. 15th, 1908), p. 5

Interesting Services
In the Methodist Church on Sunday Last

Sunday was a day of unusual interest in the Methodist church, the services all being of a special nature and of a particularly inspiring uplifting character. In the morning Dr. Avison gave a most interesting address on missionary work in Korea. In contrasting what might be called old Korea with new Korea he said that twenty four years ago there were no Protestant missionaries in that country, up to fifteen years ago there were not more than fifteen Christians. It was a country whose people were filled with ignorance, suspicion and superstition. Foreigners were not even allowed to land on their shores. They had religions but despite them, they were ignorant and vicious. Now they were different and the religion of Jesus Christ - the only true religion - was responsible for the change. That showed that it was not enough merely to have a form of religion to believe in something; but that the something must be elevating, inspiring and satisfying. They believed in Confucianism and Buddhism but the one kept them thinking backwards all the time to Coufucius while the other kept them from thinking at all. Their religion lacked motive force but the Christian religion, which was taken to them only a few years ago, had life and vitality and hope in it and taught them to look forward to Christ rather than backward as they had want to do. There had been already marvellous changes in the life of the people but only a beginning had been made. The first missionary twenty four years ago was a doctor who went as a physician to the United States Legation but very little progress was made for some years. In Seoul, the capital city, there were three large Presbyterian churches and five more were now being organized. In addition to these the Methodist church also had a number of converts. In Penang only fifteen years ago the first missionaries were stoned, the authorities persecuted them and subjected them to great indignities. They persevered however and a year ago the Presbyterians had four large churches there which were filled at every service. He spoke of the growth of the work in other places and said that a year ago there were 250,000 Christians in the country. He gave as an evidence of the sincerity of the people the fact that they all had to build their own churches unaided and meet expenses in connection with them. This they did gladly and as a result all their churches were self supporting. The religion of Jesus Christ, he said was supposed to change the lives of those who embraced it and this it had done for the Koreans in a marvellous way. They gave their money for the support and spread of the Word they suffered persecution for their belief and maintained an answering faith in Christ. Looking into the future he had a vision of a new day in Korea, when old thought should have passed away, the ignorance and viciousness and superstition, when the people would come crowding into the Christian church and a nation should be born into the Kingdom of God.

Sunday School Rally

It was rally day in the Sunday School when the scattered forces were expected to gather again after the holiday time. To the number of nearly five hundred they did gather and the service was an enjoyable one. The superintendent, Mr. R. W. Steacy, welcomed them all and Mrs. Avison, and Mr. S. M. Barnes and Dr. Avison all gave interesting addresses. Mrs. Avison spoke in a very entertaining way of the boys and girls in Korea, of what was being done for their uplift and of all there was yet to do. Dr. Avison spoke of the same work and Mr. Barnes, as an old worker in the school, gave some pleasant reminiscences. There was good singing led by a choir, and Mr. Lavell and Mrs. Jeffreys sang a solo each. The latter is a new comer to Smiths Falls and is a valuable addition to the musical talent of the town. The little Misses Phillips sang a duett very sweetly and delighted the audience. At the conclusion of the programme Dr. Avison showed one his little boys dressed in Korean style and this especially pleased the children.

In the Evening

The Rev. Dr. Graham, Secretary of the Educational Society gave a masterly address. He spoke of the necessity of educated men to carry on successfully the cause of God, and paid a glowing tribute to the work being done by the universities. He said there were great spiritual forces at work in them and good men and women were going from them out into the world for its betterment. The conditions of life in the East were dwelt upon - the awakening of the people adverted to, and he said that now as perhaps never before men of trained cultured minds were needed in the mission fields. The people of America had the religion of Jesus Christ, they had colleges and universities and if they really believed in these and really prized their religion they should give liberally of their means to help equip young men and young women for the great work. Of making Christ known to the people who were yet without a knowledge of Him.

A handsome floral wreath bearing the word "welcome" was donated by Messrs O. L. Smith and Son for the occasion and it made an effective decoration.

19080000

홍종은 번역, 『무씨 산과학』
(서울: 대한 황성 세브란스 병원 교육부, 1908)
Translated by Jong Eun Hong, 『Moo-Ssi Obstetrics』
(Seoul: Educational Dept. of Severance Hospital, 1908)

  1권으로 이루어진 이 책은 의사 홍종은이 번역한 것으로 1908년 대한 황성 세브란스 병원 교육부에서 출판하였다. 이 책은 일본의 제국 해군(帝國 海軍)의 해군유종회(海軍有終会)에서 편역한 (원역 대조) 무씨 산과학[(原譯 對照) 武氏 産科學]을 번역한 것으로, 1900년 간행된 상권은 88쪽, 1902년 간행된 하권은 75쪽으로 되어 있다. 일본 책의 독일어 원본은 『Kurzes Repetitorium der Geburtshilfe: Als Vademecum Für die Prüfungen Sowie für die Klinik und Praxis』이다.

  판심 위쪽에 '무씨 산과학'이라고 쓰여 있으며, 1쪽에 16행이 있고 크기는 23.2x15.7cm이다. 책은 겉표지, 속표지, 본문으로 이루어져 있다. 순수 한글로만 번역하였고, 한자가 필요한 경우에는 괄호 속에 표기하였다. 다만, 각 장의 숫자와 그림의 숫자는 한자로 표기하였다. 그림 7개가 들어있는 본문은 다음과 같이 구성되어 있다.

  셔론
  녀ᄌ의 골부골반(骨部骨盤)
  산욕
  임신

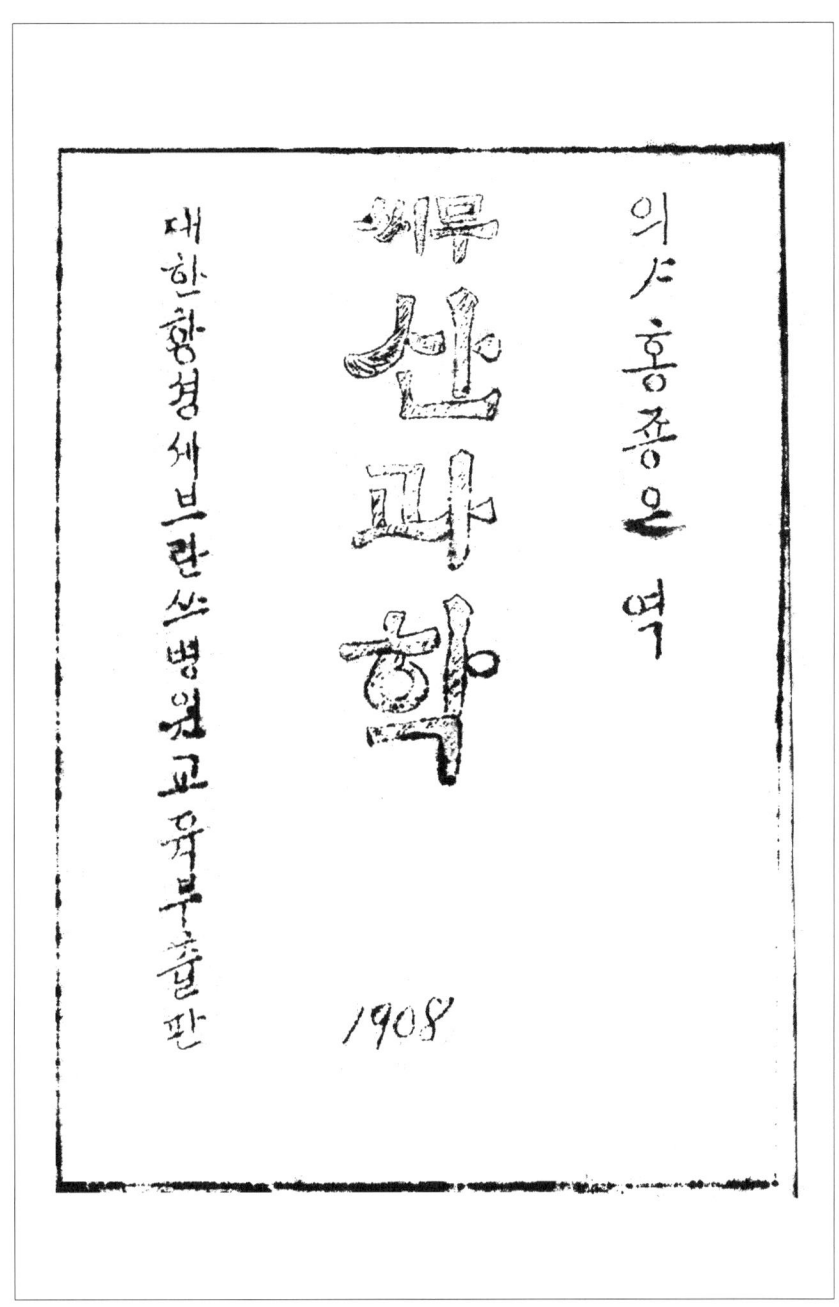

그림 1. 무씨 산과학 속표지. 동은의학박물관 소장.

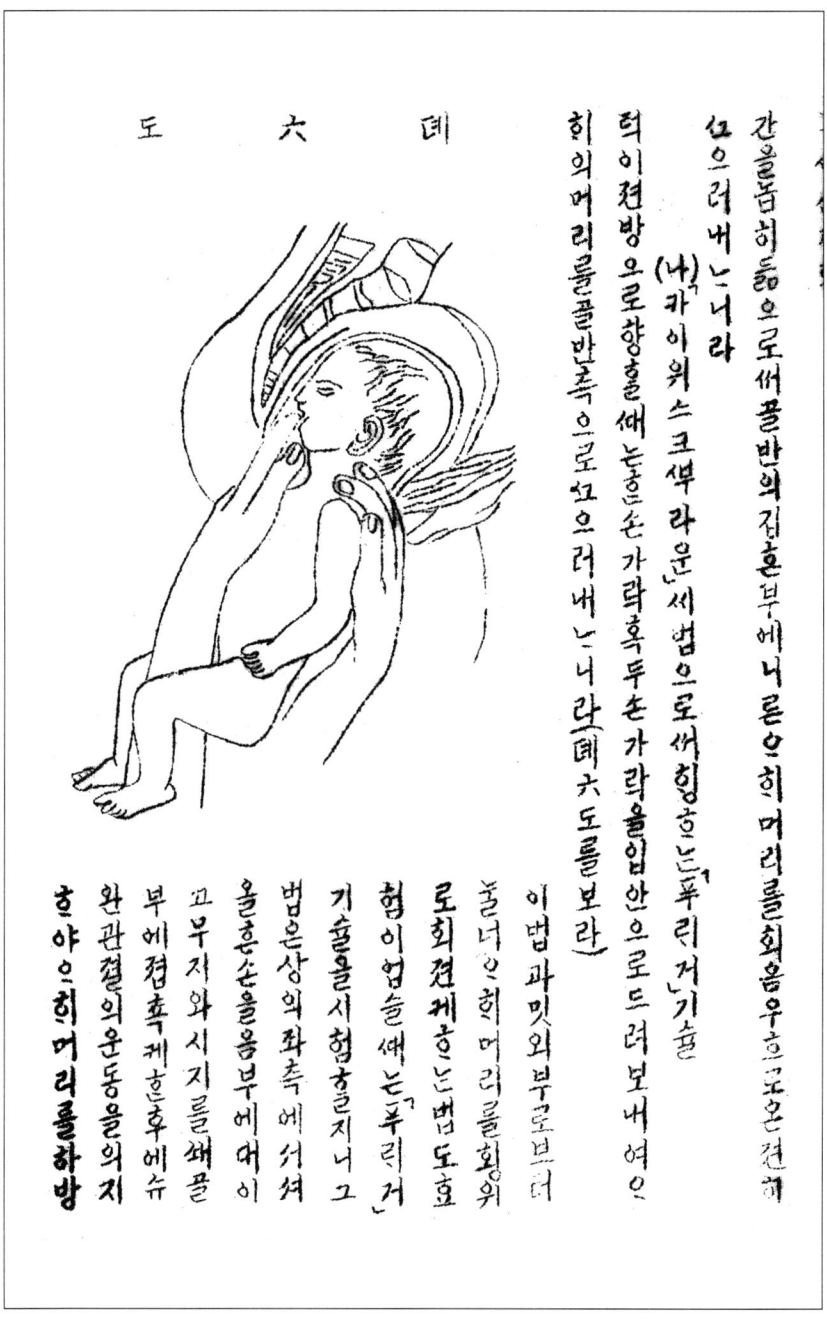

그림 2. 본문.

19081009

올리버 R. 에비슨(뉴욕 주 트로이)이 아서 J. 브라운(미국 북장로교회 해외선교본부 총무)에게 보낸 편지 (1908년 10월 9일)

접 수
1908년 10월 13일
브라운 박사

뉴욕 주 트로이
1908년 10월 9일

친애하는 브라운 박사님,

제가 짧은 편지에서 약속한 대로, 저는 미혼녀들의 서울 임명에 관한 저의 의견을 여러분께 보내드릴 것이며, 동시에 동일한 문제에 대한 언더우드 박사의 견해를 공정하게 대변할 것이라고 생각합니다.

서울의 여학교는 교장의 교체로 인하여 매우 힘든 길을 걸어왔습니다. 지난 한 해는 역사상 최고의 해이었으며, 이는 E. H. 밀러 부인8)의 조직 능력과 원기, 그리고 교직원의 향상 덕분이었습니다. 학교의 인상이 너무 좋아서 올해 입학 요구가 학교의 수용 능력을 훨씬 초과하였으며 L. H. 세브란스 씨가 약속한 여학생을 위한 새 기숙사가 있다 하더라도 현재의 지원자를 위한 공간이 여전히 부족할 것입니다. 이것이 바로 그런 학교의 필요성을 가장 잘 느끼는 우리들이 E. H. 밀러 부인이 내년에 정규 안식년으로 고국에 가야 한다는 사실과 그녀가 돌아와서 그 업무를 맡을 것 같지 않을 가능성이 더 클 것에 대하여 많은 우려를 하고 있는 사안입니다. 그리고 우리는 이러한 손실에 대비할 수 있는 단 한 가지 방법, 즉 그러한 업무에 적합하다는 훌륭한 가능성이 있는 후임자를 즉시 제공하는 유일한 방법만을 생각할 수 있습니다. 우리가 원하는 것은 단순히 가르치는 능력이 아니라 계획하고 감독하고 지도하는 능력임을 기억해야 합니다. 그녀가 관리인이 되는 것도 대단히 중요합니다. 저는 세브란스 씨가 아직 인도에 있을 때, 그(세브란스 씨)가 서울에 있을 때 직접 관찰한 것이고, 특수 학교에 반드시 필요한 특별한 자격을 갖춘 사람이 선발되어야 한다는 것을 상기시킴으로써 그의 관심을 끌기 위하여 편지를 썼습니다. 분명히 그는 이 주제에 대하여 스탠리 화이트 박사와 이야기를 나누었기 때문에 이것을 염두에 두고 있었고, 저는 릿거스 양이 아마도 이곳을 위하여 특별한 자격을 갖추어서 선택되었다고 믿고 있습니다. 나는 다른 사람들이 한국에 배정된 후에 이 일이 이루어졌다는 것을

---

8) 매티 M. 밀러(Mattie M. Miller)는 1901년부터 한국에서 활동하였다.

알고 있습니다.

물론, 박사님이 말씀하셨듯이 선교지에서 시험을 받기 전까지는 실제로 어떤 결과가 나올지 확신할 수 없습니다. 그럼에도 불구하고 때때로 특정 사람이 특정 장소에 적합할 확률 또는 다른 사람이 적합하지 않을 확률을 상당히 정확하게 결정할 수 있습니다.

헤론9) 양은 학교에서 훌륭한 일꾼이자 조력자가 될 것이며, 나이가 들면서 교장직을 맡을 수 있는 좋은 능력을 갖게 될 것입니다. 그러나 현재 학교의 요구를 충족시키기에는 너무 어립니다.

테일러10) 양 - 저는 아무 것도 알고 있지 않습니다.

밀즈11) 양은 매력적이고 열성적이며, 열심히 일할 것이고 틀림없이 교육 기관 외부의 어린이나 젊은 여자들과 함께 성공적으로 일할 것입니다. 그러나 그녀는 가사에 대한 지식이 없고 어떤 종류의 교육 기관을 운영한 경험도 없으며, 음악적 재능이 없고 그러한 기관을 서울 여학교로 성공적으로 이끄는데 타고난 재능을 갖거나 그렇게 하도록 훈련시키기에 적합하다고 저는 생각하고 있지 않습니다. 그것은 철저한 재무 관리를 필요로 하는데, 그것이 고국의 기금에 큰 부담이 되지 않아야 하고, 한국의 우리는 그것이 하루빨리 자립 기관이 되기를 바라고 있습니다.

저는 밀즈 양이 서울과 그 주변에서 초등학교를 돌보고, 교회의 젊은 여자들의 원기를 조직하며, 가정을 방문하는 등 가장 성공적으로 해낼 수 있는 일이 있다고 확신하고 있습니다. 그러한 일은 단지 적합한 사람을 기다리고 있을 뿐이며, 저는 밀즈 양보다 더 적합한 사람을 본 적이 없습니다. 그러므로 저는 우리의 견해를 실행 위원회에 제출할 수 있을 때까지 릿거스 양을 서울에 머물게 할 수 있습니다. 나는 그들이 이 모든 것을 충분하게 고려한 후에 현명하게 결정할 수 있는 방식으로 그들 앞에 문제를 제기하는 것이 가능할 것이라고 생각합니다. 제가 말하였듯이 우리들은 박사님이 "편지들이 도착할 때까지 서울에서 릿거스 양은 어떤가요?"라는 짧은 소식을 전보로 보내주시면 좋겠습니다.

안녕히 계세요.
O. R. 에비슨

---

9) 새러 A. 헤론(Sarah A. Heron)은 존 W. 헤론의 딸이며, 1907년부터 1910년까지 활동하였다.
10) 헬렌 I. 테일러(Helen I. Taylor)는 1910년부터 한국에서 활동하였다.
11) 안나 R. 밀즈(Anna R. Mills)는 1908년부터 1914년까지 활동하였다.

Oliver R. Avison (Troy, N. Y.),
Letter to Arthur J. Brown (Sec., BFM, PCUSA) (Oct. 9th, 1908)

Received
OCT 13 1908
Dr. Brown

Troy, N. Y.,
Oct. 9/08

Dear Dr. Brown: -

As I promised in my note I will send you a statement of my own vies concerning the appointment of the single ladies to Seoul and I think I shall at the same time represent fairly Dr. Underwood's views on the same matter.

The Girls' School in Seoul has had a very uphill course due largely to the many changes made in the superintendency. The past year has been the best in its history, the credit being due to the organizing ability and energy of Mrs. E. H. Miller and the improvement in the teaching staff. So great has the impress of the school been that the demand for admission this year is far in excess of the capacity of the school and even when the new dormitory for no girls promised by Mr. L. H. Severance, is available there will still be insufficient room for the present applicants. This being the case those of us who feel the need of just such a school at its best are much concerned over the fact that Mrs. E. H. Miller must come home on her regular furlough next year and over the further probability that she is not likely to take up that work on her return, and we can see only one way to prepare for this loss viz,. to provide immediately a successor who gives good promise of being fitted for such a work. We must remember that it is not merely teaching ability that is wanted but a capacity to plan, to oversee and to direct. It is exceedingly important that she be a housekeeper also. I wrote to Mr. Severance while he was still in India, drawing his attention, by way of remembrance to what he himself had observed when he was in Seoul, to the imperative need that s person be selected, having the special qualifications required for the special school. Evidently he bore this in mind for he talked with Dr. Stanley White on the subject and I believe that Miss Rittgers was chosen as being probably specially qualified for this place. This was done I understand after the others had been assigned to Korea.

Of course, as you say, one cannot be sure of what any one will really turn out until trial has been made on the field; nevertheless one can sometimes determine with fair accuracy the probability of a certain person fitting a certain place or another person not fitting it.

Miss Heron is going to make a fine worker and helper in the school and as she grows older may develop good capacity for the position of principal but she is too young to meet the demand of the institution at present.

Miss Taylor – I know nothing of.

Miss Mills is magnetic, earnest and will work hard & no doubt successfully with children or with young women outside of an institution but she has no knowledge of housekeeping & has had no experience in conducting any kind of institution & has no musical ability and is not I believe fitted either by natural endowment or training to carry to success such an institution as the Seoul Women's Academy. It involves careful financial management if it is not to be a heavy tax on the home funds and we in Korea want it to become a self-supporting institution as rapidly as possible.

There is a work in and around Seoul that Miss Mills can do most successfully I am sure – viz. care of the primary schools, organization of the energies of the young women of the churches & home visitation. Such work is just waiting for the right person and I have not seen any one who seems more likely to all the need than Miss Mills. I therefore Miss Rittgers can be kept in Seoul until we are able to write our views to the Executive Com. I think it will be possible to place the matter before them in such a way that they will be able to decide wisely after full consideration of all these things. As I said we would like you to cable the simple message - "How Miss Rittgers in Seoul till arrival of letters".

Very sincerely,
O. R. Avison

19081015

프레더릭 S. 밀러(청주)가 아서 J. 브라운(미국 북장로교회 해외선교본부 총무)에게 보낸 편지 (1908년 10월 15일)

(중략)

3. 추가 부지. 지부가 개설되었을 때 주택 부지 3곳을 매입하였습니다. 이제 우리는 곧 필요하게 될 네 번째 주택과 미래 건물을 위하여 또 다른 토지를 구입하는 것이 가장 좋은 발전 단계에 이르렀습니다.

우리 집 부지와 같은 능선에는 말굽의 반 정도 뻗어 있는 부지 4곳이 매물로 나와 있으며, 가격은 750.00달러 또는 부지당 187.50달러에 불과합니다. 이 부지들은 아름다운 고지대에 위치해 있어 그곳에 지어진 집들은 여기저기를 볼 수 있고, 설교 본문은: '기독교는 한국에 머물고 있고 사업을 의미한다'입니다.

이 부지를 조사한 모든 사람들인 에비슨 박사, 세브란스 씨, 마펫 박사, 허스트 박사, 클라크 씨 등은 그것들에 대하여 감탄하였습니다. 저는 우리 선교부에서 한 곳을 제외하고 모든 부지를 보았지만, 이처럼 위치가 좋은 지부를 본 적이 없습니다. 부지는 시내에서 도보로 8분 거리에 있으며, 양쪽으로 한국인 마을이 근처에 있습니다.

(중략)

Frederick S. Miller (Chong Ju), Letter to Arthur J. Brown (Sec., BFM, PCUSA) (Oct. 15th, 1908)

(Omitted)

3. Additional site. When the station was opened, three house sites were purchased. Now we have come to the time in our developement [sic] when it is best to purchase-while we can-another piece of land for the fourth house, which will soon be needed, and for future buildings.

On the same ridge with our house sites, extending around a half horseshoe, are four sites that are for sale, costing only $750.00 or $187.50 a site. These sites are beautifully situated on an elevation so that the houses built on them can be seen far and near, preaching sermons on the text: Christianity is in Korea to stay and means business.

All who have inspected these sites have admired them: Dr. Avison, Mr. Severance, Dr. Moffett, Dr. Hirst, Mr. Clark and others. I have seen every site but one in our mission, and have seen no station with as good a location. The property is eight minutes walk from the city and has Korean villages nearby on both sides.

(Omitted)

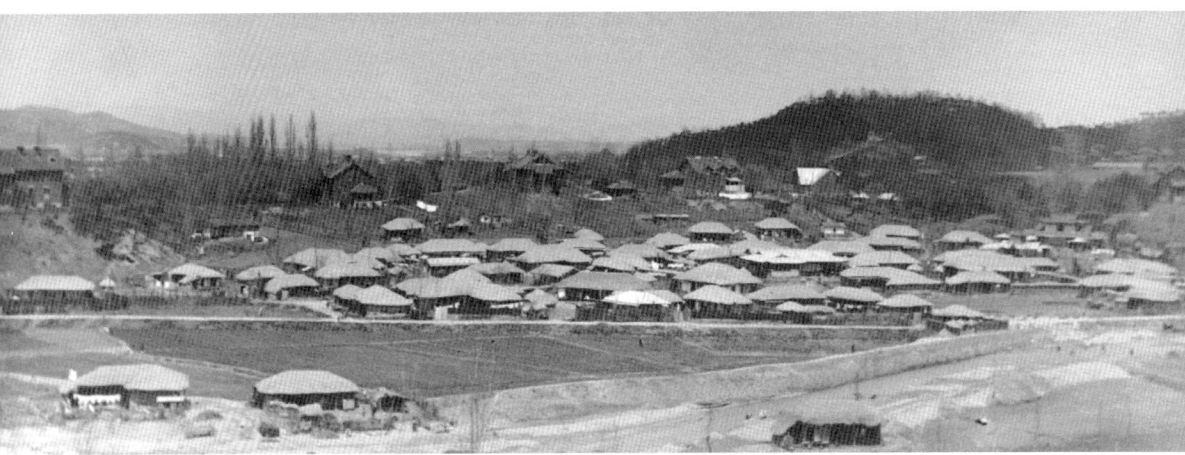

그림 3. 청주 지부 전경.

19081100

올리버 R. 에비슨(서울), 세브란스 병원의학교.
The Assembly Herald (뉴욕) 14(11) (1908년 11월호), 507~509쪽

세브란스 병원의학교
한국에서 제1회 의학 졸업생의 졸업식
O. R. 에비슨 박사

수요일 오후, 한국 서양 의학 역사의 새로운 단계를 기념하는 행사가 서울에서 열렸다. 이날 한국 최초의 의학 졸업생들에게 졸업장이 수여되었다. 이 독특한 영예를 안고 있는 기관은 남대문 밖에 있는 세브란스 병원 부속 의학교이다.

이 행사는 J. S. 게일 목사가 의장을 맡아 이 목적을 위하여 기관 구내에 설치된 넓은 천막 아래에서 거행되었다. 영예의 자리에는 이토 공작이 앉았고, 그 옆에 중추원장 김윤식 씨가 앉았다. 그 밖에도 한국의 대신들, 영사관 회원들, 일본과 한국의 주요 관리들, 그리고 거의 모든 한국인 및 외국인 저명 인사들이 참석하였다. 특히 조선인 숙녀들이 많았다. 참석한 사람의 수는 거의 천 명에 달하였다.

15년 전 에비슨 박사는 옛 한국 정부 병원에서 일을 시작하였다. 병원은 모든 단계에서 수리가 되지 않은 여러 채의 한옥이었지만, 기관의 업무는 어느 정도 수리된 한 건물의 세 개의 작은 방에 국한되었다. 이 방들은 각각 대기실(15x12피트), 진료실(12x7피트), 약방(15x7.5피트)으로 사용되었으며, 다른 모든 건물들은 기관의 필요에 전혀 상관없이 시간이 지남에 따라 정부의 후원자들의 힘으로 배치된 35명의 하인과 40명의 관리들이 차지하고 있었다. 당연히 이들은 정부가 병원 경비로 제공한 자금의 전부 또는 거의 전부를 먹어치웠다. 그곳에는 병동이 없었고 결과적으로 병동 환자도 없었다. 따라서 에비슨 박사의 첫 번째 임무는 건물을 통제하고, 빌붙어 있는 과잉의 사람들을 제거하며, 가능하다면 자금을 확보하는 것이었다. 앞의 두 가지는 첫해에 이루어졌지만, 그는 마침내 정부의 자금 없이 업무를 하는 것이 실제로 효과적인 선교 기관으로 전환할 수 있도록 하는 데 유리할 것이라고 결심하였으며, 선교부와 선교본부는 이에 진심으로 동의하였다.

1900년 안식년을 마치고 에비슨 박사가 한국으로 돌아왔을 때, 그는 L. H.

세브란스 씨의 기부금 10,000달러를 가져왔고 그것으로 새 병원을 건축할 예정이었다. 세브란스 씨가 추가로 보낸 5,000달러로 새 부지를 구입하기까지 너무도 많은 어려움을 극복해야 했고, 1904년 9월 새 병원이 환자를 받을 준비가 되었다. 그 4년 동안 번역과 교육 업무, 병원 업무, 대규모 외국인 공동체의 진료, 건축 업무 감독 등 한 사람이 모두 수행해야 했던 모든 업무는 마구잡이로 진행되었다고 상상할 수도 있다. 특히, 냉온수 공급과 온수 시설을 포함한 현대식 배관 설치를 모두 의사와 건축가가 직접 수행해야 했다는 사실을 기억하면 더욱 그랬을 것이다. 왜냐하면 그 나라에는 그런 일을 할 수 있는 사람이 아무도 없었기 때문이다.

1904년에 병원이 개원할 준비가 되었을 때, 세브란스 씨가 그를 돕기 위하여 보낸 J. W. 허스트 박사가 합류하였지만, 그때에도 담당할 훈련된 간호원이 없었기 때문에 간호와 병원 관리에 이르기까지 모든 세부적인 일을 감독해야 했고 1906년 가을, E. L. 쉴즈 양이 의료진으로 합류하여 상황이 완화되었다. 그때부터 에비슨 박사는 교육 및 번역 업무에 더 많은 시간을 할애하였다. 그러나 오랜 세월은 낙담하여 왔다가 떠나는 학생들의 인내심에 대하여 무겁게 말하였고, 의사 자신도 거의 낙담하였다. 하지만 올해 6월 3일까지 7명이 정규로 졸업하고 의학박사라는 칭호를 받게 되었다.

몇몇 외부 의사들의 증언에 따르면, 시험은 결코 엉터리가 아니었다. 의사들은 발표할 새로운 규정에 따라 관립 의학교를 졸업할 사람들과 동등한 입장에서 그들의 졸업장을 인정하고 의료 행위를 허가할 것인지에 관하여 일본 당국이 이들 졸업생에 대해 취할 견해에 대하여 상당한 우려를 느꼈다. 따라서 그들은 일본 통감 이토 공작과 면담을 요청하였고 그와 그 문제를 논의하였다. 그들은 공작의 견해가 매우 동정심이 많고 매우 진보적이라는 것을 알았고, 우리 졸업생들이 정부의 인정을 받아야 한다는 요청에 대하여 기꺼이 동의하였다. 공작은 또한 졸업식에 참석하고 졸업장을 수여하며, 동시에 훈사를 하는데 진심으로 동의하였다. 당연히 이것은 행사의 성공을 보장하였다.

훈사 전체를, 심지어 요약한 것조차 적는 것은 불가능하지만 식순은 다음과 같았다.

> 기도, 한국인.
> 의장의 훈사.
> 훈사, "한국의 의료 사업" W. B. 스크랜턴 박사
> 학생들에 대한 훈사, 이재곤, 학부대신

졸업생의 학위 수여, O. R. 에비슨 박사
증서 수여 및 훈사, 통감 이토 공작
새 의사들에 대한 훈사, 임선준 내부대신
졸업생의 감사의 말씀, 한국어, 홍석후 박사; 영어, 김필순 박사
훈사, 토머시 새몬스, 미국 총영사
폐회사, O. R. 에비슨 박사
축도, M. N. 트롤로프 목사

많은 하객의 관심은 그날의 주요 행사인 새 졸업생들의 의학박사 모자의 수여에 집중되었다. 그들은 그들 자신의 전통 복장 위에 규정된 모자와 가운을 입었고 모두가 그들을 멋지게 생긴 많은 남자들이라고 선언하였다.

허스트 박사는 그들의 이름을 불렀고, 각 사람이 단상에 왔을 때 이토 공작으로부터 졸업장을 받았고 에비슨 박사로부터 후드를 받았다.

다음 날 내무대신의 요청에 따라 7명의 졸업생은 내부로 가서 "○○○는 세브란스 병원의학교에서 의학 전 과정을 이수하고 이에 대한 시험에 통과하였으므로 그에게 의료 행위 등의 권리를 부여한다"는 내용의 정부 면허를 받았다. 이 면허는 1번부터 7번까지 번호가 매겨졌으며, 이 정부가 발급한 최초의 의료 면허이었다.

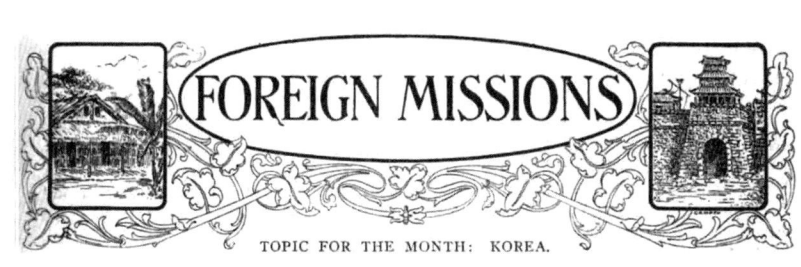

TOPIC FOR THE MONTH: KOREA.

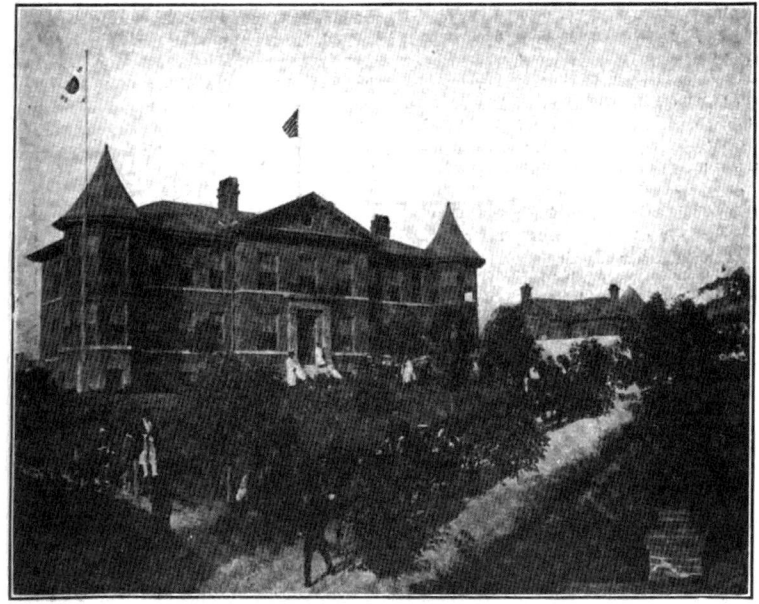

SEVERANCE HOSPITAL, SEOUL, KOREA.
Prince Ito in first carriage departing from First Graduation Exercises of its Medical College, June 3d, 1908.
Tent at right in which exercises were held.

Severance Hospital Medical College
Graduating Exercises of First Graduates of Medicine in Korea

Dr. O. R. Avison.

On Wednesday afternoon there took place in Seoul an event which marks a new stage in the history of Western medicine in Korea. On that day diplomas were given to the first graduates of medicine in Korea. The institution to which this unique honor belongs is the Medical College attached to Severance Hospital, outside the South Gate.

The ceremony was performed under a spacious tent erected for the purpose in the compound of the Institution, with the Rev. Dr. J. S. Gale as Chairman. The place of honor was occupied by His Excellency Prince Ito, and by him sat Mr. Kim Yunsik, President of the Privy Council. There were also present, among others, the Korean Ministers of State, the members of the Consular Body, the leading Japanese and Korean officials, and nearly all well-known members of the community, Korean and foreign. There was an especially large contingent of Korean ladies The assemblage together numbered nearly a thousand.

Fifteen years ago Dr. Avison took up work in the old Korean Govt. Hospital. The Hospital was represented by a large group of Korean buildings, in all stages of lack of repair, but the work of the institution was confined to three small rooms in one building which had been to some extent restored. These were used respectively as waiting room (15 x 12 ft.), consultation room (12 x 7 ft.), drug room (15 x 7.5 ft.), while all the other buildings were occupied by the 35 servants and 40 officials who had in the course of time been put upon the force of patrons in Government circles, without any regard to the needs of the institution. These, of course, ate up all or nearly all of the money provided by the Government for hospital expenses. There were no wards and consequently no ward patients. Dr. Avison's first task, therefore, was to get control of the buildings, to get rid of the surplus hangers on and if possible get hold of the funds. The first two were accomplished during the first year, but he finally decided it would be advantageous to do without the Government funds so as to enable him to convert it into a really effective missionary institution, and to this both the Mission and Board cordially agreed.

On Dr. Avison's return to Korea after furlough in 1900, he brought Mr. L. H. Severance's gift of $10,000, with which to erect a new hospital. So many difficulties had to be overcome in the matter of purchase of a new site, to secure which Mr. Severance had sent another sum of $5,000, that it was September, 1904, before the new hospital was ready to receive patients. During those four years the work of translation and teaching which had all to be carried on by one person, in addition to the hospital work and the care of a large foreign community as well as the oversight of the building operations, was done in hit and miss fashion may well be imagined. Especially must this have been so when it is remembered that all the installation of modern plumbing, with hot and cold water supply and of a hot water heating plant, had to be done by the doctor and architect with their own hands as there was no one in the country able to do such work.

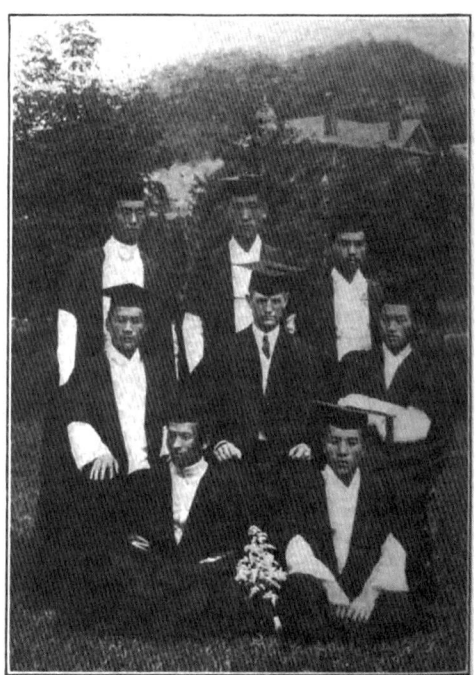

FIRST GRADUATES OF SEVERANCE HOSPITAL, MEDICAL COLLEGE. DR. HIRST IN CENTRE OF GROUP.
Graduated June 3d, 1908. Received Government Diplomas on the following day, being the first graduates in Korea to receive the recognition.

In 1904 just when the hospital was ready to be opened relief came in the person of Dr. J. W. Hirst, whom Mr. Severance generously sent to his assistance, but even then the work had to be overseen in all the details even of nursing and housekeeping, as there was no trained nurse to take charge of these things, until the fall of 1906, when Miss E. L. Shields joined the force and relieved the situation. From that time Dr. Avison devoted more time to the teaching and translation work; but the long years told heavily on the patience of the students who came and went away discouraged, one after another, until the doctor himself was almost discouraged. However, a certain number stuck fast until on June 3d of this year seven were regularly graduated and given the title of Doctors of Medicine and Surgery.

The examination, as testified to by several outside physicians, was by no means a make-believe one. The Doctors felt considerable anxiety concerning the view which the Japanese authorities might take of these graduates, as to whether they would recognize their diplomas and license them to practice medicine on the same footing with those who should graduate from the Government medical school under the new regulations which were to be promulgated. They, therefore, sought an interview with the Japanese Resident-General, Prince Ito, and talked the matter over with him. They found the Prince very sympathetic and very liberal in his views and received a ready assent to their request that our graduates should receive Government recognition. The Prince also cordially consented to attend the graduation ceremony and present the diplomas, at the same time delivering an address. This, of course, insured the success of the function.

It is impossible to give the addresses in full, or even a summary of them, but the program was as follows:
Prayer, Korean.
Chairman's Address.
Address, "Medical Work in Korea," Dr. W. B. Scranton.
Address to the Students, H. E. Ye Chai Kon, Minister of Education.
Investiture of Graduates, Dr. O. R. Avison.
Presentation of Diplomas and Address, H. E. Prince Ito, Resident-General.
Address to the New Doctors, H. E. Im Sun Choon, Home Minister.
Expression of Thanks of Graduates, Korean, Dr. S. H. Hong; English, Dr. P. S. Kim.
Address, Hon. Thos. Sammons, American Consul-General.
Closing Remarks, Dr. O. R. Avison.
Prayer and Benediction, Rev. M. N. Trollope.

The interest of the large audience centered in the chief event of the day, the investiture of the new graduates with the hood of a doctor of medicine. They wore the regulation cap and gown over their own native costumes and all declared them to be a fine-looking lot of men.

Dr. Hirst called them up by name and as each man came to the platform he received his diploma at the hand of Prince Ito and was invested with the hood by Dr. Avison.

On the following day the seven graduates, at the request of the Home Minister, repaired to the Home Office and received their Government Certificates which state that "In view of the fact that ——— has completed a full course of medical studies at the Severance Hospital College and passed a satisfactory examination on the same he is hereby granted the right to practice medicine, etc., etc." These certificates were numbered from 1 to 7 and were the first medical certificates to be issued by this Government.

19081111

올리버 R. 에비슨(미국)이 아서 J. 브라운(미국 북장로교회 해외선교본부 총무)에게 보낸 편지 (1908년 11월 11일)

접 수
1908년 11월 27일
브라운 박사

1908년 11월 11일

친애하는 브라운 박사님,

박사님의 제안에 대한 응답으로 저는 부산과 관련된 특정 문제에 대한 저의 판단을 알리는 편지를 보냅니다. 나는 이 편지를 지금 이곳 인디애나폴리스에 있는 언더우드, 베어드, 사이드보텀 및 샤프 씨 등 다른 재한 선교사들에게 제출하였으며, 이 편지에 포함된 문제에 대한 개인들의 의견을 표현하여 박사님이 우리 모두의 관점을 알 수 있게 해 달라고 요청하였습니다. 저는 또한 한국에 있는 선교사들이 그 주제에 관하여 우리가 말한 내용을 알 수 있도록 사본을 한국의 선교부로 보내고 있습니다.

부산 선교사들의 역사

시작부터 1902년까지는 1902년 12월 2일 엘린우드 박사에게 보낸 에비슨 박사의 편지를 볼 것.

1902년부터 1908년까지

1902년 - 로스(5년차), 사이드보텀(3년차) (어빈은 안식년 중)
1903년 - 어빈(9년차), 사이드보텀(4년차), 스미스(1년차)
1904년 - 어빈, 사이드보텀, 스미스(2년차), 홀(1년차)
1905년 - 어빈, 사이드보텀, 스미스, 홀(2년차), 맥리어 양(1년차)
1906년 - 어빈, 사이드보텀, 스미스
1907년 - 어빈, 사이드보텀, 스미스
1908년 - 어빈, 스미스, (사이드보텀은 안식년 중)
1909년 - 어빈, 스미스, (사이드보텀은 평양으로 이적됨)

1908년 11월 O. R. 에비슨 박사에 의한 부산 문제에 대한 기록

브라운 박사가 의견을 구하는 질문.
1. 호주 장로교회와 부산 지부의 영역 분할.
2. 밀양에서 일부 또는 전체 부산 지부 선교사들의 배치.
3. 대구에서 사역할 수 없는 모든 영역을 호주 장로교회로 넘기고, 대구에서 남은 업무를 수행할 수 있을 만큼 충분한 인원을 대구에 증가시킴으로써 부산 지부를 포기할 가능성.
4. 밀양에 휴식처 및 강의실.
5. 부산 지부의 보강.
6. 부산 여학교

1. 영역의 분할.
(a) 1902년, 명확한 책임 선교지를 원하고 그로 인하여 효과적인 업무를 할 수 있을 정도로 충분히 큰 선교부를 위하여 자신들의 교회가 더 많은 선교사를 보내도록 강력하게 호소할 수 있기를 원하는 호주 장로교회의 요청으로 분할이 이루어졌다. 7년이 지났지만 인력은 실질적으로 강화되지 않았으며, 내 판단으로는 영역 확장 문제를 고려하기 전에 현재 선교지에 충분한 보강 인력을 확보해야 한다. 나는 그들의 현재 인력이 이 업무를 수행할 만큼 충분하지 않다고 생각한다. 실제로 확장된 선교지를 담당하게 될 언급된 인력의 수는 현재 그들이 차지하고 있는 선교지에 비해 결코 충분하지 않다고 생각한다.

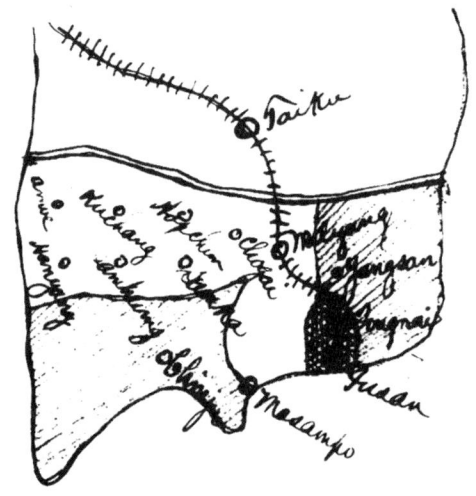

이중선 위는 경상북도이며, 대구 지부에 속한다.

이중선 아래는 경상남도이며, 부산 영역이며, 호주 장로교회 선교부와 ___하고 있다.

흰 영역은 우리의 영역이다. ▨ 영역은 호주 선교부의 영역이며, ■ 영역은 양쪽 모두에 속한다.

(b) 2쪽의 첨부된 지도는 현재 분할된 영역을 대략적으로 보여주고 있다. 개

인적으로 나는 이 분할이 만들어졌을 당시에는 지역을 두 부분으로 나누는 것이 좋은 것이라고 생각하지 않았다. 반면에 다르게 배치하면 각 선교부가 사역을 할 수 있는 견고한 구역이 제공될 수 있다.

이를 반영하기 위하여 조정을 하였다면 고려해 볼 수도 있을 것 같았지만,

(c) 3쪽의 두 번째 지도는 제안된 새로운 합의가 그들의 선교지를 크게 늘리고 우리의 영역을 줄이기 위하여 계획되었음을 보여준다. 현재 상황에서는, 더욱이 (a)에 명시된 사유로 인하여 그것을 고려할 이유가 전혀 없다.

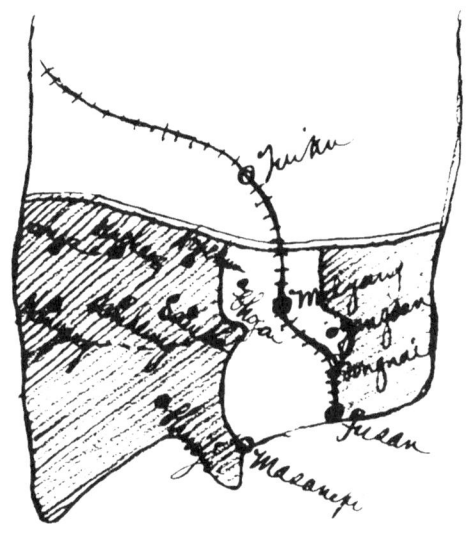

이중선 위는 대구 지부

이중선 아래는 부산 영역. - 호주 영역을 만들기 위하여 부산 영역을 분할하자고 제안됨.

흰색 부분은 제안된 분할이 시행되었을 때의 부산 지부

▨ 영역은 호주 장로교회의 영역

2. 밀양에 일부 또는 전체 부산 지부 선교사들의 배치.

(a) 나는 지부의 일부를 한 장소에 배치하고 일부를 다른 장소에 배치하는 것에 반대하는데, 왜냐하면 이것은 이해 관계의 분리, 양 지역 모두의 공통 문제에 대한 상담의 어려움, 지부의 각 절반에 의사가 필요함을 의미하기 때문이다. 서울의 우리 지부는 3마일 정도 떨어져 있는데, 기관(機關)의 업무에서 시간과 원기의 큰 손실 없이는 서로를 도울 수 없고, 상담도 같은 손실을 입을 수밖에 없기 때문에 우리는 그것을 안타깝게 생각하고 있다.

(b) 나는 전체 선교지를 밀양에 두는 것에 반대하는데, 왜냐하면 부산에서 다른 곳으로 이전하는 것은 돈, 사역자의 시간, 선교사들의 원기의 막대한 손실을 의미하기 때문이다. 우리는 부산에 3개의 선교사 사택, 병원, 그리고 여학교 등 기타 덜 실절적인 건물을 제외한 모든 실질적인 건물이 있다는 것을 기억해야 한다.

변화를 가져오는 데 드는 시간, 노력, 비용은 얼마나 될까? 얻을 수 있는 이점이 확실하고, 동시에 그것이 비용을 보상할 만큼 충분히 크다는 점을 먼저 보여주어야만 호의적으로 고려될 수 있다.

(c) 1903년(또는 1902년)에 선교본부는 몽클레어 교회가 부산에 병원을 건립할 경우 부산에 지부를 영구적으로 유지하기로 계약을 체결하였다. 선교본부가 해당 계약을 파기하는 것을 정당화하려면 지부의 유지에 매우 명백하게 불리한 사정이 있어야 하고, 이전하는 데에는 매우 명백한 이점이 있어야 한다. 그러한 이전의 필요성에 대한 선교본부 측의 매우 강한 확신만이 이전을 제안함으로써 교회의 신뢰를 잃을 위험을 무릅쓰는 것을 정당화할 수 있다. 이 이점은 밀양까지 기차를 타고 1시간 30분 만에 도착할 수 있다는 점에서 더욱 빛을 발한다.

3. 대구에서 사역할 수 없는 모든 영역을 호주 장로교회로 넘기고, 대구에서 남은 업무를 수행할 수 있을 만큼 충분한 인원을 대구에 증가시킴으로써 부산지부를 포기할 가능성.

이 주장은 2, b, c를 포함하며, 이를 그대로 유지하는 데 동일한 주장이 적용된다.

4. 밀양 휴식처와 강의실.

선교사들의 밀양 이주에 호의적인 유일한 주장은 다음과 같다.

(a) 그것이 그들을 선교지의 중앙에 더 가깝게 만들어 주고, 그래서 그들이 선교지의 모든 지역에 더 쉽게 접근할 수 있도록 해줄 것이다.

(b) 한국인들이 선교사들과 접촉하고 더 많은 수의 성경 강습반에 더 적은 여행 비용으로 참석하는 것이 더 쉬울 것이다.

(a)는 선교사들이 편안하게 기차를 타고 한 시간 반 만에 밀양에 도착할 수 있고, 그리하여 주장된 모든 이점을 확보할 수 있다는 것을 기억함으로써 답이 된다.

(b)는 선교부가 밀양에 휴식처와 강의실을 두어 선교사들이 강습 시간 내내 그곳에 가서 편안하게 지낼 수 있고, 값비싼 부산까지의 여행을 떠나지 않고도 한국인들이 그곳에서 강습을 들을 수 있게 하여 요청한 목적을 수행함으로써 확보될 수 있다. 따라서 나는 그 요청의 승인을 찬성하지만, 세워질 건물의 규모와 종류에 대하여 언급된 바가 없기 때문에 필요할 자금의 대략적인 금액을 판단할 수 있는 입장에 있지 않다. 나는 그것이 선교지에서 해결한 것으로 추정한다.

5. 부산의 인원 보강과 사이드보텀 씨의 이적. 부산의 인력이 어윈(9년차), 사이드보텀(4년차)과 스미스(1년차)로 구성되었던 1903년, 선교본부는 그곳의 인력이 현저히 부족하다고 선언하여 파송된 새로운 선교사를 보강하지 못한 선교부는 미국에서 그 지역으로 직접 선교사를 임명하는 특별한 과정을 채택해야 한다고 느꼈고, 그리하여 E. F. 홀 목사가 임명되었다. 다음 해에는 맥리어 양이 임명되었고, 이는 해당 지부의 최소 인원으로 선언되었다. 선교부는 1905년에 홀 씨와 맥리어 양은 청주 지부로 이적시켰고, 대체자가 파송되지 않은 상태에서, 그 이후로 인력은 홀 씨가 임명되기 전의 상태처럼 어빈, 사이드보텀 및 스미스 씨로 유지되었으며, 따라서 부산 지부의 보강에 관한 선교본부의 선언은 무효화되었다.

작년에 사이드보텀 씨는 다른 지부로의 이적을 요청하였지만, 당시 그의 요청은 그러한 조치가 지부를 무력화시킬 것이며, 동일한 등급의 사역자를 그의 자리에 배정할 수 없다면 그렇게 해서는 안 된다고 느꼈기 때문에 승인되지 않았다. 동시에 선교부의 다양한 지부에 충분한 인력으로 남자 20명과 미혼 여자 20명이 필요하다는 문건을 작성하면서 이들 중 남자 2명과 미혼 여자 2명을 부산에 배치하여 인원을 5명의 남자와 2명의 미혼 여자로 만들기로 결정하였다. 올해 선교부는 보강 요청에 응하여 파송된 남녀 중 한 명도 부산에 임명하지 못했을 뿐만 아니라, 부산에 아무도 배치하지 않고 사이드보텀 씨을 평양으로 이적시키기로 결정하여 그 지부에는 어빈 박사와 스미스 씨만 남게 되었다.

나는 다음 사항에 주목하고 싶다.

(a) 안식년으로 사이드보텀 씨가 없었던 지난 1년 동안 어빈 박사와 스미스 씨는 세례 교인을 50% 이상 늘렸고, 총 출석 교인은 1,000명 이상 늘었다. 한국의 다른 지역에서는 그러한 비례적인 움직임[증가]이 없었고, 그곳의 상황은 사역자의 감원이 아닌 즉각적인 증원을 요구하고 있으며 사이드보텀 씨가 그곳에 유지되었어야 할 뿐만 아니라 새로운 선교사들 중에서 적어도 한 명의 남자와 한 명의 미혼 여자가 임명되었어야 했다.

(b) 남자 20명과 여자 20명에 대한 요청은 부산에 남자 2명과 여자 2명이 있어야 한다는 요구에 근거한 것(마펫 박사가 L. H. 세브란스 씨에게 보낸 편지 참조)이었기에, 만일 부산의 영역을 어빈 박사와 스미스 씨만 필요할 정도로 포기한다면 전체 선교부의 보강 인원의 수는 남자 18명과 여자 19명으로 줄어들고, 사이드보텀 씨의 이적으로 인하여 평양 지부에 1명이 보강되어 그곳에서 신임 선교사 1명이 줄어 들기 때문에 아마도 남자가 18명 대신 17명이 될 것이라는 것이 분명하다.

이런 입장을 취하고 싶지는 않지만 그것은 단순히 선교부의 제안이 수행될 경우 조성될 상황의 논리일 뿐이다.

나는 언어에서 사이드보텀 씨와 동등한 능력을 갖춘 남자가 그가 이적된 지부에서 부산으로 보내지지 않는 한 사이드보텀 씨를 부산 지부에 유지하는 것과 방금 파견된 보강 인력 중에서 남자(기혼이든 미혼이든) 한 명과 미혼 여자 한 명을 임명하며, 보강 인력의 균형이 맞춰지는 대로 또 다른 남자와 여자를 그곳으로 파견하는 것에 찬성한다.

6. 부산 여학교

어빈 부인은 여러 해 동안 여학교를 운영해 왔지만 최근에는 자신이 희망하는 학교의 교사가 되기 위하여 수년 동안 훈련해 온 선별된 여학생들에게 그녀의 주된 관심을 쏟았다. 그녀에게는 학생들에게 모든 시간을 보내는 것보다 교사를 훈련시키는 것이 더 효과적일 것이다.

세브란스 씨는 1907년 가을에 부산을 방문하여 학교에 대한 그녀의 계획과 희망을 알게 되었고, 그녀와 박사에게 그곳에 여학교를 짓는 데 드는 비용을 생각해 보고 그가 떠나기 전에 알려달라고 요청하였다. 급하게 견적을 내었는데, 확정한 연간 2,500엔을 세브란스 씨가 즉시 약속하였고, 그들은 즉시 자산 위원회에 계획안을 보내 승인을 받았고, 선교부에 이 사업의 진행 허가를 요청하였다. 세브란스 씨는 부산을 떠난 후 그 금액이 건축을 끝내기에는 다소 적다고 생각하기 시작하였고 그들에게 수표를 보냈을 때 그 금액은 3,000달러이었다. 그는 또한 그들에게 유치원을 준비할 것을 촉구하였다. 그 동안 어빈 박사는 학교와 관련된 업무를 계속 진행하라는 선교부의 허가를 받았고, 자산 위원회에서 4명은 몇 가지 제안(나는 이 점에 대해서는 확실하지 않다.)과 함께 제출된 계획에 찬성표를 던졌고, 2명은 추가 정보를 기다리며 보류하자고 투표하였다(둘 중 한 명 또는 둘 다 이 계획에 2,500달러 이상의 비용이 드는 건물이 필요하다고 생각하고, 그 점이 해결될 때까지 투표를 보류한 것 같다.)

이러한 답변을 기다리는 동안 어빈 박사는 계획에 대한 실제 건축업자의 견적을 얻었는데, 선택한 부지에 견고하고 잘 지어진 구조물이 헐기에 상당한 비용이 필요할 것으로 밝혀져 비용을 훨씬 과소평가하였다는 사실을 발견하였다. 그는 이 소식을 자산 위원회의 간사에게 보냈으며, 자신이 6표 중 4표를 얻었다고 믿고 어쨌든 작업을 계속하기로 결정하였다고 말하고 있다. 위원회의 간사는 이 편지가 결코 그에게 전달되지 않았으며, 오히려 성급하게 그것을 보내지 않았다고 결론을 내렸다고 말하고 있다.

갬블 씨는 부산을 통과하여 건축이 진행되는 것을 보았고, 세브란스 씨의 기부로 이 건축이 어떻게 시작되었는지, 그리고 비용도 전액 마련되지 않았다는 사실을 알고 그 용도로 2,000달러를 기부하였다. 지방에서 온 한 기독교인이 관심을 보여 500달러를 주었고, 비기독교인 한 한국인이 100달러를 주었으며, 사업을 시작한 부산 소년 두세 명이 음악을 배우면서 오르간을 기부하여 그곳에서 가르치게 되었다.

그 후 세브란스 씨는 난방 시설과 가구를 보냈다. 연례회의에서 자산 위원회는 절차 방식의 반칙에 대하여 선교부의 주의를 환기시켰고, 회원들은 비용이 2,500달러라고 가정하고 그 계획에 찬성표를 던졌으나 실제로는 약 6,000.00달러의 비용이 든다는 것을 알게 되었다고 말하였다. 이러한 이유로 그들은 자신들의 태만함을 인정하면서도 어빈 박사가 의도적으로 그들을 잘못된 길로 이끌었고 2,500달러 규모의 기지에 대한 명목상의 승인을 확보한 다음, 더 이상 언급하지 않고 더 비싸고 아마도 더 광범위한 기지 건립을 계속하였다고 확신한다고 사실상 선언하였다.

어빈 박사는 자신이 비용을 과소평가하였지만 부족한 부분에 대하여 개인적인 책임을 지고 업무를 계속할 것이라고 설명하는 편지를 위원회에 보냈다고 말한다. 그리고 그 부족한 부분은 그 이후로 보완되어 선교부나 선교본부에 돈을 요청하는 일이 없게 되었다.

연례회의에서 부산 지부는 총 ___엔을 학교 운영비로 요청하였고, 선교부는 건축 허가가 2,500엔 규모의 기지를 기준으로 하였기 때문에 연간 100엔을 초과하는 경상비에 대한 보조금을 지급하지 않을 것이라는 점을 근거로 삼았지만, 그것은 예상 비용과 실제 비용 사이의 비례적인 것으로 보이지 않는다. 선교부는 필요한 차액을 위하여 지부를 선교본부에 회부하며, 선교본부는 항상 선교부에 반대하는 부산 지부의 입장에 찬성하는데, 이 경우 다시 그렇게 할 가능성이 높다고 언급하였다(적어도 자산 위원회의 간사가 개인 서신에서 언급하고 있다).

관련된 문제는 복잡하다. 내 생각에 어려움은 주로 선교부 회원들과 어빈 박사 사이에 오랫동안 불행하게도 존재해 왔던 긴장된 관계에 기인하며, 토론하여 해결하는 것이 민감한 문제가 되는 것은 바로 이 개인적인 문제 때문이다.

나는 어빈 박사가 자신과 그의 업무, 계획, 그리고 부산 지부의 필요가 선교부로부터 합당한 고려를 받지 못하고 있으며, 어느 정도 자신의 노력으로 그 지부를 구해야 한다고 느끼고 있다고 생각한다. 그러한 사고방식으로 인하여 그는 선교부에서 생각하는 것보다 선교부의 규정에 덜 주의를 기울여 행동하게 될 수도 있다. 반면에 선교부는 아마도 그의 계획을 덜 호의적으로 여기고, 그가 다른 사람의 계획보다 모든 규정을 정확하게 준수하지 못한 것에 대하여 덜 관대하게 여길 것이다. 따라서 조화로운 작업과 협력이 상호 부족하다.

이것은 유감스러운 일이지만 이러한 사태가 실제로 존재한다는 점을 고려하여 부산 문제를 논의할 때에는 항상 고려되어야 할 것이다.

따라서 이 경우 아마도 어빈 박사는 자산 위원회와 철저한 교감을 하기 전에 건물 건축을 계속하기로 결정하는 데 덜 신중하게 행동하였을 가능성이 있으며, 아마도 자산 위원회는 다른 곳에서 그런 일이 일어났을 때 취했을 것보다 더 많은 것을 취하고 있다.

나는 개인적으로 어빈 박사 부부와 그들의 계획과 능력에 대하여 알고 있으므로 그 학교가 훈련받은 여자 사역자를 제공하는 데 있어서 큰 성공을 거두고 선한 힘을 발휘할 것이라는 점을 의심하지 않고 있다. 그러므로 나는 비록 부산의 교육 방법 발전이 다른 지역에서 확립된 본보기를 정확히 따르지 않더라도 계속해서 진행될 수 있도록 도울 준비가 되어 있다. 실제로 나는 이 학교가 여태껏 한국에 설립된 다른 학교와 다르다는 것을 알고 있으며, 내 판단으로는 우리 방식에 결정적인 추가가 될 것 같다. 그것은 아직 이루어지지 않은 일을 할 것이며, 다른 방법으로는 도달할 수 없는 사람들에게 도달할 것이다.

선교부가 올해 경상비로 ___엔을 지급하는 것은 이를 부여할지의 여부보다는 지금까지 다른 용도로 사용하였던 자금에서 빼야 할지의 여부를 논의해야 할 문제이다. 내가 보기에 그것은 선교본부의 추가 보조금을 통하여 필요한 비용을 마련할 것 같다. 왜냐하면 이는 우리의 여러 학교들에 추가되는 것이며, 그것이 아무리 가치 있는 일이 될 것으로 예상되더라도 새로운 학교의 설립을 위하여 기존의 학교에 대하여 이미 부족한 지원을 고갈시키지 않도록 해야 하기 때문이다.

그러므로 나는 이를 인정하고 이를 지속할 수 있도록 충분한 금액을 교육 목적으로 한국에 추가 지원하는 것에 찬성한다.

안녕히 계세요.
O. A. 에비슨

Oliver R. Avison (U. S. A.),
Letter to Arthur J. Brown (Sec., BFM, PCUSA) (Nov. 11th, 1908)

Received
NOV 27 1908
Dr. Brown

Nov. 11, 1908.

Dear Dr. Brown: -

In response to your suggestion, I send you a letter expressing my judgment on certain matters connected with Fusan. I have submitted it to the other Korean missionaries now here in Indianapolis, viz: Underwood, Baird, Sidebotham and Sharp, and asked them to express their personal opinions on the matter contained herein, so that you would have the view point of all of us. I am also sending a copy to the Mission in Korea, so that the missionaries there may know what we have said on those subjects.

History of Fusan Forces.

From beginning to 1902, See Dr. Avison's letter to Dr. Ellinwood of Dec. 2, 1902.

From 1902 to 1908: -

1902 - Ross (5th Yr.), Sidebotham 3d, Yr., (Irwin on furlough.)
1903 - Irwin (9th Mr), Sidebotham (4th Yr.), Smith (1st Yr.)
1904 - Irwin, Sidebotham, Smith (2d Yr), Hall (1st Yr.)
1905 - Irwin, Sidebotham, Smith, Hall (2d Yr.), Miss McLear (1st Yr)
1906 - Irwin, Sidebotham, Smith,
1907 - Irwin, Sidebotham, Smith
1908 - Irwin, Smith, (Sidebotham on furlough)
1909 - Irwin, Smith, (Sidebotham removed to Pyeng Yang)

Notes on Fusan Matters by Dr. O. R. Avison, Nov. '08.

Questions referred by Dr. Brown for an opinion.
1. Division of Territory of Fusan Station with Australians.

2. Location of part or all of the missionaries of Fusan Station at Milyang.
3. Possible abandonment of Fusan Station, by giving up to the Australians all the territory that can not be worked from Taiku and increasing the force at Taiku enough to enable that station to work what would be left.
4. Rest House & Class rooms at Milyang.
5. Re-inforcement of Fusan Station.
6. Fusan girls' School.

1. Division of Territory.

(a) In 1902, a division was made at the request of the Australians who desired to have a definite field of responsibility and be able because of that to make a strong appeal to their church to send more missionaries - enough to make a sufficiently large mission to do effective work. Although seven years have elapsed, the force has not been materially strengthened and in my judgment they should secure re-inforcements

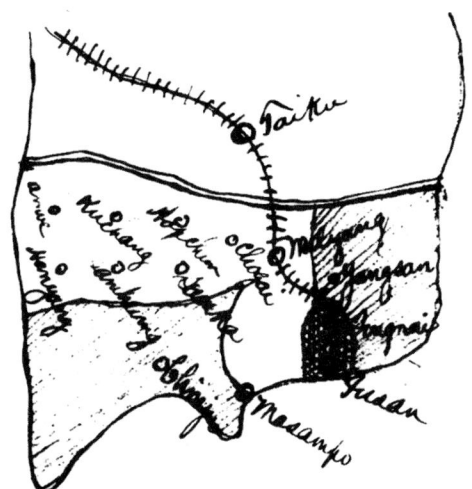

Above double line is N. Kyung Sang Province & belongs to Taiku Station.

Below double line is S. Kyung Sang Prov. & constitute Fusan territory as _____ Australian Presb. Mission.

White territory is ours. ▧ territory is Australians. ▨ is common to both

sufficient for their present field, before we consider the question of enlarging their territory. I do not think their present force enough to do this; indeed I think the number of men now mentioned, as entitling them to the enlarged field is barely enough for the territory they at present occupy.

(b) The accompanying map, page 2, shows roughly the territory as at present divided. Personally, I did not think at the time this division was made that it was a good one, as it divided their section into two parts, whereas a different arrangement might have given each mission a solid block in which to work.

Were it proposed to make an adjustment to effect this I think it might be given consideration but,

(c) The second map, (Page 3) shows that the proposed new arrangement be planned to greatly increase their field, and lessen the size of ours, and I see no reason under present conditions for considering it at all, and all the more because of reasons set forth in (a)

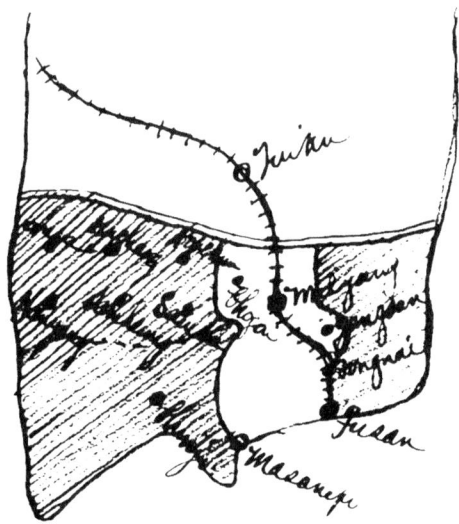

Above double line - Taiku Station

Below double line - Fusan territory as proposed to be divided to make an Australian

---

White portion on Fusan Station as it would be proposed division were effected.

▨ - Australian part as of ___ division

2. Location of part or all of the missionaries of Fusan Station at Milyang.

(a) I am opposed to locating part of a station at one place and part at another because it means divided interests, difficulty in consulting over matters common to both and the need of a Doctor for each half of the station. Our station at Seoul is divided by a space of three miles and we regret it because we cannot help one another in the institutional work without great loss of time and energy, and consultation can be had only with the same loss.

(b) I am opposed to locating the whole mission at Milyang, because it would mean great loss of money, time of workers and energy of missionaries to make the move from Fusan to another place. It is to be remembered that we have at Fusan three mission residences, a hospital and a Girls' School, all substantial buildings besides other less substantial ones.

What would be the cost in time, effort and money to make the change? It must first be shown that the advantage to be gained will be certain and at the same time, sufficiently great to more than compensate for the cost before it can be favorably considered.

(c) In 1903 (or 1902) the Board entered into an engagement with the Montclair Church to maintain the station at Fusan permanently if that church would erect a hospital there. There will need to be a very manifest disadvantage in staying and a very manifest advantage in moving to make it right for the Board to break that agreement. Only a very strong conviction on the Board's part of the necessity for such a move would justify it in risking the loss of that church's confidence by even proposing to make the move. This advantage is only alight as Milyang can be reached by R. R. on 1½ hours.

3. Possible abandonment of Fusan Station by giving up to the Australians the territory that cannot be worked from Taiku and increasing the force at Taiku enough to enable that Station to work what would be left.

This proposition involves 2, b and c, and the same arguments apply in favor of letting it remain as it is.

4. Rest House and Class Room at Milyang.

The only arguments in favor of moving the missionaries to Milyang are:

(a) That it would bring them nearer to the centre of their field and so make it easier for them to reach all parts of it.

(b) That it would be easier for the Koreans to come into touch with the missionaries and attend Bible classes in greater numbers and at less expense for travel.

(a) is answered by remembering that the missionaries can get to Milyang on a comfortable train in one and one-half hours, and so secure all the advantage claimed.

(b) can be secured by carrying out the purpose of the mission's request for a rest house and class room at Milyang, so that the missionaries can go there and remain in fair comfort all the time classes are on and the Koreans can meet there for the classes without taking the expensive journey to Fusan. I therefore favor the granting of the request, but as no statement is made of the size and kind of buildings to be erected, I am not in a position to judge of the probable amount of money that will be required. I presume it has been worked out on the field.

5. Re-inforcements for Fusan and the removal of Mr. Sidebotham. In 1903, when the Fusan force consisted of Irwin (9th Year) Sidebotham (4th Year) and Smith (1st year) the Board declared it to be so manifestly undermanned that, the Mission having failed to reinforce it from the new missionaries sent out, they felt compelled to adopt the extraordinary course of appointed a missionary directly from America to that station, and Rev. E. F. Hall was thus appointed. The following year, Miss McLear was appointed and that was declared to be the minimum for that station. In 1905 the mission moved Mr. Hall and Miss McLear to Chong Ju and no substitute was sent to Fusan in their places and ever since then the force has remained Irwin, Sidebotham and Smith just what it was before Hall was appointed by the Board, and thus the Board's declaration as to Fusan's reinforcement was rendered void.

Last year Sidebotham asked to be removed to some other station but his request was not at that time granted, because it was felt that such an action would cripple the station and it should not be done unless a worker of equal grade could be put in his place. At the same time in compiling the statement that twenty men and twenty single women would be needed to fully man the mission in its various stations it was voted that of these, two men and two single women should be assigned to Fusan, making the force five men and two single women. This year the mission has not only failed to appoint to Fusan any of the men and women sent out in answer to the call for the reinforcements but has also voted to move Sidebotham to Pyeng Yang, without putting anyone in his place at Fusan, thus leaving only Dr. Irwin and Mr. Smith in that station.

I would draw attention to the following points:

(a) During the past year with Sidebotham absent on Furlough, Irwin and Smith have increased the number of communicants more than 50% and the total number of adherents by over 1,000. There has been no such proportionate movement in any other part of Korea and the situation there calls for an immediate increase of the working force rather than a decrease, and not only should Sidebotham have been retained there but at least one man and one single lady should have been appointed from the new missionaries.

(b) As the call for twenty men and twenty women was based upon the need for two men and two women to be located at Fusan (See Dr. Moffet's letter to Mr. L. H. Severance) it is evident that if territory at Fusan is to be given up to the extent that only Irvin and Smith are needed to work what is left, the number of reinforcements for the whole mission should be reduced to 18 men and 19 women and possibly to 17 men instead of 18, as the removal of Sidebotham to Pyeng Yang adds one to that Station and makes necessary one less new man there.

One does not like to take such a position as this, but that is simply the logic of the situation to be created if the proposition of the mission is carried out.

I am in favor of keeping Sidebotham at Fusan unless a man of equal facility with the language is sent to Fusan from the station to which he is removed and of appointing from the reinforcements just sent out one man (married or single) and one single woman, another man and woman to be sent there as soon as the balance of the reinforcements go forward.

6. Fusan Girls' School

Mrs. Irvin has for many years carried on a girls' school but of late has devoted her chief attention to a class of selected girls whom she has for several years been training to become teachers in a school which she was hoping to have, realizing that it would be more effective for her to train the teachers than to spend all her time on pupils.

Mr. Severance visited Fusan in the Fall of 1907 and learning of her plans and hopes along the lines of a school asked her and the Dr. to think over the cost of building a school for girls there and let him know before he left. A hasty estimate was made and the amount fixed at $2,500 yen year, which amount Mr. Severance at once promised and they sent a plan around the Property Committee at once for approval, and a request to the Mission for permission to go on with the project. Mr. Severance after he had left Fusan began to think that sum rather small for the work to be done and when he sent them a check, it was for $3,000.00. He also urged them to make provision for a kindergarten. In the meantime Dr. Irvin received the permission of the mission to go on with the school and from the property Committee four voted in favor of the submitted plan possibly with some suggestions (I am not sure about this point) and two votes be suspended awaiting more information (I think either one or both of them thought the plan called for a building that would cost more than $2,500 and held their votes until that point should be settled.)

While waiting for these replies Dr. Irvin obtained actual builders' estimates on the plans and found he had far underestimated the cost of a solid well built structure on the site selected which it was found would require considerable expense for blasting. He says he sent this information on to the Secretary of the Property Committee and believing he had four votes out of six, in any case, he determined to go on with the work. The Secretary of the Committee says this letter never reached him and rather hastily concludes it was not sent.

Mr. Gamble passed through Fusan and seeing the building going on, and learning how it had been started by Mr. Severance's gift and that the cost was not fully provided, he donated $2,000 towards it. A Christian Korean from the country, became interested and gave $500.00 and a non-Christian Korean gave $100.00, while two or three Fusan boys who had gone into business given an organ as they leanred [sic] music was to be taught there.

Afterwards Mr. Severance sent out the heating plant and furniture. At the annual meeting the Property Committee drew the attention of the Mission to an irregularity in the mode of procedure, and the members said they had voted in favor of the plan, supposing it was to cost $2,500 and then found it was actually costing some $6,000.00, and for this reason, while acknowledging their own laxity, they practically declared their conviction that Dr. Irvin deliberately led them astray and secured a nominal approval of a $2,500 plant and then went on with the erecting of a more expensive and presumably more extensive) plant without further reference to the Committee.

Dr. Irvin states that he sent a letter to the Committee explaining that he had underestimated the cost but that he would go on with the work taking personal responsibility for the deficiency; and that deficiency has since been made up so that there is no call on the Mission or Board for money.

At the Annual meeting the Fusan Station asked for the sum of _____ running expenses of the School and the mission took the ground that as the permission to build had been on the basis of a ¥2,500 plant, it would not make a grant for current expenses of more than ¥100.00 per year, though that does not appear to be a proportionate sum as between the estimated and actual cost, and the Mission refers the station to the Board for the balance required, stating (at least the Secretary of the

Property Committee states in a private letter) that the Board always takes Fusan's part against the Mission and will likely do so again in this instance.

The question involved is complex. The difficulties are due in my opinion chiefly to the strained relation that has unfortunately existed for so long between members of the mission and Dr. Irvin, and it is this personal matter which makes it a delicate question to discuss and settle.

I think Dr. Irvin feels that he and his work and plans and the needs of Fusan station do not get due consideration from the Mission and that he must to a certain extent, work out the salvation of that Station by his own effort and it may be that that frame of mind causes him to act with somewhat less attention to the mission's rules than the mission thinks is due it. On the other hand the mission perhaps looks with less favor on his plans and with less leniency on his failure to observe all its regulations with exactness than it does on those of others, and so there is a mutual want of harmonious working and co-operation.

This is to be regretted, but in view of the actual existence of this state of things it must always be taken into consideration when Fusan affairs are being discussed.

And so, in this case possibly Dr. Irvin acted with less carefulness in deciding to go on with the building before he had a thorough understanding with the Property Committee, and possibly the Property Committee is making more _do_ over the matter than they would have done had it occurred elsewhere.

I personally from my knowledge of Dr. and Mrs. Irvin and their plans and capacity to do things have no doubt that the School will be a great success and a power for good in the provision of trained women workers and I am therefore prepared to help it go on even though the development of educational methods in Fusan is not exactly following the model established in other and different sections. Indeed I realize that this school is different from any other that has yet been established in Korea and in my judgment is likely to prove a decided addition to our methods. It will do a work not yet done and reach some not to be otherwise reached.

The question of the Mission granting ___ yen this year for current expenses is one that is open to discussion not so much as to whether it should be granted but rather as to whether it should be taken from the funds heretofore used in other ways. It seems to me that provision should be made for its necessary expenses by an additional grant from the Board because it is an addition to our institutions and the already inadequate provision made for our already existing schools should not be depleted to set a new one going no matter how valuable it may be expected to become.

I am therefore in favor of recognizing it and of adding to the grant to Korea for educational purposes a sum sufficient to enable it to go on.

Very sincerely
O. A. Avison

19081111

찰스 E. 샤프(대구)가 아서 J. 브라운(미국 북장로교회 해외선교본부 총무)에게 보낸 편지 (1908년 11월 11일)

1908년 11월 11일

친애하는 브라운 박사님,

저는 박사님이 뉴욕에서 우리에게 준 질문에 대한 답변으로 에비슨 박사가 박사님께 보낸 편지를 읽었습니다.[12]

저는 1번, 2번, 3번 질문에 대한 그의 답변에 실질적으로 동의합니다.

부산 지부의 일반적인 문제에 관하여 저는 현재 대구와 부산처럼 두 개의 큰 지부를 개설하려는 시도에 찬성하고 있지 않습니다. 저는 대구를 강력하고 완전한 지부로 만들고, 대구에서 쉽게 수행할 수 있는 부산 지부의 영역 일부를 대구 지부로 이전하는 것을 선호합니다. 에비슨 박사의 지도(地圖)를 참조하시면 이것이 상당히 넓은 구역에 대하여 가능하다는 것을 알 수 있습니다.

(중략)

---

[12] Oliver R. Avison (U. S. A.), Letter to Arthur J. Brown (Sec., BFM, PCUSA) (Nov. 11th, 1908)

Charles E. Sharp (Taiku),
Letter to Arthur J. Brown (Sec., BFM, PCUSA) (Nov. 11th, 1908)

Nov. 11, 1908

Dear Dr. Brown: -

I have read Dr. Avison's letter to you in answer to questions which you submitted to us in New York.

I am in substantial agreement with his answers to question Nos. 1, 2, & 3.

With regard to the general question of Fusan Station I am not in favor at present of trying to build up two large stations located as Taiku and Fusan are. I favor making Taiku a strong and complete station, and the transfer to Taiku of such a part of Fusan's territory as can be worked quite as readily from Taiku. By referring to Dr. Avison's map you will see that this is feasible for quite a large section.

(Omitted)

19081115

아서 J. 브라운(미국 북장로교회 해외선교본부 총무)이
어니스트 F. 홀(델라웨어 주 윌밍턴)에게 보낸 편지
(1908년 11월 15일)

(중략)

언더우드 박사, 에비슨 박사, 그리고 세브란스 씨는 나에게 다음과 같이 추천하였습니다.

"홀 씨는 이 나라(미국)에 도착한 이래로 열띤 (한국 선전) 운동에 참여해 왔으며 실질적으로 안식년을 받은 적이 없지만, 우리는 선교본부가 적어도 이번 회계연도 말까지 그의 안식년 수당이 계속 지급되도록 허용할 것을 권고합니다. 그는 건강이 허락하는 한 이 운동에 최선을 다할 것이며, 이 휴식이 그가 한국에서 사역에 복귀하는 데 적합하게 할 것이라고 희망하고 있습니다." (……)

Arthur J. Brown (Sec., BFM, PCUSA), Letter to Ernest F. Hall (Wilmington, Del.) (Nov. 15th, 1908)

(Omitted)

Dr. Underwood, Dr. Avison and Mr. Severance bring me the following recommendation among others.

"Whereas Mr. Hall has been engaged in an intense Campaign ever since his arrival in this country and has practically had no furlough, we would recommend that the Board permit his furlough allowance to be continued, at least until the end of this fiscal year, he to use as much effort as his health will permit in the Campaign; the hope in that this rest may fit him to return to his work in Korea."
(……)

19081117
아서 J. 브라운(미국 북장로교회 해외선교본부 총무)이
한국 선교부로 보낸 편지 (1908년 11월 17일)

(중략)

또한 한국인 청년 3명이 오르간을 기증하였다고 하는데, 세브란스 씨는 난방 시설과 책상, 유치원 용품을 포함한 가구 등을 부산에 보냈다고 알려 주었습니다. 세브란스 씨는 또한 어빈 박사가 자신에게 선교본부가 학교를 짓거나 장비를 갖추는 데 어떤 돈도 요구하지 않을 것이며, 기지에 들어간 돈 중 어느 것도 뉴욕의 선교본부로 가지 않았을 것이라고 생각하였다고 말하였습니다. 내가 이 문제에 대하여 물었던 에비슨 박사는 어빈 박사가 그에게 남아 있는 적자가 얼마이든 개인적으로 감수하여 선교본부가 손실을 입지 않게 될 것이라고 말하였다고 언급하고 있습니다.

(중략)

Arthur J. Brown (Sec., BFM, PCUSA),
Letter to the Korea Mission (Nov. 17th, 1908)

(Omitted)

In addition, three young Koreans are said to have given an organ, and Mr. Severance informs us that he has sent to Fusan a heating plant, desks, and other furniture, including kindergarten supplies. Mr. Severance also informs us that Dr. Irvin told him that the Board would not be asked for any money, either to build or equip the school, and that he did not think any of the money that had gone into the plant would have reached New York. Dr. Avison, whom I asked about this matter, states that Dr. Irvin told him that he would personally assume whatever deficit remained, so that the Board would be at no loss.

(Omitted)

아서 J. 브라운(미국 북장로교회 해외선교본부 총무)이 올리버 R. 에비슨(오하이오 주 우스터)에게 보낸 편지 (1908년 11월 21일)

1908년 11월 21일

O. R. 에비슨 박사,
　　오하이오 주 우스터

친애하는 에비슨 박사님,

　　박사님은 안식년 중인 선교사들을 대상으로 내가 쓰기 시작한 선교 편지 중 하나에서 이달 6일 박사님이 편지를 쓴 제이콥슨 기념 사택에 관한 선교본부의 조치에 주목하게 될 것입니다. 또한 다양한 중요한 문제에 대하여 취해진 다른 조치도 확인할 수 있습니다.
　　나는 박사님이 뉴욕에 있었을 때 만났던 기회를 매우 기쁘게 생각하며, 박사님이 다시 오기를 진심으로 바라고 있습니다.
　　아내는 박사님을 우리 집에 초대하는 특권을 누렸지만, 이번 가을에 하인 문제와 우리 가족 중 일부의 건강 문제로 몹시 괴로웠습니다. 박사님이 다시 올 때, 우리는 방도가 더 분명해질 것이라고 믿습니다.

　　안녕히 계세요.
　　아서 J. 브라운

Arthur J. Brown (Sec., BFM, PCUSA), Letter to Oliver R. Avison (Wooster, O.) (Nov. 21st, 1908)

Nov. 21st, 1908.

Dr. O. R. Avison,
    Wooster, Ohio.

My dear Dr. Avison: -

You will note in one of the mission letters that I have started on the rounds of the furloughed missionaries, the action of the Board regarding the Jacobson Memorial house regarding which you wrote the 6th instant; and you will also note the other actions that were taken on various important matters.

I remember with great pleasure the opportunity of meeting you were in New York, and most heartily hope that you will be coming this way again.

Mrs. Brown had covered the privilege of having you in our home, but she has been sorely beset this fall with troubles over servants and with the ill health of some of the members of our family. When you come again, we trust that the way will be clearer.

Cordially yours,
Arthur J. Brown

19081123

아서 J. 브라운(미국 북장로교회 해외선교본부 총무)이
제시 W. 허스트(서울)에게 보낸 편지 (1908년 11월 23일)

1908년 11월 23일

J. W. 허스트 박사,
   한국 서울

친애하는 허스트 박사님,

   에비슨 박사는 최근 뉴욕을 방문하였으며, (세브란스) 병원과 의학교에 관하여 그와 이야기를 나눌 수 있어 즐거웠습니다. 그는 매우 건강해 보이며, 확실히 7년 전 한국에서 그를 만났을 때보다 육체적으로 훨씬 더 강합니다. 세브란스 씨 역시 우리 사무실을 자주 방문하는 분인데, 한국에서의 사업과 사역자들에 대한 그의 열렬한 관심을 말로 표현하기가 어렵습니다. 나는 박사님이 보내 준 의학반의 제1회 졸업식에 대한 기록이 크게 흥미로웠고, 그것을 보내준 것에 진심으로 감사드립니다.

(중략)

Arthur J. Brown (Sec., BFM, PCUSA), Letter to Jesse W. Hirst (Seoul) (Nov. 23rd, 1908)

Nov. 23rd, 1908.

Dr. J. W. Hirst,
　Seoul, Korea.

My dear Dr. Hirst: -

　Dr. Avison has been in New York recently and it has been a delight to talk with him about the hospital and the medical college. He is looking exceedingly well, and is evidently much stronger physically than when I saw him in Korea seven years ago. Mr. Severance also is a frequent visitor at our rooms and he can hardly find words to express his enthusiastic interest in the work and workers in Korea. The account of the graduation exercises of the first medical class which you sent interested me greatly, and I thank you heartily for having sent it.

19081124

올리버 R. 에비슨(미네소타 주 세인트폴)이 아서 J. 브라운 (미국 북장로교회 해외선교본부 총무)에게 보낸 편지 (1908년 11월 24일)

접 수
1908년 11월 27일
브라운 박사

미네소타 주 세인트폴,
1908년 11월 24일

신학박사 A. J. 브라운 목사,
   뉴욕 주 뉴욕 시 5가(街) 156

친애하는 브라운 박사님,

   부산 문제와 관련하여 몇 개의 짧은 글을 첨부합니다. 이 편지에는 다른 선교사들이 보낸 다른 편지도 첨부될 것이라고 제가 말한 것을 박사님은 알고 있습니다. 저는 지금까지 이것들이 올 것이라고 기대하면서 이 편지를 보관해 왔지만, 아직까지 베어드 박사나 사이드보텀 씨로부터 어떤 의견도 서면으로 받지 못하였습니다. 그래서 저는 추가적인 지연으로 인하여 너무 늦어 소용이 없게 되지 않도록 언더우드 박사와 샤프 씨의 편지를 동봉하여 보냅니다.
   베어드 박사나 사이드보텀 씨는 그 문제에 관하여 저에게 자신의 견해를 표명하지 않았으므로, 저는 그들이 제가 이 편지에 쓴 내용에 동의하는지 아니면 다른지 알고 있지 않습니다. 그들이 이미 자신들의 의견을 박사님께 직접 보냈을 수도 있습니다.
   박사님이 관련된 문제를 고려할 때 유용하는데 너무 늦지 않았다고 믿으며,

안녕히 계세요.
O. R. 에비슨

구술함

Oliver R. Avison (St. Paul, Minn.),
Letter to Arthur J. Brown (Sec., BFM, PCUSA) (Nov. 24th, 1908)

> Received
> NOV 27 1908
> Dr. Brown

St. Paul, Minn.,
Nov. 24, 1908

Rev. A. Brown, D. D.,
  156 - 5th Ave.,
  New York, N. Y.

My Dear Doctor Brown: -

I am enclosing some notes with reference to Fusan matters. You notice that I say that these will be accompanied by other letters from the other Missionaries. I have held this letter until now expecting that there would be forthcoming but as yet I have not received any written expression from either Doctor Baird or Mr. Sidebotham, so I am sending it on with enclosures from Doctor Underwood and Mr. Sharp, unless further delay make it too late to be of service.

As neither Doctor Baird or Mr. Sidebotham has expressed his views to me on those matters, I do rot know whether they agree or differ from what I have here written. It is possible that they have already sent their views directly to you.

Trusting it is not too late to be of service to you in your consideration of the problems involved, I am,

Yours Most Sincerely,
O. R. Avison

Dic.

19081209

올리버 R. 에비슨(위스콘신 주 밀워키)이 아서 J. 브라운 (미국 북장로교회 해외선교본부 총무)에게 보낸 편지 (1908년 12월 9일)

접 수
1908년 12월 12일
브라운 박사

위스콘신 주 밀워키,
1908년 12월 9일

신학박사 A. J. 브라운 목사,
   뉴욕 주 뉴욕 시 5가(街) 156

친애하는 브라운 박사님,

   저는 '부산 지부 전체 또는 일부의 이전 가능성', '부산 여학교', '서울의 독신녀를 위한 제이콥슨 기념 사택과 터너 사택'이라는 주제로 박사님이 한국 선교부로 보낸 세 통의 편지를 읽어볼 기회가 있었습니다.
   박사님도 알고 있듯이, 제가 이전에 박사님께 보낸 편지에서 저는 부산 지부를 이전하지 않고 그 지부에 인력을 더 적절하게 배치해야 한다는 박사님의 결정에 동의하고 있습니다.
   부산 여학교에 관해서는 박사님이 편지에서 말한 모든 것에 동의한다고 말할 수 없어서 유감스럽습니다. 저는 지나치게 비판적인 사람이라는 평판을 얻지는 않을까 하는 걱정을 많이 합니다만, 박사님이 제가 하는 제안에 대하여 양해해 주실 것이라고 생각합니다.
   나는 이미 투표로 승인을 한 후에도 학교의 발전에 전적으로 반대한다고 선언한 선교부에 대한 박사님의 비판에 전적으로 동의합니다. 그리고 박사님이 말하였듯이, 어떤 판단에서든 아직 보여지지 않은 과도한 발전이 아니면 지금은 그 주제에 대하여 아무 말도 할 수 없습니다.
   나는 또한 어빈 박사와 선교부의 위원회 양측에서 판단 오류가 발생하였다는 박사님의 설명에 전적으로 동의하고 있습니다. 그러나 인정한다면 "우리 모두 다음번에는 다르게 행동하고 조화롭게 행동하도록 노력합시다."라고 말하는 것 외에는 아무 것도 없다고 말하고 싶습니다. 나는 박사님이 말하는 것 중 일부에서, 그리고 더 나아가 박사님이 제안하는 일부 추론에서 나는 박사님이 어빈 박사가 불의를 행하였다고 생각하고 있다고 여길 수밖에 없습니다. 사실, 내가 박사님의 편지를 다시 읽을 때 읽은 사람의 마음에 남는 인상은 실제 설명보다는 내려진 추론에 의해 주로 만들어집니다.

확실히, 지부 구성원과 선교부 구성원 모두는 지침서의 규칙과 선교부의 내규에 주의를 기울여야 하지만, 이 경우에는 어빈 박사가 세브란스 씨로부터 약속을 받자마자 계획을 선교부의 규칙에 맞추는 데 필요한 체계를 즉시 가동시켰기 때문에 심각하게 위반하지 않았고, 이러한 규정 중 어느 하나에도 적용되지 않는 것 같습니다. 나는 동료로서 읽으며 박사님의 단락이 상황의 요점을 표현하고 있다고 생각하고 있습니다.

"이번 사태에 대한 유일한 책임은 전적으로 한국에 있지 않다고 공평하게 말해야 합니다. 귀 선교부는 스피어 씨의 7월 30일자 편지와 9월 10일자 나의 편지를 기억하실 것입니다. 아마도 선교본부는 추가로 언급된 금화 1,000달러를 전달하기 전에 귀 선교부와 상의했어야 했습니다. 그러나 그 돈은 갬블 씨가 부산 여학교에 사용된다는 명시적인 지시와 함께 준 것이기 때문에 왔으며 부산 여학교에 사용된다는 명시적인 지시가 있었기 때문에 이 문제에 있어 재량권이 거의 없다고 느꼈습니다. 그는 한국에 있었고, 개인적으로 상황을 알고 있었고, <u>학교를 위하여 선교부가 승인한 원래 액수(2,500엔)는 당시 세브란스 씨가 제공한 액수로 주로 결정된 것으로 이해되었으므로, 특히 원래 액수로는 건물을 많이 지을 수 없다는 사실을 고려하여 귀 선교부가 명시적으로 승인한 학교에 대한 추가 기부에 반대한다는 사실이 선교본부에서는 나오지 않았습니다.</u>"

저는 어빈 박사의 견해가 무엇인지 나타내는 것처럼 보이는 단어에 밑줄을 쳤고, 박사님은 이것이 박사님의 견해이었으며, 제 생각에 그러한 견해가 대부분의 사람들이 그러한 상황에서 취할 합리적인 견해라고 생각하고 있습니다. 바람직하다고 생각되는 기관의 개선에 반대하는 사람은 많지 않을 것입니다. 특히 개선을 위한 자금이 정규 자금의 일부도 사용하지 않고 무료로 제공된다면 더욱 그렇습니다. 그렇다면, 어빈 박사 측에서 뒤따른 모든 것은 그가 선교부의 규정을 무너뜨리려고 노력하였다고 추론하지 않더라도 쉽게 설명될 수 있습니다.

저는 선교부가 외국에 건축하고 외국에서 가르치는 학교가 증가하는 것을 기대하지 않을 것이라고 말하는 선교부의 표현된 정책이나 박사님이 그것을 기꺼이 채택하는 것에 전적으로 동의할 수 없다고 생각합니다. 저는 그것이 너무 포괄적인 언급이라고 생각합니다. 우리 선교부에는 그러한 정책이 많이 있었지만, 그것들은 삭제되어야 했습니다. 저는 한국의 상황이 긴축이 아니라 동양 전체에 닥친 위기에 대처할 크고 광범위한 계획을 요구하는 상황이라고 생각합니다.

한국의 발전을 위해 갖출 수 있는 모든 학원을 현재로서는 건립하고 운영할 수 없으며, 그것이 현명하다고 생각한다고 말하는 것이 적절하다고 생각합니다. 현재 존재하는 학교를 적절하게 사용하는 것이 딱 맞는 것 같다고 생각하며, 우리는 현재 있는 학교를 적절하게 사용하는 것을 더 어렵게 만드는 다른 학교를 추가하기 전에 먼저 효율적인 방식으로 현재의 학교를 갖추고 유지하는 것이 현명하다고 느끼고 있습니다.

그러나 동시에 저는 우리의 전망이 더 커야 한다고 생각하며, 미국의 사람들이 상황을 보고 다른 기관에 돈을 기부할 준비가 되어 있고 이는 우리의 업무를 보다 신속하게 추진하는 데 도움이 될 것이기에, 우리는 그들의 선물을 환영하고 그들이 더 많은 투자를 하도록 격려해야 합니다. 그러한 계획을 통해서만 우리는 현재 일하고 있는 인력에 비해 훨씬 큰 일을 감당할 수 있다고 기대할 수 있습니다.

저는 이 부산 학교 문제를 처리하는 선교부의 조치에 대하여 유감스러우며, 또한 같은 맥락에서 선교본부의 조치가 우리의 한국 사업을 위하여 위대한 일을 계획하고 있던 사람들의 열정을 크게 냉각시키는 경향이 있었다고 믿고 있습니다. 이는 대단히 유감스럽습니다. 한 사람이 크게 기부할 때, 그는 자신의 선물이 환영받지 못한다거나 선교지에서 논쟁을 불러일으킨다는 느낌을 주어서는 안 됩니다. 왜냐하면 그러한 행동은 그로 하여금 사업의 어떤 부분, 심지어 다른 분야에서도 지원하기를 꺼리게 만들 것이 거의 확실하기 때문입니다.

나는 이것이 세브란스 씨의 경우에 해당된다는 것을 알고 있으며, 갬블 씨의 경우에도 이것이 사실일 것이라고 생각합니다.

저는 "이 문제에 대한 귀 선교부의 경험은 선교본부의 승인을 받지 않은 선교 목적으로 선물을 구하거나 받거나 지출하는 선교사의 지혜롭지 못한 행동에 대한 또 다른 예시입니다."라고 시작하는 박사님의 문단은 이 경우에 어빈 박사가 이 신사들이 학교를 위하여 그에게 준 돈을 요청하였다고 생각한 것 같으며, 선교본부의 조치에 담긴 "담당 총무는 선교본부가 이 조치를 취하게 된 고려 사항을 선교부에 설명하고, 이것이 선교본부의 규칙뿐만 아니라 공정성에 어긋난다는 점과, 선교사가 선교부와 이사회의 명시적인 사전 승인 없이 사업 계획에 방문자나 고국에 있는 사람들의 관심을 끌려고 시도하는 신중한 선교 정책에 대하여 선교부 회원들에게 상기시키라는 지시를 받았습니다."도 동일한 생각을 담고 있습니다.

세브란스 씨는 구체적으로 어빈 박사가 그러한 권유를 한 것이 아니라, 그의 기부는 부산의 상황에 대한 그 자신의 견해에서 나온 것이라고 구체적으로 언급하고 있습니다. 하지만 박사님은 박사님의 어법에 의해 그 반대가 암시되도록 글을 써야 합니다.

위 인용문에서 어떤 선교사도 선교부와 선교본부의 명시적인 사전 승인 없이는 사업 계획에 대한 방문자의 관심을 끌려고 시도해서는 안 된다는 선교본부의 지시를 언급하고 싶은데, 저는 그러한 지시를 수행하는 것은 단순히 이는 우리 업무가 타격을 받고 빠른 발전이 불가능해짐을 의미한다고 말씀드립니다.

거의 모든 경우에 진전은 선교사 개인의 선견지명에서 오는데, 이 나라에서는 교회와 사회 구성원 개개인의 선경지명에서 나오며, 그러한 지시가 강화되었다면 평양에서의 사업은 지금처럼 진전될 수 없었을 것입니다. 실제로, 모든 발전된 걸음은 선교부의 결정이나 선교본부의 결정에 앞서 여러 번 행동해야 했던 남자와 여자 개개인의 선견지명에 따른 결과이었으며, 방문객들의 미래 계획에 관심을 갖게 하지 못한다면 선교사들이 기부할 수 있는 사람들의 관심을 확보해야 하는 유일한 기회를 활용하지 못하고, 따라서 사업을 실제 운영되는 일에만 국한시키는 것을 의미하게 될 것입니다.

세상사의 다른 모든 분야에서와 마찬가지로 선교 사업에서도 한 명 이상의 사람이 갖고 있는 무엇이 되어야 하는지에 대한 계획의 결과로 발전이 이루어집니다. 그리고 그들은 그러한 계획의 실현에 다른 사람들의 관심을 끌기 위하여 그들에게 오는 기회를 활용해야 하며, 종종 선교부와 선교본부의 승인을 확보하는 문제에서 위험을 감수해야 합니다. 이것은 선교부와 선교본부에 명백하든 말든 한국의 모든 선교 지도자들의 정책이었습니다.

부산 지부의 조치를 가장 신랄하게 비판한 바로 그 사람들은 선교부의 조치나 선교본부의 조치 없이 계속해서 추진해 왔습니다. 왜냐하면 이것을 확보하는 느린 과정을 기다리는 것은 계획을 실행하기 위하여 하나님께서 그들에게 주신 기회를 잃는 것을 의미하였기 때문이며, 그 지혜는 그것들이 작동하는 것을 보자마자 모두에게 명백해졌습니다.

물론, 선교본부가 이에 대하여 뚜렷한 승인을 내리는 데 어려움이 있음은 명백하며, 그것은 선교본부가 위의 인용문에 설명된 것과 같은 엄격하고 빠른 규칙을 정해서는 안된다는 것입니다. 왜냐하면 선교지에서는 이러한 지침을 엄격하게 준수하는 것을 불가능하게 만드는 상황들이 끊임없이 발생하고 있기 때문입니다.

저는 선교부의 회원들이 한 사람의 의견이 다른 사람들과 다르기 때문에 불쾌함과 괴로움을 초래할 수 있다는 생각을 뛰어넘을 만큼 넓은 마음을 보여야 한다는 점에서 박사님의 의견에 전적으로 동의합니다.

나는 평양에 적용할 수 있는 선교 방법이 부산의 지부에도 반드시 그대로 적용될 수 있다는 생각에 반대하며, 우리 선교사들이 선교 사업을 기계처럼 만들지 않도록 조심해야 한다고 생각합니다. 상황이 어떠하든 간에 똑같은 방식으로 작동해야 합니다.

제이콥슨 기념 사택과 미혼녀를 위한 터너 사택에 관하여 저는 선교본부가 이 두 주택을 그대로 유지해야 한다고 결정한 것을 매우 기쁘게 생각한다고 말할 수 있습니다. 이 결정은 기부자가 특별히 변경에 동의하지 않는 한 기금은 기부된 목적에 맞게 사용되어야 한다는 원칙을 확립하였습니다.

이 사안에서 두 경우 모두 기증자는 주택을 위와 같이 재건축하고 이름을 지정하기를 원한다고 이미 밝혔습니다. 하지만 저는 박사님이 이 결정을 선교부에 알릴 때, 허스트 박사의 사택에 제이콥슨 기념 사택이라는 이름을 붙이고 쉴즈 양을 다른 사택에 살게 하는 것이 상당히 실용적일 것이라고 말함으로써 박사님이 내린 결정과 원래 기부자들의 희망을 실질적으로 무효화할 가능성을 그들에게 제안하는 것이 적절하다고 생각한 것에 대하여 유감스럽게 생각합니다. 제 생각에는 이것은 말했어야 할 것과 정반대입니다.

제가 보기에는 그 입장은 매우 단순한 것 같습니다. 두 사택의 이름은 이전과 같이 붙여야 하며, 그것들이 의도된 용도에 맞게 지정되어야 합니다. 그렇다면 어떤 이유로든 특정한 때에, 특정 목적을 위하여 이러한 주택이 필요하지 않은 경우, 지부는 지부의 다른 사람들을 찾는 것이 정당할 것입니다. 물론 상황이 변하여 의도된 사람들에게 이러한 주택이 필요하게 될 때마다 그 사람들이 그 주택을 사용할 권리를 가져야 한다는 것을 전제로 말입니다. 그래서 저는 당연히 쉴즈 양이 그 사택을 사용할 필요가 없다면, 허스트 박사가 자신의 사택이 완공될 때까지 일시적으로 그 집을 즉시 사용하는 데 이의가 있을 수 없다고 말씀하셨을 것이며, 그 점에 관한 언급이 꼭 필요하였습니다.

저는 쉴즈 양과 서울 지부의 다른 모든 사람들이 모든 것이 잘 처리될 수 있도록 기꺼이 불편을 감수할 의향이 있다고 확신하고 있습니다.

하지만 마침 버피 양도 세브란스 병원에서 일하면서 대부분의 시간을 그 업무에 할애하였고, 비록 임명된 선교사는 아니지만 선교부의 아무런 비용을 사용하지 않고 선교 사업을 하고 있습니다. 다만 우리는 병원의 여자 사역자들을 위하여 특별히 사택이 주어졌다는 것을 알고 있었기 때문에 버피 양에게 그 사택을 제공하는 것이 그 사택을 오용하지 않는 것이라고 느꼈습니다. 따라서 제이콥슨 기념 사택의 필요성에 관한 한, 시간이 지남에 따라 다른 여자 사역자가 입주할 가능성을 전혀 고려하지 않더라도, 지금도 그 필요성이 존재하고 있습니다.

이제 서울 지부의 모든 사택은 꽉 찼고, 허스트 박사의 집이 완공되더라도 채워지지 않은 사택은 없게 될 것입니다. 독신녀를 위한 터너 사택의 빈 방들은 머지않아 채워질 것이

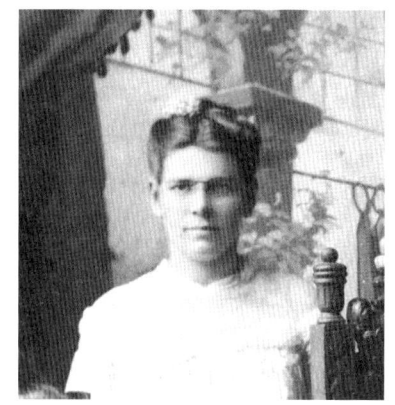

그림 4. 엘러 B. 버피(Ella B. Burpee).

라고 믿는 것이 상당히 합리적입니다. 이것은 우리가 안식년 중에도 마찬가지이며, 우리가 돌아가자마자 사택이 부족하게 되어 이전에 샤프 씨가 살던 집이 제이콥슨 기념 사택이 된다면, 현재 이전 샤프 사택에 거주하고 있는 피터스 씨 부부는 집이 없게 될 것입니다.

내가 떠나기 전 지부의 원래 결정은 남대문 부지에 피터스 부부를 위한 집을 짓는 것이었고, 이 계획이 실행될 수 있다면 모든 것이 적절하게 제공될 것입니다. 내가 한국을 떠나기 전에 이를 위한 자금이 제공되었으나, 제이콥슨 기념 사택과 터너 사택을 한 집으로 통합하기로 한 선교부의 결정으로 이 추가 주택 건립에 사용되었을 자금이 전용되었으므로 지금은 사용 가능하지 않습니다. 그러나 나는 한국 선전 위원회가 한국을 위하여 예산을 마련할 것으로 추천한 6개 사택을 위한 기금 중에서 원래 의도를 수행하기 위하여 한국 선교부가 충분한 예산을 따로 확보할 수 있을 것이며, 그렇게 해서 서울에서 필요한 사택을 충분히 충족시킬 것이라고 믿고 있습니다.

만약 허스트 박사의 사택을 제이콥슨 기념 사택으로 부르는 것과 관련한 박사님의 설명에 대한 비판이 타당하다고 생각한다면, 박사님은 선교부에 다시 편지를 보내 제가 믿기에 그 문장이 전달하고자 했던 바를 설명하고, 박사님은 제가 제안드리는 것이 너무 주제를 넘는다고 생각하지 않을 것입니다.

안녕히 계세요.
O. R. 에비슨

Oliver R. Avison (Milwaukee, Wisc.),
Letter to Arthur J. Brown (Sec., BFM, PCUSA) (Dec. 9th, 1908)

> Received
> DEC 12 1908
> Dr. Brown

Milwaukee, Wisc.,
Dec. 9, 1908.

Rev. A. J. Brown, D. D.,
  156 - 5th Ave.,
  New York City.

Dear Dr. Brown: -

  I have had an opportunity of reading the three letters, sent by you to the Korea Mission on the subjects "The Possibility of Moving All or part of Fusan Station", "Fusan Girls School" and "The Jacobson Memorial Home and the Turner Home for Single Women, Seoul".

  As you are aware, from my former letter to you, I am in agreement with your decision, concerning the non-removal of Fusan Station, and the need of manning that station more adequately.

  As to the Girls School at Fusan, I regret that I cannot say I agree with all you said in your letter. I have a good deal of apprehension lest I gain the reputation of being an over-particular critic but I think you will excuse me in making the suggestions that I do.

  I quite agree with your criticism of the Mission for declaring themselves as entirely opposed to the development of the school, after having already voted approval of it; and as you say, there can be nothing said now on that subject, unless it is along the line of its over-development, and, in any judgment, that has yet to be shown.

  I quite agree, also, in your statement that errors of judgment have occurred, both on the part of Dr. Irvin and the Mission Committee, but I would have said, that, that being admitted, nothing remains to be done but to say: "Let us all try to do differently another time and to act in harmony." I cannot help but think that you do Dr. Irvin an injustice in some of the things you say, and even more, in some of the inferences you suggest; in fact, as I reread your letter the impression made on the mind of the reader is largely produced by the inferences to the drawn, rather than by the actual statements made.

Certainly, both members of the Station and members of the Mission ought to pay attention to both the rules of the manual and the by-laws of the Mission, but it does not appear to me that, in this instance, any of these regulations have been seriously violated, as Dr. Irvin, on receiving Mr. Severance's promise, immediately set in motion the machinery necessary to bring the project into line with the Mission's rules. I think your paragraph, reading as fellows, expresses the gist of the situation:

> "It ought to be said in all fairness that the sole responsibility for the situation that has developed, does not reside wholly in Korea. You will recall Mr. Speer's letter of July 30th and my letter of Sept. 10th. Perhaps the Board should have consulted you before forwarding the additional $1,000 gold referred to; but it felt that it had little discretion in the matter, as the money came from Mr. Gamble, with the express direction that it be used for the Girls' School at Fusan. As he had been in Korea and had personally acquainted himself with the situation, and <u>as the original amount (2,500 Yen) authorized by the Mission for the School was understood to have been largely determined by the amount of money which Mr. Severance had made available at that time, it did not occur to the Board that you would object to a further gift for a school which you had expressly authorized, especially in view of the fact that the original sum would not permit much of a building.</u>"

I have underlined the words, which seem to me to indicate what was Dr. Irvin's view, and which you say was your view, and which I think would be a sensible view, one which the majority of people would take under such circumstances. Not many people would object to improving an institution which had been considered desirable, especially if the money for that improvement had been given freely, and without drawing upon any part of the regular funds. That being the case, all that followed on the part of Dr. Irvin can be readily explained without at all inferring that he was endeavoring to subvent Mission rules.

I do not think that I can agree in full with the expressed policy of the Mission, or with your ready adoption of the same, when they say that the Mission will not look forward to the multiplication of foreign built and foreign taught academies. I think that is too sweeping a statement. Our mission has had many such policies, which have had to be dropped. I think the situation in Korea is one which calls - not for retrenchment, but for a big and broad plan which will meet the crisis which is on in the whole East.

I think it would be quite right to say that we cannot, at the present time, erect and man all the academies, which it might be well, in the interests of the development of Korea, to have, and that we feel it is wise to first equip and maintain, in an efficient manner, the schools we now have, before adding others which will only make it more difficult for us to properly use those now in existence.

But, at the same time, I think our outlook should be greater, and that, as men in America are ready, as they see the situation, to give money for other institutions, which would be of service in more rapidly pushing on our work, we should welcome their gifts, and encourage them to invest still further. Only by such a plan, can we expect ever to undertake the work which is for too great for the forces now at work.

I regret that the action of the Mission in handling this Fusan School matter, and I believe the action of the Board also in the same connection, have tended to greatly cool the ardor of men who were planning great things for our Korean work. This is much to be regretted. When a man gives largely, he should not be made to feel that his gift is unwelcome, or that it is causing contention on the field, because such action is almost certain to cause him to feel disinclined to give to the support of any part of the work, even in other field.

I know this is true in the case of Mr. Severance and I think it will likely be true in the case of Mr. Gamble

Your paragraph, beginning: "Your experience in this matter is another illustration, if another were needed, as to the unwisdom of a missionary either soliciting, receiving or expending gifts for mission purposes, which have not been approved by the mission Board" seems to me to infer that in this case Dr. Irvin solicited the money which these gentlemen gave him for the school, and the following sentence from the Board's action: "The secretary in charge was instructed to explain to the mission, the considerations which have led the Board to take this action, and to remind the members of the Mission that it is contrary - not only to the rules of the Board, but to fairness and prudent missionary policy for a missionary to attempt to interest visitors or people at home, in projects of work, without the express prior approval of the Mission and the Board" carries the same inference.

Mr. Severance specifically states that no such soliciting was done by Dr. Irvin, but that his gift arose from his own view of the situation in Fusan, and yet you shall write so that the contrary is suggested by your phrasiology.

Referring to the order of the Board in the above quotation that no missionary shall attempt to interest visitors in projects of work, without the express prior approval of the Mission and the Board, I would say (that the carrying out of such an order would simply mean the crippling of our work, and the rendering of any rapid advancement an impossibility.)

Advancement comes, in nearly all cases, from the far-seeing of the individual missionaries, and it comes, in this country, from the far-seeing of individual members of the church and of society, and the enforcement of such order would have rendered it impossible for the work in Pyeng Yang to have advanced as it has done. Practically, every advanced step has been the result of the foresight of individual men and women who have had to act many times ahead of mission action or of Board action, and to fail to interest visitors in their future plans would mean a failure to u___ the only opportunities which missionaries have to secure the interest of those able to give, and thus to confine the work to that which was in actual operation.

In missionary work, as in every other department of the world's work, progress comes as the result of one or more men having a vision of what ought to be, and they must take the opportunities that come to them to interest others in the materialization of those visions, and often they must run risks in the matter professor securing the approval of the Mission and Board. This has been the policy of every mission leader in Korea, whether it has become evident to the Mission and Board, or not.

The very men who have most severely criticized the action of Fusan Station, have, themselves, over and over again, proceeded without Mission action or Board action, because, to wait for the slow processes securing these, would have meant to lose the opportunity which God had given them for the carrying out of plans, the wisdom of which was apparent to all as soon as they saw them in operation.

Of course, the difficulty of the Board giving this its distinct approval is manifest, and that can be said is, that the Board should not lay dorm as hard and fast rules - such deliverances as are set forth in the quotation above, because circumstances are constantly arising on the mission field, which make it impossible for these directions to be strictly adhered to.

I quite agree with you in saving that the members of the Mission should show themselves large hearted enough to rise above the thought that because a member of the Mission differs from the rest in his opinions, it has to lead to unpleasantness and hard feeling.

I certainly deprecate the idea that Mission methods that are applicable in Pyeng Yang, are necessarily applicable, in their entirety, to the Station in Fusan, and I think we missionaries ought to be careful, lest we make the mission work into a machine, which must work in exactly the same way - no matter what the circumstances may be.

Referring to the Jacobson Memorial Home and the Turner House for Single Women, I may say that I am very glad that the Board has decided that these two homes should be kept intact. This decision established the principle that funds must be used for the purposes for which they have been contributed, unless the donor specifically consent to a change.

In this instance, the donors in both cases had already stated that they desired the houses to be rebuilt and named as above.

I regret, however, that you saw fit, in indicating this decision to the Mission, to suggest to them the possibility of practically nullifying the decision which you had made and the wishes of the original contributors, by saying that it would be quite practicable to name Dr. Hirst's house the Jacobson Memorial, and to have Miss Shields live in some other home. To my mind, this is the very opposite of what should have been said.

It seems to me the position is an exceedingly simple one. The two houses should be named as before and dedicated to the uses for which they were intended. Then if, for any reason, these houses are not required at any particular time for those particular purposes, the Station would be justified in locating others in them, it being, of course, understood that whenever the circumstances changed, so that these homes were needed by the persons for whom they were intended, these persons should have the right to occupy them; so I think you might have said that, of course, if Miss

Shields does not need to use the house, immediately, there could be no objection to Dr. Hirst occupying it temporarily, until his own house is completed, I any statement on that point were necessary.

I am sure Miss Shields, and all others in Seoul Station, are willing to put themselves, even to inconvenience, in order that all may be taken care of.

It happens, however, that Miss Burpee also works in the Severance Hospital, giving most of her time to that work, and altho she is not an appointed missionary, she is doing the Mission's work without costing the mission anything, except that we, knowing a house had been given specially for lady workers in the Hospital, felt that we would not be misusing that home in giving Miss Burpee a place in it. So that, as far as the need for the Jacobson Memorial Home is concerned, that need exists even now, without saving anything of the possibility of another lady worker being installed in the course of time.

All the houses in Seoul Station are now fully occupied, and even when Dr. Hirst's house is completed, there will still not be an unoccupied house, the only vacant rooms in the Turner Home for Single Ladies, which, it is quite reasonable to believe, will be filled ere long. This is the case even while we are on furlough, and as soon as we go back, there will be a house short, so that if the house formerly occupied by Mr. Sharp becomes the Jacobson Memorial Home, Mr. and Mrs. Pieters, who are now occupying the former Sharp house, will be without a home.

The original decision of the Station before I left, was to build a home for Mr. and Mrs. Pieters on the South Gate Compound, and if this plan can be carried out, all will be properly provided for. Money had been provided for this before I left Korea, but the decision of the Mission to combine the Jacobson Memorial and the Turner home in one house diverted the funds that would have gone for the erection of this extra house, and so they are not now available; but I trust that out of the funds for the six houses which the Korea Propaganda Committee has just recommended the Board to appropriate for Korea, sufficient will be set aside by the Korea Mission to carry out the original intention, and thus fully supply the need for houses in Seoul.

Trusting that if you feel that criticism of your statement concerning the calling of Dr. Hirst's house the Jacobson Memorial Home is a proper one, you will write again to the Mission, explaining what I believe you intended that sentence to convey, and that you will not consider me too presumptuous in offering the suggestions I have done, I am,

Yours very sincerely,
O. R. Avison

19081218

아서 J. 브라운(미국 북장로교회 해외선교본부 총무)이 올리버 R. 에비슨(오하이오 주 우스터)에게 보낸 편지 (1908년 12월 18일)

1908년 12월 18일

O. R. 에비슨 박사,
    오하이오 주 우스터

친애하는 에비슨 박사님,

    나는 박사님의 훌륭하고 완전한 이번 달 9일 자 편지[13]에 진심으로 감사드립니다. 나는 그것을 여러 번 주의 깊게 읽었습니다. 나는 박사님이 선교본부가 취한 대부분의 입장에 동의하고 있으며, 박사님이 언급한 세 통의 편지에 설명되어 있다는 사실을 알게 되어 당연히 기쁩니다. 나는 박사님의 편지를 받기 전에 제이콥슨 기념 사택에 대한 다음과 같은 보충 설명을 선교부에 썼습니다.

    "서울의 제이콥슨 기념 사택에 관하여 보낸 나의 11월 24일자 편지[14]를 보여달라고 요청한 한 친구는 첫 쪽의 마지막 세 줄에서 제이콥슨 기념 사택의 권리 증서가 이 집에서 저 집으로 바뀔 수 있다고 선교부가 이해할 수 있다는 두려움을 표현하였습니다. 실행 위원회의 모든 동료들이 그 편지를 검토하였고 나로서도 이 편지를 어떻게 그렇게 해석할 수 있는지 의아해하고 있습니다. 하지만 혹시라도 오해가 생기지 않도록 선교본부의 결정에서 핵심 요소는 병원 근처에 영구적으로 제이콥슨 기념 사택으로 알려질 한 집이 있어야 한다는 것이며, 그 거주자는 선교본부가 외국 선교사로 임명하고 선교부가 병원과 관련하여 사역하도록 배정하고 그것이 필요하다고 판단한 미국인 여자가 우선권을 갖도록 결정해야 한다는 것임을 다시 한 번 말씀드리고 싶습니다. 그러나 그렇게 필요하지 않는 공간이나 그러한 여자를 위하여 공

---

13) Oliver R. Avison (Milwaukee, Wisc.), Letter to Arthur J. Brown (Sec., BFM, PCUSA) (Dec. 9th, 1908)
14) Arthur J. Brown (Sec., BFM, PCUSA), Letter to the Korea Mission (Nov. 24th, 1908)

간이 전혀 필요하지 않은 경우, 집 전체는 허스트 박사이든 혹은 어느 누구이든 선교부가 지정하는 다른 선교사에게 배정될 수 있습니다."

부산 학교의 경우 상황이 너무 복잡하고 의견 차이가 너무 많아서 선교본부의 어떤 결정도 모두를 만족시킬 수 없었습니다. 나는 박사님이 어떤 입장을 선호하고 다른 입장으로 인하여 어려움을 겪고 있다는 것을 알고 있으며, 때가 되어 선교지에서 다른 견해를 가진 편지가 온다고 해도 나는 놀라지 않을 것입니다.

나는 "한 사람이 많이 기부할 때, 그의 선물이 환영받지 못한다고 느끼게 해서는 안 된다"는 박사님의 말이 의아스럽습니다. 확실히 세브란스 씨는 자신의 선물이 환영받는다는 것을 알고 있으며, 친애하는 에비슨 박사님, 박사님도 알고 있을 것입니다. 우리는 그에게 거듭 그렇게 말하였고, 그의 훌륭하고 아낌없는 협조에 진심으로 감사를 표하였습니다. 우리는 그에게 선물을 요청하였고, 그는 이제 다른 많은 요청을 고려하고 있습니다. 우리는 그와 다른 모든 기부자들과 함께 선교부가 원하는 것을 위하여 돈이 사용되어야 하며, 장로교회가 그 목적을 위하여 구성하고 사업의 유지를 책임지는 선교본부를 통해 이루어져야 한다는 절대적으로 필요한 입장을 취할 뿐입니다. 나는 개인적으로 세브란스 씨에게 선교부가 승인한 목적에 대하여 그가 선택할 수 있는 선물을 할당하도록 선교본부에 기꺼이 요청하겠다고 여러 번 말하였습니다. 그리고 한국 선교부가 보낸 623,304엔에 달하는 66개 이상의 그러한 사업 목록과, 다른 7개 선교부의 요청을 모두 그에게 보냈기 때문에 그는 확실히 선택할 수 있는 범위가 충분히 넓습니다. 대안은 선교부가 원하지 않는 목적, 선교본부가 그 유지 관리를 맡을 준비가 되어 있지 않은 목적에 예산을 할당하는 것이며, 물론 세브란스 씨는 선교사들에 대한 충성심과 그들과 친구가 되고자 하는 사랑에 찬 소망을 여러 가지 방법으로 나타내었기 때문에 그렇게 하기를 원하지 않습니다. 그는 자신의 선물이 선교부와 선교본부가 승인한 목적에 대하여 선교본부를 통하여 전달될 때 선교지에서 논쟁을 일으키지 않는다는 것을 철저하게 이해하고 있습니다.

그는 부산에서 선교부가 원하는 것보다 더 많은 금액을 선교사에게 직접 주었고, 선교사가 선교부가 인정하지 않는 방식으로 돈을 지출하였으며, 선교지에서 문제가 발생하였다는 사실, 그리고 그 방법의 불법성에 대하여 선교본부가 반대하였고 그러한 모든 경우에 취해야 할 적절한 조치를 지적하였는데, 내가 말하는 이러한 것들은 '한 사람이 많이 기부할 때 자신의 선물이 환영받지 못한다고 느끼게 해서는 안 된다.'고 일반화하는 것에 대하여 어떠한 정당성도 제공하지 않는다고 말하고 싶습니다.

우리는 선교부와 선교본부의 '부산 학교 문제의 처리'에 대한 반대가 '우리의 한국 사업을 위하여 위대한 일을 계획하고 있던 사람들의 열정을 크게 식힐' 수 있다는 것을 왜 박사님이 두려워해야 하는지 이해하기 어려우며, 박사님은 '이것이 사실임을 알고 있는' 사람 중 한 명으로 세브란스 씨를 인용하였습니다. 비록 그가 선교부와 선교본부가 모두 잘못되었다고 느낀다는 것을 인정하더라도, 그가 어떤 문제에 대한 판단의 차이로 인하여 너무 멀어져서 '다른 선교지에서조차 사업의 어떤 부분을 지원하기 위해 기부하는 것을 꺼릴 것'이라고 생각할 수 있다고 가정한다면 박사님은 그에게 의도하지 않았지만 심각한 불의를 행하는 것입니다. 우리는 세브란스 씨를 너무나 잘 알기 때문에 총회가 공식적으로 선교 사업을 감독하도록 위임한 선교본부를 거부하고, 약 90명의 선교사로 구성된 한국 선교부를 거부할 꿈도 꾸지 못할 것입니다. 그는 우리가 듣는 가운데 그들을 가장 높이 평가하였으며, 선교부와 선교본부가 그들에게 지워진 책임을 수행하는 데 최선의 판단에 따라 행동할 의무를 부정하지 않겠다고 말하였습니다. 물론 그에게는 교회의 다른 모든 회원과 모든 선교사가 선교본부가 실수를 하고 있다고 느낄 경우 선교본부에 조언해야 하는 권리와 의무가 있습니다. 우리는 언제나 그러한 조언을 환영합니다. 그러나 우리가 그러는 것처럼 그를 알기에, 그가 선교지에 대한 깊은 지식을 통하여 다른 많은 곳에서 가장 긴급하게 필요한 도움을 보류할 것이라고 생각할 것이라는 사실을 우리는 한 순간도 믿을 수 없습니다. 왜냐하면 그가 부산의 특정 국면에 관한 결정의 지혜를 의심하기 때문입니다. 박사님은 그러한 이유로 그가 박사님과 부산 이외의 한국에 있는 모든 선교사들과 중국에 있는 모든 선교사들을 처벌할 수 있다고 정말로 믿을 수 있습니까? 내가 아는 거의 모든 사람보다 세브란스 씨는 선교사들을 사랑하고 그들을 지원하기를 간절히 원하며 그들이 하고 있는 사업을 수행하는 데 도움을 주어야 한다는 하나님 앞에서의 자신의 엄숙한 책임을 가장 깊고 다정하게 느끼고 있습니다. 그는 하나님께서 그에게 아시아 사업의 필요를 알 수 있는 기회와 그 요구를 충족시키는 데 크게 도움을 줄 수 있는 능력을 주셨다고 생각하고 있습니다. 우리는 그의 너그러움과 관대함을 철저히 믿으며, 그가 원하는 대로 모든 일이 이루어지고 있지 않기 때문에 기분이 상하고 소외되는 유형의 사람과는 훨씬 거리가 멀다고 확신하고 있습니다. 우리는 세브란스 씨를 우리 같은 사람처럼 여겼고, 그와 문제를 솔직하게 논의하였으며, 우리가 잘못이라고 생각하는 사항에 대해서는 주저하지 않고 반대하였습니다. 우리는 분별 있는 사업가로서 그가 이 점 때문에 우리를 더욱 존경할 것이며, 우리의 엄숙한 책임을 수행하면서 우리가 혹시라도 있을 두려움이나 호의에 영향을 받을 것이라고 느낀다면 우리를 경멸할 것이라고 확신합니다. 우리는 그의 양식에서 그의 '열정'이 박사님의 말이 암시하는 것처럼 쉽게 '냉각'될 수 있거나 이 부산 학교 문제를 처리하는 선교회와 선교본부의 조치'로 인하여 그가 '다른 선교지에서 사업의 어떤 부분에도 기부하기를 꺼릴 것'이라고 믿을 수 없을 만큼 그의 양식에 대하여 너무 큰 확신을 가지고 있습니다. 이 열정은 위에서 불붙은 것이지 사람이 붙인 것이 아니고 그들에 의해 식지 아니할 것입니다.

박사님이 어빈 박사에 대한 공정에 관하여 편지를 썼을 때, 박사님은 선교본부가 선교회로 보낸 편지의 2쪽에서, 어빈 박사가 1월에 자신의 계획을 자산 위원회에 보냈고, 공식적인 조치를 위하여 4월까지 기다린 후 6명의 위원회 위원 중 4명이 호의적이라는 것을 알고 그는 더 이상 기다릴 수 없다고 판단하고 계속 진행하였다고 우리가 언급하였다는 사실을 잊었습니다. 4쪽에는 해당 문제와 관련된 세브란스 씨의 언급도 인용되어 있습니다.

우리는 '선견지명이 있는 사람들'에게 주어야 할 격려에 관하여 박사님이 언급한 내용에 진심으로 동의합니다. 그러나 왜 선교본부가 그것을 따라야 한다고 박사님이 생각하며, 부산 학교 문제에 대한 선교본부의 입장이 '선견지명이 있는 사람들'을 낙담시킨다고 누가 박사님을 그렇게 느끼게 합니까? 선교본부는 선견지명을 다루는 것이 아니라 현명하지 못한 개인주의를 다루고 있었습니다. 선견지명이 있는 사람은 왜 동료들과 상의해서는 안 됩니까? 지부 회의, 회람 편지, 선교부 실행 위원회, 선교부 연례회의, 우체국 전신 회선은 그러한 협의를 위한 충분한 기회를 제공합니다. 한국을 포함하여 전 세계에서 우리에게 오는 선교부 회의록과 예산, 그리고 지속적으로 쏟아지는 임시 요청들은 선교 사업이 장기적인 계획을 승인할 만큼 충분히 준비되어 있음을 분명히 보여주며, 선교본부의 기록은 이를 승인할 준비가 되어 있음을 동등하게 명확하게 보여주고 있습니다. 만일 계획이 타당하고 사업의 최선의 이익을 위한 것이라면 아마도 선교부와 선교본부의 다른 지성 있는 사람들이 그것을 볼 수 있을 것입니다. 여기서 다시 대안 정책이 고려되어야 하는데, 수천 명의 선교사 각자가 자신의 선교부와 선교본부가 관련된 사업을 자유롭게 시작할 수 있어야 하지만 그들도 모르게 해야 하기 때문입니다. 나는 그러한 방식으로 선교지에서 초래된 심각한 문제, 즉 어떤 사람은 선견지명이 있고 다른 사람은 그렇지 않다는 사실로 인한 것이 아니라 개인이 지혜보다 더 큰 열정을 가지고 있었기 때문에 발생한 문제를 지적할 수 있습니다. 국내외 모두에서 합작 사업에 참여하는 사람은 동의 없이 동료에 대한 의무를 질 권리가 없다는 것이 기본 원칙입니다. 특히 동료가 접근하기 쉬우며 선교부와 선교본부처럼 용이하고 빠르게 행동할 수 있는 경우에는 더욱 그렇습니다. 우리는 어떤 개인이 서두르지 않고 자신의 계산으로 그 일을 하지 않으면 선교지에서 필요한 일을 유익하게 할 수 없다는 것을 인정할 수 없습니다.

만일 선교본부의 원칙이 강화되었다면 평양에서의 진전은 '불가능'하였을 것이라는 박사님의 의견에 동의할 수 없습니다. 평양에서 행해진 현명한 일은 선교회와 선교본부의 승인을 받았을 것이고, 그러한 승인 없이 좋은 일이 행해졌다고 해서 그 결과가 그 방법의 불법성을 정당화할 수는 없습니다. 그러나 나는 박사님이 선교사들이 개인적으로 토지를 구입하는 것을 생각하지 않는 이상 어떤 경우를 염두에 두고 있는지 모르겠습니다. 그러나 그러한 구매는 현재 논의와 관련이 없습니다. 선교사가 자신의 돈으로 구입하고, 그가 말할 수 있을 때까지 의무를 수행할 수 있고 기꺼이 수행하며, 선교본부와 선교부는 그들의 판단으로 승인하지 않는다면 선교사의 손에서 이를 떼어야 할 의무가 있다는 것을 이해한다면 그러한 구매에 이의가 없습니다. 그러나 다른 곳의 일부 선교사들은 자신들이 지불할 수 없다는 것을 알면서도 선교본부가 구입하기를 기대하였던 부동산을 샀기 때문에 스스로 심각한 문제에 빠졌고 그 원인에 대하여 적지 않은 비난을 가져왔습니다. 그들은 먼저 선교본부와 협의했어야 했습니다. 그런 종류의 모험에 뛰어드는 사람은 누구나 성공의 영예나 실패의 결과를 받아들일 준비가 되어 있어야 합니다.

흥미로운 방문객에 관해서는, 왜 선교사는 자신의 선교부가 요청한 일을 위해 그렇게 해서는 안 됩니까? 개인들의 특별한 도움 없이는 선교본부의 능력을 넘어서는 것으로 알려진 요청 목록을 그가 동료들과 함께 작성하였을 때, 그리고 도움을 줄 준비가 된 방문객을 찾았을 때, 회의에서 제시된 요구 사항을 무시하고, 결과가 문제를 일으킬 수 있는 다른 사항을 제시하는 것이 공평합니까? 나는 지금 어빈 박사를 비난하는 것이 아니지만, 만약 선교사가 선교부와 선교본부의 특별한 사전 승인 없이는 방문객들에게 계획에 관심을 갖도록 할 수 없는가에 대한 박사님의 언급에 대하여 "그러한 지시를 수행하는 것은 단순히 우리 업무의 무력화를 의미하고, 빠른 발전이 불가능하게 만드는 것을 의미합니다."라고 답변합니다.

지금 부산에서 쟁점이 되고 있는 구체적인 문제들은 제쳐두고, 한국의 전체적인 상황을 고려해 볼 때, 한국 선교사들은 지금 그들의 역사상 가장 큰 기회인 동시에 가장 큰 위험에 직면하고 있는 것 같습니다. 지금은 기회의 시기이자 시험의 시기입니다. 그들의 활동에 대한 하나님의 축복으로 그들은 온 기독교계의 관심을 끄는 훌륭한 사업을 세웠으며, 선교사들이 많은 부유한 사람들에게 접근할 수 있게 해주었습니다. 선교본부는 한국 선교사들에게 이전에 선교사들에게 승인했던 것보다 더 큰 규모로 호소할 수 있는 권한을 부여하였기에 이제 한국 선교사들은 한국뿐만 아니라 미국에서도 문을 열게 되었습니다.

이제 만일 모두가 함께 움직이면, 만일 회의에서 신중하게 계획을 세운다면, 만일 실제 필요한 사업에만 돈을 추구한다면, 만일 사람의 돈을 관리하는 데에 우리가 단순한 '투기적 위험'을 거부하고 고국의 관재인처럼 신중하게 주님의 돈을 관리하는 것이 기대된다면, 한국 선교부는 전 세계의 어떤 선교부보다도 최고의 설비를 받을 수 있으며, 모든 곳의 선교 사업의 대의에 헤아릴 수 없이 큰 도움이 될 방식으로 전체 교회의 신뢰와 협력을 얻을 수 있습니다.

하지만 만일 선교부의 통일성이 파괴되고 개인주의의 쟁탈전이 초래된다면, 우리는 이 영광스러운 기회를 놓치고 선교부가 논쟁을 벌이는 세력으로 분열될 것이며, 온갖 종류의 그릇된 계획이 물거품이 되고 고국에서 헌금을 하는 사람들이 우리 방법의 지혜에 대하여 신뢰를 하지 않게 될 것이며, 하나님의 영이 슬퍼하고 사업이 번영을 멈출 것입니다.

친애하는 박사님, 저는 박사님과 한국에 있는 다른 모든 선교사들이 후자의 길을 택하려는 아주 희미한 의도라도 단번에 거부할 것이라는 것을 알고 있으며, 한국에 있는 어떤 선교사나 선교사들도 그것을 채택할 의도를 가지고 있었다고 한순간도 믿고 있지 않습니다. 하지만 그러한 상황에 처한 사람들은 위험의 가능성을 인식하고, 현재로서는 좋은 의도로 행동하더라도 미래의 불화와 대의에 해를 끼칠 씨앗을 품고 있는 행동의 시작부터 경계하는 것이 좋습니다. 한국의 열렬한 친구들 중 일부는 선교사들 사이에 화합이 명백히 부족하다는 징후를 보고, 고국의 기부자들 중 일부가 이러한 차이에 연루될 위험에 처해 있다는 사실을 알고 적지 않게 걱정하고 있습니다. 그러한 때에 우리는 모두 매우 조심하고 기도해야 하고, 형제애와 열심의 영(靈)으로 가득 차야 하며, 동료들의 판단으로 우리의 계획을 특별히 기꺼이 시험하고, 우리와 동등한 권리를 가진 대다수의 사람들에 의해 현명하지 못한 것으로 간주하는 우리 자신의 계획은 무엇이든 포기할 준비가 되어 있어야 합니다. 왜냐하면 다수가 통치해야 하기 때문입니다. 그리고 그 일은 어떤 개인주의적인 상황에서도 전혀 우리의 일이 아니라 하나님과 장로교회의 일이라는 것을 깨달으세요.

나는 박사님이 곧 뉴욕에 도착할 것이라고 알고 있습니다. 그러면 우리는 이 문제에 대해 논의할 수 있을 것입니다. 우리가 사랑하고 신뢰하며, 훌륭한 활동을 통하여 우리에게 점점 더 큰 기쁨을 주고 있는 선교사들을 지원하기 위하여 가능한 모든 일을 하려는 우리의 간절한 소망을 여러분은 확신하실 것입니다.

안녕히 계세요.
아서 J. 브라운

Arthur J. Brown (Sec., BFM, PCUSA), Letter to Oliver R. Avison (Seoul) (Wooster, O.) (Dec. 18th, 1908)

Dec. 18th, 1908.

Dr. O. R. Avison,
    Wooster, Ohio.

My dear Dr. Avison: -

I thank you heartily for your good and full letter of the 9th instant. I have read it carefully more than once. I am naturally gratified to find that you agree with most of the positions taken by the Board and explained in the three letters to the Mission to which you referred. Before I received your letter, I had written the Mission a supplemental reference to the Jacobson Memorial as follows: -

"A friend, who asked to see my letter of Nov. 24th regarding the Jacobson Memorial at Seoul, expresses a fear that the Mission may understand from the last three lines on the first page that the Jacobson Memorial title can be moved about from house to house. All my colleagues of the Executive Council have gone over the letter and are at a loss, as I am, as to how such an interpretation could be given to it. However, to avoid any possible misunderstanding, let me attempt again to make clear what the essential element in the Board's decision is that there should be one house near the hospital which shall be permanently known as the Jacobson Memorial, the occupants of that house to be determined by the Mission, with the understanding that any American woman under appointment by the Board as a foreign missionary and assigned by the Mission to work in connection with the hospital has the first claim upon the accommodations of the house so far as in the judgement of the Mission she may need them; but that any space not thus required, or the whole house in the event of the space not being required at all for such woman or women, may be assigned by the Mission to any other missionaries whom the Mission may designate, whether Dr. Hirst or any one else."

As for the Fusan School, things had become so badly mixed and there were so many differences of opinion that no possible decision of the Board could have pleased everyone. I note that you like some of the positions and are troubled by others, and I shall not be surprised if in due time letters come from the field taking some different view.

I am puzzled by your statement that "when a man gives largely, it should not be made to feel that his gift is unwelcome." Surely Mr. Severance knows and surely you know, my dear Dr. Avison, that his gifts are welcome. We have repeatedly told him so, and have thanked him with all our hearts for his splendid and generous cooperation. We have ourselves asked him for gifts, and he now has under consideration large requests for others. We simply take the absolutely necessary position, both with him and with all other givers, that money should be used for the things that a mission wants, and be made through the Board which the Presbyterian Church has constituted for that purpose and which is responsible for the maintenance of the work. I have personally stated to Mr. Severance several times that we would gladly ask the Board to appropriate any gifts that he may choose to make for objects which the missions have approved, and as the Korea Mission has sent in a list of no less than 66 of such objects aggregating 623,304 Yen, and as I sent him all the requests from seven other Missions, he certainly has a wide enough range for selection. The alternative would be to appropriate money for objects which the Mission does not want, and whose maintenance the Board is not prepared to assume, and of course Mr. Severance does not desire to do that, for he has shown in many ways his loyalty to the missionaries and his loving desire to befriend them. He thoroughly understands that his gifts do not cause contention on the field when they are made through the Board for objects which the Mission and the Board approve.

The fact that at Fusan he gave money direct to a missionary in larger amount than the Mission wanted, that the missionary expended it in ways that the Mission disapproved, that trouble resulted on the field, and that the Board objected to the irregularity of the method and indicated the proper course that ought to be taken in all such cases these things I say afford no justification whatever for the generalization that "When a man gives largely he should not be made to feel that his gift is unwelcome."

We are utterly at a loss to understand why you should fear that objection to "the handling of this Fusan School matter" by the Mission and the Board may "greatly cool the ardor of men who were planning great things for our Korea work", and you cite Mr. Severance as one of whom you "know this to be true". Even admitting that he feels that both Mission and Board erred, you do him an unintentional but serious injustice when you assume that he would be capable of becoming so estranged by a difference of judgment on any matter that he would "feel disinclined to give to the support of any part of the work even in other field". We know Mr. Severance too well to believe for a moment that he would ever dream of denying to the Board, which has been officially charged by the General Assembly with the supervision of missionary work, and denying to the Korea Mission composed of about ninety missionaries whom he has praised most highly in our hearing, that he would, we say, deny to both Mission and Board the duty of acting according to their best judgement in discharging the responsibility that has been laid upon them. He of course has the right and duty, as every other member of the Church and every missionary have to advise the Board if he feels that it is making a mistake; and we always welcome such advice. But knowing him as we do, we can not believe for a moment that he would think of withholding that aid which his intimate knowledge of the mission fields enables him to know is most urgently needed in many other places because he doubts the wisdom of a decision respecting a particular phase in Fusan. Do you, can you, really believe that he is capable of punishing you and all other missionaries in Korea outside of Fusan and all the missionaries in China for any such reason? Beyond almost any other men I know, Mr. Severance loves the missionaries, a eager to support them and feels most deeply and tenderly his solemn responsibility before God to aid them in carrying out the work which they are doing. He feels that God has given him the opportunity to know the needs of the work in Asia and the ability to help largely in meeting them. We believe thoroughly in his large-heartedness and broad-mindedness, and we are convinced that he is far, very far above the type of man who becomes offended and alienated because everything is not done just as he wants it. We have regarded Mr. Severance as if he were one of our own number, have discussed matter with him with entire frankness and have not hesitated to object to things that we felt were mistaken. We are sure that, as a sensible business man, he respects us all the more for this and that he would despise us if he felt that in the discharge of, our solemn responsibilities we were going to be influenced by the fear or favor if any one. We have altogether too much confidence in his good sense to believe that his "ardor" could be "cooled" so easily as your words seem to imply, or that he is going "to feel disinclined to give to any part of the work even in other fields", on account of "the action of the Mission and the Board in handling this Fusan school matter". This ardor was kindled from above and not by men and it will not be cooled by them.

When you wrote of justice to Dr. Irvin, you had evidently forgotten that on page 2 of the Board letter to the Mission, we referred to the fact that Dr. Irvin had sent his plans to the Property Committee in January, and that after waiting until April for an official action and knowing that four of the six members of the Committee were favorable, he deemed it impossible to wait longer and went ahead. On page 4 also we quoted Mr. Severance's statement regarding his relation to that matter.

Most cordially do we agree with what you state about the encouragement that should be given to "far-seeing men". But why should you imagine that the Board subjects to that, and who should you feel that its position in the Fusan School matter discourages "far-seeing men"? The Board was not dealing with far-sightedness at all, but with unwise individualism. Why should not the far-sighted man consult his associates? Station meetings, circular letters, a Mission Executive Committee, the annual meeting of the Mission, post-offices telegraph and cable lines afford ample opportunity for such consultation. The Mission minutes and estimates which come to us from all over the world, including Korea, and the ad interim requests which are continually pouring in upon us, clearly show that the missions are ready enough to approve farsighted plans, and the records of the Board show with equal clearness that it is ready to approve them. If a plan is sound and for the best interests of the work, presumably other intelligent men in the Mission and Board can see it. Here again the alternative policy should be considered, for it would be that each one of the thousand missionaries should be free to launch enterprises which involve his mission and the Board, but without their knowledge. I could point to serious trouble which has resulted on the field in such ways, trouble that was not due to the fact that some men were farsighted and others were not, but that the individuals had more zeal than wisdom. It is a fundamental principle both at home and abroad that no one who is engaged in a joint enterprise has a right to assume obligations for his associates without their consent, especially when they are accessible and can act as easily and quickly as a mission and the Board. We cannot admit that a needed thing on the Mission field can not be done to advantage unless some individual rushes ahead and does it on his own account.

We cannot agree with you that the advance at Pyeng Yang would have been "impossible" if the Board's principles had been enforced. The wise things that have been done at Pyeng Yang would have been approved by the Mission and the Board, and if some good things were done without such approval, the result does not justify the irregularity of the method. But I do not know what instances you have in mind, unless you are thinking of the private purchase of land by missionaries. But such purchase have no relevancy to the present discussion. There is no objection to such purchase, provided the missionary buys with his own money, is able and willing to carry the obligation until he can tell, and understands that the Board and the Mission are under the obligation to take it off his hands if their judgement does not approve. But some missionaries elsewhere have gotten themselves into serious trouble and brought no small reproach upon the cause because they have bought property which they knew that they could not pay for, but which they expected the Board to buy. They should have consulted the Board first. Any one who goes into a venture of that kind must be prepared to accept either the honours of success or the consequences of failure.

As for interesting visitors, why shouldn't a missionary do it for the things which his mission has asked? When he joins his associates in making out lists of requests which are known to be far beyond the ability of the Board to meet without special aid from individuals, and when he finds a visitor who is prepared to help, is it fair to ignore the needs which have been made out in conference, and present something else which, as results very often prove, may make trouble? I am not now criticizing Dr. Irvin, but replying to your statement that if a missionary can not interest visitors in projects without the special prior approval of the Mission and the Board, "the carrying out of such an order would simply mean the crippling of our work, and the rendering of any rapid advancement an impossibility".

Leaving out of account now the specific questions at issue at Fusan, and considering the situation in Korea as a whole, it seems to us that the Korea missionaries are now confronting at once the greatest opportunity and the greatest peril in all their history. It is a time of testing as well as of opportunity. By God's blessing on their labors, they have built up a splendid work which has attracted the attention of the whole Christian world, and has given the missionaries access to many wealthy people. The Board has authorized the Korea missionaries to make appeals on a larger scale than it has ever authorized missionaries before; so that the Korea missionaries have now an open door, not only in Korea but in America.

Now if all move together, if we carefully work out plans in conference, if we make sure that money is sought only for enterprises which represent real necessities, if we refuse merely "speculative risks" and administer the Lord's money as prudently as trustees at home are expected to administer man's money, the Korea Mission may receive the best equipment of any Mission in the world, and gain the confidence and co-operation of the whole Church in ways that will be of inestimable advantage to the cause of Missions everywhere.

If, however, the unity of the Mission is to be destroyed and a scramble of individualism result, then we fear that this glorious opportunity will be lost, that the Mission will break up into disputing parties, that all sorts of ill-considered scheme will be floated, that givers at home will lose confidence in the wisdom of our methods, that the Spirit of God will be grieved and the work cease to prosper.

I know, my dear Doctor, that you and every other missionary in Korea would repudiate at once the faintest intention of adopting the latter course, and I do not believe for a moment that any missionary or missionaries in Korea have intended to adopt it. It is well, however, for men in such circumstances to recognize the possibilities of danger, and to be on their guard against the very beginnings of actions which, however well-intended at the moment, have in them the seeds of future dissentions and harm to the cause. Some of the ardent friends of Korea are not a little troubled as they note signs of an apparent lack of harmony among the missionaries, and as they find that some givers at home are in danger of becoming involved in these differences. At such a time we should all be extraordinarily careful and prayerful, be filled with the spirit of brotherly love as well as of zeal, be unusually willing to test our plans by the judgement of our associates, be ready to abandon any plan of our own which is deemed unwise by a majority of those who have an equal right with us to an opinion regarding it, for the majority must rule; and realize that the work is not ours at all in any individualistic scenes, but that it is the work of God and of the Presbyterian Church.

I trust that you will be in New York shortly and we can then talk these matters over. You may be sure of our eager desire to do everything possible for the support of the missionaries whom we love and trust and whose splendid work is an increasing joy to us.

Cordially yours,
Arthur J. Brown

제2장 1909년
Chapter 2. 1909

19090000

김필순 번역, 에비슨 교열, 해부학
(서울: 대한 황성 제중원, 1909)
Translated by Pil Soon Kim, Proof-read by Oliver R. Avison,
『Anatomy』 (Seoul: Jejoongwon, 1909)

이 책은 1906년 간행된 3권의 해부학 중에서 제1권을 1909년 다시 등사한 것인데, 3권 모두를 다시 등사하였는지는 확실하지 않다. 역자가 대한국 의사로 되어 있으며, 내용은 1906년 판과 같다.

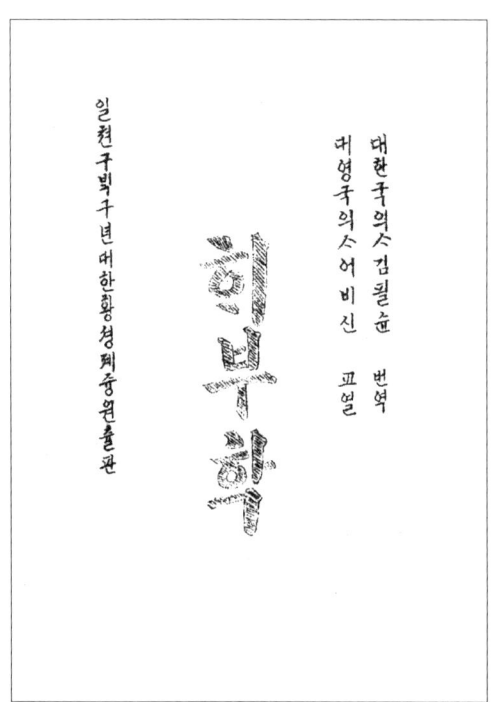

그림 5. 해부학 속표지.
동은의학박물관 소장.

19090000

김필순 번역, 에비슨 교열, 신편 화학교과서 유기질
(서울: 대한 황성 제중원, 1909)
Translated by Pil Soon Kim, Proof-read by Oliver R. Avison,
『Organic Chemistry』 (Seoul: Jejoongwon, 1909)

1권으로 이루어진 이 책은 대한국 의사 김필순이 번역하고 에비슨이 교열하였으며, 1909년 대한 황성 제중원에서 출판하였다. 1906년 발행되었던 것을 다시 등사한 것으로 추정된다. 판심 위쪽에 "유긔화학"이라고 쓰여 있다. 1쪽에 세로쓰기로 16행이 들어 있고, 크기는 23.1×16.1cm이다

이 책은 겉표지, 속표지, 본문으로 이루어져 있다 본문은 다음과 같은 11개의 장으로 구성되어 있으며, 모두 30개의 그림이 삽입되어 있다.

    유긔화학(有機化學)
    데一쟝 유긔화학. 석유 탄화슈소의 종류 근(根)
    데二쟝 「에틴」 계렬의 탄화슈소와밋 그 유도톄 「메틴」「파라핀」 쇽의 「알코홀」 발효와밋 그 부패 주류 양조(酒類 釀造)
    데三쟝 「이터」 류 「에틀이터 알씌하이쓰」 의산(蟻酸)과밋 죠산「아셰돈」 혹은「기돈」「메틴」 계렬의「암몬이아」 유도톄
    데四쟝 지방산 다산도(多酸度)「알코홀」「쓸리셔리」 유(油)와밋 지방류(脂肪類) 셕_(石_)
    데五쟝 다염긔도 유긔산(多鹽基度 有機酸), 슈산, 호박산(琥珀酸), 유산(乳酸), 림금산(林檎酸), 쥬셕산, 구연산(枸櫞酸)
    데六쟝 당류(糖類) 감쟈당쇽(甘蔗糖屬) 포도당쇽(葡萄糖屬) 셤유소쇽(纖維素屬)
    데七쟝 「에틸닌」 혹은 싱유긔(生油氣), 아셰틸닌, 셕탄 「싀쓰」
    데八쟝 「쎈신」 계렬, 「쎈신」 셕탄산, 「나이트로」「쎈신」, 쎈알씌하이드, 안식향상 혹은「쎈신」___엔 혹은「메틸」「쎈신, 납탈린 과밋「알니사린 살니실닉」 산, 몰식ᄌ산(沒食子酸)「단인」
    데九쟝 「터례쎈」 기름 혹 송근유(松根油)「쩟다베르카」와밋 탄셩「쩜」 쟝뇌, 룡뇌 박하졍(薄荷精) 쳥람(靑藍)
    데十쟝 알칼나이드 금계랍과 「신고닌」「모르핀」과밋 「나르코틴」「스트릭닌」과밋 「쓰루신」「익트로핀」「코케인」과밋 「미코틴」
    데十一쟝 단빅질 셤유소와밋 「솔뉴덴」「게신」과밋 「톄규민」「셰레틴」

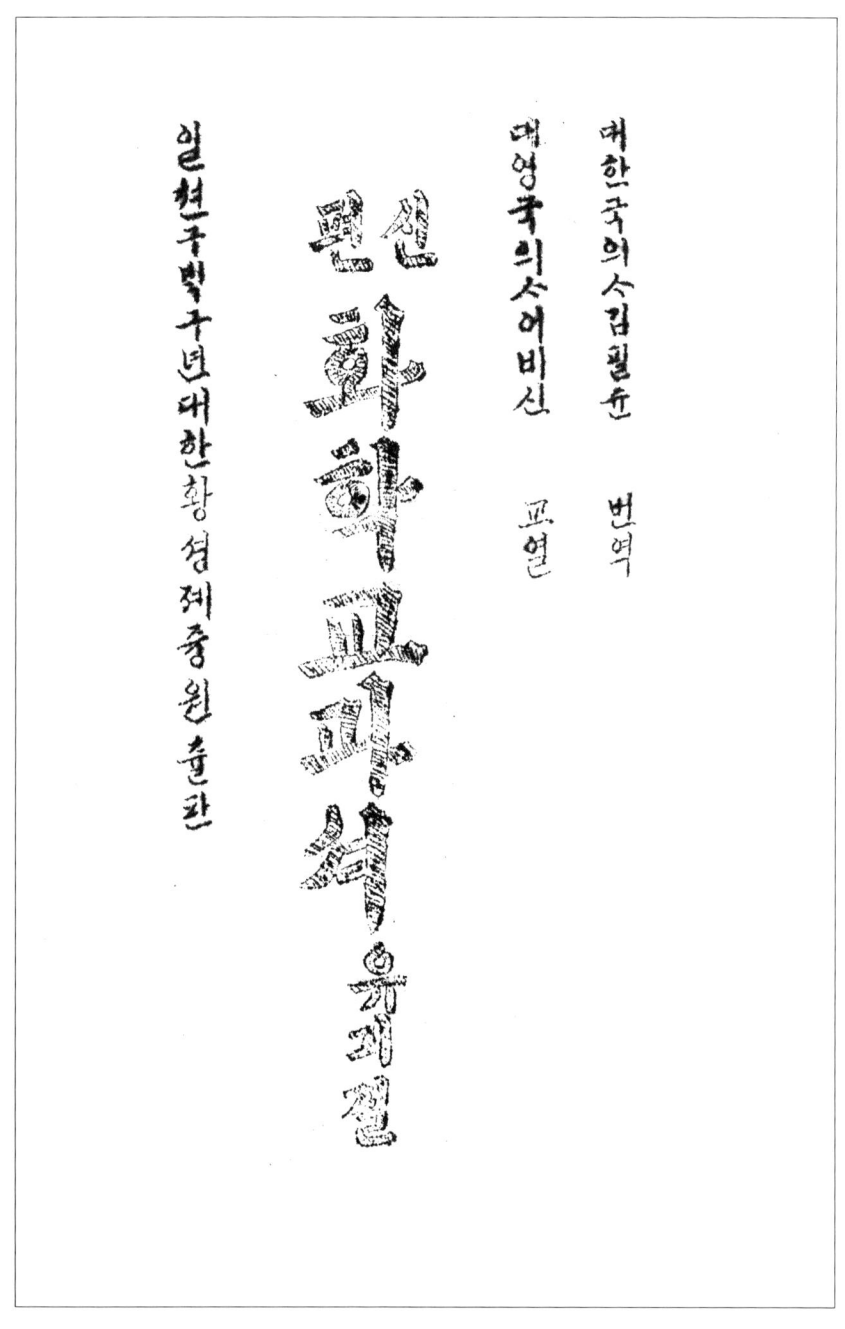

그림 6. 신편 화학 교과셔 유긔질 속표지. 동은의학박물관 소장.

三도에보임과ᄀᆞᆺᄒᆞᆫ증류긔에너허서이를분별증류홈에잇스니그증류의술
두어번증류홀때는「알코홀」은모다누즌온도에비등홈으로좀물과분별ᄒᆞ
야못츰내빅분가온ᄃᆡ九十五분ᄭᆞ지니르는「알코홀」을함유ᄒᆞᆫ익을엇고ᄯᅥ
욱이의가온ᄃᆡ잇는젹은분량의물을졔ᄒᆞ고져홈에는이에셕회란혹은마
른탄산포타시엄」ᄀᆞᆺ치물을ᄲᆡ라드리는힘이강ᄒᆞᆫ거ᄉᆞᆯ너허서두어시간을노
아둔후에두번증류ᄒᆞ면물업는알코홀을가히엇ᄂᆞ니라

뎨 三 도

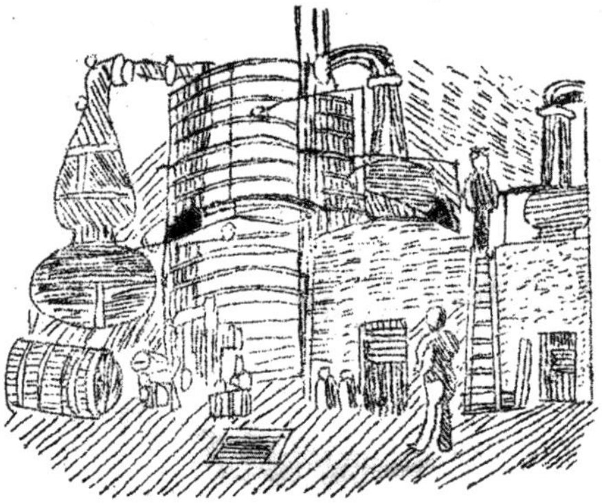

「알코홀」은나모기름과혹은유질물
을용히ᄒᆞ는셩질이잇슴으로각종
류의도료와향슈를ᄆᆞᆫ들고혹은사
당과혼화ᄒᆞ야명쥬(銘酒)라ᄒᆞ는거
슬ᄆᆞᆫ들며또는의약을지거ᄆᆞᆫ드는
ᄃᆡ쓰고리화실험장에잇서셔는이
로옹졔와혹은연료를삼아그쓰는
길이광대ᄒᆞ니라

그림 7. 내용.

19090110

호머 B. 헐버트(뉴저지 주 스프링필드)가 캘빈 B. 헐버트 (매사추세츠 주 반즈테이블)에게 보낸 편지 (1909년 1월 10일)

스프링필드,
1월 10일

아버님께,

저는 지난 주 대부분을 뉴욕에서 머물렀고, 유니온 신학교에서 강연을 하기 위하여 내일 다시 가야 합니다.

에비슨 박사가 왔고, 저는 그와 좋은 대화를 나누었습니다. 우리는 지방의 학원을 한국을 위한 대학의 공급원으로 삼을 계획을 마련하였습니다. 또한 우리는 한국인을 민족 문학의 시작에 대하여 기획하였습니다.

(중략)

Homer B. Hulbert (Springfield, N. J.), Letter to Calvin B. Hulbert (Barnestable, Mass.) (Jan. 10th, 1909)

Springfield,
Jan. 10

Dear Father: -

I have been in New York much of the past week and I must go again tomorrow to speak at Union Seminary.

Dr. Avison came on and I had a good talk with him. We have arranged a plan for a University for Korea with academies in the provinces to act a feeders. Also we have planned the beginnings of a national literature for the Korean people. (……)

(Omitted)

19090217

순행 모금.
신한민보(캘리포니아 주 샌프란시스코) (1909년 2월 17일), 2쪽

순행 모금

다년간 한국에서 전도에 종사하던 장로교회 목사 언더우드 씨와 동 부인과 목사 홀 씨와 제중원장 의학박사 어비슨 씨의 일행은 각처를 순행하여 한국에 학교를 확장하기로 연금 모집한 것이 우선 미화 25만 원인데, 지나는 길에 금일 샌프란시스코[桑港]에 도착하여 1주일 동안 체류할 예정이라 한다.

Fund-raising Tour.
The New Korea (San Francisco, Ca.) (Feb. 17th, 1909), p. 2

슌힝 모금

다년간 한국에셔 뎐도에 종사ᄒᆞ든 댱로교 목사 언더우드 씨와 동 부인과 목사 홀 씨와 제즁원댱 의학박사 어비슨 씨의 일힝은 각쳐를 슌힝ᄒᆞ야 한국에 학교를 확댱ᄒᆞ기로 연금 모집ᄒᆞᆫ 거시 위션 미화 二十五萬元인ᄃᆡ 지나는 길에 금일 샹항에 도탹ᄒᆞ야 일쥬일간 톄류ᄒᆞᆯ 예뎡이라더라.

19090220

선교사가 한국인의 지성(知性)을 말한다. *The San Francisco Call* (캘리포니아 주 샌프란시스코) (1909년 2월 20일), 12쪽

H. B. 헐버트 교수는 활자가 아시아의 발명품이라고 말한다.

오클랜드, 2월 19일. - 머리와 마음의 균형을 통하여 앵글로색슨 종족과 밀접하게 유사하고 지적 성취를 이룩하여 세계에서 가장 위대한 은인의 반열에 오른 민족의 고향인 한국이 오늘 밤 제일장로교회에서 H. B. 헐버트 교수의 강연 주제이었다. 한국에서 20년 동안 교사 생활을 한 헐버트 교수는 장로교회의 한국 선교부를 위하여 열린 대규모 집회에서 세 명의 강연자 중 한 명이었다.

헐버트 교수는 강연에서 한국의 역사가 그리스도 이전 2000년 전으로 거슬러 올라간다고 말하였다. 그는 한국인들이 최초의 금속 활자를 만들었으며, 음(音)의 범위와 단순성 측면에서 결코 능가할 수 없는 알파벳을 발명하였다고 말하였다.

H. G. 언더우드 박사와 O. R. 에비슨 박사는 장로교회 선교부와 학교를 유지하고 확장하는 데 도움을 줄 것을 호소하였다. 프랭크 L. 굿스피드 목사가 사회를 맡았다.

Missionary Tells of Koreans Intelligence.
The San Francisco Call (San Francisco, Ca.) (Feb. 20th, 1909), p. 12

Prof. H. B. Hulbert Says Movable Types Asiatic Invention

Oakland, Feb. 19. - Korea as the home of a people who closely approximated the Anglo-Saxon race in the balance which they struck between head and heart, and which resulted in intellectual achievements which placed them in the ranks of the greatest benefactors of the world, was the theme of a talk by Prof. H. B. Hulbert at the First Presbyterian church tonight. Professor Hulbert, with 20 years' experience as a teacher in Korea, was one of three speakers at a mass meeting held in the interests of Presbyterian missions in Korea.

In the course of his address Professor Hulbert said that Korean history ran back 2,000 years before Christ. He said that Koreans made the first font of movable metal type and invented an alphabet which for phonetic range and simplicity never has been surpassed.

Dr. H. G. Underwood and Rev. [sic] O. R. Avison followed with appeals for assistance in maintaining and extending Presbyterian missions and schools. Rev. Frank L. Goodspeed presided.

19090221

하워드 장로교회. *The San Francisco Call* (캘리포니아 주 샌프란시스코) (1909년 2월 21일), 36쪽

하워드 장로교회 - 오크 가(街)와 이스터 가(街)의 모퉁이 - 오전 11시, 한국에서 돌아온 선교사인 에비슨 박사의 강연

Howard Presbyterian Church.
The San Francisco Call (San Francisco, Ca.) (Feb. 21st, 1909), p. 36

Howard Presbyterian Church - corner Osk and Easter sts. - 11 a. m., address by Dr. Avison. a returned missionary from Korea.

19090222

한국에서 필요한 것을 위하여 간청하는 선교사.
The San Francisco Call (캘리포니아 주 샌프란시스코)
(1909년 2월 22일), 4쪽

O. R. 에비슨 박사는 기독교가 한밤중처럼 고요한 땅에서 발전하고 있다고 말한다.

선교사이자 한국의 의학교 설립자인 O. R. 에비슨 박사는 현재 이 해안에서 한국 사람들을 위한 재정 지원을 얻고 있으며, 어제 기독교 여자 청년회에서 극동 지역에서의 자신의 사업에 대하여 연설하였다.

에비슨 박사는 반몽골적인 감정 때문에 아시아의 주제에 관하여 자유롭게 이야기하는 것이 어려울 것이라고 말하였지만, 그는 극동 국가 중에서 한국이 기독교에 대하여 가장 큰 발전을 이루고 있다고 믿고 있었다.

"한국인들은 훌륭한 기독교인이 되고 있습니다."라고 에비슨 박사는 말하였다. "그들은 배우려는 강한 열망을 가지고 있으며, 일단 올바른 방향으로 시작하면 어떤 것도 그들을 막을 수 없습니다. 이교도가 거주하는 다른 나라와 달리 한국인은 자신의 기독교 교회와 선교부를 지원하고 있습니다."

Missionary Pleads for Korea's Needs.
The San Francisco Call (San Francisco, Ca.) (Feb. 22nd, 1909), p. 4

Dr. O. R. Avison Says Christianity Is Progressing in Land of Midnight Calm

Dr. O. R. Avison, missionary and founder of medical colleges in Korea, who is now on this coast obtaining financial aid for the Korean people, spoke yesterday before the Young Women's Christian association on his work in the far east.

Dr. Avison said that it would be difficult for him to talk freely upon any Asiatic subject, owing to anti-Mongolian feeling;. but he believed that of all the far eastern countries Korea was making the greatest progress toward Christianity.

"Koreans make good Christians," said Dr. Avison. "They have a strong desire to learn and once they are started in the right direction nothing can stop them. Unlike other countries inhabited by heathens, the Koreans support their own Christian churches and missions."

19090224

한국의 개혁파에게 거액 전달. *The San Francisco Call* (캘리포니아 주 샌프란시스코) (1909년 2월 24일), 25쪽

이 나라에서 모금된 액수는 25만 달러에 이른다.

미국에 거주하는 한국인들은 곧 한국 정부 지도자들에게 한국 현지인의 교육과 개혁을 위하여 이 나라에서 모금된 기부금인 250,000달러를 전달할 것이다.

이 막대한 자금은 지난 몇 달 동안 모였으며, 자금 조달을 담당하는 사람들의 업무는 앞으로 몇 달 동안 이 주(州), 특히 대도시로 향하게 될 것이다.

이 주(州)에서의 운동 계획을 개략적으로 설명하기 위하여 이 나라의 한국 정부의 대표인 W. D. 헐버트 씨와 전(前) 선교사인 언더우드 박사, 에비슨 박사와 J. C. 홀이 다음 주 이 도시의 스튜어트 호텔에서 저명한 한국인들을 만날 예정이다.

Korean Reformers to Forward a Large Sum.
The San Francisco Call (San Francisco, Ca.) (Feb. 24th,. 1909), p. 25

Money Raised in This Country Amounts to $250,000

Native Koreans living in the United States will soon forward to their governmental leaders in Korea $250.000, representing the contributions raised in this country for the education and reformation of the natives in Korea.

This immense fund has been accumulated within the last few months, and the work of the men in charge of the raising of the money will be directed for the next few months to this state, particularly to the large cities.

For the purpose of outlining a plan of campaign in this state W. D. Hurlburt, a representative of the Korean government in this country, and former missionary Dr. Underwood, Dr. Avison and J. C. Hall will meet a number of prominent Koreans in this city at the Stewart hotel next week.

19090224

에비슨 박사 연설.
신한민보 (캘리포니아 주 샌프랜시스코) (1909년 2월 24일), 2쪽

에비슨 박사 연설

한국 제중원장 에비슨 박사는 일요일[15] 일찍 샌프란시스코 한국인 교회당에 와서 격렬하고 절실한 말로 장시간을 연설하였는데, 겸해서 높은 산에 흐르는 물같이 한국말로 연설하였으므로 일반 한인이 재미있게 들었다 한다.

또 그날 밤에 샌프란시스코 백인의 기독 청년 부인회에 참석해서 거침없는 웅변으로 일장 연설을 하였는데, 그 대강의 요지는 지금 이 땅에서 동양인을 배척하는 풍조가 있으나 내가 특별히 말하고자 하는 것은 대한이라는 나라는 동양 제국 가운데 특이한 신교국이라 우리가 마땅히 사랑할 형제자매는 모두 한국 가운데 있다고 하였다고 한다.

[Address of Dr. Avison].
The New Korea (San Francisco, Ca.) (Feb. 24th, 1909), p. 2

에비슨 박사 연설

한국 제중원댱 에비슨 박사는 일직 일요일 상항 한인교회당에 와셔 격결유리혼 말로 댱시간을 연셜ᄒ얏는디 겸ᄒ야 놉흔 산에 흐르는 물 ᄀᆞ치 한국말로 연슐ᄒ얏슴으로 일반 한인이 자미있게 들엇다더라.

ᄯᅩ 그날 밤에 상항 빅인의 긔독 쳥년 부인회에 림셕ᄒ야 현하웅변으로 일댱 연셜을 시험ᄒ얏스니 그 디지는 즉금 이 짜에셔 동양인을 빅쳑ᄒ는 픔도가 잇으느 닉가 특별히 말ᄒ고져 ᄒ는 것은 대한이른 나라은 동양 졔국 가온디 특히 흔 신교국이라 우리의 맛당히 사랑홀 형뎨 자미는 모다 한국 가온디 잇다 ᄒ얏다더라

---

15) 2월 21일이다.

19090400

1909년 4월 위스콘신 주 밀워키에서 열린 제38차 장로교회 서북 여자 선교본부의 연례 보고서 (시카고, 1909년)

노회 서기 보고서

위스콘신
호러스 P. 예일 부인

   위스콘신 노회 여자 선교회는 서북 선교본부에 진심 어린 인사를 전하며, 우리 주에서 제38차 연례회의를 개최하게 된 특권에 감사드린다.
   우리 선교사들의 강연은 큰 관심과 열정을 불러일으켰다. (......) 12월에는 선교본부의 관할로 밀워키에서 한국 장로교회 사역을 담당하는 선교사들인 H. G. 언더우드 목사, W. M. 베어드 목사, C. E. 샤프 목사, O. R. 에비슨 박사를 접대하였다. 많은 교회에서 설교가 이루어졌고, 그 결과 한국 선교에 대한 이해가 넓어지고 관심이 커졌다.

(중략)

Thirty Eighth Annual Report of the Woman's Presbyterian Board of Missions of the Northwest, Given at Milwaukee, Wisconsin, April, 1909 (Chicago, 1909)

Report of Synodical Secretaries

Wisconsin
Mrs. Horace P. Yale

The Woman's Synodical Missionary Society of Wisconsin extend most cordial greetings to the Board of the Northwest and appreciate the privilege we enjoy in having the thirty-eighth Annual Meeting held within our state.

The addresses given by our missionaries have aroused great interest and enthusiasm. (……) In December we had in Milwaukee, Rev. H. G. Underwood, Rev. W. M. Baird, Rev. C. E. Sharp and Dr. O. R. Avison, missionaries in charge of the Presbyterian work in Korea, under the auspices of the Assembly's Board. Addresses were given in many churches and a broader understanding and a greater interest in Korean missions is the result.

(Omitted)

19090401

기독교의 한국.
The Globe (온타리오 주 토론토) (1909년 4월 1일), 5쪽

에비슨 박사는 이 세대가 그것을 보게 될 것이라고 생각하고 있다.

"동양에서 가장 먼저 기독교화되고 기독교 문명의 더 나은 특징을 이루는 위대한 나라는 한국이 될 것입니다."는 한국에 거주하며 그곳에서 장로교회 선교부와 연관을 갖고 있으며, 16년 만에 안식년을 받아 지금 고국에 있는 한국 서울의 O. R. 에비슨 박사의 확고한 신념이다. 에비슨 박사는 서울의 의료 기관, 병원, 간호원 양성소를 책임지고 있으며, 그의 임무를 수행하면서 황제부터 그 아래의 한국의 모든 계급과 접촉하게 되었다. 그는 한국인과의 친밀한 친분으로 인해 그(한국인)가 훌륭한 사회적, 정신적, 도덕적 자질을 소유하고 있다고 믿고 있다. 러일전쟁 당시 한국의 불리한 상황에 대한 인상은 그 전쟁의 경과와 관련 사람들에 대하여 주로 일본의 시각을 통해 보는 사람들이 기록하였기 때문이다. 행정적, 사업적 능력에 관하여 그는 한국이 1882년 일본과의 상업 조약을 통해 무역을 개시하였기 때문에 아직 그러한 능력을 발휘할 기회가 없었다고만 말할 수 있었다. 선교사들은 더 이상 한국 사람들에게 설교하지 않으며, 들어온 개종자들을 돌보는 데 모든 시간을 할애하고 있다고 그는 말하였다. 개종자의 증가율은 연간 ___%이다. 이 비율이 유지된다면, 1_년 미만에 모든 한국인이 개종자로 될 것이다. 한국에 가기 전에 에비슨 박사는 토론토 대학교 의과대학의 교수로 있었다.

A Christian Korea. *The Globe* (Toronto, Ont.) (Apr. 1st, 1909), p. 5

Dr. Avison Thinks This Generation Will See It

"The first great country of the east to be Christianized and to attain the finer features of a Christian civilization will be Corea." is the firm belief of Dr. O. R. Avison of Seoul, Corea, who is now home on furlough after sixteen years; residence in Corea in connection with the Presbyterian mission of that place. Dr. Avison is in charge of the Medical Institute, the hospital and the Nurse's Training School at Seoul and in the discharge of his duties has come into contact with all classes in Corea from the Emperor down. From his intimate acquaintance with the Corean he believes him to be possessed of fine social, mental and moral qualities. An impression to the disadvantage of Corea gained away during the Russo-Japanese war because the events of that war and the peoples concerned had been mainly written up by those looking through Japanese spectacles. As to administrative and business ability he could only say that the Coreans had not yet had a chance to display such ability, as the country had only been opened to trade since 1882 through a commercial treaty with Japan. Missionaries, he said, no longer preach to the Coreans, all their time being occupied in attending to converts brought in. The rate of increase of converts is ___ per cent, per year, a rate which, if maintained, would make every Corean a convert ____ less that ____teen years. Before going to Corea Dr. Avison was on the University of Toronto medical faculty.

19090403

선교 대의에 재산과 재능을 기부하라.
The Globe (온타리오 주 토론토) (1909년 4월 3일), 1, 4쪽

회의에서 인생의 책무가 강조되었다.
투자로서의 선교
그들에게 많은 돈을 투자한 사업가

핼리팩스 주재 미국 영사는 선교 사업과 가치에 주목할만한 찬사를 보낸다. - 휴런 주교는 기독교 봉사에 대한 부르심에 대하여 이야기한다.

어제 평신도 선교 대회 회의에서 제시된 것보다 '만국의 치유를 위한' 복음의 능력에 대하여 더 이상 증언하는 것은 불가능하다. 각 교파의 저명한 인사들이 공동 연단에 모였을 뿐만 아니라, 49도선 양쪽의 산업 지도자들이 관세 장벽을 망각하였고, 영국 왕실과 공화국을 섬기는 관리들이 공통의 주님의 깃발 아래 모였다.

(중략)

J. N. 센스톤 씨

J. N. 센스톤 씨 "사업, 재능 및 재산의 청지기 직분"에 대한 연설을 시작하면서 "어떠한 연자도 평신도 선교 운동에 대하여 사과할 필요가 없습니다"라고 말하였다. "선교사 기부를 하려는 사람들은 더 이상 낡은 수표장을 펴서 전년도와 똑같이 기부를 하지 않습니다. 우리는 또한 인격이 돈보다 더 가치 있다는 것과 인간의 재능이 하나님을 섬기는 데 바쳐져야 한다는 것을 알고 있습니다. 우리는 그분의 청지기 직분을 등한히 할 수도 있지만, 그것이 주신 분에 대한 최종 계산에서 우리가 제외되는 것은 아닙니다. 이방인에게 복음을 전하는 데 사용될 수 있는 개성을 가진 사람은 소수에 불과하지만, 모든 사람은 선교 사업을 수행하는 일에 참여할 수 있습니다."

부자들의 본분

만일 우리가 하나님의 자녀라면, 우리는 주의 깊게 기도하는 마음으로 생활

하며 그분의 사업을 수행하기 위하여 아낌없이 바칠 것입니다. 만일 사람들이 자신들의 자본을 사용하여 이윤의 일부를 사람들에게 돌려준다면, 우리는 우리 부(富)의 일부를 위대하신 분께 얼마나 더 돌려주어야 합니까? 많은 부를 버는 것은 어떤 사람들의 의무입니다. 이 재능을 소유한 사람이 그것을 묻어버리는 것은 다른 재능을 묻어두는 것과 마찬가지로 잘못된 것입니다."

그는 선교 사업의 위대함을 묘사하고 모든 사람이 이 거대한 사업에서 자리를 가져야 한다고 말하였다. 그는 계속해서 "우리는 하나님께서 우리에게 의도하신 가장 큰 일, 즉 세계 복음화를 감당할 만큼 충분히 큽니다. 만약 그리스도인들이 지금 자신의 개인적인 이익에 관심을 기울이는 것처럼 세계 복음화에도 진지한 관심을 쏟는다면 이 세대에서도 세상이 복음화될 수 있을 것입니다."라고 말하였다.

"여러분은 돈을 천국에 가져갈 수는 없지만, 먼저 보낼 수는 있습니다."라고 그는 선언하였고, 그 정서는 의회의 마음속에 자리 잡은 것 같았다.

좋은 투자

로웰 씨가 말하였듯이 선교 사업에 이미 수십만 달러를 투자하였을 정도로 좋은 투자라고 생각하였던 클리블랜드의 사업가 L. H. 세브란스 씨는 '선교는 투자'라고 말하였다. 세브란스 씨는 평신도 운동이 어떤 면에서는 좋지 않았고, 평신도들이 모든 전도를 하게 될 위험이 있었다고 언급하였다고 한다. 세브란스 씨는 그렇게 생각하지 않았다. 우리 모두는 그리스도 안에서 손을 잡아야 한다는 것을 인식하였기 때문이다. 인도의 사회 상황은 카스트의 경직성이 덜하고, 조혼이 적고, 옛 신에 대한 믿음이 크게 무너졌기 때문에 이미 개선되었지만, 그곳의 상황은 여전히 매우 비참하였다. 기존 상황과 그곳에서 진행 중인 각성에 대한 세브란스 씨의 이야기는 매우 계몽적이고 흥미로웠다. 인도는 여전히 사실상 빈틈이 없는 계급 제도의 칸으로 나누어져 있었지만, 기독교는 이러한 칸막이를 깨뜨리고 있었다. 가장 높은 사람부터 가장 낮은 사람까지 모두가 선교사들의 말을 기쁘게 듣고 있었기 때문이다. 선교사들은 용감하게 일을 잘하고 있었고, 누구든지 성스러운 남자와 여자를 보고 싶다면 해외 선교지로 가야 했다. 그리고 우리가 지원하든 안하든 이들이 일을 할 것이기 때문에 우리 각자는 그들에게 5달러를 지원할 예정이었나? 우리가 주기도문에서 '나라가 임하옵시며'라고 기도하였을 때, 우리가 하나님 나라를 얼마나 오기를 원하였느냐고 묻는다면 우리는 '5달러 상당'이라고 말할 수 있겠는가?

(중략)

미래의 기독교 국가

한국은 가까운 장래에 기독교 국가가 될 것이라는 큰 증거를 제시하였기 때문에 세브란스 씨가 사랑한 나라이었다. 다음 9월에는 한국에 기독교가 전래된 지 25주년을 기념하는 대규모 축하 행사가 한국에서 열릴 예정이었다. 우리는 한국 복음화에 무엇을 기여할 것인가? 5달러?

운동의 아버지

워싱턴 D. C.의 존 B. 슬레먼 주니어 씨는 세브란스 씨를 따라 '투자로서의 선교'라는 동일한 주제로, 특히 한국에서 얻은 결과에 관하여 연설하였다. 슬레먼 씨는 평신도 선교 운동의 아버지인 로웰 씨에 의하여 의회에 소개되었는데, 마음속에 현 세대에서 세계 복음화의 탄생이라는 생각을 처음 가지고 있었기 때문이다. 슬레먼 씨는 비록 한국이 모든 국가 중에서 실제로 가장 최근에 기독교의 씨앗이 뿌려졌음에서 불구하고, 아마도 가장 먼저 기독교 국가가 될 것이며, 그러한 진전이 이루어지고 있다고 선언하였다.

"우리가 방문한 첫 번째 일요일에,"라고 그는 말하였다. "우리는 한국의 수도인 서울에 있는 중요한 감리교회의 예배에 참석하였는데, 그날 저녁 65명이 교인으로 받아들여졌습니다. 65명 중 45명이 남자이었으며, 그들 중 많은 사람들이 교회 신자로 받아들여지기 전에 다른 사람들을 그리스도인의 삶으로 인도하는 수단이었다는 사실을 알고 우리는 더욱 놀랐습니다."

"서울에 있는 동안 우리는 선교 활동의 뛰어난 특징 중 하나가 세브란스 병원이라는 것을 발견하였습니다. 이 병원은 방금 나를 데려온 신사가 제공하고 지원하며, 의료 선교사 중 왕자이자 여러분의 마을 사람인 에비슨 박사가 미국 장로교회 선교본부의 지시 하에 관리하고 있습니다."

서울에서의 사역

"선교 사업의 성공에 대한 또 다른 가장 흥미로운 증거는 서울에 있는 크고 영향력 있는 기독교 청년회이었습니다. 이 조직은 몇 달 전에, 황제의 궁궐을 제외하고는 한국 전체에서 가장 좋은 건물을 완공하였으며, 현재 활동, 종교, 사회 및 교육 활동으로 가득한 건물입니다."

"한국 북부 도시 중 하나인 평양에서 우리는 1,800명이 참석한 기도회에 참석하였고, 그 도시의 6개 작은 교회에서는 그날 저녁 적어도 1,600명의 다른 사람들이 기도회에 참석하였습니다. 이는 정상적인 숫자이었습니다."

슬레먼 씨는 이 큰 기도회에서 일어났던 일을 마무리하면서 노래를 인도하던 한 젊은 한국인이 하나님께서 복음을 알지 못하는 다른 나라들에게 그들의 삶을 변화시킨 좋은 소식을 주실 것이라는 간절한 마음으로 기도하여 참석한 모든 사람의 눈에 눈물을 흘리게 만들었다.

(중략)

Give Wealth and Talent to the Missionary Cause.
The Globe (Toronto) (Apr. 3rd, 1909), pp. 1, 4

The Stewardship of Life is Emphasized at the Congress.
Missions As An Investment
A Business Man Who Has Put Much Money Into Them.

United States Consul at Halifax Pays a Remarkable Tribute to the Work and Worth of Missions - The Bishop of Huron Speaks of the Call to Christian Service

No more telling testimony of the power of the Gospel "for the healing of the nations" is possible than that afforded in yesterday's sessions of the Laymen's Missionary Congress. Not merely did prominent men from the denominations meet upon the a common platform, but leaders of industry from both sides of the forty-ninth parallel forget about tariff wall, and officers in the service of the British Crown and the great Republic alike foregathered under the banner of a common Master.

(Omitted)

Mr. J. N. Shenstone
"No speaker has any need do apologize for the Laymen's Missionary Movement," said Mr. J. N. Shenstone in commencing his address upon "The stewardship of business, talents and possessions." "Men no longer when approached for a missionary contribution turn up their old check books and give the same as the year before. We recognize, too, that personality is worth more than money, and that the talents

of men are to be given to God's service. We may neglect His stewardship, but that does not shut us out from our final accounting to the Giver. It is only the few who have the personality which enables them to be used for carrying the message to the heathen, but every man can take part in the work of providing for the carrying on of missions."

The duty of the Rich

"If we are the children of God we will live carefully and prayerfully and give freely to carry on His enterprises. If men return to men a share of their profits for the use of their capital, how much more ought we to return a share of our wealth to the great Giver? It is the duty of some men to make a great deal of wealth. It is as wrong for a man who possesses this talent to bury it as it is to bury any other talent."

He pictured the greatness of the missionary enterprise, and said that all men should have a place in this gigantic work. "We are," he proceeded, "big enough for the biggest thing God intended us for, and that is the evangelization of the world. If Christian men would give the same earnest attention to the evangelization of the world as they now do to their private interests the world could be evangelized in this generation."

"You can't take your money with you to heaven, but you can send it on ahead of you." he declared, and the sentiment seemed to stick in the mind of the Congress.

A Good Investment

Mr. L. H. Severance, a businessman of Cleveland, who, as Mr. Rowell said, considered missions such a good investment that he had already put hundreds of thousands of dollars into them, spoke of "Missions as an investment." It had been said, Mr. Severance commenced that the Laymen's Movement was not good in one respect, that there was danger of the laymen doing all the preaching. Mr. Severance did not think that was so, as we all recognized that we should all join hands in Christ. Although there was already an Improvement in the social conditions in India, as there were less rigidity of caste, less child marriage, and a great breaking up in their belief in their old gods, conditions there were still very deplorable. Very enlightening and interesting were Mr. Severance's stories of existing conditions and the awakening that was in progress there. India was still practically divided into water-tight compartment of caste, but Christianity was breaking up these compartments, as members of all from the highest to the lowest were hearing the missionaries gladly. The missionaries were doing their work gallantly and well, and if anyone wanted to see saintly men and women he should go to the foreign mission field. And as these would do the work whether we supported them or not, were we going to support them with five dollars each? When we said in the lord's prayer, "Thy kingdom come." one should ask us how much of God's kingdom we wished to come, would we say, "Five dollars' worth"?

(Omitted)

A Future Christian Nation.

Corea was the country which Mr. Severance loved, because she gave such great evidence of becoming in the near future a Christian nation. Next september there was to be in Corea a great celebration of the twenty-fifth anniversary of the advent of Christianity into Corea. What were we going to contribute to the evangelization of Corea? Five dollars?

Father of the Movement

Mr. John B. Sleman, Jr., of Washington, D. C., followed Mr. Severance, speaking on the same subject, "Missions as an investment," and with particular regard to the results that were being obtained in Corea. Mr. Sleman was introduced to the Congress by Mr. Rowell as the father of the Laymen's Missionary Movement, for it was in his mind that the idea first found birth of the evangelization of the world in the present generation. Mr. Sleman declared that although Corea was practically the latest of all nations to have the seeds of Christianity sown in it, it would in all probability be the first to become a Christian country, such was the progress that was being made.

"On the first Sunday of our visit," he said. "we attended service in the principal Methodist church in Seoul, the capital city of Corea, where sixty-five persons were received into the membership that evening. Our surprise was even greater when we found that 45 of the 65 were men, and that many of them had been the means of leading others into the Christian life before they themselves had been received into Church membership."

"While in Seoul we discovered that one of the outstanding features of missionary endeavor was the Severance Hospital, given and supported by the gentleman who is just proceeded me, and administered by that prince among medical missionaries, your own townsman, Dr. Avison, under the direction of the Presbyterian Board of the United States."

The Work in Seoul

"Another most interesting evidence of the success of the missionary enterprise was the large and influential Young Men's Christian Association in Seoul - an organization which a few months ago completed a building which is, with the exception of the Emperor's palace, the best building in all Corea - a building which is now teeming with activities, religious social and educational."

"In one of the northern cities of Corea, Pyeng Yang, we attended a prayer meeting at which there were 1,800 people present, while in the six smaller churches of the city there were at least 1,600 other people in attendance at prayer meetings that evening. These were normal figures."

Mr. Sleman told in conclusion of an incident that occurred at this big prayer meeting, where a young Corean, who had been leading the singing, prayed with an earnestness that brought tears to the eyes of all p**resent that God would give to the other nations that knew not the Gospel the good news that had transformed their lives.

(Omitted)

19090420

아서 J. 브라운(미국 북장로교회 해외선교본부 총무)이
한국 선교부로 보낸 편지 (1909년 4월 20일)

1909년 4월 20일

한국 선교부 귀중

친애하는 동료들,

　다음 회계연도의 세부 지출액을 알리고 설명하는 인쇄된 편지가 얼마 전에 우편으로 발송되었으며, 이제 귀하의 예산을 바탕으로 한 교부금 인쇄물을 동봉합니다.

(중략)

서 울
1909년 5월 1일~1910년 5월 1일

I급
선교지의 선교사

　　　　　　　　　　　　　　　　　　　　　금화

급여:
　(……)
　O. R. 에비슨 박사 부부, 8개월　　　833.33
　(……)

아동 수당:
　O. R. 에비슨 박사, 7명, 8개월,　　　466.67
　(……)

II급
선교지에 있지 않은 선교사

고국 수당:
　O. R. 에비슨 박사 부부, 3개월　　　250달러

(……)
아동 수당:
　에비슨 박사, 　　　　　　　　　　　　　233.33
　(……)
여행 및 화물:
　에비슨 박사 부부 및 가족, 　　　　　　 1,500.00
　(……)

(중략)

IX급
선교부 및 지부 경비

(……)
　문서 조수:
　(……)
　O. R. 에비슨(병원), 　　　　　　　　　　110.00
　(……)

Arthur J. Brown (Sec., BFM, PCUSA), Letter to the Korea Mission (Apr. 20th, 1909)

April 20th, 1909.

To the Korea Mission.

Dear Friends: -

The printed letter announcing and explaining the detailed appropriations for the ensuing fiscal year was mailed some time ago, and I now enclose the grant sheets based on your estimates.

(Omitted)

Seoul

May 1st, 1909~May 1st, 1910.

Class I.
Missionaries on the Field.

                                                                               Gold

Salaries:

    (……)

    Dr. and Mrs. O. R. Avison, 8 mos   833.33

    (……)

Children's Allowance:

    Dr. O. R. Avison, 7 for 8 months,   466.67

    (……)

Class II.
Missionaries not on Field.

Home Allowance:

    Dr. O. R. Avison, and wife, 3 mos. $ 250.

    (……)

Children's Allowance:

    Dr. Avison,   233.33

    (……)

Travel & Freight:

    Dr. and Mrs. Avison and family,   1500.00

    (……)

(Omitted)

Class IX.
Mission & Station Expenses.

(……)

Literary Assistants:

    (……)

    O. R. Avison (Hospital),   110.00 (……)

19090500

한국 선교부. 미국 북장로교회 해외선교본부의 제72차 연례 보고서. 1909년 5월에 총회에 제출함 (1909년 5월)

270, 273쪽

1907년 12월 2일 선교본부에서 시작되어 '한국 선전 운동'으로 널리 알려진 추가 인력 증원 및 설비 확보를 위한 운동은 안식년으로 고국에 있던 선교부 회원들에 의하여 한 해 동안 활발하게 추진되었다. 신학박사 H. G. 언더우드 목사는 미국의 여러 다른 주(州)를 설교하고 여행하면서 이 업무에 거의 모든 시간을 할애하였다. 그는 어니스트 F. 홀 목사, R. H. 사이드보텀 목사, A. M. 샤록스 박사의 훌륭한 도움을 받았다. 안식년으로 돌아온 다른 선교사들, 특히 O. R. 에비슨 박사와 신학박사 윌리엄 M. 베어드 목사도 참여하였다.

다른 선교사들은 물질적인 도움을 주었고, 많은 친구들이 협력하였다. 현재까지 한국 선전 기금으로 적립된 총 수입액은 90,170.42달러이며, 올해 파송된 신규 선교사 수는 부인을 포함하여 13명이었다.

(중략)

서울 지부

277쪽

병원에서의 전도 활동은 계속해서 에비슨 및 허스트 박사가 담당하였다. 이 미조직 교회는 별도의 교회로 따로 구분되지는 않았지만 정규 교회 예배는 약 100명 정도가 참석하며 진행되고 있다. 머지않아 그곳에 교회가 조직되어야 할 것이다.

277~278쪽

IV. 여자 전도 활동. - 여자 순회 업무의 대부분은 웸볼드 양이 수행하였으며, 그녀는 연속된 9개월의 일부를 지방에서 보냈다.

피터스 부인은 한 번 여행하였고, 클라크 부인은 두 번 여행하였다. 도시에서는 모든 여자가 일요일 예배에 참여한다. 주중 예배에서는 피터스 부인, 웸볼드 양, 에비슨 부인, 허스트 부인 및 헤론 양이 가르쳤다. 시골과 도시의 여자들을 위한 정규 대규모 성경 강습반이 한 번 도시에서 열렸는데, 등록자 수는 113명이었으며, 그해 말에는 두 번의 지역 강습반이 열렸다. 피터스 부인은 1년 동안 청주를 한 번, 재령을 한 번 방문하여 각지에서 여성들을 위한 강습반을 진행하였다. E. H. 밀러 부인은 3월에 평양에서 강습반을 도왔다. 한국인 여자들의 가정을 방문하는 것은 우리 일의 가장 귀중한 부분 중 하나이다. 이 일에는 웸볼드 양, 피터스 부인, 에비슨 부인, 헤론 양, 그린필드 부인 및 클라크 부인이 참여해 왔다.

280~282쪽
  VI. 의료 사업 - 세브란스 병원(의학박사 O. R. 에비슨, 원장; 의학박사 J. W. 허스트, 부원장)

  세브란스 병원 안팎에서 한 해 동안의 업무는 이 규모의 보고서에 운영 중인 부서를 열거하는 것 외에는 거의 할 수 없을 정도로 늘어났다. 그것들은 다음과 같다. (1) 현지인 내과 및 외과 진료; (2) 현지인 진료소 업무; (3) 현지인 특진; (4) 현지인 왕진 사업; (5) 외국인 내과 및 외과 진료; (6) 외국인 상담; (7) 외국인 왕진; (8) 광견병 접종과; (9) 전염병; (10) 광학(光學)과; (11) 의학교; (12) 간호원 양성소; (13) 전도 활동; (14) 번역.
  올해 병원의 병동 진료는 작년에 비해 43% 증가하였으며, 내과 316건, 외과 332건, 산과 7건 등 총 655건이었다.
  지금까지 진료소는 지하에서 운영되었다. 올해 치료 건수는 지난해보다 약간 줄었지만 신규 환자 수는 훨씬 많았다. 신환은 5,674건, 구환은 3,638건, 진료소에서 집도된 경미한 수술은 1,241건이었다.
  의사들이 시간을 낼 능력이 없기 때문에 지금까지 한국인 환자들의 왕진은 권장되지 않았다. 올해는 졸업한 의학생들의 도움으로 훨씬 더 많은 업무가 이루어졌다.
  병원의 외국인 진료는 총 657건의 진료실 상담과 605건의 왕진으로 매우 규모가 크다. 이 외에도 많은 수가 병동에 입원하였다. 의사들은 이러한 외국인 병동 진료를 하기 위한 장비가 부족하고, 외국 음식을 준비하거나 환자를 한국인으로부터 격리시키는 대책이 없다고 느끼고 병원의 향후 업무와 관련하여 요양원 문제가 다루어지기를 간절히 바라고 있다.
  광견병 접종과는 올해 미친 개에 물린 7명을 치료하였다.

병원과 연계된 의학교는 지난 6월 3일 제1회 졸업생에게 의학박사 학위를 수여함으로써 역사상 유례없는 시기를 마무리하였다. 이것은 에비슨 박사가 15년 동안 들였던 노고의 정점이었으며, 전체 선교부가 자랑스러워할 수 있는 것이었다. 이 졸업생들은 실제 업무를 수행할 수 있는 특별한 기회를 가졌다. 그들 중 일부는 졸업하기 전에 주요 외과 수술을 성공적으로 수행하였으며, 그들 모두는 모든 종류의 작은 수술을 수행하였다. 졸업식은 도시의 대사건이었으며, 한국 현대문명의 발전에 있어서 매우 중요한 행사이었다. 졸업식에는 왕실 대표와 통감 및 참모들을 비롯하여 외국 외교관 등 주요 인사들이 참석하였다. 정부는 한국 최초로 졸업생들에게 면허를 수여함으로써 노고의 가치를 공식적으로 인정하였다. 이 법령은 의사들에게 국가에서 인정받는 지위를 부여한다. 통감인 이토 공작은 이루어진 일에 대하여 자신의 공개적 감사를 표하였으며, 각 졸업생에게 의학교 졸업장을 수여하였다.

간호원 양성소에는 쉴즈 양의 학생이 7명 있다. 6월 12일, 가관식이 열렸고 5명이 가관을 받았다. 지난 3월 쉴즈 양은 '직업을 발전시키고 한국에서 효과적인 업무를 수행하는 최선의 방법을 배우는 것'을 목표로 하는 한국 정규 간호부 협회의 조직에 참여하였다.

재정적으로 병원은 역사상 최고의 한 해를 보냈다. 정부로부터 돈을 받지는 않았지만 총 수령액은 금화 9,344.35달러로 작년에 비해 50% 증가하였다. 외국인 직원, 병원 전도사, 허스트 박사의 언어 교사의 급여를 제외하고는 선교본부로부터 돈을 받지 않았다.

5월에는 버피 양이 외국인 사회에서 개인 정규 간호원으로 일하면서 병원을 돕기 위하여 왔다. 이 업무를 맡아왔던 배브콕 양은 4월에 집으로 돌아갔다.

VII. 문서 업무 - (……) 에비슨 박사는 고등 생리학을 끝냈으며, 외과학, 내과학 및 의학 사전의 진전을 보고하였다. (……)

The Korea Mission. *The Seventy-Second Annual Report of the Board of Foreign Missions of the Presbyterian Church in the United States of America. Presented to the General Assembly, May, 1909* (May, 1909)

pp. 270, 273

The movement to secure additional reinforcements and equipment, inaugurated by the Board December 2, 1907, and popularly known as "The Korea Propaganda," has been vigorously prosecuted during the year by the members of the Mission who were at home on furlough. The Rev. H. G. Underwood, D. D., gave practically his entire time to this work, speaking and traveling in many different States. He was ably assisted by the Rev. Ernest F. Hall, the Rev. R. H. Sidebotham, and Dr. A. M. Sharrocks; while other missionaries returning on furlough took hold as they arrived, notably Dr. O. R. Avison and the Rev. William M. Baird, D. D.

Other missionaries have given material assistance and many friends have co-operated. The total receipts to the credit of the Korea Propaganda Fund to date are $90,170.42, and the number of new missionaries sent out during the year, including wives, was 13.

(Omitted)

Seoul Station

p. 277

Evangelistic services at the hospital have been continued in charge of Drs. Avison and Hirst. This group has not been set aside as a separate church, although all regular church services are held, with an attendance of about 100. A church will have to be organized there before long.

pp. 277~278

IV. Woman's Evangelistic Work. - The greater part of the woman's itinerating work has been done by Miss Wambold, she having spent a part of each of nine consecutive months in the country.

Mrs. Pieters has made one trip and Mrs. Clark two. In the city every woman has her part in the Sunday services. Week-day services have been taught by Mrs. Pieters, Miss Wambold, Mrs. Avison, Mrs. Hirst and Miss Heron. One regular large Bible class for country and city women was held in the city with an enrollment of 113, and two local classes later in the year. Mrs. Pieters made one visit to Chung Ju and one to Chai Ryung during the year, teaching in classes for women in each place. Mrs. E. H. Miller helped in a class in Pyeng Yang in March. Calling in the homes of the Korean women is one of the most valuable parts of our work. It has been participated in by Miss Wambold, Mrs. Pieters, Mrs. Avison, Miss Heron, Mrs. Greenfield and Mrs. Clark.

pp. 280~282

VI. Medical Work. - Severance Hospital (O. R. Avison, M. D., Superintendent; Dr. J. W. Hirst, M. D., Assistant Superintendent). -

The work of the year in and about the Severance Hospital has grown to such proportions that one can barely do more in a report of this size than enumerate the departments carried on. They are as follows: (1) Native Medical and Surgical Practice; (2) Native Dispensary Work; (3) Native Private Office Consultations; (4) Native Home Visitation Work; (5) Foreign Medical and Surgical Practice; (6) Foreign Office Consultations; (7) Foreign Home Visitations; (8) Pasteur Institute; (9) Contagious Diseases; (10) Optical Department; (11) Medical School; (12) Nurses' School; (13) Evangelistic Work; (14) Translation.

The ward practice of the hospital this year has increased 43 per cent. over last year, medical cases numbered 316, surgical 332, and obstetrical 7, a total of 655.

The dispensary has been conducted in the basement as heretofore. The number of treatments this year is slightly less than last year, but the number of new cases was much greater. There were 5674 new cases, 3,638 return cases, and 1,241 minor operations performed in the dispensary.

The visiting of Korean patients in their homes has heretofore been discouraged, on account of the inability of the physicians to give the time to it. This year, with the graduating medical students to assist, much more has been done.

The foreign practice of the hospital is necessarily very large, totaling 657 office consultations and 605 outside visits; and besides this a number of patients have been received in the wards. The doctors feel their lack of equipment to care for this foreign ward practice, there being no arrangement for preparing foreign food or for isolating the patients from the Koreans, and they desire very much that the matter of sanitarium be taken up in connection with the future work of the hospital.

The Pasteur Department this year has treated seven persons bitten by mad dogs.

The Medical College connected with the hospital has rounded out a unique period in its history by graduating, on June 3, its first class, conferring on them the degree of Doctor of Medicine and Surgery. This was the culmination of fifteen years' work by Dr. Avison, and is something of which the whole: Mission can be proud. These graduates have had exceptional opportunities for practical work. Some of them had before graduation successfully performed major operations in surgery, and all of them had done every kind of minor surgery. The commencement was an event in the city, and of great importance in the progress of modern civilization in Korea. Representatives of the royal family, the Resident General and his staff, and numbers of other prominent people, including the foreign diplomats, attended the graduating exercises. The Government formally recognized the value of the work done by presenting to the graduates Government certificates, the first of the kind issued in Korea. This act gives the doctors a recognized standing in the country. Prince Ito, the Resident General, gave public expression of his appreciation of the work done, and presented each graduate with his medical college diploma.

In the School for Nurses, Miss Shields has had seven pupils. June 12, capping exercises were held for them and five received their caps. In March, Miss Shields participated in the organizing of the Graduate Nurses' Association of Korea, whose object is to "advance the profession, and to learn the best ways of doing effective work in Korea."

Financially the hospital has had the greatest year in its history. Although no money was received from the Government, the total receipts were $9,344.35 U. S. gold, an increase of 50 per cent. over last year. No money was received from the Board except the salaries of the foreign staff, the hospital evangelist and Dr. Hirst's language teacher.

In May, Miss Burpee came to work among the foreign community as a private trained nurse and to assist in the hospital: Miss Babcock, who had been in this service, having gone home in April.

VII. Literary Work - (......) Dr. Avison has completed an Advanced Physiology, and reports progress on a Surgery, Practice of Medicine, and a Medical Dictionary. (......)

19090600

[잡보].
The Korea Mission Field (서울) 5(6) (1909년 6월호), 100~101쪽

현재 미국에 있는 에비슨 박사의 편지에서 우리는 다음과 같은 말에 환호하였다. "멕시코의 아이작 보이스 목사가 오늘 이곳에서 설교하면서 유카탄은 선교 사업을 하기 가장 어려운 곳이었으며, 어떤 곳에서는 그리스도를 전파하는 것이 사람의 생명만큼 가치가 있었지만, 그가 마지막으로 그곳에 갔을 때 그는 다른 상황을 발견하였다고 말하였습니다. 사람들은 들을 준비가 되어 있었고, 그 이후로 그곳에서 그가 들어본 것 중 가장 큰 부흥이 진행되고 있었습니다. 그는 그것을 한국에서 일어나고 있는 것과만 비교할 수 있습니다. 그는 그것을 그곳에 살고 있는 한국인들 때문이라고 생각하고 있습니다. 그 나라에 약 천 명 정도가 있는데, 그가 교회로 들어갔을 때 그들은 그의 손을 잡았고 비록 영어도 스페인어도 할 수 없었음에도 불구하고 그들은 사람들 사이에서 '힘'이었습니다. 그는 자신의 손을 자신의 머리에 얹었고, 그들은 그가 세례에 대하여 묻는 것을 이해하였으며, 한 명은 언더우드를, 또 다른 사람은 마펫을, 그리고 또 다른 사람은 서 씨(?)를 말하였습니다. 그들은 교회의 건축에 천 달러를 기부하였고, 방 씨는 캘리포니아 로스앤젤레스에서 그들의 목사로 파송되었습니다. 저는 한국인 기독교인들에 대한 그토록 열광적인 찬사를 들어본 적이 없으며, 연자는 우리가 그것을 듣기 위하여 교회에 있었다는 것을 몰랐습니다."

[Miscellaneous].
The Korea Mission Field (Seoul) 5(6) (June, 1909), pp. 100~101

We are cheered by these word from a letter from Dr. Avison, now in the United States: "Rev. Dr. Isaac Boyce of Mexico preached here to·day, and said that Yucatan had been the hardest place in which to do Mission work, that in some places it was as much as a man's life was worth to preach Christ, but that the last time he went there he found a different condition. People were ready to listen, and since then there had been going on there one of the greatest revivals that he has even heard of. He can compare it only to what has been going on in Korea. He attributes it to the Koreans who are living there. There are about one thousand of them in the country and when he went into the church they came to him and took him by the hand and although they could speak neither English nor Spanish they were a power amongst the people. He put his hand to his head and they understood him to ask about baptism, and one said Dr. Underwood, another Moffet and another See. They had taken up a subscription of one thousand dollars to build a church and Mr. Pang had been sent from Los Angeles, California, to be their pastor. I never before heard such an enthusiastic tribute to our Korean Christians, and the speaker did not know we were in the church to hear it."

19090615

아서 J. 브라운(미국 북장로교회 해외선교본부 총무)이 한국 선교부로 보낸 편지 (1909년 6월 15일)

(중략)

우리는 새로운 선교사들, 특히 가족들을 위하여 숙소가 제공되어야 한다는 귀 선교부의 신념을 공유하며, 이것이 선전 운동의 호소에서도 이해된 내용이었습니다. 나는 방금 건물에 있던 홀 씨와 에비슨 박사에게 이해를 구하면서 사택의 상황을 검토하고 있었습니다.

(중략)

이에 따라 필요한 17채의 사택 중 청주에 헌트 씨가 완공한 주택과 원주에 웰본 씨가 계획한 주택을 포함하여 12채의 신규 주택을 위한 예산이 편성되었습니다. 서울의 레이놀즈 및 빈턴 주택을 매입하였습니다. 서울의 F. S. 밀러 씨의 사택은 청주로 이사하면서 비워졌습니다. 에비슨 박사는 피터스 씨 부부가 제이콥슨 기념 사택에 거주하고 있으며, 평소에 이곳에 거주하였던 쉴즈 양과 버피 양은 웸볼드 양과 함께 숙식하고 있다고 말합니다.

(중략)

Arthur J. Brown (Sec., BFM, PCUSA), Letter to the Korea Mission (June 15th, 1909)

(Omitted)

We share your conviction that house accommodations should be provided for new missionaries, particularly for the families, and this was the understanding in the Propaganda appeal. I have just been going over the house situations calling upon Mr. Hall and Dr. Avison, who happened to be in the building, for their understanding.

(Omitted)

Toward the 17 houses thus required, 12 new houses have been appropriated for, including the one completed for Mr. Hunt at Chong Ju and the one planned for Mr. Welbon at Won Ju. The Reynolds and Vinton houses in Seoul have been purchased. The house occupied by Mr. F. S. Miller in Seoul has been vacated by his removal to Chong Ju, and Dr. Avison says that Mr. and Mrs. Pieters are occupying the Jacobson Memorial house, the ladies who would normally occupy it, Miss Shields and Miss Burpee, being accommodated with Miss Wambold.

(Omitted)

19090700

제시 W. 허스트(서울), 세브란스 병원의학교.
The Korea Mission Field (서울) 5(7) (1909년 7월호), 116~117쪽

(중략)

상급반이 배운 과목은 해부학, 생리학, 화학, 약물학, 세균학, 물리학 및 병리학이었다. 하급반이 배운 과목은 해부학, 생리학, 화학, 약물학, 약학, 조직학, 영어 및 산술이었다. 위의 과목 외에도 그들 모두는 병원 업무와 관련하여 특정 업무를 수행하였다. 이를 통하여 각 학생은 매일 4시간의 강의실 교육을 받고 2시간 이상을 임상 실습에 할당하였다.

이 모든 것은 작년 학급의 졸업으로 가능해진 보다 완전한 사업의 조직을 통하여 성취되었는데, 그중 여섯 명은 나와 함께 가르치는 일에 참여하였다. 우리는 에비슨 박사가 없는 한 해 동안 충성심과 성실한 활동이 없었다면 교육이 성공적으로 수행될 수 없었기에 그들에게 감사하다. 에비슨 박사님의 강의가 없었다면 더 높은 수준의 강의를 진행할 수 없었기 때문에 올해의 강의가 좀 더 기초적인 과목들로만 구성되었다는 것은 다행스러운 일이었다. 의학 서적 번역 작업 역시 에비슨 박사의 부재로 인하여 큰 어려움을 겪었다.

(중략)

Jesse W. Hirst (Seoul), Severance Hospital Medical College.
The Korea Mission Field (Seoul) 5(7) (July, 1909), pp. 116~117

(Omitted)

The subjects studied by the upper class were Anatomy, Physiology, Chemistry, Materia Medica, Bacteriology, Physics and Pathology. Those by the lower class, Anatomy, Physiology, Chemistry, Materia Medica, Pharmacy, Histology, English and Arithmetic. In addition to the above, they all had certain tasks in connection with the Hospital work. By this means each man received daily four hours of class room instruction and gave two hours or more to practical work.

All this was accomplished by means of the fuller organization of the work made possible by the graduation of last year's class, six of whom took part with me in the teaching work. Our thanks are due these men for their loyalty and conscientious work without which the teaching could not have been carried on successfully during the year of Dr. Avison's absence. It was fortunate that this year's teaching was composed only of the more elementary subjects, as the higher grade work could not have been carried on without Dr. Avison's Teaching. The work of Medical Book translation has also suffered materially during Dr. Avison's absence.

(Omitted)

아서 J. 브라운(미국 북장로교회 해외선교본부 총무)이
올리버 R. 에비슨(오하이오 주 우스터)에게 보낸 편지 (1909년 7월 15일)

1909년 7월 15일

O. R. 에비슨 박사,
　　오하이오 주 우스터

친애하는 에비슨 박사님,

　　나는 세브란스 병원 진료소 및 기타 장비를 위하여 2만 달러를 기부하겠다는 세브란스 씨의 훌륭한 제안에 기쁜 만족을 함께 하고자 합니다. 나는 어제 이 사실을 알리는 박사님의 편지를 실행 위원회에 가져갔습니다. 물론 우리가 세브란스 씨로부터 공식적인 제안을 받기 전까지는 선교본부가 조치를 취할 방도가 명확하지 않습니다. 의심할 바 없이 머지않아 이 문제에 대하여 그의 의견을 듣게 될 것입니다.

　　나는 박사님이 그 문제를 그 단체에 적절하게 제시하기 위하여 선교부에 편지를 쓰고 있다는 것을 알고 있습니다. 선교본부는 물론 지침서 제52항에 규정된 방식으로 선교부와 자산 위원회의 계획 승인을 예상하기 때문에 박사님이 즉시 이 일을 하게 되어 매우 기쁩니다. 선교부는 이미 1908~1909년도에 대한 자산 요청에서 진료소와 간호원 기숙사에 대한 요청을 승인하였고, 특히 박사님은 선교지에 도착할 때까지 건축을 시작하는 것은 원하지 않기 때문에 지체할 필요가 없도록 계획을 조정하는 것이 쉬울 것입니다. 나는 이 문제를 이곳의 동료들에게 설명하고 있어 세브란스 씨와 선교부가 명확한 입장을 취하는 대로 선교본부의 조치를 위해 그 문제가 제기될 것입니다.

　　세브란스 씨는 확실히 가장 관대하고 친절한 사람입니다. 나는 박사님 자신과 박사님의 업무 모두를 위하여 그런 친구를 갖게 된 것을 축하드립니다.

　　안녕히 계세요.
　　A. J. 브라운

Arthur J. Brown (Sec., BFM, PCUSA),
Letter to Oliver R. Avison (Wooster, O.) (July 15th, 1909)

July 15, 1909.

Dr. O. R. Avison,
　Wooster, Ohio.

My dear Dr. Avison: -

　I share the delighted satisfaction in the splendid proposal of Mr. Severance to contribute $20,000. for a dispensary building and other equipment for the Severance Hospital. I took your letter announcing this into the Executive Council yesterday. Of course, the way is not clear for action by the Board until we receive the formal offer from Mr. Severance, doubtless, we shall hear from him on this object before long.

　I note that you are writing to the Mission in order to have the matter properly placed before that body. I am very glad that you did this at once, as the Board will of course, expect the approval of the plans by the Mission and its Property Committee in the way prescribed by paragraph 52 of the Manual. As the Mission has already approved a request for a dispensary and dormitory for nurses in its property requests for 1908~1909, it ought to be easy to adjust plans so that there need be no delay, especially as you do not wish building to begin until you arrive on the field. I am explaining the matter to my colleagues here, so that the matter will be brought up for the Board action just as soon as Mr. Severance and the Mission make the way clear.

　Mr. Severance is certainly a man of most generous kindness. I congratulate you on having such a friend, both for yourself and your work.

　Cordially yours,
　A. J. Brown

올리버 R. 에비슨(오하이오 주 우스터)이 아서 J. 브라운 (미국 북장로교회 해외선교본부 총무)에게 보낸 편지 (1909년 7월 17일)

접 수
1909년 7월 21일
브라운 박사

오하이오 주 우스터,
1909년 7월 17일

친애하는 브라운 박사님,

저는 오리건 주 포틀랜드에 있는 친구에게 세브란스 병원 주소로 8월 5일 출항하는 증기선 코리아 호로 작은 소포를 보내달라고 부탁하였습니다. 그것은 매우 작기 때문에 한국으로 가는 선교사 한 사람의 손에 쥐어주기만 하면 됩니다.

박사님은 우리들처럼 출발을 위한 마지막 마무리로 매우 바쁠 것입니다. 우리는 이달 20일에 이곳을 떠납니다.

세브란스 씨도 이번 주에 이곳에 있었고, 우리는 함께 새로운 건물과 장비를 계획하느라고 즐거웠습니다. 나는 다른 어떤 사람도 그분만큼 자신의 재능을 활용하여 좋은 결과를 얻는 것을 본 적이 없습니다. 이는 그 사람도 그 재능에 집중하기 때문입니다.

나는 한국의 허스트 박사에게 편지를 써서 선교부와 문제를 바로잡도록 요청하였으며, 그 점에서 실패로 인하여 지체가 없을 것입니다.

부인께 안부를 전하며, 우리가 한국에서 만날 수 있기를 바랍니다.

안녕히 계세요.
O. R. 에비슨

Oliver R. Avison (Wooster, O.), Letter to Arthur J. Brown (Sec., BFM, PCUSA) (July 17th, 1909)

> Received
> JUL 21 1909
> Dr. Brown

Wooster, Ohio,
July 17/09

Dear Dr. Brown: -

I have taken the liberty of asking a friend in Portland, Oregon, to send a small parcel to the Steamship Korea on Aug. 5th. addressed to you for Severance Hospital. It is very small & you can place it if you will in the hand of one of the missionaries going through to Korea.

You will be, as we are, very busy getting the end in shape for your departure. We leave here on the 20th. inst.

Mr. Severance was here this week and we were happy together in planning the new building & its equipment. I never saw any other man get as much food out of his gifts as, he does, & all because he puts himself with it too.

I have written to Korea to Dr. Hirst asking him to get the matter straight with the mission so that there will be no delay from failure on that score.

With kindest regard to Mrs. Brown & hoping we shall meet in Korea.

Very sincerely,
O. R. Avison

한국의 선교 사업.
The Globe (토론토) (1909년 7월 30일), 9쪽

뉴욕 주 실버베이, 7월 - 오늘 청년 선교 운동 회의에서 토론토 의사인 에비슨 박사는 한국에서의 자신의 사역에 대하여 이야기하였고, 쿠바 의사인 모슬리 박사는 이 섬의 미래에 대하여 토의하였다. 오후에는 야외 운동에 전념하였다.

Mission Work in Korea.
The Globe (Toronto) (July 30th, 1909), p. 9

Silver Bay, N. Y., July - At today's session of the conference of the Young People's Missionary Movement, Dr. Avison, a Toronto physician, spoke of his work in Corea, and Dr. Mosely, a Cuban physician, discussed the future of the island. The afternoon was devoted to field sports.

19090824~0901

1909년 평양에서 개최된 미국 북장로교회 한국 선교부의 제25차 연례회의 회의록 및 보고서 (1909년 8월 24일~9월 1일)

2쪽

상임 위원회

(......)

9. 편집 위원회: -
   1910년   스왈렌 씨
   1911년   게일 박사 (위원장)
   1912년   에비슨 박사 (간사)

42쪽

25주년.
1909년 8월 27일

(......)

노래를 마친 후 에비슨 박사가 쓴 한국 의료 사업의 역사에 관한 논문을 F. S. 밀러 씨가 낭독하였다.

부록 III.
(중략)

87~88쪽

B. 서울 지부. 업무 배정

(......)

의학박사, O. R. 에비슨: - 세브란스 병원 원장. 의학교 교장. 문서 업무. 남대문 회중의 보조자.

O. R. 에비슨 부인: - 세브란스 병원 및 남대문 회중과 연관된 전도 사업. 전도부인의 감독.

(......)

E. L. 쉴즈 양: - 세브란스 병원 간호원장. 간호원 양성소장.

(......)

J. W. 허스트, 의학박사: - 언어 공부. 세브란스 병원 부원장. 병원 및 남대문 회중과 연관된 전도 사업. 세브란스병원 의학교에서의 강의. 여름에 4개월 동안의 휴가.

J. W. 허스트 부인: - 세브란스 병원 및 남대문 회중과 관련된 전도 사업. 병원 회계 감독. 전도부인의 감독

(중략)

1909 Minutes and Reports of the Twenty-Fifth Annual Meeting of the Korea Mission of the Presbyterian Church in the U. S. A. Held at Pyeng Yang (Aug. 24th~Sept. 1st, 1909)

p. 2

Permanent Committees.

(......)

9. Editorial: -
    1910   Mr. Swallen
    1911   Dr. Gale (Chm.)
    1912   Dr. Avison (Secy)

p. 42

Quarto Centennial.
August 27, 1909

(......)

After singing, a paper written by Dr. Avison on the History of Medical Work in Korea was read by Mr. F. S. Miller.

Appendix III.
(Omitted)

pp. 87~88

B. Seoul Station. Apportionment of Work

(......)

O. R. Avison, M. D.: - Physician in charge of the Severance Hospital. Charge of Medical College. Literary work. Assistant at South Gate Congregation.

Mrs. O. R. Avison: - Evangelistic work in connection with the Severance Hospital and South Gate Congregation. Oversight of Bible woman.

(......)

Miss E. L. Shields: - Superintendent of nursing in Severance Hospital. Charge of training school for nurses.

(......)

J. W. Hirst, M. D.: - Language study. Associate physician in charge of Severance Hospital. Evangelists work in connection with the Hospital and the South Gate Congregation. Teaching in Severance Hospital Medical College. Four months' leave of absence in the summer.

Mrs. J. W. Hirst: - Evangelistic work in connection with the Severance Hospital and the South Gate Congregation. Supervision of the Hospital booking. Oversight of a Bible woman.

(Omitted)

19091005

랠프 O. 라이너(서울)가 아서 J. 브라운(미국 북장로교회 해외선교본부 총무)에게 보낸 편지 (1909년 10월 5일)

접 수
1909년 11월 3일
브라운 박사

한국 서울,
1909년 10월 5일

아서 J. 브라운 목사,
　　뉴욕 시

친애하는 브라운 박사님,

　　박사님은 한국을 떠난 것 같지 않지만, 8월 중순에 있었던 마지막 지부 회의 이후 서울에서의 우리 활동에 대한 소식을 전하게 된 것을 영광으로 생각합니다. 많은 일들이 우리를 기쁘게 해 주었지만, 그중에서도 세 명의 중견 선교사들이 안식년을 마치고 돌아왔을 때 우리 모두가 느꼈던 만족감만큼 좋은 것은 없습니다. 웰본 부부는 세 자녀와 함께 8월 15일쯤 도착하였고, 언더우드 부부는 8월 20일 평양에 도착하였으며, 에비슨 부부는 9월 28일 서울로 돌아왔습니다. 이 세 사람의 부재는 지난 해 동안 업무에 큰 손해를 끼쳤을 뿐 아니라 남아있는 사람들도 훨씬 더 많은 부담을 짊어지지 않을 수 없었습니다.

　　에비슨 박사는 특히 적절한 시기에 도착하였습니다. 왜냐하면 콜레라가 중국에서 제물포를 거쳐 건너와 몇 주 동안 이 도시에서 유행하였기 때문입니다. 그것이 선교사들의 건강에 위험한 적은 결코 없었지만, 그것의 존재는 귀 선교본부 상주 의사의 업무에 추가되었습니다.

　　　　　　　　　　　　(중략)

Ralph O. Reiner (Seoul),
Letter to Arthur J. Brown (Sec., BFM, PCUSA) (Oct. 5th, 1909)

> Received
> NOV 3 1909
> Dr. Brown

Seoul, Korea,
October 5, 1909

Dr. Arthur J. Brown,
New York

My dear Dr. Brown: -

You have hardly left Korea, yet it is my privilege to send you word of our work in Seoul since our last station meeting in the middle of August. Many things have conspired to make us glad but among these, none can equal the satisfaction we all felt over the return of three senior missionaries from furlough. Mr. & Mrs. Welbon with their three children arrived about August 15th, Dr. and Mrs. Underwood reached Pyeng Yang August 20th and Dr. and Mrs. Avison returned to Seoul on September 28th. The absence of three such men has been a great detriment to the work during the past year and not only that, but the ones remaining have been compelled to carry greatly increased burdens.

Dr. Avison has arrived at an especially opportune time, for cholera has been in the city for several weeks, having come across by way of Chemulpo from China. At no time has it been dangerous to the health of the missionary body, yet its presence added to the duties your resident physician.

(Omitted)

19091008

잡보. 청관(靑館) 연설. 황성신문(서울) (1909년 10월 8일), 1쪽

청관 연설

제중원 의사 어비신 씨가 지난 해에 귀국했다가 얼마 전에 한국으로 건너왔는데, 이번 달 10일 일요일 오후 3시에 종로 청년회에서 그 분을 초청하여 연설하는데 그 회관 회원과 학생 전체가 참석하고 방청도 특별히 허가한다더라.

Miscellaneous. Speech at the Y. M. C. A.
Whangsung Sinmun (Seoul) (Oct. 8th, 1909), p. 1

靑館 演說

濟衆院 醫師 魚丕信 氏가 前年에 歸國ᄒᆞ엿다가 日前에 渡來ᄒᆞ엿ᄂᆞᆫ듸 今月 十日 日曜 下午 三時에 鍾路 靑年會에셔 該氏를 請邀ᄒᆞ야 演說ᄒᆞᆫ다ᄂᆞᆫ듸 該會舘 會員과 學生이 盡數來參ᄒᆞ고 傍聽도 特許ᄒᆞᆫ다더라

19091008

한국 개신교 복음선교 연합공의회의 제5차 연례회의
(1909년 10월 8~9일)

1쪽

위원회

실행. - O. R. 에비슨, W. A. 노블, W. D. 레이놀즈, J. L. 저다인, A. R. 로스, G. 엥겔

(......)

Fifth Annual Meeting of the Federal Council of Protestant Evangelical Missions in Korea (Oct. 8th~9th, 1909)

p. 1

Committees.

Executive. - O. R. Avison, W. A. Noble, W. D. Reynolds, J. L. Gerdine, A. R. Ross, G. Engel

(......)

19091015

새디 H. 허스트(서울), 개인 보고서, J. W. 허스트 부인, 한국 서울, 1908~9년도 (1909년 10월 15일 접수)

개인 보고서
J. W. 허스트 부인,
한국 서울, 1908~9년도.

에비슨 박사 부부는 지난 회계연도가 끝나기 직전에 안식년을 떠났고, 그들이 떠난 후 나의 첫 번째 업무는 우리가 사용하고 있던 여자 사택의 방에서 그들이 비워둔 집으로 이사하는 것이었다. 올해 내가 맡은 일의 대부분은 '가사 관리'이었기 때문에 이사하고 재정착하는 업무가 진행되는 동안 6~12명의 손님이 우리 집의 식탁에서 즐겁게 지냈음을 언급할 수 있다. (……)

Sadie H. Hirst (Seoul), Personal Report, Mrs. J. W. Hirst, Seoul, Korea, 1908~9 (Rec'd Oct. 15th, 1909)

Personal Report,
Mrs. J. W. Hirst,
Seoul, Korea,
1908~9.

Dr. and Mrs. Avison left for their furlough just before the close of the last fiscal year, and my first task after their departure was to move from the rooms we were occupying in the Ladies' House into the house they left vacant. As the bulk of my work the year has been "house-keeping", I might mention that while the task of moving and getting re-settled was in progress, as many as six to twelve guests were entertained at our table. (……)

19091017

잡보. 어 씨 강도(講道). 황성신문(서울) (1909년 10월 17일), 3쪽

어 씨 강도(講道)

제중원 의사 어비신 씨가 종로의 청년 회관에서 강의를 한다고 하는 것은 이미 게재하였지만, 미국에서 온 박사의 연설이 공교롭게도 겹쳐 중지하였다가 오늘 오후 3시에 그 회관에서 어비신 씨를 초청하여 강의한다고 한다.

[Miscellaneous. Dr. Avison's Speech at the Y. M. C. A. *Whangsung Sinmun* (Seoul)] (Oct. 17th, 1909), p. 3

魚 氏 講道

濟衆院 醫師 魚丕信 氏가 鍾路 靑年 會舘에셔 講道흔다 흠은 旣爲 揭載ᄒ얏거니와 美國셔 渡來흔 博士 諸氏 演說에 相値되야 停止ᄒ엿다가 今日 下午 三時에 該會館에서 魚丕信 氏를 請邀ᄒ야 講道ᄒ다더라

19091019

캐서린 웸볼드(서울)가 아서 J. 브라운(미국 북장로교회 해외선교본부 총무)에게 보낸 편지 (1909년 10월 19일)

접 수
1909년 12월 15일
브라운 박사

한국 서울,
1909년 10월 19일

친애하는 브라운 박사님,

　어제 지부 회의의 특징은 언더우드 박사가 거의 3년 반 만에 처음으로 우리와 함께하였다는 것이었으며, 저는 그의 지부 보고서를 동봉합니다.
　에비슨 박사는 그가 자신과 함께 미국을 여행하며 한국 선전 운동을 위하여 연설하면서 과로하였다고 말하였습니다. 우리는 언더우드 박사가 얼마나 열심히 일하는 사람인지 우리 모두 알고 있기 때문에 이 말은 많은 즐거움을 불러일으켰습니다. 에비슨 박사는 세브란스 병원에 연합의학교를 설립하겠다는 계획으로 가득 차 있습니다. 그것은 한국 의료 선교사 협회의 회의에서 승인받았습니다.

(중략)

Katharine Wambold (Seoul),
Letter to Arthur J. Brown (Sec., BFM, PCUSA) (Oct. 19th, 1909)

Received
DEC 15 1909
Dr. Brown

Seoul, Korea,
October 19, 1909

My dear Dr. Brown: -

The special feature of yesterday's station meeting was that Dr. Underwood was with us for the first time in nearly three years and a half I enclose his station report.

Dr. Avison said he had been overworked in America when he traveled with Dr. Underwood, speaking for the Korea Propaganda. This remark caused much merriment, for we all know what a strenuous worker Dr. Underwood is. Dr. Avison is full of plans for a Union Medical School in Severance Hospital. At a meeting of the Korea Medical Association it met with approval.

19091100

[개신교 복음선교회 총회.]
The Korea Mission Field (서울) 5(11) (1909년 11월), 193~194쪽

(중략)

(......) 개신교 복음선교회 총회는 10월 8일과 9일, 금요일과 토요일 양일간 서울 기독교 청년회 건물에서 연례회의를 개최하였다.

(중략)

폴웰 박사는 중앙 의학교의 절실한 필요를 느낀 의료 선교사 협회가 이 사업에 협력하기로 결정하였으며, 여러 선교부에 서울에 가서 매년 정해진 시간 동안 교육을 도울 수 있는 승인을 요청하였다고 보고하였다. 그들은 지금 선교지의 의사 수가 두 배로 늘어나도록 연합 기도를 요청하고 있다. 이와 관련하여 에비슨 박사는 자신이 없는 동안 몇몇 젊은 현지인 의사들이 서울을 떠나 다른 곳에서 유리한 제안을 받을 계획을 세웠으나, 그가 한국을 위한 기독 의료 기관, 즉 온 나라를 위한 기독 의사들을 준비시키겠다는 생각을 그들 앞에 제시하였을 때, 그들은 열의에 불타올랐고, 추가 인력들이 준비될 때까지 그들 자신의 개인적 이익을 버리고 이 선한 일에 계속 도움을 주기로 한마음으로 결심하였다.

(중략)

[General Council of Missions.]
The Korea Mission Field (Seoul) 5(11) (Nov., 1909), pp. 193~194

(Omitted)

(......) the General Council of Missions held its Annual Meeting on Friday and Saturday, Oct. 8th and 9th, in Seoul at the Y. M. C. A. building.

(Omitted)

Dr. Follwell reported that the Medical Association feeling the great need of a Central Medical School, had resolved to co-operate in this work, asking their several missions for permission to go to Seoul and help in the teaching for a stated time each year. They are now asking united prayer that the number of doctors in the field may be doubled. Dr. Avison stated, in this connection, that several of the young native doctors had during his absence formed plans to leave Seoul and accept advantageous offers from other places, but when he put before them the idea of a Christian medical institution for Korea, by which Christian doctors be prepared for the whole country, they were fined with enthusiasm and resolved unanimously to forgo their own personal profit, and remain to help in this good work, till further reinforcements should be ready.

(Omitted)

19091100

릴리어스 H. 언더우드(서울), 개신교 25주년 기념.
The Korea Mission Field (서울) 5(11) (1909년 11월호), 198~200쪽

북장로교회 한국 선교부는 8월 7일 평양에서 한국 개신교 선교부 설립 25주년 기념행사를 거행하였다. (……)

(중략)

그런 다음 에비슨 박사의 의료 사업에 관한 논문을 낭독하였는데, 그것에는 선교부의 과거와 현재 의료 사업의 개요가 담겨 있었다. 1885년 알렌과 헤론 박사에 의한 사업의 시작, 정부 병원의 설립, 여의사에 의한 여자 의료 사업, 다른 지부에 병원과 진료소 설립, 알렌 박사 밑에서 시작된 의학교, 1908년 첫 의사 졸업, 그리고 의료인들의 자립 활동의 전망이 모두 다루어졌다.

(중략)

Lillias H. Underwood (Seoul),
The Anniversary of the Twenty-fifth Year of Protestant Missions.
The Korea Mission Field (Seoul) 5(11) (Nov., 1909), pp. 198~200

On August the 7th at Pyeng Yang the Presbyterian Mission North held the Twenty-fifth Anniversary of the Establishment of Protestant Missions in Korea. (......)

(Omitted)

A paper on medical work by Dr. Avison was then read, in which an outline of the Mission's medical work past and present was given. The opening of the work in 1885 by Drs. Allen and Heron, the establishment of a government hospital, the medical work among women by lady doctors, the establishing of hospitals and dispensaries in other stations, the medical school, begun under Dr. Allen, graduating its first doctors in 1908, and the prospect of a self-supporting stall of medical men were all noted.

(Omitted)

19091200

기독교인 한국인의 축하.
The Korea Mission Field (서울) 5(12) (1909년 12월호), 206~208쪽

O. R. 에비슨 박사 부부는 지난 10월 초 미국에서 7명의 자녀 중 한 명만 데리고 서울로 돌아왔고, 이 국제적인 공동체를 대표하는 친구들과 동료들, 그리고 모든 국적의 사람들로부터 기쁜 마음으로 환영을 받았다.

11월 4일 목요일 저녁, 병원과 관련된 한국인들은 이 행복한 행사를 축하하기 위하여 작은 여흥을 제공하였다. 단 6명 남짓의 외국인들만이 초대되었는데, 그들 대부분은 공식적으로 병원과 관련이 있었으며, 그 행사는 전적으로 한국식이었고 박사에 대한 그의 한국인 조수들과 친구들의 애정의 표현으로 의도되었는데, 박사는 정말 놀랐다. 방은 매우 아름답게 장식되어 있었고, 여학교에서 연주와 노래를 배운 몇몇 젊은 여자들이 음악을 연주하였다.

여러 한국인들이 연설을 통해 그들을 위하여, 그리고 그들과 함께 한 에비슨 박사의 자기희생적 수고에 대하여 높이 평가하거나 표현하였다. J. S. 게일 박사는 또한 모든 사람의 따뜻한 감정을 표현하는 친절하고 행복한 연설을 하였으며, 모든 사람의 기분을 이전보다 훨씬 더 좋게 만들었다.

에비슨 박사는 부름을 받고 친구들의 선한 의지와 좋은 말에 감사를 표하고 그들이 함께 겪고 극복한 몇 가지 어려움에 대하여 설명하였으며, 병원과 관련된 사람들이 열렬한 기독교인이 되어야 하고, 한국에 효율적인 기독 의사와 간호원 집단이 있기를 간절히 바랐다.

헤어지기 전에 손님들은 오직 한국인만이 제공할 수 있는 풍성한 잔치에 초대되었다. 식탁에는 커피, 샌드위치, 케이크뿐만 아니라 온갖 종류의 한국 음식이 차려졌다.

그러나 우리는 김필순 박사의 연설을 언급하지 않고는 이 즐거운 행사에 대한 빈약한 보고를 마칠 수 없다. 우리는 그가 약 18년 전 황해도에서 시골 소년이었을 때, 조금 후에 우리의 보살핌을 받으며 학교에 다니기 위하여 서울로 올라왔을 때, 그리고 그의 헌신적인 어머니가 밤에 야산의 정상에서 아들을 위하여 기도하는 모습도 잘 기억하고 있다. 지금 그는 최근 졸업한 의사 중 한 명이다. 그는 에비슨 박사와 함께 공부한 최초의 의학생이며, 그가 겪었던 시련에 대하여 이야기하면서 우리는 그의 스승과 그 자신이 실제로 우리의 깊은 존경을 받을 자격이 있다고 느꼈다.

한글로 된 책도 없었고, 영어에 대한 지식도 없었고 중국어에 대한 지식도 거의 없었으며, 그의 이전 교육은 일반 학습의 초보 수준에 불과한 것과 과목이 어려워 그는 그의 옆에 자신의 선생님과 함께 공부하는 것이 꼭 필요하였다. 그들은 다른 업무와 환자나 외국인 방문객의 방문으로 인해 끊임없이 방해를 받았다. 교과서는 한 과목씩 학습할 때마다 번역되었고, 새로운 개념을 위해서는 새로운 단어를 만들어야 했으며, 번역이 되었을 때 다른 학생들을 위한 몇 권의 사본을 만들기 위하여 조금씩 등사되었다. 해부학 - 그레이 해부학, 우리 중 일부는 그것이 무엇을 의미하는지 알고 있다 - 이 모두 완성되었을 때, 그것은 사본이 만들어지기 전에 화재로 파괴되었다. 이 모든 것이 충분히 엄청난 어려움의 산을 만들었다. 김 박사는 학위 취득을 위하여 거의 15년 동안 근무하면서 진료소와 병원에서 약사, 간호원 또는 조수로 일하였지만 책에서 얻은 지식을 바탕으로 내과, 수술, 약학 분야에서 귀중한 실무 경험을 쌓았다. 그는 여러 번 낙담하였고, 결코 목표에 도달할 수 없다고 생각하였다. 여러 번 그 일에 즐거움도 이익도 없어 보였고 그는 기꺼이 포기하였지만, 그의 선생의 열정은 자신의 희망을 꺾지 않았고 용기는 결코 실패하지 않아 오늘날 우리는 철저한 의학교의 설립이 시작되었고, 이미 번역된 의학 서적이 충분하며, 기타 번역 작업도 진행 중에 있다.

의사와 조수들의 노고와 세브란스 씨의 관대함, 그리고 무엇보다도 하나님의 축복으로 병원은 이제 효율적이고 비교적 완전한 의료 시설을 갖추게 되었으며, 이를 최신 상태로 유지하는 데 필요한 모든 시설을 갖추고 있다. 2명의 외국인 간호사가 담당하고 있으며, 학생들이 실습 외에도 정규 학습 과정과 시험 및 자격증을 받는 간호원 양성소가 있다.

병원과 관련하여 두 명의 전도사가 있는데, 그들은 모든 진료소 방문자들을 만나서 복음의 주장을 전하고, 병동의 회복자들을 방문하며, 또한 집으로 돌아간 관심을 보인 사람들도 방문한다.

병원 기지에는 전도사가 담당하는 접수실과 책방이 있고, 출석 인원이 150명에 달하는 작은 교회도 점차 성장하였다. 이 교회는 아직 정규로 조직되지 않았지만 곧 조직될 것이다. 그것은 언더우드 박사가 공식적인 감독을 맡고 있지만 에비슨과 허스트 박사가 보살피고 있다.

의료 선교사 협회의 최근 연례회의에서 각 선교본부가 자신의 의료 선교사가 매년 정해진 기간 동안 강의 과정을 돕는 것을 승인하는 것을 전제로 전체 한국을 위하여 서울에 하나의 연합의학교를 두기로 의결하였다.

이 대학에는 현재 교육을 받고 있는 많은 학생이 있으며, 1911년에는 다음 학급이 졸업할 것으로 예상된다. 입학을 위한 향후 자격은 지원자가 동양에서 알려져 있으며 미국의 '예비 학교'와 거의 같은 '중학교' 등급의 학교를 졸업해야 한다는 것이다. 지원자는 또한 기독교인이어야 한다.

현재로서는 교육 조건을 그렇게 엄격하게 만드는 것이 불가능하며, 학생이 의학에서 요구하는 과정을 수강할 수 있을 만큼 충분한 지식만 있으면 된다. 정규 강사로는 에비슨, 허스트, 김, 홍 및 박 의사와 영어와 수학을 가르치는 피터스 박사와 버피 양이 있다. 송도의 리드 박사는 이번 겨울에 두 과목의 강의를 할 예정이다. 하나는 소화기 질환에 관한 것이고, 다른 하나는 의료 전도에 관한 것으로 특히 의사가 개인적인 일을 할 수 있는 기회와 관련된 것이다. 정규 과정은 4년이며, 교과 과정에는 진료소, 병동 및 수술실에서 임상 실습과 함께 해부학, 생리학, 화학, 현미경학, 생물학, 물리학, 약학, 약물학, 세균학, 조직학, 일반 진단학, 치료학, 진단학, 병리학, 내과학, 외과학, 외과 해부학이 포함된다.

필요한 책 중 상당수가 이미 번역되었으며, 다른 책도 순조롭게 번역되고 있다. 안이비인후에 대한 특수 업무, 광학 업무, 혈청 치료, 전기 치료 및 방사선 등이 4학년에 시작될 것이다.

현재 병원과 의학교에서 에비슨 박사를 돕고 있는 세 명의 한국인 의사들은 현재 상당한 개인적 희생을 치르고 있다. 그들 모두는 현재 받는 수입의 두 배에 대한 확실한 제안을 한 번 이상 받았고, 누구든지 그것만을 위하여 일하기로 선택하였다면 다양한 방법으로 훨씬 더 많이 벌 수 있었으나, 그들 모두는 그리스도를 위한 희생의 정신으로 가득 차 있었고, 기독 의사들로 기독 대학을 설립하려는 생각에 열광하였으며, 분명히 그분의 대의를 위하여 그들 자신의 개인적인 이익을 양보하기로 결정하였다. 그렇게 함으로써 실제로 자신의 미래 이익을 위한 가장 확실한 길을 가고 있는 것인데, 왜냐하면 그들은 좋은 고객을 확보하는 경험과 효율성을 더하고 있으며, 헤아릴 수 없을 만큼 가치가 있을 인품의 향상에 더 큰 도움이 되기 때문이며 수백 명의 다른 젊은 그리스도인들에게 영감을 주었다. 한국에는 이런 청년들이 있으며, 한국의 미래는 희망으로 밝다. 하나님께서 그들과 그들이 하고 있는 일을 축복해 주소서.

A Christian Korean Celebration.

The Korea Mission Field (Seoul) 5(12) (Dec., 1909), pp. 206~208

Dr. and Mrs. O. R. Avison, accompanied by only one of their seven children, returned to Seoul from America early in October last, and were joyfully welcomed by their friends and fellow-workers or every nationality represented in this very cosmopolitan community.

On Thursday evening Nov. 4th the Koreans connected with the hospital, gave a little entertainment in celebration of this happy event. Only a half dozen or so of foreigners - most of them officially connected with the hospital were invited, the affair being entirely Korean and intended as an expression of the affection of his Korean assistants and friends for the doctor, to whom, I may add, it was an entire surprise. The room was very prettily decorated, and music was rendered by some of the young ladies who had learned to play and sing in the girls' school.

Speeches were made by several Koreans, expressive or their high appreciation of Dr. Avison's self-sacrificing labors for and with them. Dr. J. S. Gale also made one of his kind and happy addresses, which voiced the cordial feelings of all, and made every body feel better, even better than before.

Dr. Avison being called upon, thanked his friends for their good will and good words, gave an outline of some of the difficulties they had met and overcome together, and expressed his dearest wish that the people in connection with the hospital should be earnest Christians doing Christian medical work, and that Korea should have an efficient corps of Christian doctors and nurses.

Before separating, the guests were invited to partake of such a generous feast as only Koreans know how to provide. Tables were loaded with all sorts of Korean delicacies as well as coffee, sandwiches and cake.

But we cannot close this very meagre report of a delightful occasion, without a reference to the address made by Dr. Kim Pil Soon. We remember him well as a country boy in Whang Hai Do, some eighteen years ago, and a little later when he came up to Seoul to attend school, under our care, and we remember too how his devoted mother spent a night alone on a wild mountain top, praying for her son. Now he is one of the recently graduated physicians. He is the first of the medical students who studied with Dr. Avison, and as he told of the trials he had encountered we felt that his preceptor and himself indeed deserved our profound respect.

There were no books in Korean, he had no knowledge of English and very little of Chinese, his previous education amounted to little more than the rudiments of ordinary learning, and on this account, and the difficulty of the subjects, it was absolutely necessary for him to study with his teacher at his side. They were constantly interrupted by other duties, and the calls of patients or foreign visitors. The text-books were translated only as lesson by lesson they went over them, new words must be coined for new ideas, and when translated were bit by bit mimeographed to make a few copies for other students. When the anatomy was all finished - Gray's Anatomy, some of us know what that means - it was destroyed by fire before it had been copied. All this made a sufficiently stupendous mountain of difficulty. Dr. Kim worked nearly fifteen years for his degree, all the time serving as drug clerk, nurse or assistant in the dispensary and hospital, but he gained thus with his book knowledge invaluable practical experience in medicine, surgery, and pharmacy. Many a time he became discouraged and thought he could never reach the goal. Many a time there seemed neither pleasure nor profit in the work, and he was ready to give it up, but his teacher's zeal never flagged his hope and courage never failed, and so to-day we have the beginnings of a thorough-going medical college established, a sufficient number of medical books already translated, and others on the way.

The hospital by the strenuous work of the doctor and his assistants, the generosity of Mr. Severance, and above all the blessing of God, is now an effective and comparatively complete medical plant, equipped with everything necessary to bring it up to date. There are two foreign nurses in charge, and a nurses' training school in which the students receive besides their practical training, regular courses of study followed by examinations and certificates.

There are two evangelists in connection with the hospital, who meet all dispensary visitors and present the claims of the gospel, visit the convalescents in the wards, and also those who having shown an interest have returned to their homes.

There is a reception and book room on the hospital compound in charge of its evangelist, and a little church has gradually grown up which has an attendance of 150 people. This church has not yet, been regularly organized, but soon will be. It is under the care of Drs. Avison and Hirst, tho Dr. Underwood has official supervision.

At the last annual meeting of the Medical Association, it was resolved to have one union medical college in Seoul for all Korea to which missionary doctors from other stations should, with the permission of their boards, go for a stated time, every year to assist in the lecture courses.

This college has now a number of students in training and expects to graduate the next class in 1911. The future requirements for admission will be, that the applicant must have graduated from a school of the grade known in the East, as "middle school" about the same as our "preparatories" in America. The applicants must also be Christians.

At present it is not possible to make the educational conditions so strict and the student is practically only required to have enough knowledge to make it possible for him to take the course required in medicine. The ordinary instructors are doctors Avison, Hirst, Kim, Hong and Pak, and Dr. Pieters and Miss Burpee who give lessons in English and mathematics. Dr. Reid of Song Do will this winter give two courses of lectures. One on diseases of the digestive organs, and one on medical evangelism, especially in connection with the opportunity the doctor has for personal work. The regular course is to he four years, and the curriculum includes, Anatomy, Physiology, Chemistry, Microscopy, Biology, Physics, Pharmacy, Materia Medica, Bacteriology, Histology, General Diagnosis, Therapeutics, Physical Diagnosis, Pathology, Medicine, Surgery, Surgical Anatomy, with practical work in the dispensary, wards, and operating room.

Many of the necessary books are already translated and others are well under way. Special work for eye ear nose and throat with, optical work, serum therapy, electro therapy and X ray, will come in the fourth year.

The three Korean doctors who are assisting Dr. Avison now in the hospital and medical college, are doing so at considerable present personal sacrifice. All or them have had more than one definite offer for twice the income they are at present receiving, and anyone of them could in various ways make much more, if he chose to work for that alone, but they have all become filled with the spirit of sacrifice for Christ's sake, and enthused with the idea of establishing a Christian college, with Christian doctors, and have definitely decided to yield their own personal profit for the sake of His cause and in so doing are really taking the surest road to their own future advantage, for they are adding to their experience and efficiency gaining a good clientele, and what is more an uplift in character, which will be of incalculable value, while their example will be an inspiration to hundreds of other young Christians. While Korea has such young men as these, her future is bright with hope. God bless them and the work they are doing.

19091203

잡보. 제중원 확장. 황성신문(서울) (1909년 12월 3일), 2쪽

　제중원 확장 - 남대문 밖 제중원에서 지금부터 업무를 일층 확장하기 위하여 진찰을 더욱 정밀하게 한다는데, 시간은 오전 10시부터 오후 4시까지 무료로 진찰하며, 특별한 경우에는 시간을 불문하고 수시 요청에 따라 진찰한다고 한다.

[Miscellaneous. Expansion of Jejoongwon. *Whangsung Sinmun* (Seoul)] (Dec. 3rd, 1909), p. 2

　濟衆院 擴張 - 南大門外 濟衆院에서 自今으로 業務를 一層 擴張ᄒ기 爲ᄒ야 珍察을 益加 精密히 ᄒ다ᄂᆞᆫ듸 時間은 午前 十時로붓터 午後 四時ᄭᅡ지 無料로 診察ᄒ며 特別ᄒᆫ 境遇에ᄂᆞᆫ 時間을 勿問ᄒ고 隨請 診察ᄒᆫ다더라.

잡보. 청관(靑館) 연설. 황성신문(서울) (1909년 12월 21일), 1쪽

청(년회)관 연설

오늘 오후 7시에 종로 청년 회관에서 연설회를 열고 학질(瘧疾) 발생의 이유와 예방의 방법에 관해 제중원 의사 어비신 씨가 연설한다더라.

Miscellaneous. Speech at the Y. M. C. A.
Whangsung Sinmun (Seoul) (Dec. 21st, 1909), p. 1

靑館 演說

今日 下午 七時에 鍾路 靑年 會舘에셔 演說會를 開호고 瘧疾 發生의 理由와 預防의 方法으로 濟衆院 醫師 魚丕信 氏가 演說호다더라

19090000
세브란스 병원의학교의 교직원 및 학생 일동 (1909년 후반 추정)
Faculty and Students of Severance Hospital Medical College (ca. late 1909)

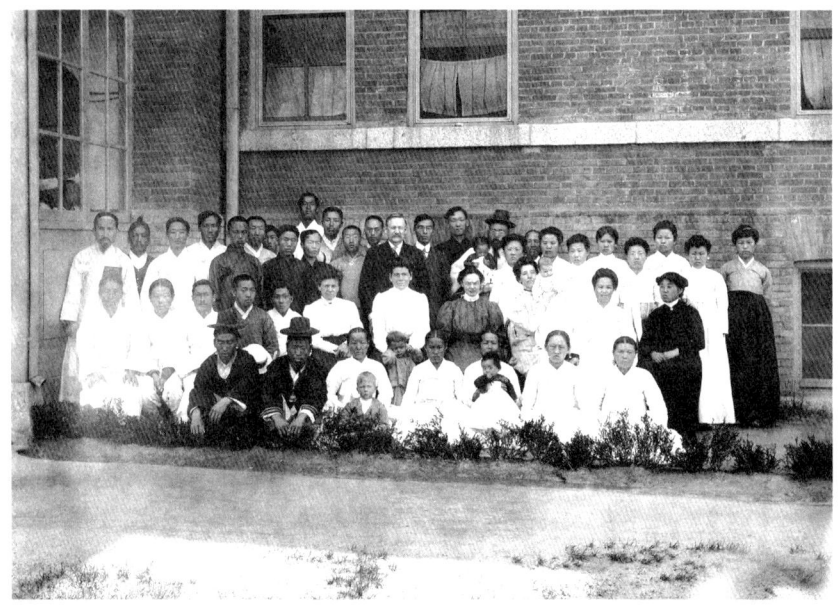

그림 8. 1909년 후반경의 세브란스 병원의학교의 교직원 및 학생. 동은의학박물관 소장.

제3장 1910년
Chapter 3. 1910

19100219

J. 헌터 웰즈(평양)가 아서 J. 브라운(미국 북장로교회 해외선교본부 총무)에게 보낸 편지 (1910년 2월 19일)

접 수
1910년 3월 18일
브라운 박사

한국 평양,
1910년 2월 19일

신학박사 A. J. 브라운 목사, 미국 북장로교회 해외선교본부 총무, 뉴욕

친애하는 브라운 박사님,

    리 씨가 1년 이상 기다리지 말고 지금 당장 안식년을 떠나야 한다는 점은 분명해졌습니다. 스왈렌 씨가 1년 넘게 머물렀고 마펫 박사가 에든버러로 가야 했기 때문에 우리는 다른 조치를 계획하였습니다. 그러나 리 씨의 신체적, 신경적 상태가 너무 좋지 않아 서울의 에비슨 및 허스트 박사, 이곳 감리교회 선교부의 폴웰 박사는 그를 면밀히 검사하고 즉시 가도록 권유하였으며, 저는 건강 증명서를 주었고 그는 가족과 함께 4월 초, 아마 그 이전에 떠날 계획입니다. 리 씨는 가기를 꺼려하고 있지만, 우리 의사 4명이 동의하고 나머지 의사들도 모두 가야 한다는 것을 상식으로 알고 있는 경우입니다. 박사님은 적절한 시기에 원본 문서를 받게 될 것입니다.

(중략)

J. Hunter Wells (Pyeng Yang),
Letter to Arthur J. Brown (Sec., BFM, PCUSA), (Feb. 19th, 1910)

Received
MAR 18 1910
Dr. Brown

Pyengyang, Korea,
Feb. 19, 1910

Rev. Dr. A. J. Brown, Secy., B. F. M. P. C. in U. S. A., New York

Dear Dr. Brown: -

It has become positively evident that Mr. Lee must leave now on furlough and not wait over an extra year. We planned a different arrangement since Mr. Swallen has stayed over a year and since Dr. Moffett has to go to Edinborough, but Mr. Lee's physical and nervous condition is such that he must go and so with the concurrence of Drs. Avison and Hirst of Seoul, and of Dr. Follwell of the Meth. Mission here - all who have carefully examined him and recommended his going at once, I have given a certificate and he, with his family, are planning to leave early in April - perhaps before. Mr. Lee is reluctant to go but it's a case in which we four doctors agree and all the rest here know from a general knowledge that it should be done. You will receive the original documents in due course.

(Omitted)

19100314

회의록, 한국 선교부 서울 지부 (미국 북장로교회) 1891~1921년
(1910년 3월 14일)

(중략)

위원회 보고서

(중략)

VII. 의료 위원회. 에비슨 박사는 세브란스 병원에 병리학 업무, 연구 및 교육이 필요하다고 보고하였다. 그는 병리학 연구를 위하여 록펠러 연구소와 이 연구에 대한 보조금을 받을 수 있는 가능성에 대하여 상담하였으며, 그들이 승인할 수 있는 인력과 주제를 우리가 가지고 있을 경우, 재정 지원 신청을 호의적으로 고려할 것이라는 답변을 받았다. 강계의 밀즈 박사가 그 자리를 기꺼이 받아들일 것이라는 것을 확인하고, 어떤 사람이 강계에서 자신의 자리를 잡기 위하여 갈 수 있다면, 그는 우리가 록펠러 연구소의 도움을 얻기 전에 우리 병리학자가 수행한 업무를 제출하기 위하여, 이 지부는 강계를 위한 급여로 의사를 찾는 대로 밀즈 박사를 세브란스 병원의학교에 임명하도록 선교부에 요청하는 것이 필요하다고 동의하였다.

(중략)

Minutes, Seoul Station, Korea, 1891~1921 (PCUSA) (Mar. 13th, 1910)

(Omitted)

Committee Reports.

(Omitted)

VII. Medical Committee. Dr. Avison reported the need of the Severance Hospital for pathological work, research and teaching. He has consulted with the Rockefeller Institute for pathological work as to the feasibility of obtaining a subsidy from them for this work and has obtained a reply to the effect that they will give favorable consideration to our application for financial aid when we had a men and subject they could approve. Having ascertained that Dr. Mills of Kang Kei will be willing to accept the place, if a man can be forward to take his place in Kang Kei, he moved that as it would be necessary before we could obtain the assistance of the Rockfeller Inst. to submit work done by our pathologist, this station request the Mission to appoint Dr. Mills to the Severance Hospital and Med. College, to take effect as soon as a doctor with salary for Kang Kei can be found.

(Omitted)

19100318

아서 J. 브라운(미국 북장로교회 해외선교본부 총무)이
한국 선교부 실행 위원회로 보낸 편지 (1910년 3월 18일)

뉴욕,
1910년 3월 18일

한국 선교부 실행 위원회 귀중

친애하는 형제들,

우리는 2월 5일자 어빈 박사의 사직서를 접수하였으며, 2월 26일자 귀 위원회의 전문은 다음과 같습니다: -

"Irvin resignation forwarded mohnartig acceptance ex comity. (실행 위원회)".
"번역: 어빈의 사임이 전달되었음. 우리는 수용을 강력하게 촉구합니다.
실행 위원회".

이 문제는 비공식적으로 논의되었지만 즉각적인 조치에는 다음과 같은 다섯 가지 어려움이 있는 것으로 보입니다.

(중략)

넷째. 세브란스 씨는 3월 7일자로 에비슨 박사로부터 다음과 같은 내용의 전보를 받았다고 보고합니다. "어빈의 사임을 받아들이지 마십시오. 오늘 편지를 기다리십시오." 당연히 이 문제를 처리해야 하는 한국 위원회의 위원인 세브란스 씨는 에비슨 박사가 어떤 정보를 갖고 있는지 알고 싶어하고 우리는 그것을 기다려야 한다고 생각하고 있습니다.

(중략)

우리는 이 교신에 소요되는 추가 시간 동안 이 문제를 미결 상태로 유지해야만 한다는 점이 유감스럽습니다. 그러나 게일, 에비슨, 언더우드 박사와 전 도(道)의 한국인 기독교인들이 이러한 의견을 표명할 때, 그러한 언어로 말하고 그러한 상황에서 사임을 요청한 경우, 선교본부가 최종 조치를 취하는 것을 주저

하는 점에 대하여 귀 위원회는 알 것입니다. 분명히 우리는 추가적인 전개에 대한 추가 정보와 위원회의 의견이 필요합니다.

Arthur J. Brown (Sec., BFM, PCUSA), Letter to the Executive Committee of the Korea Mission (Mar. 18th, 1910)

New York,
March 18th, 1910

To the Executive Committee of the Korea Mission.

Dear Brethren: -

We have received Dr. Irvin's letter of resignation dated Feb. 5th, and your cable of Feb. 26th reading: -

> "Irvin resignation forwarded mohnartig acceptance ex comity. (Executive Committee)".
> "Translation: Irvin resignation forwarded. We strongly urge acceptance. Executive Committee".

The matter has been talked over informally but there appear to be the following five difficulties attending immediate action:

(Omitted)

4th. Mr. Severance reports that he has received a cable from Dr. Avison dated March 7th which reads about as follows: "Do not accept resignation Irvin. Wait for letter to-day." Naturally, Mr. Severance, who is a member of the Korea Committee which must pass upon this matter, wishes to know what information Dr. Avison may have and feels that we ought to wait for it.

(Omitted)

We regret that this matter must be kept in suspense the additional time which this correspondence involves, but you will appreciate the hesitation of the Board in taking final action on a resignation counched in such language and drawn forth in such circumstances, when missionaries like Drs. Gale, Avison and Underwood and the Korea Christians of the whole Province express such opinions. Plainly we need further information and the opinions of your Committee on the further development which appear to be indicated.

19100330

올리버 R. 에비슨(서울)이 아서 J. 브라운(미국 북장로교회 해외선교본부 총무)에게 보낸 편지 (1910년 3월 30일)

접 수
1910년 4월 21일
브라운 박사

한국 서울,
1910년 3월 30일

A. J. 브라운 목사, 뉴욕

친애하는 브라운 박사님,

　　우리의 간호원장인 쉴즈 양은 제가 미국을 떠나기 전에 저에게 편지를 보내어 병원의 끊임없는 부담에 불편함을 느끼며 자신을 대신하여 업무를 맡을 간호원을 구해 달라고 요청하면서, 자신은 원장의 책임에서 벗어나면서도 병원에서 한국인 간호원들을 가르치고 다른 업무를 돕는 등 시간과 원기로 동시에 직접적인 전도 활동을 할 수 있는 기회를 갖고 싶다고 말하였습니다.
　　저는 미국과 영국에서 모두 시도하였지만 적합한 사람을 찾는 데 성공하지 못하였습니다. 서울로 돌아온 후 저는 그 문제를 실행 위원회로 넘겼고, 위원회는 그것을 승인하여 선교부로 넘겼습니다. 이에 따라 선교부는 세브란스 병원의 간호원장 자리를 대신할 간호원을 파견해 달라고 선교본부에 요청하는 우리의 요청에 동의하는 결의안을 통과시켰습니다. 의심할 바 없이 이 조치에 대한 보고를 받으셨을 것입니다.
　　오늘 나는 매사추세츠 주 동(東) 선교부의 수전 R. 브로큰셔 양으로부터 편지를 받았는데, 그녀는 오고 싶어하고 자신이 철저히 추천할 수 있는 간호원을 찾았으며, 그 여자가 스탠리 화이트 씨에게 지원하겠다고 언급하였습니다.
　　저는 당연히 그녀의 자격 요건도 특별히 조사해 주었으면 좋겠습니다.
1. 그녀의 신체적 건강
2. 그녀의 기독교인 성품
3. 원장으로서의 행정 능력. 그녀의 업무는 간호원 감독, 간호과 조직, 교육 및 통솔, 가사 부서의 직원 관리 및 감독 등 간호 업무보다 적게 될 것이기에 이것은 대단히 중요합니다.
4. 언어 학습 능력. 이는 교육이 전적으로 한국어로 이루어지기 때문에 중요합니다.

스트롱이라는 이름의 그 여자는 감리교회 신자라는 것을 알고 있으며, 제가 잘 알고 있고 우리 업무에 관심이 있는 브로큰셔 양으로부터 그녀는 매우 상냥한 성격을 가지고 있다고 들었습니다.

당연히 그녀가 오는 것은 또 다른 급여와 비용을 포함할 것이며, 그것은 어떤 출처에서 제공되어야 합니다. 저는 언더우드 박사와 이에 대하여 이야기를 나누었고, 그는 자신이 정한 조건을 그녀가 받아들일 수 있다면 그녀가 스튜어트 기금으로 파견되어서는 안 될 이유가 없다고 생각하고 있습니다. 저는 지금 그 주제에 관하여 그녀에게 직접 편지를 쓰고 있으며, 그 주제에 대한 의견을 박사님에게 보내달라고 그녀에게 요청할 것입니다.

저는 결정이 내려지자마자 스트롱 양이 언제든지 올 수 있다는 것을 이해하고 있으며, 버피 양은 쉴즈 양이 모든 부담을 져야 하는 4월 말에 우리를 떠날 것이므로, 그녀가 이 특정 직책에 대한 자격에 대하여 의심의 여지가 없다는 전제 하에 가능한 한 빨리 우리가 구제 조치를 받는 것이 매우 중요합니다.

아무도 오지 않는 것보다 더 큰 불행이 하나 있는데, 그것은 그 자리를 채울 수 없는 사람이 오는 것입니다.

저는 세브란스 씨에게 선택을 도와달라고 편지를 썼고, 박사님과 동료들 그리고 세브란스 씨가 그녀를 볼 수 있게 되기를 바랍니다.

쉴즈 양은 확실히 매우 지쳐있으며, 저는 매일 그녀가 완전히 무너질까봐 두렵습니다. 따라서 저는 선교본부가 그녀를 구제할 사람을 확보하는 데 있어 매우 동정적이고 적극적인 협력을 요청드립니다.

이곳의 모두가 가장 사랑스러운 인사를 드립니다. 우리는 최근의 케네디 씨의 막대한 유산, 선교본부가 현명하게 행동할 수 있는 위치에 있을 수 있도록 필요한 사항을 설명하기 위하여 모든 선교부에 요청하는 데 나타난 훌륭한 판단에 대하여 선교본부에 축하를 드립니다.

안녕히 계세요.
O. R. 에비슨

Oliver R. Avison (Seoul),
Letter to Arthur J. Brown (Sec., BFM, PCUSA) (Mar. 30th, 1910)

> Received
> APR 21 1911
> Dr. Brown

Seoul, Korea,
Mar 30, 1910

Rev. A. J. Brown, New York

Dear Dr. Brown: -

Our Nursing Superintendent, Miss Shield, wrote me before I left America saying she felt unequal to the constant strain of the hospital and asking me to try to get a nurse to take up the work in her place, saying that she would like to be freed from the responsibility of the superintendency and yet have the opportunity to do work in the hospital, such as instructing the Korean nurses and helping with other work as she was able and at the same time have time and strength left for direct evangelistic work.

I tried both in America and England but did not succeed in finding the right person. After returning to Seoul I laid the matter before our station which passed it on to the Exec. Com. which approved and passed it on to the Mission, which in turn passed a resolution according to our request to ask the Board to send out a nurse to take the place of Nursing Superintendent of the Severance Hospital Doubtless you have are this received the report of this action.

Today I received a letter from Miss Susan R. Brokenshire of East Mission, Mass., saying she had found a nurse who wished to come and whom she could thoroughly recommend and that the lady would apply to Mr. Stanley White.

I would like of course to have her qualification thoroughly looked into, nothing especially -

1. Her physical health
2. Her Christian Character
3. Her executive ability as a superintendent. This is very important as her work will be less that of doing nursing than of supervising nurses, organizing the nursing stall, teaching & leading, the staff & superintending the house keeping department.

4. Ability to learn the language. This also is important as the teaching is done entirely in the Korean language.

I understand the lady, whose name is Strong, is a member of the methodist church and I am told by Miss Brokenshire whom I know very well and who is interested in our work, that she has a very agreeable personality.

Her coming will of course involve another salary and expenses and that has to be provided from some source. I have talked it over with Dr. Underwood and he thinks there is no reason why she should not be sent out under the Stewart fund provided she can accept the conditions he has laid down. I am writing directly to her now on the subject and I will ask her to send you a statement on that subject.

I understand Miss Strong can come at any time as soon as a decision has been arrived at and as Miss Burpee is to leave us at the end of April when Miss Shield will have to bear the whole burden it is very important that we get the relief a early as possible, provided always that there is no doubt about her qualifications for this particular position.

There is only one misfortune greater than having no one come and that is having some one come who cannot fill the place.

I have written Mr. Severance asking him to help in making the selection and I very much hope that she can be seen both by yourself & colleagues and Mr. Severance.

Miss Shield is certainly very much worn and I fear every day she may give way entirely, and I therefore bespeak the Board very sympathetic and active cooperation in securing for us some one to relieve her.

All here join here most loving greetings. We congratulate the Board on the recent munificent bequest of Mr. Kennedy and also upon the good business like judgment shown in calling upon all the missions for a statement of need so that the Board may be in a position to act intelligently.

Very Sincerely
O. R. Avison

19100404

새뮤얼 A. 마펫(평양)이 아서 J. 브라운(미국 북장로교회 해외선교본부 총무)에게 보낸 편지 (1910년 4월 4일)

(중략)

셋째, 우리는 선천의 샤록스 박사의 자리를 대신할 또 다른 의사를 요청하는데, 샤록스 박사는 학교 및 산업 농장(휴 오닐 주니어 학교)에 시간을 할애할 것입니다. 저는 에비슨 박사가 세브란스 병원에 세 번째 의사를 두기를 희망하고 있으며, 밀즈 부인의 건강이 그들이 강계로 돌아가는 것을 바람직하게 하지 않을 것이기에 밀즈 박사를 확보하기 위하여 움직이고 있다는 것을 알고 있습니다. 이런 경우 우리는 당연히 강계에 의사가 있어야 합니다.

(중략)

Samuel A. Moffett (Pyeng Yang), Letter to Arthur J. Brown (Sec., BFM, PCUSA) (Apr. 4th, 1910)

(Omitted)

Third - We ask for another physician - one to take Dr. Sharrocks' place in Syen Chun, Dr. Sharrocks to give his time to the Academy and Industrial Farm (Hugh O'Neill, Jr. Academy). I understand that Dr. Avison hopes to have a third physician in Severance Hospital and that a move is on foot to secure Dr. Mills, Mrs. Mills' health not being such as will make it advisable for them to return to Kang Kyei. In this case of course we must have a physician for Kang Kyei.

(Omitted)

19100413

호러스 G. 언더우드(서울)가 아서 J. 브라운(미국 북장로교회 해외선교본부 총무)에게 보낸 편지 (1910년 4월 13일)

한국 서울,
1910년 4월 13일

신학박사 아서 J. 브라운 목사,
   해외선교본부,
   미국 뉴욕 시 5 애버뉴 156

친애하는 브라운 박사님,

저는 박사님이 이것을 알고 있다고 생각합니다. 서울 지부는 저를 연못골에서의 교육 사역을 담당하도록 하였습니다. 그곳에는 여러 어려움이 있었고, 그것을 어떻게 해야 할지, 어떻게 극복해야 할지 알 수 없었으며, 제가 없는 동안 그 문제를 신중히 고려한 끝에 위원회는 만약 제가 꺼리지 않는다면 제가 그 일을 맡아야 한다는 결론에 도달하였습니다.

(중략)

건축을 검토하였을 때, 지난 연례회의 선교부는 어떤 변화가 이루어져야 한다고 투표로 결정하였고, 우리는 건축이 거의 불가능한 것처럼 보였습니다. 실제로 누가 기획하였는지는 모르겠지만, 확실히 잘 계획되지는 않았습니다. 저는 세브란스 씨와 에비슨 박사가 그 문제를 어떻게 해야 할지 조사하였지만 아무 것도 거의 할 수 없는 것처럼 보였다는 것을 알고 있습니다. 사실 그린필드 씨는 자신은 모르겠지만 최선이라고 생각하는 것은 건물을 헐고 새 건물을 짓는 것이라고 말하였습니다. 그러나 한동안 문제를 검토한 후 에비슨 박사는 이루어질 수 있는 특정 변화와 수행될 수 있는 특정 작업에 대하여 영감을 얻었습니다. 그리고 이것들을 모두 결합하여 연구한 끝에 우리는 마침내 계획을 세웠는데, 그 청사진의 사본은 제가 박사님께 별도의 우편으로 보내드리고 있습니다.

(중략)

Horace G. Underwood (Seoul),
Letter to Arthur J. Brown (Sec., BFM, PCUSA) (Apr. 13th, 1910)

Seoul, Korea,
April 13, 1910

Rev Arthur J. Brown D. D.,
   Board of Foreign Missions,
   156 Fifth Ave., New York City, U. S. A.

My dear Dr. Brown: -

I suppose you know this. The Seoul Station has taken me and have put me in charge of the educational work over at Yun Mot Kol. There were various difficulties in the way, and it wasn't known just what should be done with them, how to overcome them all, and after a careful consideration of the question while I was away, the Committee came to the conclusion that if I were willing I ought to take charge of the work.

(Omitted)

When we came to look over the building, the Mission at the last Annual Meeting had voted for certain changes to be made, it seemed to us almost that the building was an impossibility. Practically I don't know who planned it, but it certainly was not planned well. I find that Mr. Severance and Dr. Avison had examined into the matter as to what should be, and seemed almost as though nothing could be done. In fact Mr. Greenfield said that he didn't know but what the best think was to pull it down and build a new building. But after studying over the problem for sometime, Dr. Avison had as inspiration concerning certain changes that might be made and certain things that might be done; and combining these altogether and working on it, we finally drew up plans, copies of the blue prints of which I am sending you under separate cover.

(Omitted)

19100500

한국 선교부. 1910년 5월 총회에 제출한 미국 북장로교회 해외선교본부 제73차 연례 보고서 (1910년 5월)

285~286쪽

의료 사업의 역사
O. R. 에비슨, 의학박사

은둔의 왕국은 의사에 의해 선교 사업이 열렸으며, 이 글의 본문에 나오는 긴 의사와 간호원 목록은 선교 당국이 의료 부서에 부여한 가치를 입증한다.

그가 도착한 바로 그 해의 12월 4일, 현재 1884년의 반란으로 알려진 정치적 소요가 발생하였고, 재상이자 왕비가 총애하는 사촌인 민영익 공(公)이 암살자에 의해 부상을 입었다. 한방이 소용이 없음이 입증되고 새로 도착한 외국인 의사가 호출되었으며, 은둔의 왕국에서 처음으로 서양 의학이 기회를 얻었다.

알렌 박사의 성공의 실질적인 결과는 국왕의 칙령에 따라 왕립 한국병원이 설립되어 1885년 2월 25일[16] 공식적으로 개원한 것이었다.

알렌 박사는 국왕의 시의가 되었고, 따뜻한 우정이 생겨났는데 그것은 우리의 전체 업무에 매우 물질적인 이점이 되었다.

청일 전쟁 이후 발생한 콜레라의 유행은 의료 선교사들에게 그들이 고통받는 사람들에게 부르심을 받은 가치를 보여줄 특별한 기회를 제공하였다. 에비슨 박사와 궁궐의 관계로 인하여 그는 이 문제에 대한 회의를 위하여 내부로 소환되었고, 그 결과 정부는 그에게 전염병과 싸울 수 있는 전권을 부여하였다. 그는 자금과 경찰의 지휘를 맡았으며, 자신의 선교부와 다른 선교부 모두를 포함하여 의료진과 사무직을 포함한 전체 선교 단체의 도움으로 7주에 걸쳐 치열한 싸움을 벌였는데, 그동안 수천 명의 콜레라 환자가 병원과 집에서 치료를 받았다.

그러한 때에 다른 업무를 제쳐두고 고통받는 인류를 향한 예수 그리스도의 마음을 실제적으로 보여주는 선교사들의 행동은 그들의 선호를 크게 더해 주었고, 많은 사람들이 이와 같은 일을 하도록 이끈 새로운 종교에 대하여 훨씬 더

---

16) 음력이다. 양력으로는 4월 10일이다.

호의적으로 생각하게 만들었다. 웰즈 박사는 적시에 와서 당시 설립된 특수 병원 중 하나를 담당하면서 이 콜레라 퇴치에 적극적이고 중요한 역할을 맡았다.

다음 도시에 다소 수용력이 있는 병원이 개원하였다.

   서울, 세브란스 병원, 의사 2명, 간호원 1명.
   부산, 전킨 기념병원, 의사 1명.
   평양, 캐롤라인 A. 래드 병원, 의사 1명, 간호원 1명.
   선천, 병원, 의사 1명, 간호원 1명.
   재령, 병원, 의사 1명
   대구, 병원, 의사 1명, 간호원 1명.

우리는 이미 선교지에 있는 의사들과 함께 청주, 강계, 안동에서 병원 개원을 준비하고 있다.

고통과 질병에서 구원을 받은 수십만 명의 환자들, 생명이 연장된 많은 사람들, 이 사업을 통하여 그리스도를 알게 된 사람들에 대하여 우리는 무엇이라고 말할 수 있을까?

콜레라 유행 기간과 백신 접종으로 이루어진 업무를 통하여 이루어진 많은 사람들의 깨달음과 미신적 두려움으로부터의 해방의 정도를 어떻게 측정할 수 있을까?

아마도 우리는 천연두로 인한 어린이 사망률이 인구 증가를 막기에 충분하다는 것과 예방접종의 도입으로 그 사망률이 급속히 줄어들고 있다는 사실을 깨닫지 못하고 있는 것 같다.

그러나 결국 우리가 행한 모든 일은 단지 엄청난 고통의 가장자리에 불과하며, 업무가 어떻게 수행되어야 하는지에 대한 모범을 보이는 것 외에는 더 이상 바랄 수 없다. 그 일을 해야 하는 정신. 고통을 덜어주는 것은 좋은 일이지만, 도움의 정신을 가르치고 구호 활동을 완수할 힘을 발휘하는 것이 더 큰 일이다. 그래서 우리는 조력자와 간호원을 훈련시키고, 궁극적으로 활동적인 그리스도인 젊은이들에게 오늘날의 의학의 기초가 되는 과학적 원리를 가르치고 그들이 의사로서 진료를 할 뿐만 아니라 다른 사람의 선생이 될 수 있도록 하는 그 노력을 매우 기쁘게 생각한다.

1908년 6월 3일, 의학교 최초의 졸업생들이 졸업장을 받은 날은 장차 한국의 기념일 중 하나로 간주될 수도 있다. 그날 일곱 명의 젊은이가 이 직무를 위하여 공식적으로 배출되었으며, 한 해가 지나서 그들 모두는 충실하고 유능하다는 것을 입증하였다.

막 마감된 해에는 세브란스 병원의학교에 23명의 학생이 출석하였으며, 그 외에도 의학교에서 더 완전한 과정을 수강하기 위하여 준비하는 다른 지부의 병원에서 실용적인 지식을 얻고 있는 많은 청년들이 있었다. 최근 세브란스 씨가 대학의 더 나은 장비를 기부함으로써 우리 의학생들이 철저하게 과학적인 훈련을 받을 수 있게 될 것이다.

우리 의료 종사자들이 기독교 발전에 이룩한 가장 주목할만한 공헌 중 하나는 그들이 집필하거나 번역한 일련의 과학 교과서이다. 왜냐하면 그것들이 지식의 영원한 원천이 될 것이기 때문이다.

The Korea Mission. *The Seventy-Third Annual Report of the Board of Foreign Missions of the Presbyterian Church in the United States of America. Presented to the General Assembly, May, 1910* (May, 1910)

pp. 285~286

History of Medical Work.
By O. R. Avison, M. D.

The Hermit Kingdom was opened to Mission work by a doctor, and the long list of physicians and nurses given in the body of this statement attests the value placed upon the medical department by the missionary authorities.

In the very year of his arrival, on December 4, a political disturbance, known now as the Emeute of 1884, occurred and Prince Min Yong Ik, Prime Minister, and favorite cousin of the Queen, was wounded by a would-be-assassin. Native skill proving unavailing, the newly arrived foreign doctor was called in and for the first time in that Hennit Kingdom Western medical science had its opportunity.

A practical outcome of Dr. Allen's success was the establishment of the Royal Korean Hospital by the King's decree, formally opened February 25, 1885.

Dr. Allen became physician to His Majesty and a cordial friendship sprang up which was of very material advantage to our whole work.

The epidemic of cholera which followed the Japano-Chinese War afforded the medical missionaries a special opportunity to show the value of their calling to the stricken people. Dr. Avison's relation to the court led to his being summoned to the Home Department for a conference over the matter, resulting in the Government giving him full power to go ahead and fight the epidemic. He was entrusted with funds and the command of policemen, and with the help of the whole missionary body, medical and clerical, both of his own and other missions, a stiff fight was put up over a period of seven weeks, during which time many thousands of cholera patients were treated in the hospitals and in their own houses.

The action of the missionaries at such times in laying aside their other duties and giving a practical illustration of the heart of Jesus Christ toward suffering humanity added greatly to their popularity and caused many to think still more favorably of the new religion which led men to do this. Dr. Wells was just in time to take an active and important part in this cholera work, having charge of one of the special hospitals established at the time.

Hospitals of more or less capacity have been opened in the following cities:

> Seoul, Severance Hospital, two physicians and one nurse.
> Fusan, Junkin Memorial Hospital, one physician.
> Pyeng Yang, Caroline A. Ladd Hospital, one physician and one nurse.
> Syen Chyun, a hospital, one physician and one nurse.
> Chai Ryung, a hospital and one physician.
> Taiku, a hospital, one physician and one nurse.

We are preparing to open a hospital in each of the following places, the doctors being already on the field: Chung Ju, Kang Kai and An Dong.

What shall we say of the hundreds of thousands of sufferers who have received relief from pain and sickness, or of the many whose lives have been prolonged, or of those who through this work have been brought into the knowledge of Christ?

How shall we measure the amount of enlightenment, of freedom from superstitious fear that has come to many through the work done during cholera epidemics and through vaccination?

Perhaps we do not realize that the death rate among children from smallpox alone was sufficient to prevent the increase in population, and that that death rate is being rapidly lessened by the introduction of vaccination.

But, after all, all that we have done has been but to touch the edge of the fringe of the great mass of suffering, and we cannot hope to do more than set an example of how the work is to be done and the spirit in which it is to be done. It is a good thing to relieve suffering, but it is a greater thing to inculcate the spirit of helpfulness and set going the forces which will accomplish the work of relief. So it is with much pleasure we regard the efforts that have been made in our hospitals to train helpers and nurses, and finally to teach to active Christian young men the scientific principles that underlie the present day practice of medicine and enable them not only to practice as doctors but to become the teachers of others.

It may well be that June 3, 1908, the day when the first medical graduates received their diplomas, may in the future be regarded as one of the red letter days of Korea. On that day seven young men were formally set apart to this ministry, and in the year that has elapsed they have all proved themselves faithful and efficient.

The year just closed had an attendance of 23 students of medicine at the Severance Hospital Medical College, besides the many young men who are gaining practical knowledge at the hospitals at our other Stations preparatory to taking up the fuller course at the College. Mr. Severance's recent donation for the better equipment of the College will make it possible to give our medical students a thoroughly scientific training.

One of the most notable contributions to Christian advancement made by our medical workers is the series of scientific text-books they have written or translated, for they will prove a permanent source of knowledge.

19100500

평양의 선교사 공동체(장로교회 및 감리교회)가 서울의 연합 대학교 발기인들에게 보낸 편지 (1910년 5월)

평양의 선교사 공동체(장로교회 및 감리교회)가 서울의 연합 대학교 발기인들에게 보낸 편지

우리는 귀 위원회의 의견을 관심있게 들었고, 귀 위원회가 우리의 의견과 제안을 표명하기를 원한다는 점을 이해하고 이러한 목적을 염두에 두고 서신을 보냅니다.

귀 위원회가 제안한 정관에 명시된 대로 서울에 큰 대학교의 설립을 위한 계획, 그리고 귀 위원회의 대표인 언더우드 및 에비슨 박사의 최근 방문은 우리와 한국의 전체 선교단체에 대단히 중요하다고 생각하여 우리는 귀 위원회가 검토하도록 다음과 같은 성명서를 제시하고자 합니다.

우리는 교육 방면이 전진할 때가 왔다고 귀 위원회와 함께 믿고 있습니다. 만일 우리가 이미 확보한 기반을 유지하고 미래를 위한 적절한 준비를 한다면, 만일 현지 교회가 자기 전파, 자립, 자치라는 선교적 이상에 도달하게 된다면, 우리는 지금까지 가능하였거나 필요하였던 것보다 더 아끼지 않는 규모로 그리스도인 청소년 교육을 제공해야 합니다. 우리는 선교 교육 기관의 건물과 장비를 위한 충분한 자금을 확보하려는 시도가 성공하기를 바라고 있습니다. 동시에 우리는 우리가 선교에 힘과 지원을 쏟는 기관들이 의심의 여지 없이 기독교적이어야 하며, 그 기관들이 기독교적인 상태를 유지할 수 있도록 운영되고 통제되어야 한다고 믿고 있습니다. 한국에 어떤 다른 기관이 설립되든, 교회는 항상 전적으로 선교부 또는 교회의 통제 하에 있는 자체 학교를 가져야 하는데, 그곳에서 교회의 일꾼들이 분명한 기독교 봉사를 위하여 훈련받을 수 있어야 하고, 이 기관들에 선교사들의 정력과 노력을 쏟아야 합니다.

우리가 이 문제를 볼 때, 선교사로서 우리가 전폭적인 승인과 지원을 할 수 있는 기관에서 위의 결과를 확보하려면 다음과 같은 필수 사항이 유지되어야 합니다.

I. 재원(財源)이 무엇이든, 기관의 모든 행정 업무는 관련 선교본부와 위원회 또는 선교지의 대표, 즉 선교부에 의해 직접 지명되고 임명된 사람들에게 전적

으로 맡겨져야 합니다. 그리고 이사회와 자문기구의 구성 및 임무에 관한 정관의 조항에 따라 결정될 모든 것은 무엇이든 지명 및 임명의 방법이 적용되어야 합니다. 이는 기독교 기업으로서 기관의 영속성을 확보하고 선교 목적에 기여할 것입니다.

II. 모든 학생을 위한 정규 과정의 일부로서 매일 예배에 참석하고 교실에서 매일 성경을 공부하는 것은 오해나 무시의 가능성이 없도록 정관에 명확히 규정되어야 합니다.

III. 교수진이 철저히 복음적인 사람이 되도록 특별한 조치를 취해야 합니다. 임명 및 소환에 대한 주도권은 선교본부와 선교부에 있어야 합니다. 교수진은 필수적인 문제에 있어서 선교부에서 채택하고 있는 정책에 공감해야 하며, 그들의 임명은 이러한 조건이 이론뿐만 아니라 실제로도 실현될 수 있도록 이루어져야 합니다. 그들은 한국어를 배워야 할 것으로 예상해야 합니다.

IV. 대규모 대학을 설립하기 전에 우리는 개회 중인 선교부가 의논하고, 정관과 정책 입안에 참여해야 한다고 믿고 있습니다.

V. 우리는 비기독교인 학생들이 학교에 입학해서는 안 된다고 말할 준비가 되어 있지는 않지만, 우리의 의견으로는 학교 출석이 압도적으로 기독교인이 아니면 결코 허용되어서는 안 되며, 이것은 정관에 명시해야 한다는 점을 진심으로 확언합니다. 이 입장은 이방인을 가르치기를 꺼리는 데서 취한 것이 아닙니다. 그것은 우리가 이 땅에 온 목적이었으나, 우리는 그들이 먼저 복음으로 교육을 받고, 그들이 그리스도를 영접하고 자신들의 의지를 율법의 규율에 따르게 한 후에 기독교 교육의 이점이 제공되어야 한다고 믿고 있습니다.

숫자 때문에 또는 학생들이 궁극적으로 기독교인이 되기를 바라기 때문에 이 원칙에서 벗어나면, 우리 판단으로는 자연적인 발전 과정에서 우리 교육 기관의 성격이 명목상 기독 학교나 심지어는 비기독교 학교로 변질되는 경향이 있을 것입니다. 그래서 우리에게 뚜렷한 기독교 기관이 없게 되고, 선교 사업의 최선의 이익을 파괴하게 될 것입니다. 우리는 그러한 기관과 협력하는 선교부들이 자신들의 그리스도인 소년들을 믿음 안에서 강건해지고 확고해지며, 현지 교회에서 목회나 다른 유용한 직책을 위한 지원자를 공급할 수 있는 원천이 될 것이라는 합리적인 희망을 가지고 보낼 수 있는 학교가 없다는 것을 곧 알게 될 것이라고 믿고 있습니다.

VI. 만일 우리 교육 기관이 자금을 받기 위하여 위의 통제 및 정책에 관한 기본 원칙에서 벗어나는 것을 필요로 한다면 우리는 이를 받아들이는 것을 선호하지 않습니다. 우리는 그러한 조건으로 인하여 방해받지 않는 자금을 위하여 하나님을 기다리는 것을 선호합니다.

우리는 우리 기관을 확장하기 위한 추가적인 수단이 필요하다는 것을 충분히 인식하고 이를 수행하고 있습니다.

VII. 교회가 엄격하게 통제하지 않는 선교지 교육 기관을 갖는 것이 바람직한지 아닌지를 논의하지 않고, 우리는 선교사로서 우리의 관심은 선교부와 선교본부에 의하여 통제되는 기관에 있으며, 계속 사업의 필요에 비해 충분하지 않은 우리의 선교력은 선교 기관을 유지하고 확장하는데 사용되어야 한다고 믿고 있습니다.

요컨대, 매일 예배에 참석하고 교실에서 매일 성경을 공부하며, 이름과 정서가 압도적으로 기독교인인 학생회, 그리고 선교에 대한 공감과 완전한 협력을 확보할 수 있는 교수진 임명 방식을 갖추고 있으며, 선교본부 및 선교부가 통제하는 기관에 우리의 전폭적이고 진심 어린 지원을 제공할 수 있습니다.

Communication sent by Pyeng Yang Missionary Community - Presbyterian and Methodist - to the Promoters of the Union University in Seoul (May, 1910)

Communication sent by Pyeng Yang Missionary Community - Presbyterian and Methodist - to the Promoters of the Union University in Seoul

We heard with interest the representations of your committee, and understanding that you desire the expression of our opinion as well as our suggestions, we write you with this end in view.

Believing that the project for a large university in Seoul as outlined in your proposed constitution, and by your representatives, Drs. Underwood and Avison, on their recent visit to Pyeng Yang, is of great importance to us and to the whole missionary body in Korea, we wish to present for your consideration the following statement: -

We believe with you that the time has come for a forward movement along educational lines. If we are to hold the ground already taken, and make proper provision for the future; if the native church is ever to reach the missionary ideal of self-propagation, self-support and self-government, we must provide for the education of our Christian youth on a more liberal scale than has hitherto been possible or necessary. We wish success to the attempt to secure sufficient funds for our mission educational institutions, both as to buildings and equipment. At the same time we believe that the institutions to which we give mission energy and support should be Christian beyond the shadow of a doubt, and that they should be so conducted and controlled as to insure that they will remain Christian. Whatever other institutions may be established in Korea, the church should always have its own schools, entirely under mission or church control, where its workers may be trained for distinctively Christian service, and into these institutions the energies and efforts of the missionaries should go.

As we view the matter, the following essentials must be maintained in order to secure the above results in an institution to which, as missionaries, we can give our full sanction and support.

I. Whatever the source of financial supply may be, all the administrative affairs of the institution should be vested entirely in those directly nominated and appointed by the mission boards and committees concerned, or by their representatives on the field, that is the missions. And whatever shall be decided upon as the provisions of the constitution concerning the formation and duties of the board of trustees and advisory body, the above should apply to the method of their nomination and appointment. This would secure the perpetuation of the institution as a Christian enterprise and one which would serve the purpose of the missions.

II. Daily chapel attendance and the daily study of the Bible in the classroom as a part of the regular course for every student should be definitely stipulated in the constitution so as to be beyond the possibility of misunderstanding or neglect.

III. Special steps should be taken to ensure that the faculty be thoroughly evangelical men. The initiative in appointment and recall should rest with the boards and missions. The faculty should be in sympathy with the policies employed in the missions in essential matters and their appointment should be such that this condition might be realized in fact as well as in theory. They should be expected to learn the Korean language.

IV. Before launching any large university we believe that the Mission in session should be consulted and should have a part in the formation of constitution and policies.

V. While we are not ready to say that no non-Christian pupils should be admitted to the school, yet we do earnestly affirm that in our opinion the attendance on the institution should never be allowed to be anything but overwhelmingly Christian, and that this should be laid down in the constitution. This position is not taken from an unwillingness to teach the heathen. It was for this purpose that we came to this land, but we believe that they should be instructed first in the Gospel, and after they have accepted Christ and submitted their wills to the discipline of his laws that they should be offered the advantages of a Christian education.

A departure from this principle for the sake of numbers, or in the hope of the students becoming Christians ultimately, would, in our judgement, tend in the course of natural development, to change the character of our educational institutions to but nominally Christian or even non-Christian schools, thus leaving us without distinctively Christian institutions, and proving ruinous to the best interests of the mission work. We believe that the missions cooperating with such an institution might soon find that they had no school to which they could send their Christian boys with the reasonable hope that they would be strengthened and confirmed in the faith, and made to constitute a source of supply of candidates for the ministry or other positions of usefulness in the native church.

VI. If the acceptance of monies by our educational institutions would necessitate the departure from the above essential principles as to control and policies, we do not favor its acceptance. We prefer waiting on God for funds which are not hampered by such conditions.

We do this fully aware of our need of additional means with which to enlarge our institutions.

VII. Without entering into the desirability or otherwise of having on the mission field educational institutions not controlled strictly by the church, we believe that as missionaries our concern is with institutions controlled by the mission and the boards, and that our mission force, constantly inadequate to the needs of the work, should be employed in maintaining and enlarging the mission institutions.

In short, our full and hearty support could be given to an institution under board and mission control with daily chapel attendance and daily Bible study in the classroom, a student body that was overwhelmingly Christian in name and sentiment, and a faculty whose manner of appointment would secure their being in sympathy and full cooperation with the missions.

19100501

아서 J. 브라운(미국 북장로교회 해외선교본부 총무), 요약, 한국 선교부, 1910~1911년도 (1910년 5월 1일)

서 울

1910년 4월 1일~1911년 4월 1일

제 I 급.

선교지의 선교사

금화

급여:

　(......)

　O. R. 에비슨 박사 부부,　　　　　　　　1250달러

　(......)

아동 수당:

　(......)

　에비슨 (5명),　　　　　　　　　　　　　750.

　(......)

Arthur J. Brown (Sec., BFM, PCUSA), Summary, Korea Missions, 1910~1911 (May 1st, 1910)

Seoul
April 1st 1910~April 1st 1911.
Class I.
Missionaries on the Field.

                                           Gold

Salaries:
    (......)
    Dr. & Mrs. O. R. Avison,   1250.
    (......)
Children's Allowance:
    (......)
    Avison (5),   750.
    (......)

19100502

호러스 G. 언더우드, 올리버 R. 에비슨(서울)이 아서 J. 브라운 (미국 북장로교회 해외선교본부 총무)에게 보낸 편지 (1910년 5월 2일)

한국 서울,
1910년 5월 2일,

브라운 박사님께,

 이 편지를 쓰는 사람들은 현재 서울의 여자 사업과 관련하여 우리가 갖고 있는 절실한 필요를 선교본부, 특히 한국 위원회에 제시하기 위하여 서울 지부가 임명한 위원회입니다.
 최근에 알려진 몇 가지 사실로 인하여 다음 연례회의까지 기다리지 않고 즉시 이를 수행해야 할 필요성이 발생하였습니다. 우리의 서울 미혼 여자들의 인력은 현재 전도 사업에 웸볼드 양과 테일러 양, 여학교 사업에 릿거스 양과 헤론 양으로 구성되어 있는데, 지부의 급속히 증가하는 사업을 고려할 때 이는 부적절하다고 판단되었습니다. 그래서 우리는 전도 부인으로 나가야 하는 여자들에게 성경 교육을 하기 위하여 다음 연례회의에서 전도 활동을 위하여 두 명의 여자를 더 요청해야만 했습니다. 그러나 이 시점에서 우리는 테일러 양이 김리교회 선교부의 빌링스 씨와 결혼하여 올해 6월에 지부와 선교부를 모두 떠날 것으로 예상하고 있다는 사실에 직면해 있으며, 우리의 모든 전도 활동을 위하여 단 한 명의 여자만 남게 될 것입니다. 그리고 헤론 양은 몇 달 안에 결혼하여 중국으로 갈 것으로 예상하고 있으며, 현 여학교 교장인 릿거스 양은 최근 겐소 씨와 약혼하였으며 그들의 결혼은 단지 여학교 문제가 재조정되기를 기다리고 있을 뿐이라는 사실입니다. 그래서 우리는 미혼 여자 4명 중 3명이 부족한 상황에 직면하고 있으며, 그 자리를 맡을 사람은 아무도 없습니다.
 학교가 처하게 될 중요한 위기를 깨달은 릿거스 양은 후임자가 즉시 파송되어 내년에 그 일을 맡을 준비가 되기를 바라면서 결혼을 1년 동안 연기하기로 결정하였습니다. 따라서 우리는 연례회의까지 기다릴 수 없어 이 문제에 박사님의 주위를 환기시키고, 즉시 이러한 공석을 채워주시기를 기도드립니다.
 [선교부의] 실행 위원회는 임시적으로 공식적인 조치를 취하는 것이 불가능

하므로 지부를 통하여 처리해야 한다고 느꼈습니다.

앞서 말했듯이 우리는 인원 증원 문제를 논의하기 위하여 정기 회의까지 기다렸을 것이지만, 이것은 특히 선교부에 의해 이미 배정된 자리에 누군가를 불러야 하는 요청이므로 박사님은 그 요청이 긴급하다는 것을 알게 될 것입니다.

전도 부서에 대하여 먼저 말씀드리면, 서울 지부가 때때로 지역을 재조정하면서 가장 큰 성공이 처음에는 도시에서 멀리 떨어진 곳에서 이루어졌기 때문에 이곳에서 발전된 자신의 업무를 다른 사람들에게 맡기도록 강요당하였지만, 선교사들은 자신들의 지역이 훼손당하는 것을 기쁘게 생각하고 도시의 바로 인근 지역으로 활기차게 일하러 갔고 그 결과 올해의 모임은 이전에 가졌던 모임보다 훨씬 뛰어날 것으로 보고할 수 있게 되었다는 사실을 알게 되면 박사님은 매우 기뻐할 것입니다. 박사님은 그것을 올해 백만 영혼을 구하자는 외침과 함께 기대할 수도 있지만, 작년에 약 20개의 교회만 가졌던 언더우드 박사의 작은 구역에서 우리는 그가 올해 동안 약 60개의 교회를 갖게 될 것이라고 생각합니다. 이것이 증가율입니다. 우리는 그들과 무엇을 하며, 그들을 어떻게 훈련시키며, 사역자들을 어떻게 훈련해야 합니까? 1,200명의 교인이 있는 게일 박사의 교회에는 한 명의 여자 사역자가 필요합니다. 클라크 씨의 두 시내 교회[17]에는 다른 여자 전임자가 필요합니다. 수용 인원이 1,000명에서 1,200명인 언더우드 박사의 새 교회는 사람들이 곧 차게 될 것이며, 세 번째 여자 전임자가 필요한 반면, 병원 교회는 빠르게 성장하여 현재 매 안식일마다 출석자가 거의 300명에 달하고 세 개의 지교회가 있으며, 네 번째 여자 사역자에 대한 관심이 필요합니다. 그로부터 성장하려면 네 번째 사람의 관심이 필요하며, 피터 씨의 영역을 포함한 전국이 지침을 요청하고 있습니다.

한편 피터스 씨의 지역을 포함하여 서울 주변의 지방에서는 지도를 요청하고 있습니다. 그렇다면 이 모든 것을 우리가 단 한 명의 여성만 가지고 어떻게 해야 합니까? 서울 지부와 관련하여 여자 사업을 돌볼 미혼 여자가 더 많아져야 할 필요성이 절대적입니다. 우리 교회로 오는 여자의 수가 꾸준하게 증가하고 있으며, 당연히 그럴 것이라고 예상하겠지만, 우리는 성경 강습반 업무를 책임지고 돌보고 발전시킬 수 있는 사람을 원하고 있습니다. 물론 웸볼드 양이 이곳에 있지만, 이 지부의 모든 일을 돌보는 한 여자가 있는 것으로, 그녀가 먼 내륙으로 여행을 가서 지방 일을 돌보며 동시에 전체 지역을 관리하는 것은 불가능합니다. 우리에게 필요한 것은 연동에 최소한 두 명의 여자, 남대문 쪽에 두 명의

---

17) 승동교회와 묘동교회를 말한다.

여자가 있어야 최상의 결과를 얻을 수 있는 방식으로 업무를 계획하고 발전시킬 수 있다는 것입니다. 우리는 훈련된 원주민 여성 유권자를 확보해야 합니다. 우리는 훈련 받은 현지인 여자 교인들을 확보해야 합니다. 한국의 이 지역을 얻으려면 이 땅의 여자들을 훈련시켜야 하고, 한국의 어머니들과 서울 주변의 어머니들을 얻을 수 있다면 모든 일이 완전히 이루어질 것입니다. 박사님 자신이 이것을 깨닫게 될 것입니다. 우리가 이 사실을 알려드려도 소용이 없지만, 우리는 복음과 서울 지부에 의존하고 있는 더 많은 사람들을 위한 여자 사역자의 부족에 대하여 박사님의 관심을 환기시키고 싶습니다. 지금 우리는 서울 지부와 관련하여 전도 활동을 위하여 남겨진 유일한 독신녀인 웸볼드 양이 있고, 학교 업무를 위하여 남겨진 유일한 여자인 릿거스 양이 곧 떠날 예정이기에 다른 지부는 우리보다 형편이 더 낫습니다. 물론 우리의 기혼 여자들은 이 업무를 어느 정도 하고 있으며, 사실은 그들은 많은 일을 하고 있고, 그들 중 일부는 전례 없는 업무의 압박으로 인하여 자신의 원기와 가사 업무가 허용하는 것보다 더 많은 업무를 하고 있습니다.

에비슨 부인은 세브란스 병원과 연계된 남대문교회에서 주간 학교와 야간학교를 감독하고 일주일에 여러 번 심방하는 것 외에도 주일반, 화요일반, 금요일 저녁 성경공부반을 맡으며 열심히 사역하고 있습니다.

언더우드 부인은 *Korea Mission Field*를 편집하고, 5번의 주중 모임과, 여러 번의 주일 모임, 주일 밤 주일학교 교사 모임 등을 맡고 있으며, 지금은 교회의 자원 봉사자들을 시골 성경 강습반의 교사로 훈련하고 있는데 이들 중 4명은 이번 주에 자신의 지역에서 일을 시작할 예정입니다.

다른 기혼 여자들도 마찬가지로 일을 하고 있지만 우리는 연초에 세상을 떠난 그린필드 부인 한 사람을 매우 그리워하고 있으며, 현재 기혼 여자들의 대부분은 여전히 최근에 도착한 여자이기 때문에 언어 문제로 아직 효과적인 일을 할 수 없습니다.

4명이 필요합니다. 한 명은 테일러 양을 대체하기 위하여 즉시, 나머지는 늦어도 초가을까지 파송될 수 있어야 합니다.

여학교에 대해서 말씀드리면, 우리는 도움이 많이 필요합니다. 헤론 양은 떠나려 하고 있고, 릿거스 양은 강한 의무감 때문에 남아 있을 뿐이며, 즉시 와도 자리를 채울 준비를 하는 것이 불가능하며, 지체되면 업무가 난처해질 뿐만 아니라 위태로워질 수도 있기 때문에 이 학교에 독신녀 두 명을 즉시 파송해야 합니다. 우리 여학교가 점점 더 관심을 받고 훌륭한 그리스도인 성품을 지닌 젊은 독신 여자를 양성해 왔기 때문에 우리는 이러한 필요성을 더욱 강하게 느끼고 있습니다. 이 지역의 모든 사람들은 장로교회 여학교에 대하여 좋게 말하고 있습니다. 우리는 이 학교가 전체 지역을 통틀어 다른 어떤 여학교보다 더 나은 명성을 지니고 있다고 생각하고 있습니다. 누군가가 불평하고 언급하는 유일한 어려움은 어쩌면 우리의 식사가 너무 검소하다는 것일 수도 있지만 그것은 자금이 부족하기 때문입니다. 우리는 가능한 한 이 학교를 운영비를 부담하는 기관으로 만들고 싶으며, 이를 위하여 노력하고 있습니다. 예산을 살펴보면 박사님은 요청이 얼마나 적은지 알게 될 것입니다. 이 학교를 돌볼 독신녀 두 명이 꼭 필요한데, 특히 곧 건축될 새 기숙사와, 낭독실과 곧 건축될 건물에 추가 설비가 갖추어지게 되기 때문에 더욱 그렇습니다.

이제 자금이 수중에 있고, 우리는 여자들이 필요합니다. 박사님은 그들이 임명된 것을 볼 수 있습니까? 우리는 박사님이 그들을 찾을 수 있다고 믿고 있습니다. 만일 우리가 고국에 있다면 그들을 찾을 수 있을 것이라고 확신하며, 우리는 박사님이 그렇게 하는데 우리보다 더 나은 위치에 있다고 믿고 있습니다.

이 요청이 즉각적이고 진심 어린 반응을 불러일으키고, 테일러 양과 애니 헤론 양의 자리를 대신할 누군가, 서울 지부에도 지원 인력이, 그리고 릿거스 양이 결혼하자마자 바로 그녀의 자리를 받을 누군가가 즉시 파송될 것이리라 믿습니다.

안녕히 계세요.
H. G. 언더우드,
O. R. 에비슨

추신: 릿거스 양은 오는 여름에 결혼하겠다는 결정을 지금 막 발표하였습니다.

Horace G. Underwood, Oliver R. Avison (Seoul),
Letter to Arthur J. Brown (Sec., BFM, PCUSA) (May 2nd, 1910)

Seoul, Korea,
May 2nd, 1910

Rev. Dr. Arthur J. Brown,
   Board of Foreign Mission,
   156 Fifth Ave., New York City, U. S. A.

Dear Dr. Brown: -

   The writers are a committee appointed by Seoul Station to lay before the Board and especially before the Korea Committee the great needs that we have at the present time in connection with woman's work in Seoul.

   The need for doing this immediately, without waiting till next Annual Meeting arises from several facts just recently made known. Our Seoul force of single ladies consists at present of Miss Wambold and Miss Taylor in Evangelistic work and Misses Rittgers and Heron in Girls' School work, and this has been found inadequate in view of the rapidly increasing work of the Station, so that we must have asked at next Annual Meeting for two more ladies for Evangelistic work so as to provide under Bible teaching for the women who must go out as Bible women. But at this juncture we face the fact Miss Taylor expects to marry Mr. Billings of the M. E. Mission in June of this year when she will leave both the Station and Mission, and we will have only one lady left for all our Evangelistic work, and the further fact that Miss Heron expects to marry and go to China within a few months and Miss Rittgers the present head of the Girls' School has recently become engaged to Mr. Genso and their marriage only waits the readjustment of Girls' School affairs - so that we are facing the less of three out of four of our single ladies - with no one in view to take their places.

   Miss Rittgers realizing the critical position in which the school would be left has decided to defer her marriage for a year, hoping that her successor may come out immediately and be ready to take up the work next year. We are therefore unable to wait till Annual Meeting to bring the matter to your attention and pray you to supply these vacancies at once.

The Executive Committee felt that it was not competent to take official action in the interim so it must be done through the Station.

As we said before we would have waited till the regular meeting to bring up the matter of additions to our force but this is especially a call for someone to take places already appointed by the Mission and you will realize the call is urgent.

Speaking first of the Evangelistic department, you will be much pleased to learn that while Seoul Station has been compelled from time to time, in the readjustment of territory, to give up its developed work to the care of others, because the greatest success had at first been at a distance from the city, the missionaries have taken cheerfully the spoiling of their territory and have gone to work with a vim in the more immediate neighborhood of the city, with the result that this year's gathering will far surpass anything we have before been able to report. You might expect it with a cry of a million souls this year, but in Dr. Underwood's little section where he had only about 20 churches last year, we think he will have about 60 during the present year. This is the rate of increase. What are we to do with them, how are we to train them, and how are we to train the workers? Dr. Gale's church with its 1,200 attendants needs the full time of one woman worker; Mr. Clark's two city churches need all the time of another woman. Dr. Underwood's new church with a capacity of 1,000 to 1,200 and people ready to fill it needs a third, while the Hospital Church which is growing rapidly, so that it now has an attendance of nearly 300 with additions every Sabbath, and three branch churches growing out of it, needs the attention of a fourth, while all the country round about including Mr. Pieter's territory is calling for guidance.

What then are we to do with only one single lady for it all? There is absolute need that we should have more single ladies to look after the woman's work in connection with Seoul Station. We have a steadily increasing number of women coming in, and while you would naturally expect this to be the case, we want somebody who can take charge of our Bible training class work and look after it, and develop it. Miss Wambold of course is here, but with one single lady to look after all the work of this station, it is impossible for her to take trips into the far interior and look after the local work and at the same time manage for the whole territory. What we need is that we shall have at least two women at Yundong and two women over the South Gate site, so that work can be planned and developed in such a way that the best results will be obtained. We must secure a trained native female constituency. We must train the women of the land if we are to win this section of Korea, and if we can get the mothers of Korea and the mothers around Seoul, the whole work will be entirely done. You yourself will realize this. It is no use of us going in to tell you that, but we do want to call your attention to the larger number of people that are dependent upon Seoul Station for the Gospel and the paucity of lady workers that we have for them. In other stations they are better off than we are, for here we are at the present time with Miss Wambold, the only single lady left for evangelistic work in connection with Seoul Station, and Miss Rittgers the only lady left for school work, and she soon to go out. Of course our married ladies do a certain amount of this work, indeed they do a great deal, some of them doing more than their strength and their home duties will allow, because of the unprecedented push of the work.

Mrs. Avison is hard at work at the South Gate Church connected with the Severance Hospital, where she has a Sunday Class, a Tuesday Class, and a Friday Evening Class, besides supervising a day school and a night school and visiting in homes several times a week.

Mrs. Underwood edits the "Korea Mission Field," has five weekly meetings, several Sunday meetings, a Saturday Night Sunday School Teachers' meeting, and is now training volunteers from the churches as teachers for country Bible Classes - four such being about to start for their fields this week.

Other married ladies are doing likewise, but we miss one very much, Mrs. Greenfield, who passed away in the early part of the year, and most of our present force of married women are still of such recent arrival that they cannot yet do effective work because of the language

Needing four - surely one can be sent at once to replace Miss Taylor, and others not later than the early fall.

Speaking of the Girls' School - we are indeed in great need. Miss Heron about to leave it and Miss Rittgers just holding on because of her strong conception of duty, two single women for this institution should be sent at once as it will be impossible for them to prepare themselves to fill their posts even though they came immediately, and may delay will not only embarrass the work but endanger it. We feel this need more strongly because our Girls' School has been winning respect more and more and developing single young women of fine Christian character. Everybody in this section speaks well of the Presbyterian Girls' School. We think it has a better name than any other girls' school through out the whole section. The only difficulty that is complained of and mentioned by anyone is that possibly we are too frugal in the dietary, but that is because of lack of funds. We want to make the institution as far as we can as institution that pays for its own running expenses, and this is what we are endeavoring to do. You will reallze as you look over the appropriations how small are the requests. We surely need two single ladies to look after this school, especially with the new dormitory that is soon to go up and the added equipment that we are to have in the recitation halls and the building that is soon to be built there.

Now there are funds in hand, and we need the ladies. Will you see that they are appointed? We believe that you can find them; we are positive that if we were at home we could find them; and we believe that you are in a better position to do so than we would be.

Trusting that this will meet with a prompt and hearty response, and that we shall have somebody coming out at once, to take Miss Taylor's place, as well as Miss Annie Heron's, as well as reinforcements also for Seoul Station, and someone to take Miss Rittgers's place to be ready to step right in as soon as she go to married

Yours in the work,
H. G. Underwood
O. R. Avison

P. S. Miss Rittgers has just announced her decision to get marry during the coming summer.

19100506

아서 J. 브라운(미국 북장로교회 해외선교본부 총무)이 한국 선교부로 보낸 편지 (1910년 5월 6일)

(중략)

우리는 귀 선교부가 인원 보강의 필요함을 촉구하는 S. A. 마펫 목사의 4월 4일 편지[18]와 세브란스 병원에 간호원의 필요성을 촉구하는 O. R. 에비슨 박사의 3월 30일자 편지[19]를 받았습니다. 나는 임명과 관련하여 고려를 위하여 두 편지를 모두 제시하게 되어 기쁘게 생각합니다. 유감스럽게도 가능한 지원자의 수가 많은 선교부의 긴급한 필요에 비해 훨씬 적습니다. 지원자들과의 교신을 담당하고 있는 나의 동료인 화이트 박사는 에비슨 박사가 언급한 간호원의 지원서를 받았으며, 지금 그녀와 관련된 서류를 모으고 있다고 나에게 알려 주었습니다. (……)

Arthur J. Brown (Sec., BFM, PCUSA), Letter to the Korea Mission (May 6th, 1910)

(Omitted)

We have received the Rev. S. A. Moffett's letter of April 4th urging your need of reinforcement and Dr. O. R. Avison's letter of March 30th urging the need of nurses for the Severance hospital. I have pleasure in presenting both of those letters for consideration in connection with appointments. I am sorry to say that the number of available candidates is far less than the urgent needs of many Missions. My colleague, Dr. White, who has charge of the correspondence with candidates informs me that he has received the application of the nurse mentioned by Dr. Avison and that he is now gathering her papers. (……)

---

18) Samuel A. Moffett (Pyeng Yang), Letter to Arthur J. Brown (Sec., BFM, PCUSA) (Apr. 4th, 1910)
19) Oliver R. Avison (Seoul), Letter to Arthur J. Brown (Sec., BFM, PCUSA) (Mar. 30th, 1910)

19100511~0519
공식 회의록. 감리교회 한국 연회의 회의록, 제3차 회의, 서울 (1910년 5월 11일~19일)

평양 의료 보고서
1909년 3월 1일부터 1910년 2월 28일까지

65쪽

(......)

협동 업무. - 평소와 마찬가지로 [J. 헌터] 웰즈 박사는 필요할 때마다 자유롭게 조언과 실제적인 도움을 제공하는 우리의 진정한 친구이었다.

서울 장로교회 병원에서 의학생 몇 명을 가르치는 일에 작은 역할을 할 수 있어서 정말 기뻤다. 18일 동안 매일 세 시간씩 이 가장 흥미로운 일에 할애하였으며, 게다가 그것을 준비하는 데 많은 시간을 들였다. 나는 한국인 기독 청년들에게 우리가 바라는 의학 교육을 효과적으로 제공할 수 있는 유일한 방법은 서울에 연합의학교를 설립하고, 각 교단에서 적어도 한 명의 의사가 정기적으로 체계적인 교육을 제공하는 것이라고 굳게 믿고 있다. 설비와 숙소가 거의 없는 외지 의사 한 명이 혼자서 그러한 업무를 시도하는 것은 불가능하다. 우리가 수도(首都)에서 연합된 노력을 들인다면, 그것은 성공적으로 이루어질 수 있는데, 장로교회 병원과 관련된 의학교 건립을 위한 세브란스 씨의 관대한 기부금이 이미 준비되어 있다고 들었기 때문이다.

Official Journal. Minutes of the Korea Annual Conference of the Methodist Episcopal Church, Third Session, Seoul (May 11th~19th, 1910)

Pyeng Yang Medical Report
March 1, 1909 to February 28, 1910

p. 65

(......)

Co-operative Work. - As usual Dr. Wells has been a friend indeed to us, freely giving his advice and practical aid whenever the need arose.

It has been my great pleasure to have had a small part in teaching some of the medical students at the Presbyterian hospital at Seoul. Three hours daily for eighteen days were given to this most interesting work, besides many hours in the preparation of the same. I firmly believe that the only way effectually to give the Korean Christian young man a medical education such as we desire for them is to have a united medical school in Seoul and at least one physician of each denomination give regular systematic teaching. It is out of the question for one doctor in the out-stations with little equipment and accommodation to attempt such a work alone. It can be done successfully if we make united effort at the capital, for already, I am told, the money is in hand for the erection of a medical school in connection with the Presbyterian hospital, the generous gift of Mr. Severance.

19100600

지부 소식.

The Korea Mission Field (서울) 6(6) (1910년 6월호), 133~134쪽

병원 교회.

에비슨 부인은 주로 에비슨 박사 부부의 관리 하에 있는 남대문교회와 관련된 업무에 대하여 다음과 같은 짧은 글을 보낸다.

250명만을 수용할 교회는 현재 242명인 회중을 보유하고 있으며, 4월 성찬식 일요일에는 270명으로 집계되었다. 주일학교 반에는 60~70명의 소년 소녀들이 있다.

교회는 책방과 사랑방을 운영하며, 병원 전도사로 있는 영수(領袖) 채 씨를 후원하고 있다. 이 기독교인들은 교외 세 곳에서 사업을 발전시키고 있으며 돕고 있다. 이들 작은 미조직 교회 중 하나는 용산에 있는데, 채 씨가 인도하는 목요일 저녁 모임에 약 40명이 참석하고 있다. 매주 수요일 저녁 또 다른 기독교인들은 두 번째 미조직 교회가 시작된 둔주미로 가며, 또 다른 기독교인들은 이전에 우상과 거짓 신을 숭배하였던 절에서 이전 이교 숭배의 모든 상징을 파괴한 후 교회로 바꾸었던 혼주원의 세 번째 미조직 교회를 맡고 있다.

의학생들은 안식일 오후마다 둘씩 짝을 지어 이웃 마을로 가서 전도를 한다. 남대문교회에서는 아침 설교와 2시에 한 번, 저녁 7시에 한 번 주일 예배를 드리는데, 교회 직분자들에 의하여 진행되었다. 허스트 박사는 주일학교 책임자이며, 에비슨 박사는 보통 아침 예배를 맡는다.

(목사인 언더우드 박사는 시골이나 다른 지부에 있지 않을 때 새문안교회, 교외의 두 교회와 남대문교회 사이에 관심을 나누고 있다.) 그곳에는 읽는 법을 배울 기회가 없고 배우고 싶어하는 젊은 기혼녀들을 위한 야간 학교가 있다. 우리 여자 기숙 학교를 졸업한 김순애는 어린 소녀들을 위한 주간 학교에서 일주일에 이틀 저녁과 매일 아침 두 시간씩 무료로 가르치고 있는데, 그녀는 그리스도를 위하여 무엇인가를 하고 싶어 하기 때문이지만 우리는 머지않아 수입이 생기기를 바라고 있다.

화요일 오후에는 25명에서 57명이 참석하는 여자 성경강습반이 있다. 실제로 관심이 매우 좋다. 야간학교와 주간학교가 생겨난 것이 바로 이 강습반이며, 이와 연계하여 호별 방문도 이루어지고 있다.

수요일마다 퇴원한 환자들의 집을 방문한다. 이것은 유익하고 즐거운 일이다. 우리는 그들의 초대로 가며, 그래서 병원에 있는 동안 신자가 된 사람을 돕고 강화할 뿐만 아니라 거의 매번 그렇듯이 우리가 그곳에 있는 동안 들리는 친구들 및 나머지 가족들에게도 좋은 이야기를 전할 기회를 갖기 때문에 언제나 환영받는다.

별도의 일정이 없는 한 매주 금요일 우리 집에서 간호원을 위한 기도회가 우리 중 한 사람의 인도로 열린다. 토요일에는 주로 병원 근처의 이웃에서 호별 방문을 하고, 전도지를 남기거나 기회가 있을 때마다 가르치지만, 특히 "내일은 우리 주일인데, 당신 집 근처의 병원 교회에서 예배를 드리니 와서 보고 들으세요. 우리는 당신이 우리 예수를 믿기를 바랍니다."라고 말하는 것이 더 중요하다. 우리는 우리가 알고 있는 대로 유쾌하고 정중하게 그들에게 요청하며, 많은 사람들이 초대를 받아들이고 온다. 어떤 이유로 이전 화요일 수업에 참석하지 못한 사람들을 초대하고, 다음 날에 꼭 오도록 확실히 하며, 그들이 아픈지, 어떤 이유로 결석하였는지 물어보고 그들이 놓쳤다는 것을 알려 주기 위하여 월요일에 방문하는 경우도 있다.

병동에서는 여자들을 매일 방문하며, 때로는 줄 새로운 전도지나 읽을거리가 있거나 아무에게나 줄 꽃이나 과일이 있으면 남자와 소년들도 방문한다.

병원의 여전도사인 채 씨는 신실하고 재미있는 소식을 많이 전해오는데, 그녀는 그것이 '재미 많소'라고 한다.

편집자[20]는 4월 말에 열린 본 교회 당회에서 세례를 신청한 사람이 38명이었는데, 그중 22명이 정회원으로 받아들여졌고 16명이 학습 교인으로 받아들여졌다고 덧붙이고 싶다. 그들을 심사하면서 나타난 진실한 개종의 증거는 매우 만족스러웠다.

(중략)

---

20) 릴리어스 H. 언더우드이다.

Notes from Stations.
The Korea Mission Field (Seoul) 6(6) (June, 1910), pp. 133~134

Hospital Church.

Mrs. Avison sends the following notes of the work in connection with the South Gate church, mainly under the care of Dr. and Mrs. Avison.

The church which will hold but 250, now has a congregation of 242, on Communion Sunday in April 270 were counted. There are sixty or seventy boys and girls in the Sunday-school class.

The church supports a leader, Mr. Chai who also runs the book room and sarang, and is hospital Evangelist. These Christians have developed work at three suburban places which they help to carry on. One of these little groups is at Ryong San, they have about 40 in attendance at the Thursday evening meeting which Mr. Chai conducts. Each Wednesday evening another Christian goes to Toonjoomee, where the second group have started, and still another takes charge of the third company at Honju-won, where they have turned a temple, in which they formerly worshiped idols and false gods, into a church, having destroyed all the symbols of their former heathen worship.

The medical students go out in twos, each Sabbath afternoon, to the neighboring villages preaching. Besides the morning preaching and S. S. service, in the South Gate church, there is one at two, and one in the evening at 7 o'clock; the latter carried on by the church officers. Dr. Hirst is S. S. Superintendent and Dr. Avison usually takes the morning service.

(Dr. Underwood who is the pastor, divides his attentions between Sai Mun An, two suburban churches, and the South Gate, when he is not in the country, or in some other station). There is a night school for young married women who have no opportunity to learn to read and wish to do so. Kim Sunai a graduate of our Girls' Boarding School, teaches here gratuitously two evenings a week, as well as two hours every morning, in a day school for little girls, because she wants to do something for Christ, but we hope an income will be forthcoming before long.

On Tuesday afternoons we have a woman's Bible class with an attendance of from 25 to 57. The interest is very good indeed. It is this class the night school and day school have both arisen, and house to house visiting is carried on in connection with it.

Patients who have left the hospital are visited in their homes on Wednesdays. This is both profitable and pleasant work. We are always welcome because we go on their invitation and so not only help and strengthen the one who has become a believer while in the Hospital, but have an opportunity to tell the good story to the rest of the family, as well as to friends who drop in while we are there, as happens nearly every time.

A prayer circle is held for the nurses in our home every Friday, led by one of us, unless otherwise arranged. On Saturday we do house to house visiting mostly in the neighborhood of the hospital, leaving tracts, or teaching whenever opportunity affords, but more especially to say, "To-morrow is our Lord's day, we have a service at the Hospital Church near you, come and see and hear. We hope you will believe in our Jesus." We ask them as pleasantly and politely as we know how, and a good many accept the invitation and come. Visiting is sometimes done on Monday also to invite those who for some reason did not attend our previous Tuesday class, to be sure to come next day, and to inquire if they were ill, or for what reason they were absent, and let them know they were missed.

Visiting is done in the wards to the women every day, and sometimes also to the men and boys, if we have some new tract or reading matter to give them, or flowers or fruit for anyone.

Mrs. Chai, the hospital female Evangelist is very faithful and reports much that is interesting, she says it is Chammy manso.*

* Much taste.

The editor would add that there were 38 applicants for baptism at a session meeting held in the end of April, for this church, of whom 22 were received into full membership and 16 were received as catechunmens. The evidences given of sincere conversion at their examination were most gratifying.

(Omitted)

19100621

스탠리 화이트(미국 북장로교회 해외선교본부 총무)가
호러스 G. 언더우드와 올리버 R. 에비슨(서울)에게 보낸 편지
(1910년 6월 21일)

1910년 6월 21일

신학박사 H. G. 언더우드 목사,
  O. R. 에비슨, 의학박사

친애하는 동료들,

  서울 지부 위원회와 한국 위원회에 서울의 여자 사업 문제를 제기하기 위하여 브라운 박사에게 보낸 여러분의 편지[21]는 브라운 박사가 에든버러에 있어 내 손에 전달되었습니다. 저는 매우 큰 관심을 가지고 그것을 읽었으며, 그 계획이 강력하다고 느꼈습니다. 우리는 지부에서 이미 행해졌거나 앞으로 행해질 다양한 결혼으로 인하여 여자 사역자의 강화가 필요하다는 사실을 인식하지 못하였습니다. 우리는 다른 문제들을 고려하기 위하여 한국 위원회 회의를 곧 소집할 예정이며, 여러분의 요청에 따라 그 위원회에 모든 문제를 제기할 것입니다. 저는 브라운 박사가 선교부의 인력 지원 요청을 자신의 서류에 선교부가 중요하게 여기는 순서대로 기록하고 있다고 추측하고 있으며, 선교부의 승인을 받은 서울 지부의 어떠한 요청도 목록의 가장 위에 올라올 것이라는데 의심하지 않습니다. 한 가지 제가 확신하고 있는 것은, 우리의 선교 지부에는 적절한 인력이 배치되어 우리가 신체적, 정신적 쇠약의 위험을 피할 수 있어야 한다는 것입니다.
  안부를 전합니다.

안녕히 계세요.
스탠리 화이트

---

21) Horace G. Underwood, Oliver R. Avison (Seoul), Letter to Arthur J. Brown (Sec., BFM, PCUSA) (May 2nd, 1910).

Stanley White (Sec., BFM, PCUSA), Letter to Horace G. Underwood, Oliver R. Avison (Seoul) (June 21st, 1910)

June 21st, 1910.

The Rev. H. G. Underwood, D. D.,
O. R. Avison, M. D.

Dear Friends: -

Your letter to Dr. Brown written as a Committee of the Seoul station to lay before the Board and the Korea Committee the women's work in Seoul, has been put in my hands as Dr. Brown is in Edinburgh. I have read it with very great interest and feel that the plan is strong. We were not unaware of the necessity for reinforcement along the line of women's work owing to the fact of the various marriages that had taken or were to take place in the station. We are to have the Korean Committee meeting shortly to consider other matters and at your request will lay the whole question before that Committee. I presume Dr. Brown has in his file the Mission's requests for reinforcements in the order in which the Mission gives them importance and I have no doubt that any plea of the Seoul station having received endorsement of the Mission will be placed at high up in the list. Of one thing I am confident, namely, that our mission stations should be adequately manned so that we escape the danger of physical and nervous break-down.

With kindest regards and best wishes, I remain.

Very sincerely yours.
Stanley White

19100704

올리버 R. 에비슨(서울)이 A. 우드러프 홀시(미국 북장로교회 해외선교본부 총무)에게 보낸 편지 (1910년 7월 4일)

한국 서울,
1910년 7월 4일

신학박사 A. W. 홀시 목사,
　뉴욕 시 5 애버뉴 156

친애하는 홀시 박사님,

　　저에게 Assembly Herald의 11월호에 게재할 기사22)를 작성해 달라는 박사님의 5월 7일자 편지를 제 때에 받았습니다. 저는 박사님이 요청하신 대로 9월 15일 이전에 의료 업무에 관한 기사를 작성할 수 있도록 최선을 다하겠으며, 가능하다면 박사님이 말씀하신 대로 관심을 끌 수 있는 데 도움이 될 사진도 몇 장 보내드리겠습니다.
　　이제 여름이 다가오고 비가 내리기 시작하였습니다. 그러나 우리는 처음부터 상당히 좋은 날씨를 유지하고 있습니다.
　　겐소 씨와 럿거스 양이 6월 30일에 이곳에서 결혼하였으며, 테일러 양은 이번 달 5일에 감리교회 선교부의 빌링스 씨와 결혼하기 위해 평양으로 가기 위하여 이미 우리를 떠났습니다. 그래서 제가 얼마 전에 브라운 박사에게 편지를 썼던 것처럼 독신 여자가 매우 부족합니다. 원래 의도하였던 대로 마고 루이스 양이 이곳으로 파송하게 되어 저는 정말 대단히 기쁩니다.
　　허스트 박사의 편지와 E. H. 밀러 부인으로부터 온 편지는 올해 새로운 선교사들과 함께 개최한 매우 성공적인 회의에 대하여 이야기해 주었는데, 저는 그 소식을 들으니 매우 기쁩니다. 저는 세브란스 씨가 그곳에서 보낸 전보를 받았기 때문에 회의에 참석하기 위하여 에든버러에 있었다는 것을 알고 있습니다.
　　우리는 병원 부지에 800명에서 1,000명까지 수용할 수 있는 교회 건립을 막 시작하려고 합니다.

---

22) Oliver R. Avison (Seoul), Practical Evangelism. The Assembly Herald (New York) 16(11) (Nov., 1910), pp. 525~526

이곳에서는 모든 일이 순조롭게 진행되고 있으며, 새 의학교 건립을 위한 준비가 거의 완료되었습니다.

새 졸업생, 그리고 다른 학생들, 간호원 및 다른 조사들은 6월 30일 의학교를 위한 기본금을 시작하여 저의 50세 생일을 축하해 주었습니다. 물론 기부금이 클 수는 없지만, 그들이 선한 마음으로 기부한 것이며 저는 매우 성공적이고 충분한 기금의 핵심이 될 것이라고 믿고 있습니다.

안녕히 계세요.
O. R. 에비슨

Oliver R. Avison (Seoul), Letter to A. Woodruff Halsey (Sec., BFM, PCUSA) (July 4th, 1910)

Seoul, Korea,
July 4th, 1910

Rev. A. W. Halsey, D. D.,
    156, Fifth Ave., New York

Dear Dr. Halsey: -

Your favor of May 7th. asking me to write an article for the *Assembly Herald* for the Nov. number came duly to hand. I will do my best to have an article on the medical work to you before September 15th as you request, and if possible will send you some photographs also that will help to make it attractive as you say.

The summer is onus here and the rainy weather has begun, but we are ll in fairly good health to begin with.

Mr. Genso and Miss Rittgers were married here June 30th. and Miss Taylor has already left us to go to Pyeng Yang where she is to be married on the 5th. of this month to Mr. Billings of the Methodist Mission, so we are very short of single women as I wrote to Dr. Brown sometime ago. I am very glad indeed to here that

Miss Margo Lewis is to be sent here as was originally intended.

A letter from Dr. Hirst and another from Mrs. E. H. Miller told us of the very successful conference you had this year with new missionaries and I am very glad to hear it. Mr. Severance I know has been at Edinburg attending the conference because I had a cablegram from him there.

We are just about to begin the erection of a church on the hospital compound to seat from 800 to 1000 people.

All is going on well here and preparations are almost completed for the erection of the new Medical School.

The new graduates, and other students, Nurses and other helpers celebrated my 50th birthday on June 30th, by beginning an endowment fund for the Medical college. The contributions of course cannot be large but they have been given out of good heart and I trust will prove the nucleus of a very successful and ample fund.

Very sincerely,
O. R. Avison

19100720

올리버 R. 에비슨(서울)이 아서 J. 브라운(미국 북장로교회 해외선교본부 총무)에게 보낸 편지 (1910년 7월 20일)

한국 서울,
1910년 7월 20일

A. J. 브라운 박사,
   해외선교본부,
   뉴욕 시 5 애버뉴 156

친애하는 브라운 박사님,

   우리는 밀즈 부인[23]의 최근 질병과 관련하여 밀즈 박사 부부가 강계와 서울을 오가는 여행 경비, 그리고 플레처 박사가 강계를 오가는 여행 경비는 선교본부로부터 특별 예산을 요청하는 대신 선교부의 정규 기금에서 지급해야 한다는 견해를 담은 박사님의 편지를 방금 받았습니다.
   우리는 박사님이 이러한 의견을 표명한 것은 해당 사안에 대한 정보가 부족한 결과임에 틀림없다고 생각하며, 저는 이것을 특별 예산으로 요청하는 상황과 이유에 대하여 박사님께 편지를 쓸 것을 요청받았습니다.
   박사님이 아시다시피, 밀즈 박사 내외는 수술을 위한 시설이나 도움이 거의 없는 우리의 가장 먼 지부에 살고 있습니다. 밀즈 부인은 밀즈 박사가 자궁외 임신을 염려하게 만들 증상을 갑자기 보였습니다. 그렇다면 외과 수술만이 그녀의 삶에 희망을 줄 수 있을 것이고, 그는 실제로 극도의 긴급함으로 인하여 적절한 시설 없이 스스로 수술을 하지 않는 한, 그 수술을 하는 것이 정당하지 않을 것이라고 느꼈고, 따라서 그는 세브란스 병원으로 가기 위하여 노력하기로 결심하였습니다. 그는 실행 위원회 위원장에게 자신이 즉시 서울로 출발할 것이며, 그곳의 부인 중 한 명이 짧은 시간 내에 의사의 도움이 필요할 것으로 예상하고 있고 그녀를 내버려 두는 것은 불가능하기 때문에 강계로 의사 한 명을 보내달라는 전보를 보냈습니다. 플레처 박사는 위원장으로부터 즉시 그곳으로 올라오라는 요청을 받았습니다. 때가 되자 밀즈 박사 부부는 서울에 도착하였고 그녀

---

23) 메리 E. 밀즈(Mary E. Mills, 1884~1964)

는 병원에 입원하였습니다. 허스트 박사와 저는 검사를 하였고, 골반 종양을 발견하였는데, 밀즈 박사가 처음 발견하였을 당시 자궁외 임신으로 진단된 것은 매우 가능성이 높은 진단이었습니다. 이 상태가 존재하든 존재하지 않든, 우리는 유일한 안전한 계획은 즉각적인 복부 절개라는 한 가지 의견이었습니다. 우리는 시행하였고, 종양이 제거되었습니다. 그것은 자궁외 임신이 아닌 것으로 판명되었지만 수술 전에는 확실히 진단할 수 없었습니다. 따라서 우리는 환자를 병원으로 데려오고 지연 위험을 감수하지 않기로 한 밀즈 박사의 결정을 전적으로 승인하였습니다. 왜냐하면 그것이 그가 두려워했던 것이라면 지연이 증상이 아주 확실해질 때쯤에 빠른 사망을 초래할 수도 있었기 때문입니다. 밀즈 박사는 그의 아내가 위험에서 벗어날 때까지 이곳에 머물렀고, 그 후 그는 그의 자리로 돌아갔고 프레처 박사는 자신의 선교지로 돌아갔습니다.

이제 이 일과 관련된 모든 비용은 전혀 예상하지 못한 것이었고, 당시 선교부는 선교본부가 승인한 예산을 작성하였기 때문에 이를 연례 요청에 포함시키는 것이 불가능하였다는 것이 분명합니다. 박사님은 선교본부가 화재나 미국으로의 귀국을 필요로 하는 건강상의 문제로 인한 긴급 비용을 고려할 준비가 되어 있지만, 다른 모든 문제에서는 선교부가 정규 기금에서 조달하기를 기대한다고 말하였습니다. 그것은 단순히 우리가 이곳에서 수술을 하지 않고 그녀를 미국으로 보내는 비용을 추가하였다면 선교본부가 의심할 여지 없이 전체 비용을 지불하였을 것이라는 의미입니다. 그러나 우리가 수술을 시행하여 성공적으로 수행하였고, 선교본부가 고국으로 귀국하는 비용을 절약하였기 때문에, 선교본부는 비록 그것이 선교본부가 기꺼이 지불하였을 더 큰 지출의 일부임에도 불구하고 관련된 더 작은 지출을 허용하지 않고 있습니다. 따라서 우리는 상황을 고려하여 문제를 재검토하고 이것이 선교본부가 특별 예산을 승인해야 하는 경우가 아닌지 확인하도록 선교본부에 요청하는 바입니다. 한국이 작년에 추가 교부금을 받았다는 사실은 이 문제의 사업적 측면과 아무런 관련이 없는 것으로 보입니다. 왜냐하면 선교본부는 추가 교부금을 마련할 때 이와 같은 긴급 상황 발생에 대한 언급없이 자금이 필요하다고 생각하였기 때문입니다.

이번 일로 인한 부차적인 문제로서, 세브란스 병원과 같은 기관을 설립하고, 의료진들이 보다 심각한 수술 사례를 성공적으로 수행할 수 있는 장비를 갖춤으로써 선교본부는 지난 봄에 밀즈 부인뿐만 아니라 라이너 부인도 비슷한 상태로 수술을 받았기 때문에 결혼한 두 부부의 미국 귀국 비용을 절약할 수 있었다는 점에 박사님의 주의를 환기시키고 싶습니다.

안녕히 계세요.
O. R. 에비슨

Oliver R. Avison (Seoul),
Letter to Arthur J. Brown (Sec., BFM, PCUSA) (July 20th, 1910)

Seoul, Korea,
July 20th, 1910

Dr. A. J. Brown,
　Board of Foreign Missions,
　156 Fifth Avenue, New York

Dear Dr. Brown: -

　We ave just received a letter from you in which you express the opinion that the traveling expenses incurred by Dr. and Mrs. Mills of Kangai to and from Seoul, and of Dr. Fletcher to and from Kangai, in connection with the recent illness of Mrs. Mills should be met out of the regular funds of this Mission instead of being asked for as a special appropriation from the Board.

　We think that the expression of such opinion from you must be the result of a lack of information concerning the matter, and I have been asked to write you giving the details and reasons for asking this as a special appropriation.

　As you know, Dr. and Mrs. Mills live at our most distant Station where they have very little help and no facilities for surgical work. Mrs. Mills suddenly developed symptoms which lead Dr. Mills to fear the occurrence of extra-uterine pregnancy. This being the case, only a surgical operation would offer any hope for her life, and he felt that unless he were actually compelled by extreme urgency to operate himself without proper facilities, he would not be justified in undertakingit, and therefore determined to make an effort to get to Severance Hospital. He telegraphed the Chairman of the Executive Committee saying he was starting at once for Seoul, and asking that a Doctor be sent to Kangkai, because one of the ladies there was expecting to require the services of a physician within a short time and it would be impossible to leave her alone. Dr. Fletcher was asked by the Chairman to go up there at once. In due time Dr. and Mrs. Mills arrived in Seoul, and she was placed in the Hospital. Dr. Hirst and I both made an examination and found a pelvic tumor, which made the diagnosis of extra-uterine pregnancy at the time Dr. Mills first discovered it a very probable one, and although we could not at the time of our examination defintely say either that this condition was present or absent, we were of the one opinion that the only safe plan was an immediate abdominal section. This was done and the tumor removed. It proved not to have been extra-uterine pregnancy, but this could not be definetely diagnosed previous to an operation, and we quite approved of Dr. Mills' decision to bring the patient down to the Hospital and not run the risk of delay, because if it had been what he feared delay might have resulted in speedy death by the time the symptoms became quite definite. Dr. Mills remained here until his wife was out of danger, when he returned to his post and Dr. Fletcher returned to his own field.

Now it is evident that all the expense connected with this affair was on entirely unexpected and not to be calculated upon then the Mission made out its estimates which the Board granted, and it was therefore impossible to include them in the annual requests. You state that the Board stands ready to consider an emergency cost by fire or by a failure of health which would make a return to America necessary, but that in all other matters you expect the Mission to make provision out of its regular funds. It simply means that had we not done the operative work here, but had added to the expense of sending her home to America, the Board wold have paid the whole bill without question. But as we undertook the work and carried it through successfully and saved the Board the cost of a trip home the Board is unwilling to grant the smaller expenditure involved, although it is a part of the greater expenditure which the Board would have willingly paid. We therefore ask the Board, in view of the circumstances, to re-consider the matter and see if this is not a case in which the Board should grant a special appropriation. The fact that Korea received an extra grant of its work last year does not seem to us to have any bearing on the business aspect of the question, as the Board in taking the extra grant thought we needed the money without any reference to the arising of such an emergency as this.

As a secondary matter arising out of this case, I might call your attention to the fact that the establishment of such an institution as this, the Severance Hospital, and its equipment in such a way as to make it possible for its staff to undertake successfully these more serious surgical cases has saved the Board already this year the expense of the return to America of two married couples, because not only Mrs. Mills operated upon the past Spring but Mrs. Reiner also for a similar condition.

Yours very sincerely,
O. R. Avison

19100720

올리버 R. 에비슨(서울 지부)이 아서 J. 브라운(미국 북장로교회 해외선교본부 총무)에게 보낸 편지 (1910년 7월 20일a)

한국 서울,
1910년 7월 20일

A. J. 브라운 목사,
　　해외선교본부,
　　뉴욕 시 5 애버뉴 156

친애하는 브라운 박사님,

　　우리는 박사님의 한국 여행과 이 나라의 교육 문제에 관한 박사님의 편지들을 방금 받았습니다. 이들 편지에서 박사님은 선교본부가 한국에 하나보다 많은 대학을 설립할 준비가 되어 있지 않으며, 선교부가 결정하는 대로 평양이나 서울에 위치할 수 있다고 밝히고 있습니다.

　　이번 주 월요일 저녁 우리 지부 회의[24]에서 박사님의 편지가 낭독되었으며, 이 언급은 많은 관심을 불러일으켰고 약간의 놀라움을 일으켰는데, 왜냐하면 평양 대학은 박사님이 아시다시피 한동안 운영되어 왔고, 선교회의 정착된 사업의 일부로 간주되어 와서 우리는 그 사업을 진행하지 않는 가능성이나 타당성을 고려하지 않았기 때문입니다. 한편, 서울 대학 사업을 위한 계획은 선교부의 승인과 선교본부의 승인을 받아 수년 동안 준비해 왔습니다. 적어도 우리는 그것을 그렇게 생각해 왔으며, 수년 동안 우리 선교부의 회의록에는 이러한 계획의 개요가 포함되어 있었고 선교본부에서 의문 없이 승인되어 왔습니다. 게다가 박사님은 지난 가을에 한국에 있었을 때, 적어도 서울 지부 회원들에게는 이 문제에 대하여 아무 말도 하지 않았습니다. 평양 지부 회원들과 의논하였는지는 알 수 없으나, 이 지부 회원들에게 문의해 보면 답은 단 하나, 즉 이곳에서는 아무에게도 상의하지 않았다는 것뿐이며, 박사님의 보고서에서 이와 같은 선언을 발견하고 그것을 선교부로 직접 보낸 서신에서 반복하였다는 사실은 더욱 놀랍습니다.

---

[24] 7월 18일이다.

우리는 우리 기관들이 적절하게 인력과 장비를 갖추지 못할 정도로 확장되어서는 안 된다는 점에 전적으로 동의하고 있습니다. 그러나 우리는 또한 우리 사업 개발을 위한 우리의 계획이 지부의 명백한 요구를 충족할 수 있을 만큼 충분히 광범위해야 한다고 믿고 있으며, 한국의 상황을 간략히 살펴보아도 우리 기독교계의 모든 필요를 충족시키기 위해서는 하나의 대학이 거의 감당하기 힘들 정도로 커야 한다는 것이 분명해집니다. 아직까지 평양에는 학생이 많지 않은 것이 사실이지만, 그것은 이제 남자들이 대학 입학을 준비하는 단계를 이제 막 지났기 때문입니다. 이때부터 대학 입학 지원자가 크게 늘어날 것은 자명합니다.

서울에서는 지금까지 우리의 교육 사업이 큰 어려움을 겪었으나 새로운 원기가 주입되어 우리 기독교 청년들의 교육을 우리 자신의 방향으로 유지하기 위하여 많은 노력을 기울이고 있습니다.

이곳이 이 나라의 수도라는 것을 잊어서는 안 되며, 다른 나라의 상황이 어떻든 간에 이 나라의 수도는 사람들의 생각 속에서 독특한 위치를 차지하고 있습니다. 그래서 우리 책임하에 있는 기독 청년들은 다른 지역의 기독교 학교로 가는 것보다 서울에 있는 이교도 학교에 다니는 것을 더 좋아할 것이기 때문에 평양에 있는 대학만으로는 우리 청년들을 유지할 수 없습니다. 이것은 결코 소홀히 여겨서는 안 되는 지체 높은 가족에게 특히 적용될 것입니다.

박사님은 이미 서울에 기독교 대학교를 세우려는 더 큰 계획에 대하여 들어보셨을 것입니다. 제 생각에는 언더우드 박사가 뉴욕에 있을 때 박사님께 이 문제에 대하여 이야기하였고, 그때 박사님이 그 일을 호의적으로 여긴다는 인상을 받았던 것 같습니다. 올해 봄과 여름 동안 이 문제는 한국 전역에서 널리 논의되었고, 만장일치의 의견은 첫째, 교회가 그 지도자들에게 고등 교육을 제공해야 한다는 것, 둘째, 그것은 오직 여러 선교부가 높은 유형의 큰 하나의 학교에 연합하는 것에 의해서만 이루어질 수 있으며, 셋째, 그러한 고등 (교육) 기관이 서울 근처에 위치해야 한다는 것입니다. 설립될 이 고등 기관의 첫 번째 부서는 필연적으로 대학 학부가 될 것이며, 이 대학 학부와 최초의 전문 학부인 이 병원의 의학부가 연합될 것입니다. 그러나 이 계획을 발전시키면서 모든 선교사들은 평양에 이미 세워진 사업을 그대로 두어야 할 뿐만 아니라 강화해야 하며, 송도의 남감리교회 교육 사업도 그렇게 해야 한다고 단호하게 언급하였습니다. 그렇다면 우리 선교부뿐 아니라 모든 선교부의 한국에 있는 모든 선교사들이 실질적으로 만장일치로 판단하는 것은 고등 기독교 교육에 있어서 하나의 대학이 이 땅의 필요를 충족시킬 수 없을 것이라는 것입니다. 이는 평양 학원 및 대학의 추가 발전뿐 아니라 서울 대학의 발전을 위하여 한국 선전 운동에서 상당한 액수의 자금을 투입하는 것을 승인하였을 때 갖고 있던 우리 선교부의 견해이었으며, 이 항목들은 선교본부가 승인하였고 그 선전 운동을 수행하는 동안 자금 확보를 위하여 모든 노력을 기울였습니다. 당시 평양 대학 건물을 위하여 6,000달러가 확보되었습니다. 당연히 그것만으로는 충분하지 않았고, 언더우드 박사는 나중에 미국과 다른 곳에 있는 많은 그의 친구들에게 편지를 보내어 이 기관에 추가 기부가 필요하다고 촉구하였으며, 그의 호소가 성공할 것이라고 확신하여 개인적으로 베어드 박사에게 업무를 계속하는 것을 인정하였고 당시의 긴급 상황 때문에 자금이 들어오지 않으면 기꺼이 책임을 맡겠다고 하였습니다. 그러므로 서울에 있는 우리는 평양 대학 사업의 성공에 깊은 관심을 갖고 있으며, 이를 방해할 어떤 바람도 없고, 더욱 성공할 수 있도록 돕고자 하는 강한 의지를 가지고 있습니다. 그러나 동시에 이곳의 상황에 대한 우리의 이해는 서울에도 더 크고 더 나은 시설을 갖춘 대학이 필요할 것이라는 확신을 갖게 하고 있으며, 이를 위하여 우리는 지금까지 우리의 생각과 원기를 기울여 왔습니다.

지난 가을, 이곳의 우리 건물과 장비는 현재 우리가 하고 있는 일에도 전혀 불충분하고, 가까운 미래를 위하여 더 나은 것을 준비하는 것이 절대적으로 필요하다고 느꼈기 때문에, 이 지부는 언더우드 박사를 설득하여 교육 업무를 맡아 그의 풍부한 원기와 조직력을 활용하기로 하였습니다. 그 자신은 상황의 긴박감으로 인하여 매우 우울해졌지만, 직접적인 전도 사업 이외의 어떤 일에 시간을 바칠 생각은 전혀 없었음에도 불구하고 그렇게 하기로 동의하였습니다. 교육 위원회는 많은 회의를 열었고, 마침내 선교본부와 선교부가 존 D. 웰즈 학교의 확장과 장비를 위하여 20,000엔의 요청을 승인하여 우리는 그 자금만 투입하면 되었고, 언더우드 박사는 그 액수의 자금을 즉시 사용하여 ____ ____, 확장 건물은 아직 진행 중이며 이번 가을에 사용할 준비가 될 것입니다. ____을 위한 설비의 일부가 이미 주문되었으며, 내년 9월에 시작될 대학 과정에 여러 지원자가 이미 접수하였습니다.

제가 위에서 언급하였듯이, 이 모든 것은 선교부의 의도와 우리 계획에 대한 선교본부의 승인에 따른 것입니다. 따라서 선교본부가 한국에 두 개 이상의 대학을 설립할 준비가 되어 있지 않다는 박사님의 언급이 예기치 않게 우리에게 다가왔고, 만약 이를 고수한다면 우리 사업에 재앙을 가져올 것이라는 점을 박사님은 알게 될 것입니다.

우리는 장로교회 선교본부 자체가 이곳의 여러 대학을 지원하도록 요청받을 것이라고 결코 예상하지 못하였으나, 감리교회와 장로교회 선교본부가 연합하여 평양의 대학을 지원하고, 모든 선교부가 서울의 대학을 지원하는데 연합하며 ___ ___ _, 저는 이 편지를 이 지부를 대신하여 쓰고 있으며, 그렇게 하는 ___ ___ ___ ___ 선천 및 평양의 선교사들과의 모임과 한국의 모든 선교부를 포함하여 거의 모든 선교지의 대표 선교사들과의 회의에서 ___ ___ ___ ___, 이것은 한국의 거의 모든 선교사들의 의견이기도 합니다. 따라서 우리는 박사님이 한국 전체에 단 하나의 기독교 대학만을 승인하는 공식적인 결정을 내리기 전에 전체 문제를 신중하게 고려하기를 요청드립니다.

안녕히 계세요.
O. R. 에비슨
　　서울 지부를 대신하여

Oliver R. Avison (Seoul),
Letter to Arthur J. Brown (Sec., BFM, PCUSA) (July 20th, 1910a)

Seoul, Korea,
July 20th, 1910

Rev. A. J. Brown,
　Board for Foreign Missions,
　156 Fifth Ave., New York

Dear Dr. Brown: -

　We have just received your letters dealing with your trip through Korea and speaking of the educational problem of this country. In these letters you say that the Board is not prepared to have more than one college in Korea, and that it may be located either in Pyeng Yang or Seoul, as the Mission may decide.
　At our Station meeting on Monday evening this week you letters were read, and this statement aroused a good deal of interest and excited some surprise, because

the college in Pyeng Yang has been going for some time, as you know, and has been considered as part of the settled work of the Mission, so that we have not considered the possibility or advisability of not going on with that work. While again, the plans for the development of college work in Seoul have been in preparation for some years, having received the sanction of the Mission and the approval of the Board. At least, we have considered it as such, and for several years the Minutes of our Mission meetings have contained outlines of these plans and have been approved by the Board without question. Further, when you were in Korea last Fall you said nothing, at lest to the members of the Seoul Station, concerning this matter. We have no knowledge as to whether you talked it over with the members of he Pyeng Yang Station or not, but inquiry amongst the members of this Station brings only one answer, namely, that you consulted no one here about it, and we are the more greatly surprised to find such a declaration as this in your Report and to have it repeated in direct letter to the Mission.

We quite agree with you that our institutions should not be multiplied to such an extent that they cannot be properly manned and equiped, but we also belive that our plans for the development of our work should be sufficiently broad to cover the evident needs of the Station, and even a brief review of the conditions in Korea make it plain that one college to supply all the needs of even our Christian constituency would have to be so large as to be almost unwieldy. It is true that as yet there have not been many students in Pyeng Yang. but that is due to the fact that we are only just past the stage where men were being prepared for entrance into college. It is evident that from this time on the applicants for entrance into college will be greatly increased.

In Seoul our educational work has heretofore been greatly handicapped, but new energy has been infused into it, and w are making a strong effort to keep within our own direction the education of our Christian young men.

It must not be forgotten that this is the Capital of the country, and no matter what may be conditions in other lands, in this country the Capital occupies an unique place in the thoughts of he people, so that a college in Pyeng Yang only will not enable as to keep our Christian young men under our charge, because they will prefer to attend a heathen school in Seoul rather than go to another section to another school – a Christian school. This will apply especially to the higher families who must in no wise be neglected.

You have no doubt already heard of the larger scheme for a Christian university in Seoul. I think Dr. Underwood talked of it with you when he was still in New York, and he was then under the impression that you regarded it with favor. During the Spring and Summer of this year the question has been widely discussed throughout Korea, and the unanimous opinion seems to be, first, that the Christian Church must provide for the higher education of its leaders, secondly, that that can only be done by uniting the forces of all the missions upon one large school, of the higher type, thirdly, that such a higher institution must be located in the vicinity of Seoul. The first department of this higher institution to be established would necessarily be a college department, with which would be united, as the first professional school, the medical department of this Hospital. But in the development of this plan, all the Missionaries decidedly state that the work already established in Pyeng Yang should not only be left untouched but should be strengthened, and that the same should be done with the educational work of the Southern Methodists in Songdo. It seems then to be practically the unanimous judgment of all the Missionaries in Korea, not only of our own Mission but of all the Missions, that one college will not be able to meet the needs of the land in the higher Christian education. This was the view of our Mission when it authorized the insertion of considerable sums in the Korean Propaganda, not only for the further development of Pyeng Yang academy and college, but for the development of the Seoul college, and these items were endorsed by the Board, and every effort was made during the carrying on of that propagand to secure the funds. At that time, $6,000 were secured towards a college Building for Pyeng Yang. That, of course, was insufficient, and later on Dr. Underwood wrote to a number of his personal friends in America and elsewhere, urging upon the need for further gifts to this institution, and he felt so confident that his appeal wold be successful that he personally authorized Dr. Baird to go on with the work, he being willing to assume responsibility for the funds if they did not come in, because of he immediate urgency of the time. We in Seoul therefore feel a deep interest in the success of the Pyeng Yang college work, and have no desire whatever to hinder it but have a strong wish to help it to further success. But at the same time our knowledge of the situation here makes us just as confident that a college both larger and better equipped will be required in Seoul, and to this end we has been bending our thought and energies up to the present time.

Feeling last Fall that our building and equipment here were entirely insufficient even for the work we had on hand, and that it was absolutely necessary to prepare better things for the immediate future, this Station prevailed upon Dr. Underwood to take charge of the educational work and give it the advantage of his abundant energy and powers of organization. He himself, being much depressed with the urgently of the situation, consented to do this, although he had never intended to devote his time to anything outside of direct evangelistic work. The Educational Committee held many meetings, and finally, as both - the Board and the Mission approved of the request for Yen 20,000 for the enlargement and for the equipment of the John D. Wells School so that it was only necessary to go in the funds to be able us to go ____ ____ with that, Dr. Underwood arrangements for the immediate use of that sum of money and the enlarged building is well not under way and will be ready for use this Fall. Part of the equipment for the _____ already been ordered, and several applicants for the college course to be begun next September have already been accepted.

As I said above, all this is in accordance with the intentions of the Mission and the Board's approval of our plans. You will see, therefore, that your statement that the Board's not prepared ot have more than one college in Korea comes upon us unexpectedly, and if adhered to will bring disaster to our work.

We have never expected that the Presbyterian Board by itself would be called upon to support a number of colleges here, but we have felt that it would not be too much for the Methodist and Presbyterian Boards to unite in supporting a college in Pyeng Yang, and for all the Misisons to unite in the support of a Seoul ____ ____ ____ ____ ____ ____ ____ ____ment of Seoul Station, I am writing this letter on behalf of this Station, and in doing ____ ____ ____ ____ ____ ____ ____ ____ ____ ____ ____ ____ ____ ____ ____ from meetings held with the missionaries of Syen Chun and Pyeng Yang and conferences with representative missionaries from nearly all the mission stations in Korea including all denominations, this is also the opinion of practically all the missionaries of Korea. We therefore ask you to carefully consider the while question before coming to an official decision to giving your approval for only one Christian college for the whole of Korea.

    Very sincerely yours,
O. R. Avison
        On behalf of Seoul Station

19100722

A. 우드러프 홀시 (미국 북장로교회 해외선교본부 총무)가
J. 헌터 웰즈(평양)에게 보낸 편지 (1910년 7월 22일)

(중략)

　나는 박사님의 고국 방문에 대하여 가장 즐거운 기억을 갖고 있습니다. 나는 나를 찾아온 서울 병원의 간호원 버피 양에게 박사님이 청중 앞에서 선교 사업을 발표할 때 가장 도움이 되는 사람이라고 말하였습니다. 버피 양은 박사님이 선교지에서도 똑같이 훌륭한 사람이며, 자신이 서울에서 에비슨 박사와 함께 일했던 것처럼 박사님과도 함께 더할 나위 없이 일할 의향이 있다고 나에게 확인하였습니다. 그녀는 평생 이 사업에 적극적으로 참여할지의 여부를 아직 결정하지 못하였습니다. 나는 그녀가 좋은 점을 갖고 있고 큰 도움이 될 것 같아서 오랫동안 진지하게 이야기하였습니다.

(중략)

A. Woodruff Halsey (Sec., BFM, PCUSA),
Letter to J. Hunter Wells (Pyeng Yang) (July 22nd, 1910)

(Omitted)

　I have most pleasant recollections of your visit to the homeland. I told Miss Burpee, a nurse from the Seoul Hospital who called on me that I found you a most helpful man when it came to presenting Missions before audiences. Miss Burpee assured me that you were equally as good a man on the field and that she would be perfectly willing to work with you as she had at Seoul with Dr. Avison. She has not yet made up her mind whether she will enlist for life in the work. I talked with her long and earnestly as she seems to have good stuff in her and would be of great service.

(Omitted)

19100800

지부 소식.
The Korea Mission Field (서울) 6(8) (1910년 8월호), 195쪽

(중략)
서 울

6월 22일부터 27일까지 서울에서 약 6마일 떨어진 진관(津寬)에서 기독교 청년회 지도자들의 학생 회의가 열렸다.

하루 일정은 아침 성서 학습, 중요한 주제에 대한 연설, 3시간 30분 동안의 토론으로 나누어졌다.

(……) 연자는 (……) 에비슨 박사, (……) 등이었다.

Notes from Stations.

The Korea Mission Field (Seoul) 6(8) (Aug., 1910), p. 195

(Omitted)

Seoul.

A Student Conference was held by Y. M. C. A. leaders at Chin Quan about six miles from Seoul, June 22~27.

The days were divided into a morning Bible study, an address on some vital theme, and a three quarter hour discussion.

The noon hour was given up to recreation and singing, followed by a twilight call to prayer, and that again by another stirring address and discussion. The subjects were: The Type of Man needed for Spiritual Leadership in the Schools, Decision of Character, Life Work, How to promote Personal Work in the Schools, How to promote Voluntary Bible Study, Obligation toward the Evangelization of the Orient, A Life of Self-surrender, Essentials to be considered in determining Life Work, and kindred themes. The speakers were Bishop Turner, Mr. S. Newa, Mr. Gillette, Mr. Kim Kiu Sik, Pastor Kil, A. W. Wasson, H. G. Underwood, and Horace Underwood Jr. Dr. Wier, Dr. Avison, Hon. Yi Song Chai, Rev. Mr. W. Greenfield, and Mr. Vesey.

19100817

아서 J. 브라운(미국 북장로교회 해외선교본부 총무)이
올리버 R. 에비슨(서울)에게 보낸 편지 (1910년 8월 17일)

1910년 8월 17일

O. R. 에비슨 박사,
    한국 서울

친애하는 에비슨 박사님,

    나는 박사님의 7월 20일자 편지에 감사드립니다.[25] 플레처 박사의 여행에 관한 원래 조치가 취해졌던 당시, 박사님이 보낸 정보를 우리가 갖고 있지 않았다고 언급한 것은 맞습니다. 나의 8월 12일자 선교부 편지[26]에 담긴 조치는 박사님의 편지가 도착하기 전에 겐소 씨의 편지를 기반으로 취해진 것입니다. 박사님은 선교본부가 비용의 절반을 지불하고, 나머지 절반은 정규 교부금 내에서 마련하도록 선교부에 요청한다는 점에 유의하실 것입니다.

    나는 서울의 대학에 관한 박사님의 7월 20일자 편지[27]를 같은 우편으로 받았습니다. 만일 서울에 일반적인 의미의 대학을 발전시키려는 계획이라면, 그리고 그 용어는 평양 대학에 적용되기에, 나는 이미 언급한 이유 때문에 지금은 그것을 선호할 수 없습니다. 하지만 만일 한국에서 활동하는 모든 선교본부를 대표하는 연합 대학교를 발전시키는 것이 계획이라면 그것은 다른 문제이며, 나는 그것의 장점에 대하여 별도의 문제로 받아들일 준비가 되어 있습니다. 이 주제에 관한 몇몇 사람의 개인적인 표현은 기억나지만, 서울에 대학을 세우려는 계획이 '선교회의 찬성과 선교본부의 승인'을 받았다는 사실은 기억나지 않으며, 휴가를 마무리하기 위하여 서둘러 책상을 정리하느라 지금은 기록을 검색할 수 없습니다. 총무가 무엇을 말하였거나 선교본부가 결정한 내용에 관계없이 모든 선교부는 원하는 대로 선교본부에 진술할 수 있는 방법은 항상 명확합니다. 우리는 열린 마음을 유지하려고 노력하고 있으며, 상황에 따라 재고가 필요할 경

---

25) Oliver R. Avison (Seoul), Letter to Arthur J. Brown (Sec., BFM, PCUSA) (July 20th, 1910a)
26) Arthur J. Brown (Sec., BFM, PCUSA), Letter to the Korea Mission (Aug. 12th, 1910)
27) Oliver R. Avison (Seoul), Letter to Arthur J. Brown (Sec., BFM, PCUSA) (July 20th, 1910b)

우 언제든지 의견이나 결정을 기꺼이 재고할 준비가 되어 있습니다.
서둘러 썼지만 에비슨 부인께 따뜻한 안부를 전합니다.

안녕히 계세요.
아서 J. 브라운

Arthur J. Brown (Sec., BFM, PCUSA), Letter to Oliver R. Avison (Seoul) (Aug. 17th, 1910)

August 17th, 1910

Dr. O. R. Avison,
　Seoul, Korea

My dear Dr. Avison: -

I thank you for your letter of July 20th. You are right in stating that we did not have the information which you have sent at the time the original action regarding Dr. Fletcher's trip was taken. The action communicated in my Mission letter of August 12th was taken on the basis of Mr. Genso's letter before your letter arrived. You will note that the Board pays half the expense and asks the Mission to arrange for the other half within its regular grants.

I have by the same mail your letter of July 20th regarding the College in Seoul. If the idea is to develop in Seoul a college in the ordinary sense of the term and as the term is applied to the Pyeng Yang College, I could not favor it now for the reasons already stated. If, however, the plan is to develop a union University representing all the Boards in Korea, that is a different matter, and I am prepared to take it up as a separate question on its merits. While I recall some personal expressions of individuals on the subject, I do not recall that the plan for a college in Seoul has had the "sanction of the Mission and the approval of the Board," and in the haste of clearing my desk to finish my vacation, it is not possible for me to make a search of the records now. The way is always clear for any Mission to make any representation to the Board that it desired, no matter what the Secretary may have said or what the Board has decided. We try to keep an open mind and are always willing to reconsider any opinion or decision if the situation calls for reconsideration.

In great haste, but with warm regards to Mrs. Avison, I remain, as ever,

Affectionately yours,
Arthur J. Brown

19100900

편집자 단신 및 인물 동정.
The Korea Mission Field (서울) 6(9) (1910년 9월호), 215쪽

서울의 에비슨 박사 부부가 7월 28일 목요일에 결혼 25주년을 맞이하였다. 그들이 25번 더 행복하게 맞이하기를 바란다. 하나님께서는 이 기간 동안 그들에게 일곱 자녀를 주시고 훌륭한 의료 및 전도 사업을 통해 열매를 맺는 영광스러운 봉사를 하게 하셨다. 그분을 섬기는 데 보낸 세월은 참으로 축복받은 것이었다.

Editorial Notes and Personals.
The Korea Mission Field (Seoul) 6(9) (Sept., 1910), p. 215

Dr. and Mrs. Avison of Seoul, celebrated the 25th anniversary of their wedding on Thursday the 28th of July. May they have twenty-five more happy returns. God has blessed them during these years with seven children and with a glorious service which has fructified in a fine medical and evangelistic work. Blessed indeed are the years spent in His service.

19100904~0913

1910년 서울에서 개최된 미국 북장로교회 한국 선교부의 제26차 연례회의 회의록 및 보고서 (1910년 9월 4일~9월 13일)

2~3쪽

상임 위원회

(……)

9. 편집: -
    1911   게일 박사(위원장)
    1912   에비슨 박사(간사)
    1913   버츠 양

(……)

특별 위원회

배정 위원회: -

에비슨 박사, 맥팔랜드 씨(부산 지부를 위하여), 스왈렌 씨, 애덤스 씨(간사), 헌트 씨(위원장), F. S. 밀러 씨, H. E. 블레어 씨, 웰본 씨

(……)

임시 결정 1909~1910년

13~14쪽

(……)

1910년 2월 9일과 10일에 열린 실행 위원회의 다음 권고사항은 1910년 2월 선교부에 의하여 승인되었다.

(……)

17. 서울 지부가 실행 위원회에 '쉴즈 양이 병원 업무가 그녀에게 너무 큰 부담을 준다고 생각하고 있다는 사실을 고려하고, 그녀가 이 업무에서 벗어나고 그렇게 부담스럽지 않은 어떤 종류의 업무에 배정되기를 원한다는 사실을 고려하여 지부는 선교본부가 쉴즈 양의 대체 인력을 찾도록 요청하도록 선교부에 요청한다.'라고 통보한 것을 고려하여 우리는 그 요청을 승인할 것을 권고한다.

(……)

20. 세브란스 병원 앞의 작은 부지를 병원을 위한 목적으로 임차하는 것을 승인할 것.

14쪽

(......)

1910년 2월 25일 실행 위원회의 다음 권고 사항은 1910년 3월 21일 선교부에 의해 만장일치로 승인되었다.

(......)

2. 실행 위원회는 연례회의까지 리 씨의 실행 위원회 자리를 채우기 위하여 다음과 같은 후보, 즉 에비슨 박사, 스왈렌 씨를 추천하였다. 스왈렌 씨가 선출되었다.

(......)

J. H. 웰즈 박사가 에비슨 및 허스트 박사와 협의하여 발행한 진단서를 토대로 실행 위원회는 1910년 2월 26일 회람 투표를 통하여 만장일치로 선교본부에 리 씨가 조기에 안식년을 가질 수 있도록 승인해 줄 것을 요청하기로 결정하였다.

(중략)

15~16쪽

실행 위원회는 1910년 5월 10일에 다음과 같은 사항을 권고하였고, 선교부는 1910년 8월 18일에 그것을 승인하였다. (위원회는 최근까지 그 조치를 회람하지 않았으며, 선교부 총무는 반복되게 편지를 받은 후 위 날짜에 마지막 편지를 받았다.)

(......)

9. 소텔 부인이 세브란스 병원을 도와 달라는 서울 지부의 요청을 받아들일 수 없다고 결정하였고 가까운 시일 내에 미국으로 떠나게 된 것이 우리가 유감스럽다는 것을 추천한다.

(중략)

제26차 선교부 연례회의 회의록

17쪽

(......)

미국 북장로교회 한국 선교부는 제26차 연례회의의 업무 회의를 개회하기 위하여 1910년 9월 5일 월요일 오전 9시에 한국 서울 연못골의 여학교 강당에 모였다.

(……)

21~22쪽

오후 2시 30분 회의

(……)

위원회 선출 및 임명. -

위원장은 다음의 위원회를 공지하였다.: -

(……)

교육: 언더우드 박사의 부재로 만들어진 공석에 에비슨 박사.

(중략)

51쪽

의료 위원회: 의료 위원회는 다음과 같이 제7항부터 추가로 보고하였다.

제9항. 우리는 여러 명의 선교사가 투병 중일 때 세브란스 병원에서 발생한 추가 비용인 총액 175.50엔을 지불할 것을 권장한다. 통과됨.

(중략)

73~74쪽

부록 II.

(중략)

B. 서울 지부. 업무 배정

(……)

O. R. 에비슨, 의학박사: 세브란스 병원의 담당 의사. 의학교 담당. 문서 업무. 남대문교회의 책임을 맡음.

에비슨 부인: 세브란스 병원 및 남대문교회와 연관된 전도 사업. 전도 부인의 감독.

(……)

E. L. 쉴즈 양: 세브란스 병원 간호원장. 간호원 양성소 소장.

(……)

J. W. 허스트, 의학박사: 언어 학습. 세브란스 병원 부의사. 병원 및 남대문과 연관된 전도 사업. 세브란스 병원 의학교 강의.

J. W. 허스트 부인: 세브란스 병원 및 남대문과 연관된 전도 사업. 병원 회계 감독. 전도 부인 감독.

(중략)

84쪽

제4호.
자산 위원회

(......)

제3항. 다음의 건축 계획이 임시로, 그리고 이번 회의에서 승인되었다. (......) 세브란스 진료소 및 의학교, 세브란스 병원 부지에 교회, (......). 통과됨.

제4항. 우리는 다음 사항의 승인을 권장한다.:
(......)
12. 세브란스 병원과 관련하여 외국인 간호원 숙소를 위한 항목이 재삽입 6000엔 통과됨

(중략)

88쪽

제5호.
의료 위원회

(......)

제9항. 우리는 여러 명의 선교사가 투병 중일 때 세브란스 병원에서 발생한 추가 비용 총액 175.50엔을 지불할 것을 권장한다. 통과됨.

(......)

제12항. 우리는 강계에서 의학교 근무를 위하여 밀즈 박사를 서울로 이적해 달라는 서울 지부의 요청을 승인할 것을 권고한다. 이 이적은 강계를 위한 새로운 의사가 선교지에 도착한 후에 이루어질 것이다. 통과됨.

제13항. 우리는 선교본부가 강계의 밀즈 박사를 대신할 의사를 파견하도록 요청받을 것을 권고한다. 통과됨.

(중략)

1910 Minutes and Reports of the Twenty-Sixth Annual Meeting of the Korea Mission of the Presbyterian Church in the U. S. A. Held at Seoul (Sept. 4th~13th, 1910)

pp. 2~3

Permanent Committees.

(......)

9. Editorial: -

    1911   Dr. Gale (Chm.)
    1912   Dr. Avison (Secy.)
    1913   Miss Butts

(......)

Special Committees

Apportionment Committee: -

Dr. Avison, Mr. McFarland (for Fusna), Mr. Swallen, Mr. Adams (Sec'y), Mr. Hunt (Ch'm), F. S. Miller, H. E. Blair, Mr. Welbon

(......)

Ad Interim Actions 1909~1910

pp. 13~14

(......)

The following recommendations of the Executive Committee, dated February 9th and 10th, 1910, were approved, by the Mission February, 1910.

(......)

17. That in view of the following notification of Seoul Station to the Executive committee "that in view of the fact that Miss Shields is finding the hospital work too great a strain upon her and in view of the fact that she desires to be relieved of this work and to be assigned to some kind of work that will not be such a strain, the Station asks the Mission to request the Board to find a substitute for Miss Shields," we recommend the request be approved.

(......)

20. That the use of rent of small plot of ground in the front of the Severance Hospital for Hospital purposes be approved.

p. 14

(......)

The following recommendations of the Executive Committee, Feb. 25th, 1910, were unanimously approved by the Mission, March 21st, 1910.

(......)

2. The Executive Committee made the following nomination for filling Mr. Lee's place on the Executive Committee until Annual Meeting, i. e. Dr. Avison, Mr. Swallen. Mr. Swallen was elected.

(......)

On the basis of a medical certificate given by Dr. J. H. Wells, in consultation with Drs. Avison and Hirst, the Executive committee by a vote taken by circular letter unanimously decided Feb. 26th, 1910, to request the Board to give Mr. Lee permission to antedate his furlough.

(Omitted)

pp. 15~16

The Executive Committee made the following recommendations, May 10th, 1910, and the Mission approved the same August 18th, 1910. (The Committee did not circulate the actions until late and the Mission Secretary after repeated letters received the last on above date).

(......)

9. Recommend that we regret that Mrs. Sawtelle has decided that she cannot accept the request of Seoul Station to assist in the Severance Hospital and is leaving for the United States in the near future.

(Omitted)

Minutes of the Twenty-Sixth Annual Meeting of the Mission

p. 17

(......)

The Korea Mission of the Presbyterian Church in the United States of America gathered for the opening business session of its Twenty-Sixth Annual Meeting in the Chapel of the Women's Academy, Yun Mot Kol, Seoul, Korea, Monday Sept. 5th, 1910 at 9.00 a. m.

(......)

p. 21~22

2.30 P. M. Session

(......)

Committee Elections and Appointments. -

The Chairman announced the following Committees: -

(......)

Educational: - Dr. Avison in vacancy caused by Dr. Underwood's absence.

(Omitted)

p. 51

Medical Committee: The Medical Committee further reported beginning with section 7, as follows:

> Sec. 9. We recommend the payment of the extra expenses incurred at Severance Hospital, during the illness of several missionaries, the total amount being Yen 175.50. Carried.

(Omitted)

pp. 73~74

Appendix II.
(Omitted)

B. Seoul Station. Apportionment of Work.

(......)

O. R. Avison, M. D.: - Physician in charge of the Severance Hospital. Charge of Medical College. Literary work. Charge at South Gate Church.

Mrs. Avison: - Evangelistic work in connection with the Severance Hospital and

South Gate Church. Oversight of Bible woman.

(......)

Miss E. L. Shields: - Superintendent of nursing in Severance Hospital. Charge of training school for nurses.

(......)

J. W. Hirst, M. D.: - Language study. Associate physician in charge of Severance Hospital. Evangelistic work in connection with the Hospital and the South Gate Church. Teaching in Severance Hospital Medical College.

Mrs. J. W. Hirst: - Evangelistic work in connection with the Severance Hospital and the South Gate Church. Supervision of the Hospital Bookkeeping. Oversight of a Bible woman.

(Omitted)

p. 84

Number 4.
Property Committee

(......)

Sec. 3. The following building plans were approved ad interim and at this meeting: Pyeng Yang College, Duncan hospital, Chai Ryung Bible Institute, Houses for Mr. McCune, Mr. Cook, Dr. Purviance, Mr. Welbon, Single Ladies of Chai Ryung, Single Ladies of Taiku; Dormitories for the Taiku Academy, Hugh O'Neill Academy, and the Theological Seminary and the Pyeng Yang Womens' Academy, Severance Dispensary and Medical College, Church at the Severance Hospital Compound, and the Alterations and additions to the John D. Wells School. Passed.

Sec. 4. We recommend the approval of the following items:
(......)
12. The reinsertion of an item for home for Foreign Nurses in connection with Severance Hospital ¥6000.
　　　　　　　　　　　　　　　　　　　　　　　　　　　　　　Passed.

(Omitted)

p. 88

Number 5.
Medical Committee

(......)

Sec. 9. We recommend the payment of extra expenses incurred at Severance Hospital, during the illness of several missionaries, the total amount bring Yen 175.50. Carried.

(......)

Sec. 12. We recommend that the request of Seoul Station that Dr. Mills be transferred from Kang Kei to Seoul for work in the Medical College be approved, this transfer to take place after a new doctor has arrived on the field for Kang Kei. Passed.

Sec. 13. We recommend that the Board be asked to send out a physician to take the place of Dr. Mills in Kang Kei. Passed.

(Omitted)

19100912

한국 개신교 복음선교 연합공의회의 제6차 연례회의
(1910년 9월 12~14일)

1쪽

연합공의회의 임원 1910~11년도

회장	D. M. 맥래
부회장	O. R 에비슨
총무	W. C. 커
재무	A. A. 피터스
통계인	웸볼드 양

위원회

실행. - O. R. 에비슨, W. A. 노블, W. D. 레이놀즈, J. L. 저다인, A. R. 로스, G. 엥겔

(……)

총회 제6차 연례회의의 회의록

11쪽

한국 개신교 복음선교회 총회의 제6차 연례회의가 1910년 9월 12일 오전 10시 서울의 기독교 청년회 건물 예배당에서 지난 회의의 부회장인 W. C. 루퍼스에 의해 소집되었다. (……)

14쪽

실행 위원회 위원장인 에비슨 박사는 회의가 열리지 않았다고 보고하였다. 지난 회의에서 지시 받은 영역 분할 지도를 준비하려는 시도가 있었지만, 여러 선교부의 응답이 너무 늦어서 완성되지 못하였다.

Sixth Annual Meeting of the Federal Council of Protestant Evangelical Missions in Korea (Sept. 12~14th, 1910)

p. 1

Officers of the Council 1910~11.

Chaiman	D. M. McRae
Vice-Chairruan	O. R Avison.
Secretary	W. C. Kerr.
Treasurer	A. A. Pieters.
Statistician	Miss Wambold.

Committees.

Executive. - O. R. Avison, W. A. Noble, W. D. Reynolds, J. L. Gerdine, A. R. Ross, G. Engel

(......)

Minutes of the Sixth Annual Meeting of the General Council.

p. 11

The sixth annual meeting of the General Council of Protestant Evangelical Missions in Korea was called to order Sept. 12, 1910 at 10 A. M. in the chapel of the Young Men's Christian Association building in Seoul by W. C. Rufus, vice-chairman of the last meeting. (......)

p. 14

Dr. Avison, chairman of the Executive Committee, reported that no meeting had been held. An attempt had been made to prepare the map ordered by the last Council showing the division of territory, but the response from the various Missions had been so tardy that it was not completed.

19101000

장로교회 연례회의에서 여자의 날.
The Korea Mission Field (서울) 6(10) (1910년 10월호), 261~263쪽

장로교회의 여자의 날. 9월 서울에서 열린 연례회의는 흥미롭고 유익하였다. 웸볼드 양이 의장을 맡았고, 몇 가지 예외를 제외하고 회의는 위원회가 준비한 다음 일정에 따라 진행되었다.

여자 모임의 일정.
(……)
8. 우리 아이들
　　에비슨 부인
　　F. S. 밀러 부인
　(……)

선교사가 함께 있지 않을 때 전도부인들에게 일한 대가로 돈을 지불하였는지에 대한 질문; 샤록스 부인은 선천에서 큰 성공을 거두었음을 보여주었다. 에비슨 부인은 세심한 지도가 필요하였지만, 그녀가 그들을 준비하고 감독할 시간이 있다면 두 명의 여자를 항상 바쁘게 만들 수 있다고 말하였다. 매월 약 25일씩 일하는 한 여자의 예를 들어보겠다. 그녀는 지난 4월부터 성경을 읽고 매달 300~400명의 여자들에게 전도하였으며, 23권의 신약성서와 200권의 다른 '쪽 성경'을 팔아 16.81엔을 수금하였다.

Woman's Day at the Presbyt. Annual Meeting.
The Korea Mission Field (Seoul) 6(10) (Oct., 1910), pp. 261~263

Woman's Day at the Presbyt. Annual Meeting in Seoul in Sept. was an interesting and profitable one.

Miss Wambold was called to the chair, and with a few exceptions the meeting proceeded according to the following programme prepared by the committee:

Programme of Women's Meeting.
(……)
8. Our Children
$\begin{cases} Mrs.\,Avison. \\ Mrs.\,F.\,S.\,Miller. \end{cases}$
(……)

On the question arising whether it paid to pay Bible women for work done when the missionary was not with them; Mrs. Sharrocks showed that it had been a great success in Syen Chen; Mrs. Avison that careful direction was necessary, but that one could keep 2 women busy all the time, if she had the time to prepare and superintend them. We would instance one Bible woman, who working about 25 days each month, has since last April, read the Bible and preached to between 300 and 400 women each month, has sold 23 New Testaments, and 200 other portions of the Bible, for which she handed in 16.81 yen.

19101100

올리버 R. 에비슨(서울), 실천적인 전도.
The Assembly Herald (뉴욕) 16(11) (1910년 11월호), 525~526쪽

실천적인 전도
현대적인 의료 선교 대학
O. R. 에비슨, 의학박사

의료 선교가 교육 기관의 발전에서 합법적인 열매를 맺어야 할 때가 충분히 도래되었는데, 그 기관에서 그리스도인 현지인 청년들이 외국인 사역자들에 의해 시작되었지만 외국인들이 수요가 요구하는 만큼 광범위하게 수행할 수 없는 구호 사업을 맡을 준비를 할 수 있다.

세브란스 병원의 책임자들은 이를 위하여 수년 동안 준비해 왔고, 이제 때가 무르익었고 한국의 모든 의료 선교사들이 함께 '세브란스'를 가치 있는 교육 기관을 만드는데 연합하였으며, 세브란스 씨는 우리에게 현재 진행 중인 진정한 의학교를 건축하고 장비를 갖추기 위한 자금을 제공해 주었다.

현재 올라가고 있는 새 건물은 길이가 110피트이고 너비가 평균 46피트이며, 약품을 보관하고 한국의 모든 병원에서 요구하는 알약, 정제, 연고, 유제 및 기타 제제를 제조할 지하실을 갖게 될 것이며, 한국의 중앙 공급업체가 되는 것이 우리의 목표이다.

1층의 진료실에서는 교육 목적에 가장 적합한 현대적인 계획을 채택하여 환자를 잘 정의된 특정 집단으로 구분하고, 내과 환자, 외과 환자, 부인과 환자 및 안이비인후과 환자의 치료를 위한 분리된 공간을 마련하였다. 우리는 이곳에 임상 검사실, 수술과 및 응급 병동도 마련할 것이다.

2층에는 특진 환자를 위한 대기실, 진료실 및 수술실, 교과서 번역사를 위한 공간, 진단 및 치료를 위한 현대적 방사선 장치 및 전기 치료를 위한 기타 보조 장치가 있는 전기실, 수치료실, 임상 업무 및 교육을 위한 완전한 치과, 학생을 위한 휴대품 보관소, 그리고 그들이 사용할 독서실, 도서관 및 박물관이 있게 될 것이다.

3층에는 학생 전체를 수용할 수 있을 만큼 크고 가르칠 다양한 과목의 시연에 적합하며, 환등기, 불투명 사진 및 현미경 슬라이드를 위한 최고의 투사 장치

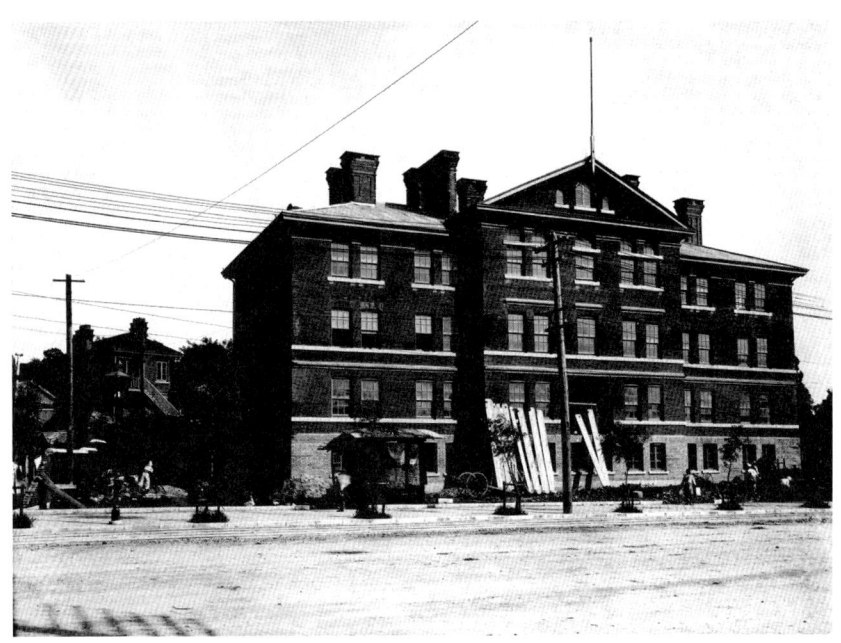

그림 9. 신축 중인 의학교 및 외래 진료소 건물. 동은의학박물관 소장.

가 설치된 큰 강의실이 있고, 물리학 및 생리학 실습실, 기초 화학 실습실과 고급 화학 실습실, 세균학 및 조직학에도 사용되는 병리학 실습실, 과학 연구 업무에 사용되는 특수 개인 병리학 실험실 등이 있다.

4층 혹은 다락방에는 해부 실습을 위한 적당한 크기의 방이 있게 될 것이다.

현재 교수진은 우리 선교본부의 지원을 받는 의사 2명으로 구성되는데, 다른 선교부에서 온 의사 2명의 보조를 받고 있으며, 이 기관을 졸업한 한국인 의사 3명이 있다. 내년에는 한국의 다른 선교부에서 온 의사 4명이 강의를 도와줄 것으로 예상된다.

이런 방식으로 치과, 병리학 및 약학 부서를 전문가가 담당할 것으로 기대된다.

지원과 관련하여 한국에서 활동하는 모든 선교본부의 의료 선교사들로 구성된 한국 의료 선교사 협회가 위원회를 구성하여 우리 대학에 재정적 지원을 위한 계획을 세웠다. 각 선교본부가 지원에 참여하기를 바라며, 이것과 함께 학생 등록금, 경상비 기부금, 시작된 기본금이 대학의 지출을 충당할 수 있기를 바라고 있다.

대학의 목표는 다음과 같다.

1. 가능한 한 많은 사람에게 내과 및 외과적 도움을 줌.
2. 활동적인 한국인 기독교인 중에서 간호원, 의사, 치과의사, 약사 및 안경사를 배출함.
3. 현지인 교수진을 양성함.
4. 시간이 지남에 따라 부서들의 지원을 위한 수익을 제공할 조정된 사업들을 구축함.
5. 사역자와 학생의 영적 성장을 발전시키고, 그들이 어디에 있든 영적인 힘이 될 남녀를 파견하는 상황에서 모든 일을 함.

이 목적을 위하여 우리는 매일 예배를 드리며, 모든 사람이 직접적인 전도 활동에 참여할 수 있는 교회가 성장하고 있다.

더욱이, 의학생들은 각 학생들을 위한 명확한 일요일 전도 활동을 준비하는 조직을 가지고 있는데, 일부는 이웃 마을로 가서 전도하고, 다른 일부는 도시의 다양한 학생 모임을 방문하여 학생들을 그리스도께로 인도하기 위하여 노력하고 있다.

Oliver R. Avison (Seoul), Practical Evangelism.
The Assembly Herald (New York) 16(11) (Nov., 1910), pp. 525~526

Practical Evangelism
A Modern Medical Missionary College
O. R. Avison, M. D.

The time has fully come when Medical Missions must bear their legitimate fruit in the development of teaching institutions where Christian native young men can be prepared to take up the work of relief which has been initiated by the foreign workers, but which the foreigners cannot carry on as extensively as the demand calls for.

Those in charge of Severance Hospital have been preparing for this for years and now the time is ripe and all the medical missionaries of Korea have combined to unite with "The Severance" in making a worthy teaching institution, while Mr. Severance has given us the means for building and equipping a real Medical College which is now in course of construction.

The new building which is now going up is 110 feet long by an average of 46 feet wide and will have a basement where we will store drugs, manufacture pills, tablets, ointments, emulsions and such other preparations as will be required by all the hospitals of Korea, it being our aim to become a central supply house.

In the dispensary, on the first floor, we have adopted the modern plan, most suitable for teaching purposes, of distributing the patients into certain well-defined groups, having separate rooms for the treatment of medical cases, surgical cases, gynecological cases, and eye, ear, nose, and throat. We shall have here also a clinical laboratory, an operating department and emergency wards.

On the second floor will be waiting rooms for private patients, the doctor's office and surgery, room for translators at work on text books, an electrical room containing a modem X-ray plant for diagnosis and treatment and other complementary apparatus for electric therapy, a hydropathic room, a complete dental department for clinical work and teaching, a cloak room for students and a reading room, library and museum for their use.

On the third floor there is a lecture room large enough to accommodate the whole student body, fitted for demonstrations in the various subjects to be taught and having a first class projection apparatus for lantern slides, opaque pictures and microscopic slides, a physics and physiological laboratory, a laboratory for elementary chemistry and another for advanced chemistry, a pathological laboratory to be used also for bacteriology and histology, and a special private pathological laboratory to be used in scientific research work.

On the fourth floor or attic will be a good-sized room devoted to anatomical dissection.

The present teaching staff consists of two physicians supported by our own Board, assisted by two physicians from other missions, and three Korean physicians graduated from the institution. During the coming year it is expected that four physicians from other missions in Korea will assist with lectures.

The dental, pathological and pharmaceutical departments, it is hoped, will be under specialists along these lines.

As to the support, the Korean Medical Missionary Association, composed of all the medical missionaries of all the Boards at work in Korea have appointed a committee to draw up a plan for aiding the College financially. It is hoped that each Board will take part in its support, and this with students' fees, donations for current expenses, and an endowment fund which has been started, will, we hope, meet the expenses of the College.

The aims of the College are:

1. To provide medical and surgical relief to as many as possible.

2. To produce nurses, doctors, dentists, pharmacists and opticians from amongst the active Christian Koreans.

3. To train a staff of native teachers.

4. To build up co-ordinate lines of business which will in course of time provide revenues for the support of an the departments.

5. To do all under conditions for developing the spiritual growth of the workers and students and sending out men and women who shall be spiritual forces wherever they may be.

To this end we carry on daily devotional services and have a growing church right on the compound where all can engage in direct evangelistic work.

Furthermore, the medical students have amongst themselves an organization which arranges definite Sunday evangelistic work for each member - some going to neighboring villages to preach, while others visit various student bodies in the city and endeavor to lead the students to Christ.

19101100

호러스 G. 언더우드(서울), H. G. 언더우드 박사의 연례 보고서.
The Korea Mission Field (서울) 6(11) (1910년 11월호), 285~286쪽

(중략)

　　나의 도시 사역은 두 교회, 즉 새문안교회와 남대문교회로 나뉘어 있었다. 남대문교회의 업무의 대부분은 O. R. 에비슨 박사와 J. W. 허스트 박사의 지도 하에 이루어졌지만, 교회 치리 감독은 내가 맡았다. 나는 또한 예배 계획에 어느 정도 주의를 기울이려고 노력하였고 기회도 주어졌으며, 위에서 언급한 대로 현재 예배는 에비슨 박사와 허스트 박사가 주관하고 있지만 가끔 참석하였다. 지난 한 해 동안 남대문교회는 상당한 성장을 이루었다. 에비슨 박사가 교인 출석 현황을 보고할 것이지만, 제가 간단히 사실을 말씀드리면 이 교회와 연관되어 53명의 세례교인이 있는데 그중 작년에 38명이 신앙을 고백하고 추가되었으며, 26명이 새로 학습교인으로 등록하였다. 지난 한 해 동안 예배당이 완전히 넘칠 때까지 교회의 출석자는 꾸준히 증가하였으며 확장되었지만, 이제는 사람들이 바깥에 서 있어야 하기 때문에 다시 확장하지 않을 수 없을 것이며, 오는 사람들을 수용할 천막을 세우자는 이야기가 오가고 있다. 그들은 지금까지 선교부 건물에서 모임을 갖고 있었지만, 지금은 확장할 필요가 있으며 우리가 믿기로 잘 기부할 것이라고 믿고 있는 기부자 목록이 배포되고 있다. 그들은 지난 해에 외곽 지역에서 사역을 하였고 전도사를 지원하였으며 237.82엔을 연보하였다. 이곳에서도 적지 않은 개인 사역이 이루어졌다. 교회의 전망은 정말 아주 밝으며, 비록 그들이 대부분 일본인들에 의하여 둘러싸여 있지만, 이 주변에 있는 한국인들의 숫자보다 이 지역에서 큰 성장의 기회가 여전히 있다. 새 예배당이 건립되면 많은 사람을 수용할 것이며, 우리는 조만간 그 건물이 채워질 것으로 기대하고 있다.

(중략)

Horace G. Underwood (Seoul), Dr. H. G. Underwood's Annual Report. *The Korea Mission Field* (Seoul) 6(11) (Nov., 1910), pp. 285~286

(Omitted)

My city work has been divided between two churches, Sai Moon An and South Gate. The bulk of work for South Gate Church has come under the guidance of Dr. O. R. Avison and Dr. J. W. Hirst, tho ecclesiastical oversight has been apportioned to me. In addition I have endeavored to give some attention to the planning for the services, and an opportunity has offered, have been present occasionally, though the conduct of the services is now with Dr. Avison and Dr. Hirst as mentioned above. In South Gate Church there has been a considerable growth during the year. The attendance will be reported by Dr. Avison, but let me simply give the fact that there are now in connection with this church 53 communicants of whom 38 were added during the year on profession of faith and 26 catechumens on the present roll. The attendance in the church has steadily grown during the year till they have completely overflowed their building, it has been enlarged and now it looks as though it will have to be enlarged again because the men are compelled to stand outside, and there is talk of erecting a tent to accommodate those who come. They have been meeting in a Mission building, but now there is necessity for enlargement and a subscription list is being circulated to which we believe they will contribute well. They have undertaken work during the past year in outlying districts, have supported a preacher and have contributed 237.82 yen. Here, too, no little personal work has been done. The prospect of the church is very bright indeed, and although they are surrounded largely by Japanese there is still an opportunity for a large growth in this section from the number of Koreans who are about here. When the new building is erected it will hold a large number and we expect at no late day to fill it.

(Omitted)

19101100

전도 운동.
The Korea Mission Field (서울) 6(11) (1910년 11월호), 289~291쪽

서울 전도 운동의 계획이 확대되었다. 이제는 전국적인 운동이 되었다. 감리교인들은 신학교를 12월까지 연기할 계획이다. 장로교인들은 한 달 동안 전국의 사업에 나서기로 결의하였다. 국내 각 선교 구역의 여러 한국인 사역자들이 서울의 사역자들(외국인과 한국인)과 함께 매일 모여 운동을 계획하고 성공을 위하여 기도하며 준비하고 있다. 먼저 서울에서 10월 운동을 벌이고, 그다음에는 전국으로 확산시키려고 하고 있다.

(중략)

중앙 위원회 회원

위원장	H. G. 언더우드, 신학박사
부위원장	P. L. 질렛
서기	B. L. 로턴
재무	휴 밀러

J. S. 게일, 신학박사	D. A. 벙커
W. A 노블, 신학박사	호가드 정령
O. R. 에비슨, 의학박사	E. H. 밀러
F. S. 커티스	J. L. 저다인
R. A. 하디	

Evangelistic Campaign.

The Korea Mission Field (Seoul) 6(11) (Nov., 1910), pp. 289~291

The plans for the Seoul Evangelistic Campaign have been enlarged. It has now become a National Campaign. Methodists are planning to postpone their Theological School until December. Presbyterians have resolved upon giving a month to the work throughout the country. Several leading Korean workers, from each of the mission sections of the country, together with a band of Seoul workers (Foreign and Korean) are meeting daily, planning the campaign, praying for its success and preparing; first, for the October campaign in Seoul, and then to carry it throughout the country.

(Omitted)

Members of the Central Committee.

WChairman	H. G. Underwood, D. D.
Vice-Chairman	P. L. Gillett.
Secretary	B. L. Lawton.
Treasurer	Hugh Miller.
J. S. Gale, D. D.	D. A. Bunker.
W. A Noble, D. D.	Col. Hoggard.
O. R. Avison, M. D.	E. H. Miller.
F. S. Curtiss.	J. L. Gerdine.
R. A. Hardie.	

19101105

제니 B. 에비슨(서울),
에비슨 부인의 1909~1910년 보고서 (1910년 11월 5일 접수)

에비슨 부인의 1909~1910년 보고서

남편과 다섯 아들, 그리고 내가 큰 두 자녀가 있고 4년 넘게 헤어져 있던 미국으로 얼굴을 돌린 지 딱 2년이 되었다. 말할 필요도 없이 기대하였던 만남에는 기쁨이 있었고, 우리 모두는 아름다운 호놀룰루와 샌프란시스코를 거쳤던 첫 여행을 즐겼지만, 우리가 만나기로 하였던 장소에 가까워지면서 여행은 점점 더 길어지는 것 같았고 인내심을 갖는 것이 어려웠지만, 긴 거리를 지나 그들은 거기 와와네사(매니토바 주)라는 작은 역에 섰다. 그곳은 누이와 그 가족이 살고 있고, 그들은 그때 방문 중이었다.

나는 몇 가지 질문을 들은 것 같다. "그들은 어땠나요?", "기분이 어떠셨나요?" 등등. 하나님은 선하시다는 말밖에 할 수 없고, 감사하고 행복하였다. 여행을 하면서 (사고가 너무 많이 일어난다) '우리도, 그들도 안전할 수 있을까, 두 번 다시 우리를 갈라놓을 일은 없을까'라는 생각이 많이 들었고, 불안하기도 하였지만 믿음이 있었으며, 하나님께서는 우리를 하나로 모으셨고, 우리가 헤어져 있는 동안 우리 모두를 잘 지켜 주셨으며, 나는 우리가 그들에게 실망하지 않았다고 말하는 것이 기쁘다. 그들의 모습은 어땠나요? 떠날 때와 같은 아이들은 아니고 얼굴과 모습이 조금 변하였지만, 아주 좋다. 여전히 하나님의 자녀이자 우리의 자녀이며, 우리는 함께 있었다. 기본적으로 우리 모두가 어디서, 어떻게 함께 행복하게 지내는지는 매우 중요할 것이다.

말로 다 할 수 없을 만큼 축복과 기쁨이 가득한 아름다운 한 해이었으며, 우리가 함께 즐거운 가정을 꾸린 데 대하여 우리의 항상 좋은 친구인 세브란스 씨에게 감사드린다. 또한 우리의 안식년을 더 행복하고 좋게 만드는 데 여러 가지 방법으로 도움을 준 다른 친절한 친구들에게도 감사를 표해야 한다. 한 해가 너무 빨리 지나가고 우리가 다시 헤어져야 하는 순간이 왔는데, 어떤 사람들은 단지 2년만 일 수도 있지만 우리가 방금 집으로 데려간 사람들은 8년이 될 수도 있다. 그러나 우리는 이것에 대하여 깊이 생각하고 있지 않다. 하나님은 그분의 자녀들을 위하여 옳고 최선의 일을 이루실 것이며, 그래서 우리는 그분을 신뢰한다. 우리 부모님은 연로하셔서 그들을 떠나는 것이 너무도 힘들었다.

우리는 영국을 거쳐 돌아왔는데, 남편의 출생지를 방문하였다. 함께 있었던 세 아이들과 마찬가지로 우리도 그것을 매우 즐겼다. 그곳에는 아직도 우리를 반가워하는 듯 보이며 우리에게 즐거운 시간을 만들어 준 많은 친척과 친구들이 있어서 한 주가 너무 빨리 지나갔다. 우리는 그렇게 많은 새로운 친구를 찾음으로써 행운을 얻은 것처럼 느꼈다.

런던 역시 아주 즐거운 곳이었고, 실제로 우리는 모스크바에서의 하루와 시베리아 여행 등 전체 여행을 즐겼다. 우리가 선천에 도착하였을 때, 아이들과 내가 서울의 콜레라 때문에 그곳에 체류하고 있어야 하며, 의사는 바로 와야 한다는 전보가 우리를 기다리고 있었다. 이것은 나에게 큰 실망이었고, 학교까지 안전하게 보살펴 주겠다고 제안한 친절한 친구와 함께 달니[28]에서 두 명의 큰 소년을 즈푸로 보냈기 때문에 우리에게는 에드워드만이 있었고, 계속해 갈 수만 있다면 나는 그를 돌보고 의사를 도울 수 있다고 느꼈다. 그래서 우리는 그렇게 할 수 없는지 묻는 전보를 보냈다. 선천에서 밤새 머물렀는데, '오세요'라는 답변을 듣고 우리는 기뻤다.

우리 집으로 다시 와서 세상에서 가장 좋은 사람들과 함께 다시 있게 되어 좋았지만, 집에 들어갔을 때 아이들이 없어서 너무 텅 빈 것 같았다. 아직은 괜찮다고 느껴본 적이 없으며, 그들이 아무리 돌아와도 다시는 어린아이가 될 수 없기 때문에 다시는 예전과 같을 수 없다. 그럼에도 불구하고 한 애라도 돌아온다면 정말 좋을 것이고 큰 도움이 될 것이다.

우리 집은 우리를 위하여 훌륭하고 편안하게 준비되어 있었으며, 우리를 환영할 준비가 되어 있는 허스트 가족과 많은 친구들에게 감사드린다. 그들은 우리가 그들을 만난 것만큼 우리를 만나서 반가워하는 것 같았다.

이곳에서의 우리의 업무는 9월에 도착하자마자 시작되었고, 우리를 환영하기 위하여 날마다 찾아오는 오랜 친숙한 한국인들의 얼굴들을 보는 것은 매우 기뻤다. 우리는 우리의 작은 교회에 많은 사람들이 참석하는 것을 보고 기뻤다. 우리가 없는 동안 그 숫자는 어느 일요일에 200명이나 되었을 정도로 엄청나게 늘어났다. 나는 함께 하다가 떠났던 아이들과의 업무부터 시작하였고, 한동안 남학생과 여학생이 한 학급에서 함께 모였다. 여학생은 6~7명밖에 안 되었고, 그들

---

28) 중국 다롄[大連]의 러시아 이름이다.

은 대단히 어렸다.

보통 20명 이상의 남자아이가 참석하였으나, 지금은 50~70명 정도 되는 경우가 많다. 우리는 남자아이들을 박 씨에게 맡겼고, 나는 여자아이들을 담당하였다. 김순애는 한동안 나를 도와주면서 매일 아침 두 시간씩 무급으로 소녀들을 가르쳤고, 한동안 글을 읽을 수 없는 교회 여자들을 위하여 야간반을 가르쳤다. 우리 교회는 주일 아침에 230명에서 280명까지 모일 정도로 성장하였고, 강단을 포함하여 가로 24피트, 세로 32피트에 불과한 건물은 너무 혼잡하여 더 이상 성장할 수 없지만 1,000명을 수용할 수 있는 새 건물을 계획하고 있으며, 우리는 그것이 곧 건축되기를 바라고 있다. 우리는 이것이 그들이 간절히 기도하고 있는 백만 명 중에서 우리의 몫이 될 것이라고 생각하면서 내년 가을까지 그것을 채울 것을 기대하고 있다.

전도 부인인 채 부인과 교회의 다른 여자들은 매주 토요일마다 동네를 방문하여 다음 날 예배에 오라고 권유하고 있으며, 인근 마을들도 같은 목적으로 방문하고 있다. 주일 학교에서 여자들은 순면 가리개로 구분된 4개의 반으로 나누어진다. 성탄절에는 내가 그랬던 것처럼 즐거워 보이는 어린이들과 함께 특별 찬송을 연습하였다. 성탄절에 교회에 나타난 활기는 참으로 좋았다.

어떤 사람은 자신이 받는 것을 구하는 대신에 '주는 것이 받는 것보다 복이 있다'는 말씀을 생각하면서 각자 다른 사람에게 무엇인가를 줄 계획을 세울 것을 제안하였고, 이 생각은 그들을 매우 기쁘게 하였다. 성탄절 전날 저녁에 우리는 작은 모임에 참가하였고, 그곳의 우리는 설교단 옆에 잘 덧대었고 따뜻하고 편안해 보이는 옷, 바지, 웃옷, 양말 등 꽤 많은 사람이 입을 수 있는 옷더미가 쌓여 있는 것을 발견하였고, 그 외에도 쌀, 과일, 과자가 담긴 바구니와 쟁반도 있었다. 성탄절 예배를 드린 다음 날, 회중의 각 어린이는 사탕 한 봉지를 받았고, 나머지는 이웃의 가장 가난한 가정에 나누어주었으며, 받는 사람들에게 그리스도의 탄생과 세상과의 관계에 대한 이야기를 전하였다. 이 사건은 큰 관심을 불러일으켰고, 어떤 가르침이 사람들에게 특별한 관심도 없는 사람들을 생각하게 만드는지 알아보기 위하여 그것들을 받은 많은 사람들을 교회로 데려왔고, 그들 중 일부는 정규 출석자가 되었다.

매주 화요일에는 회중의 여자들로 구성된 반(班)이 성경 연구를 위하여 우리 집에서 모인다. 내가 지난 9월에 돌아와서 시작하였을 때 참석자 수는 14명이었고, 그 이후로 평균 약 30명에서 40명까지 증가하였으며 57명까지 참석하였다. 그것은 관심과 숫자 모두 증가하고 있다. 그것에서 위에서 언급한 글 읽는 법을 모르는 젊은 여자들을 위한 야간 학교가 탄생하였다. 그들은 일주일에 두 번 만나서 많은 것을 배우고 있다. 참석률은 내가 원하는 만큼 좋지는 않지만, 이 부서에서 우리가 많은 것을 기대할 수 있다고 믿기 때문에 이것은 유감스럽다. 교회의 여자들이 책을 읽지 않는다면, 아이들이 알아야 할 것을 어떻게 가르칠 수 있으며, 여자반을 위한 교사는 어디서 구할 수 있을까? 성경을 읽지 않으면 빠른 성장이 있을 수 없다. 나는 목사들이 남편들에게 아내에게 가르치거나 다른 방법으로 배울 수 있도록 함으로써 아내가 읽는 법을 배우도록 촉구해야 한다고 생각한다.

일년 중 일부 기간 동안 우리는 그들 자신의 그리스도인의 발전과 환자들을 그리스도께로 이끄는 능력과 열정을 주기 위하여 병원 간호원들을 위한 모임을 매주 금요일 저녁에 가진다.

내 업무에서 가장 고무적인 부분 중 하나는 환자와 그 친구들의 집에서 있었다. 그들이 병원에 있는 동안 그들과 알게 되었고, 그들의 초대에 따라 우리의 방문이 더욱 환영받았다. 우리는 비록 신자가 되었지만 특히 이교도의 집으로 돌아와 아직 믿지 않는 친구들과 함께한 후에 격려와 도움이 필요한 사람들을 돕고 강화할 수 있었으며, 이들 또한 거의 모든 경우에 관심을 가지고 듣고 있었다. 한 가정에서는 이전 환자 외에 다른 가족 구성원들도 믿는 것을 보고 매우 기뻤다. 물론 환자이었던 사람을 찾으려고 기대하고 갔으나, 그녀가 실제로 얼마나 알고 있는지 의심스러웠지만 집에 성경이 있는지 물었을 때 다른 여자들(서너 명)은 모두 성경과 찬송가 책을 가지고 있었고, 이웃집의 어린 소녀들도 찬송가 책을 가지고 와서 함께 앉아 즐거운 시간을 보냈다. 그들은 게일 박사의 교회에 다녔다고 말하였다.

또 다른 흥미로운 곳은 허벅지에 큰 농양이 생겨 병원에 입원해 있던 무임이라는 어린 소녀의 집이었다. 그녀는 어린 시절부터(13년) 함께 해 온 보모와 동행하였다. 그녀가 가족의 친구와 나를 데려왔을 때, '이제 이 어린 소녀와 그녀의 가족이 정말 그럴 것이라고 믿게 만들 수만 있다면'하며 나에게 속삭였다. 그녀는 이 여인을 박해하였던 일가와, 나의 또 다른 사랑하는 친구인 김 노부인이다. 많은 사람들이 알겠지만 그들은 처음에 기독교인이 되었을 때, 그리고 이제 박해가 그쳤음에도 불구하고 그들은 한 번도 믿은 적이 없었고 복음에 아무런 관심도 보이지 않았다는 사실을 알고 있다. 무임이가 입원하였던 방은 우리가 아침 예배를 드리는 복도와 인접해 있었고, 무임이는 노래 소리와, 때로는 공과의 일부를 듣지 않을 수 없었고 처음에는 전도 부인이 그리스도에 대하여 그녀에게 이야기하는 것은 무엇이든 아무것도 듣고 싶지 않았지만 이것이 그녀의 마음에 영향을 미쳤다. 하지만 조금씩 그녀는 자신의 방에 있는 찬송가 책에 관심을 갖게 되었고, 때때로 찬송가를 읽곤 하였다. 그녀는 자신의 그림책을 가져와 보여주려고 하는 우리 어린 에드워드에게도 관심을 보였다. 그녀는 훨씬 나아져서 집에 갔지만 어떤 사람은 그녀에게 작은 성경책을 주는 것이 좋겠다고 생각하였고, 위에서 언급한 보모를 통하여 성경책을 그녀에게 보냈다. 보모 자신은 그녀에게 가져오는 새로운 신앙에 매우 반대하였다. 이상하게 보일지 모르지만, 그 어린 소녀 자신은 그 책을 받고 싶어하였을 뿐만 아니라 어머니도 그것을 기뻐하였는데, 그것은 그것이 성경이기 때문이 아니라 그녀가 사랑했던 어린 소녀가 기억되었기 때문이다. 그녀는 이제 사랑스러운 작은 기독교인이 되었고, 성경과 찬송가 책을 읽지만 제사나 집에 돌아다니는 수많은 주물에는 관심이 없어 이것이 그녀의 어머니를 매우 괴롭게 한다. 그래서 우리가 그들의 집에 가는 것을 진심으로 환영한다는 것은 놀라운 일이다. 나는 무임이가 결코 건강해질 수 없을까 두렵지만, 그녀는 가능한 한 인내심을 갖고 예수님을 신뢰하고 있다.

우리가 방문하는 병원 환자들 사이에서 많은 사례를 이야기할 수 있지만, 그것은 이 보고서를 너무 길게 만들 것이다.

최근 일어난 일 중 하나는 미국에 있는 우리 딸 레라가 주일학교 학생들에게 편지를 보낸 것인데, 그들은 환자이었으며, 나를 통하여 들었던 세 어린 소녀들에게 각각 편지를 보냈다. 한 통은 사랑하는 작은 무임이에게 보냈다.

그녀가 기쁘다고 말하는 것은 그녀의 기쁨을 절반도 표현하지 못한 것이다. 그녀의 답장은 영어로 번역한 후 보냈다.

또 다른 한 통은 발을 절단한 어린 소녀에게 보냈다. 그녀도 기독교인이 되었고, 그녀의 부모는 아직 불신자들이지만 올 가을에 그녀를 위하여 인공 발을 구한 후 그녀를 기독교 학교로 보내기를 기대하고 있다.

내가 말한 세 가족은 상류층에 속하며, 한 가문은 왕가(王家)와 밀접한 관계가 있다. 나는 예전처럼 복음에 관심을 갖고 있는 중하증 계층뿐만 아니라 이제 이 계층도 우리를 환영한다는 사실을 보여주기 위하여 이것을 언급한다.

세 번째 편지는 지금 병원에 있는 어린 소녀에게 주었다. "병원을 어떻게 알게 되었느냐?"고 물었더니, "아, 제가 살고 있는 집의 그 사람은 권서인으로 일하면서 서울을 오갔으며, 그래서 이곳을 알게 되었습니다." "너는 어떻게 왔지?" "걸었어요." "누가 너와 함께 왔지?" "할머니요." "그녀는 몇 살이지?" "73세요."

"얼마나 멀지?" "50마일이요." "너는 얼마나 걸렸지?" "1박 2일이요." "넌 무슨 문제가 있지?" "눈꺼풀이 아파요." (그녀는 눈을 전혀 뜰 수 없을 정도로 부어올랐다.) "눈꺼풀이 더 좋았더라면 시력은 괜찮았을까?" "아, 네, 완벽해요." "부모님은 살아 계시니?" "아니요, 두 분 다 제가 아주 어렸을 때 돌아가셨어요." "그리고 이 가족은 어떻게 너를 받아들이게 되었지? 그들은 기독교이야?" "그렇습니다. 정말 최고의 기독교인입니다. 그들은 저를 불쌍히 여기고 저를 자기 자식처럼 만들었습니다." "그들 자신의 자녀가 있어?" "아니요, 그들은 어떤 축복도 받은 적이 없어요." "다른 사람들을 입양했니?" "예, 그들에게는 11살쯤 된 딸 하나와 9살쯤 된 어린 아들이 있어요." "그 남자는 아직도 권서인이니?" "아니요, 그는 단지 자신의 농장에서 일하지만 이전과 마찬가지로 우리 교회와 그가 할 수 있는 모든 곳에서 전도하고 가르치고 일하고 있어요."

"아, 그럼 네가 사는 곳에 교회가 있니?" "네. 그것은 참으로 충만하고 생명으로 가득 차 있으며, 재미가 많아요. 우리가 모일 수 있는 더 큰 장소가 필요해요." "거기에 어떤 외국인 목사님이 가시니?" "스크랜턴 박사가 오시곤 하였는데 그만 두셨고, 지금은 아무도 없어요." "너는 안식일을 똑같이 지키고 있니?" "네, 당연하죠." "찬송가 책이 있는 것 같은데 읽어보았니?" "네, 그 책과 저의 성경책을 읽었어요." "학교를 다녔니? 아니면 어떻게 배웠지?" "아니요, 우리 동네에는 여학교가 없어요. 그냥 학교를 선택해서 일을 하는 사이에 여기저기서 조금씩 시도했어요."

내가 그녀에게 편지를 주었을 때 그녀는 매우 기뻐했습니다. 그녀는 "이것은 여태껏 제가 받은 첫 편지이고, 미국만큼 멀리 떨어진 친절한 친구에게서 받은 편지예요. 그것은 너무 굉장해요." 그녀는 답장을 보냈다. 그녀는 이곳에 있는 동안 글쓰기를 배우고 있다.

우리는 병원에서 도보 거리에 있는 여러 마을을 방문하였다. 지난 주에 우리는 둔지미로 갔다. 비록 이곳이 서울에서 3마일 이내에 위치해 있지만, 외국 여자가 그런 심부름으로 그곳에 온 것은 이번이 처음이었다. 나는 가까운 곳이 방치될 가능성이 가장 높다는 것이 두렵다. 그곳 마을에는 기독교인 여자가 단 2명뿐이지만, 어느 집 마당은 곧 옛 이야기를 귀담아듣는 여자들로 가득 찼다. 그들은 우리에게 매주 오지 않겠느냐고 물었고, 우리는 가능한 한 자주 가서 가르쳐 주기로 약속하였다. 그 이후로 기독교 여자 중 한 명이 불신자 중 한 명과 함께 들어왔는데, 그 사람은 그저께 말한 대로 결심을 하였고 이제부터 이미 예전의 우상과 주물을 모두 버렸고 그녀는 그리스도를 위하여 살 예정이라고 말하였다.

　매일 다른 마을에 끊임없이 나가서 성경의 교훈을 가르칠 뿐만 아니라, 무식한 여자들에게 읽는 것을 배우도록 도와 그들이 자신들의 성경을 즐기고 더 빨리 그 유익을 얻을 수 있게 하는 능력 있는 전도 여인들이 더 많이 필요하다.

　내가 앞서 말하였듯이 전도 부인은 토요일마다 이 동네에 방문하는 일에 매우 충실하였으며, 일요일에는 여자들을 교회로 초대하고, 가능한 곳이면 어디에서나 가르치며, 도시 전체를 돌아다니며 환자이었던 이들과 그들의 집을 방문하고, 병동 환자들을 가르치며, 매일 진료소에 오는 모든 여자들을 만나 그들에게 그리스도를 가르치고, 전도지와 마가복음을 전하였다.

　나는 그 사람이 혼자 외출할 때 하루에 얼마나 많이 방문하는지 모르지만, 어느 날 오후에 우리가 함께 나갈 때 우리는 20번 방문하여 전도지를 남기고 많은 집에 잠시 머물렀다. 그녀는 수천 장의 전도지와 복음서를 배포하였다.

　나는 우리 작은 교회에서 두 번의 결혼식과 다섯 번의 장례식에 참석하였다.

　나는 2월에 열리는 여자를 위한 연례 성경 강습반에 참여하는 특권을 누렸다. 참석률이 서울에서 있었던 것 중 가장 크고 최고이었다.

　관심도 좋았고, 김순애의 좋은 도움을 받아서 너무 즐거웠다.

Jennie B. Avison (Seoul),
Mrs. Avison's Report 1909~1910 (Rec'd Nov. 5, 1910)

Mrs. Avison's Report 1909~1910

　It is just two years since my husband, our five boys and I turned our faces towards America, where our two eldest children were, and from whom we had been separated for over four years. Needless to say, there was joy in our anticipated meeting, and although we all enjoyed the trip, which, by the way, was our first by way of beautiful Honolulo and San Francisco, as we neared where we had planned to meet, the journey seemed to grow longer and it was difficult to be patient, but the miles slipped by, and there they stood at the little station of Wamanesa (Manitoba), where sister and her family live and where they were then visiting.

I think I hear some questions. "How did they look?", "How did I feel?", etc. All I can say is that God is good, and I was thankful and happy. Many times the thought came to me while journeying (so many accidents happen), "I wonder if we will be kept safely and they, too, and nothing come to separate us again", and I might have been anxious, but I was trustful and God was good to bring us together, and to have kept us all well during our separation, and I am glad to say we were not disappointed in them. How did they look? Very well, though somewhat changed, not children as when they left, but though changed a little in face and form, still God's own children and ours, and we were together. It would at base mattered much where or how we all together and happy.

It was a beautiful year, full of blessings and joys more than I can tell and for the nice home which we enjoyed together our thanks are due to our ever good friend Mr. Severance. We also have to give thanks to several other kind friends who helped in many ways to make our furlough happier and better. The year passed all too quickly and then the rending came where we must again separate - from some for may be two years only but from those we had just taken home for may be eight years. But we do not dwell on this; God will bring to pass those things which are right and best for His children and so we are trusting Him. Our parents are old and it was difficult too to leave them.

We came back by way of England and visited my husband's birthplace. We enjoyed it immensely as did the three children who were with us. There were still many relatives and friends there who seemed glad to see us and made us such a good time that the week passed all too quickly. We felt almost as if we had found a fortune in finding so many new friends.

London too was a great pleasure ground and indeed we enjoyed the whole journey, our day in Moscow and the trip through Siberia. When we reached Syen Chun a telegram was waiting us asking that the children and I be detained there because of cholera in Seoul, the doctor to come right on. This was a great disappointment to me and as we had only Edward with us, having sent the two older boys on to Chefoo from Dalny with a kind friend who offered to see them safely to the school I felt I could care for him and help doctor if only we could be allowed to go on, so we telegraphed asking if we could not do so. We remained all night in Syen Chun and were glad to get an answer saying 'come'.

It was lovely to be back again in our own home and among the best people in the world but when I entered the house it seemed so empty without the children. It never has felt right yet and never can be just the same again because even they may come back they never can be children again. Nevertheless it would be lovely to have even one back and would help a great deal.

We found our home nicely and comfortably ready for us thanks to the Hirst's and lots of friends ready to welcome us and appearing as glad to see us as we were to see them.

Our work here began as soon as we arrived in September and it was a great pleasure to see the old familiar faces of the Koreans coming in day after day to welcome us back. We were pleased to see so many attending our little church. It had 3 grown a great deal during our absence having been as high as 200 on one Sunday. I began where I had left off with the children and for a time the boys and girls met together in one class as there were only 6 or 7 girls and they very young.

There were usually about 20 or more boys present, but now we often have from 50 to 70 children. We gave the boys to Mr. Pak while I took the girls. For a while Soonai Kim has been helping me on Sunday and teaching the girls two hours every morning without any pay and for a time she taught a night school for the women of the congregation who could not read. Our congregation has grown so that we have anywhere from 230 to 280 on Sunday morning and the building which is only 24 by, 32 feet including pulpit is altogether too crowded and will not allow any further growth but a new building to hold 1000 is being planned and we hope it will soon be built. We are look to have it filled by next Fall, feelin that this would represent our share of the million which they are so earnestly praying for.

Mrs. Chay, the Bible woman, and other women of the church make many calls in the neighborhood every Saturday inviting the people to come to the service next day and the nearby villages are also visited for the same purpose. In the Sunday School the women are divided into 4 classes, separated by curtains of whit cotton. At Christmas we practiced special hymns with the children who seemed to enjoy it as did I. The spirit shown in the church at Christmas was very good indeed.

Some one suggested that instead of looking for something to come to himself or herself each one plan to give something to some one else, thinking of the text 'it is more bless to give than to receive' and this idea pleased them very much. The evening before Christmas we were called down to a little meeting and there we found beside the pulpit table a pile of made up garments nicely padded and warm and comfortable looking, pants, jackets and stockings, enough for quite a number of people, besides baskets and trays of rice, fruits and sweets. Next day after the Christmas service each child in the congregation received a bag of sweets and then the rest of the things were distributed to the poorest homes in the neighborhood, the story of Christ's birth and his relation to the world being told to those receiving the gifts, and the affair created much interest and brought quite a number of the recipients to the church to see what kind of a teaching it was that made people think of those in whom they had no special interest, and some of those have become regular attendants.

Every Tuesday a class of women from the congregation meets at my home for Bible study. When I began last September after our return there was an attendance of 14 which has since grown to an average about 30 to 40 and we have had as many as 57. It grows both in interest and numbers. From it arose the night school mentioned above for young women who do not know how to read. They meet twice a week and are learning a good deal though the attendance is not as good as I would like and this I feel is to be deplored for I believe from this department we may expect much. If the women of the churches do not read how are they to teach the children what they ought to know and where are we to get teachers for the women's classes? There can be no rapid growth unless they can read their Bibles. I think the pastors ought to urge it upon the husbands to see that their wives learn to read either by teaching them themselves or making it possible for them to learn otherwise.

During part of the year we have a meeting every Friday evening for the hospital nurses with a view both to their own Christian development and to give them ability and zeal intrying to lead the patients to Christ.

One of the most encouraging parts of my work has been in the homes of patients and their friends. Having become acquainted with them while they were in the hospital and going on their invitation our visits were the more welcome and we were able to help and strengthen who those although they had become believers needed encouragement and help especially after having returned to heathen homes and been with their friends who were still unbelievers, these also listening with interest in nearly all cases. In one home we were more than delighted to find several other members of the family besides the former patient also believing. We went expecting to find the one who had been a patient believing of course but were doubtful as to how much she really knew but when we asked if there was a Bible in the house all the other women(three or four) got their Bibles and Hymnbooks and several little girls from neighbors' houses also dropped in with their hymnbooks and so we all sat down and had a good time together. They said they attended Dr. Gale's church.

Another interesting place was the home of a little girl named Moo-imie who had been in the hospital with a great abscess in her thigh. She was accompanied by a nurse who had been with her from her babyhood (13 years). When she was brought in a friend of the family and also of myself whispered to me 'now if you could only get this little girl and her family to believe it would be very indeed'. This was one family of a circle of relatives who had persecuted this woman and another dear friend of mine, old Mrs. Kim, whom many of you know, when they had first become christians and although now the persecution has ceased yet they have never become believers or showed any interest in the gospel. The room in which Moo-imie was put adjoined the hall where we have morning chapel and she could not help hearing the singing and sometimes parts of the lesson and these had an effect upon her mind although she did not want to listen at first to anything the Bible woman said to her about Christ. Little by little however she became interested in the hymnbook that was in her room and would read the hymns from tine to time. She took interest also in our little Edward who would take his picture books over to show to her. She got much better and went home but some one thought it would be nice to give her a little testament and it was sent to her by the nurse mentioned above who altho very much opposed herself to the new faith carried it to her. Strange as it may seem not only was the little girl herself pleased to get it the mother also, not because it was a Bible but because her little girl whom she loved had been remembered. She is now a dear little christian and reads her Bible and hymnbook but takes no interest in the ancestral worship or the numerous fetishes hanging about the home and this troubles her mother very much, so that it is a wonder they welcome us to their house as cordially as they do. I am afraid Moo-imie will never be well but she is just as patient as patient and as trustful in

Jesus as she can be.

I could tell of many cases amongst the hospital patients whom we visit but it would make this report too long.

One of the latest things to happen was the coming of letters from our daughter Lera's Sunday School scholars in America to each of three little girls who had been patients and of whom she had heard thro me. One came to this, dear little Moo-imie.

To say she was glad would not half express her joy. Her answer has been sent after having been translated into English.

Another was to a young girl who had had her foot amputated. She also had become a christian and her parents tho themselves unbelievers as yet expect to send her to a christian school this coming Fall, having procured for her an artificial foot.

The three families of whom I have spoken are of the higher class, one being closely related to the royal family. I mention this to show that not only are the low and middle classes interested in the in the gospel as it once was here but we are now welcomed by this class as well.

The third letter I gave to a little girl now in the hospital. I asked her how she came to know of the hospital and she answered. Oh, the man in whose home I live used to be a colporteur and he traveled to and from Seoul and so he got to know of this place. How did you come? Walked. Who came with you? Grandmother. How old is she? 73. My, how far is it? 50 miles. How long did it take you? 2 days and a night. What is the matter with you? Sore eyelid. (It is swollen so large that she cannot open the eye at all.) If the lid were better is the sight allright? Oh, yes, perfectly. Are you parents living? No, they both died when I was very young. And how did this family come to take you in? Are they christians? Yes, indeed the very best kind of christians; they just took pity on me and made me like one of their own children. Have they any children of their own? No, they have never been blessed with any. Have they adopted others? Yes, they have another girl about 11 years old and a little boy about 9. Is the man still a colporteur? No, he just works on his farm but as before preaches, teaches and works in our church and everywhere he can.

Oh, then there is a church where you live? Yes, indeed and it is full up and full of life too; it is Chamie manso (lots of pleasure) we need a larger place to meet in. What foreign pastor goes there? Dr. Scranton used to come but he has stopped and now we have no one. And do you meet and keep the Sabbath just the same? Yes, certainly. I see you have a hymnbook, do you read it? Yes, I read it and my Bible. Have you a school or how did you learn? No we have no girls' school, I just picked it up, trying a little here and there between my work.

When I gave her the letter she was perfectly delighted. She said 'why, this is the very first letter I have ever received and then from such a kind friend and so far away as America; it is wonderful'. She has sent her answer. She is learning to write while here.

We have visited a number of villages within a walking distance of the hospital. Last week we went to Tungjmmie and although this place is within three miles of Seoul this was the first time a foreign lady had been there on such an errand. I fear the near places are most likely to be neglected. There are only 2 women of the village christian but the yard of one of the houses was soon filled with women who listened to the old story with marked attention. They asked us if we would not go every week and we promised that some one should go to teach them as often as possible. Since then one of the christian women has come in with one of the unbelievers who says she has decided to believe having made up her mind as she says day before yesterday and that she had already thrown away all her old idols and fetishes as from now on she was going to live for Christ.

We greatly need more competent Bible women who can go out constantly to a different village every day, teaching not only the lessons of the Bible but helping the ignorant women to learn to read so they can enjoy their Bibles and get the benefit of them more rapidly.

As I said before the Bible woman has been very faithful in making calls in this neighborhood every Saturday invite women to the Church on Sunday, teaching wherever she could and visiting all through the city the homes of these who had been patients as well as these of their friends, teaching the ward patients, and meeting all the women who come daily to the dispensary, trying to point them to Christ, and giving tracts and the gospels of Mark.

I do not know how many calls she makes in a day when she goes out alone but but in one afternoon when we went out together we made 20 visits leaving tracts and staying a short time at many of the houses. She has distributed thousands of tracts and gospels.

I have attended two weddings and 5 funerals in our little church.

I had the privilege of having a part in the Annual Bible class for women held in February. It was the largest and best we have ever had in Seoul, the attendance being about.

The interest was good and I enjoyed it very much, having good help in Soonai Kim.

19101114
아서 J. 브라운(미국 북장로교회 해외선교본부 총무)이
올리버 R. 에비슨(서울)에게 보낸 편지 (1910년 11월 14일)

1910년 11월 14일

O. R. 에비슨 박사,
    한국 서울

친애하는 에비슨 박사님,

    박사님은 내가 제이콥슨 기념 사택과 필라델피아 사택에 관하여 선교부 실행 위원회로 보낸 오늘 날짜의 편지를 주목하게 될 것입니다. 나는 선교본부의 제안이 박사님께 만족스러우면 제이콥슨 기념 사택을 확장하기 위하여 선교본부에 1,000달러를 주겠다고 세브란스 씨가 우리에게 통보하였음을 알리기 위하여 이 개인 편지를 보냅니다. 나는 선교본부의 계획이 박사님에게 얼마나 불만족스러울 수 있는지 거의 알지 못하며, 내가 세브란스 씨에게 보여줄 수 있는 편지를 박사님이 내게 쓸 방도가 분명하다고 느낀다면 기쁠 것입니다. 세브란스 씨의 제안은 선교본부가 승인한 계획과 아무 관련이 없다는 점을 덧붙이고 싶습니다. 그 계획은 세브란스 씨가 제안을 하기 전에 그 장점에 대하여 논의되고 합의되었습니다.
    부인께 안부를 전합니다.

    안녕히 계세요.
    A. J. 브라운

Arthur J. Brown (Sec., BFM, PCUSA), Letter to Oliver R. Avison (Seoul) (Nov. 14th, 1910)

November 14th, 1910.

Dr. O. R. Avison,
Seoul, Korea.

My dear Dr. Avison: -

You will note my letter of this date to the Executive Committee of the Mission regarding the Jacobson Memorial and Philadelphia Houses. I send you this personal note to state that Mr. Severance has informed us that if the arrangement proposed by the Board is satisfactory to you, he will give us the $1,000. gold, for enlarging the Jacobson Memorial House. I hardly see how the plan of the Board can be unsatisfactory to you and shall be glad if you feel that the way is clear to write me a letter which I can show to Mr. Severance. I ought to add that the offer of Mr. Severance has nothing to do with the plan approved by the Board. That plan was discussed and agreed upon on its merits before Mr. Severance mad his offer.

With warm regards to Mrs. Avison, I remain as ever.

Cordially yours,
A. J. Brown

19101200
제니 B. 에비슨(서울), 남대문에서 사업이 어떻게 수행되었는가.
The Korea Mission Field (서울) 6(12) (1910년 12월호), 299~300쪽

우리의 새 교회는 건축 중이어서 여름 내내 범포(帆布) 천막 아래에서 만났다. 운동이 시작되기 일주일 전에 우리는 이 천막에서 밤마다 기도회를 가졌다. 그 모임에는 많이 참석하였고, 열렬하고 진실한 정신을 보여주었으며, 다가오는 집회의 성공을 위하여 많은 간절한 기도를 드렸다.

운동이 시작된 후 모든 사역자들은 매일 아침 9시에 만나 하루의 업무 전에 준비 예배를 드렸다. 우리 구역은 중앙 위원회에 의해 우리에게 할당되었고, 이것은 세분화되어 각 사역자에게 그날 방문할 수 있는 특별 구역이 주어졌다. 특별 전도지가 준비되었으며, 매주 다양한 색상의 전도지가 배부되도록 사역자들에게 제공되었다.

그들이 얼마나 열성적으로 하루 종일 나가서 전도할 준비를 하고, 다음날 그들이 어떻게 받아들여졌는지에 대한 보고를 듣는 것은 감동적이었다. 우리는 매일 저녁 7시 30분에 모였는데, 그 모임에는 새로 온 사람들을 맞이하고 진심으로 환영하며 그들이 잘 보고 들을 수 있는 자리를 마련하기 위한 위원회가 있었다.

모든 집회에서 그리스도를 위하여 결정하라는 권유가 주어졌으며 매일 결정이 내려졌다. 어느 날 밤, 인근 마을 중 한 곳에서 온 14명의 남자가 일어섰고, 그 외에도 다른 사람들도 많이 있었다. 어느 날 밤 43명이 일어났다.

우리는 이름과 주소를 적는 카드를 갖고 있었으며, 매일 밤 새로운 사람들에게 개인적으로 접근하였고 결정을 내린 사람들의 이름과 주소가 영수(領袖)에게 전달되었다.

셋째 주(週)는 춥고 바람이 많이 불어서 어쩔 수 없이 천막을 버리고 진료소에서 모였다. 믿지 않는 한국인이 외국인의 진료실에 오는 것을 꺼려하였기 때문에 이로 인하여 참석률이 감소하였다. 지난 주에는 아직 완공되지 않은 새 교회에서 집회가 열렸다. 처음에는 돗자리를 깔고 바닥에 앉았으나, 곧 바닥이 깔리고 일꾼들이 일찍 와서 목수가 남긴 잔해물을 치워주니 진료소의 작은 방보다 더 편하였다.

일주일 동안 사역자들은 새벽 기도회를 위하여 모였으며, 각 모임에는 16명에서 20명이 참석하였다.

매일의 호별 방문에 더해 그렇게 많은 집회가 한 달 내내 지속되는 것을 보고 우리 중 많은 사람들은 놀랐다.

지난 주에 사역자들은 함께 모였고, 새 신자들의 명단을 가져온 후 각자의 마을과 동네에 따라 나누었다. 각 사역자들은 자신이 방문한 마을에서 카드에 서명한 사람들의 명단을 받았는데, 이는 새로운 신자, 특히 잘 참석하지 않는 사람들을 돌볼 수 있도록 하기 위함이었다.

어떤 곳에서는 온 가족이 그리스도인이 되었다. 두 곳에서는 가족이 8명이었는데 모두가 한꺼번에 결정하였다. 이름을 밝힌 일부 여자들은 다시 오겠다고 하였고, 그들은 정말 믿고 싶었지만 남편이 오지 말라고 하였다. 우리 사람들은 이제 매일 이 목록에 있는 사람들을 방문하느라 바쁘다. 우리의 새 교회는 거의 완공되었으며, 우리에게는 현재 약 350명의 회중이 있다.

O. R. 에비슨 부인

Jennie B. Avison (Seoul), How the Work was Carried On at the South Gate. *The Korea Mission Field* (Seoul) 6(12) (Dec., 1910), pp. 299~300,

Our new church being in process of erection we met all summer under a canvass tent. One week before the campaign opened we had nightly prayer meetings in this tent. They were well attended, and the spirit shown was fervent and sincere, and many earnest prayers were offered for the success of the coming meetings.

After the opening of the campaign all the Workers met each morning at nine o'clock for a preparatory service before the day's work. Our district had been assigned to us by the General Committee, and this was subdivided, each worker being given his special district to visit that day. Special tracts had been prepared, and each day of the week tracts of different colors were furnished to the workers for distribution.

It was inspiring to see with what eagerness they came ready to go out and preach all day, and then the next day to hear the reports as to how they had been received.

We met each night at 7.30, and at that meeting there was a committee to receive the new comers and give them a hearty welcome and also to find a seat for them where they could see and hear well.

At every meeting an invitation was given to decide for Christ, and every day decisions were made. One night fourteen men from one of the nearby villages stood up, besides a number of others. One night 43 arose.

We had cards for names and addresses, and each night the new people were approached personally and the names and addresses of those who made a decision were sent up to the leader.

The third week was cold and windy, so we were forced to abandon the tent and meet in the dispensary. This caused a dropping off in the attendance, as the unbelieving Korean did not care to come to a foreign medicine room. The last week the meetings were held in the new unfinished church. At first mats were spread and we sat on the ground, but the floors were soon in, and by having the workers come early and clear away the debris left by the carpenters, we were more comfortable than in the small rooms of the dispensary.

During one week the workers met for a daybreak prayer meeting, and from 16 to 20 were present at each one.

It was surprising to many of us to see the zeal keep up as it did during a whole month of so many meetings added to the daily house to house visitation.

The last week the workers met together, and having brought the lists of new believers they divided them according to their respective villages and neighborhoods. Each worker was given a list of those who had signed cards in the villages he or she had visited, in order that the new believers might be looked after, especially those who were not attending well.

In some places whole families became Christians. In two places there were 8 in the family, and all decided at once. Some women who gave in their names said they meant to come again and they really wanted to believe but their husbands had forbidden them to come. Our people are busy now every day visiting those in this list. Our new church is almost finished and we have now a congregation of about 350.

Mrs. O. R. Avison

19100000
세브란스 병원의학교의 교직원 및 학생 일동 (1910년경)
Faculty and Students of Severance Union Medical College (ca. 1910)

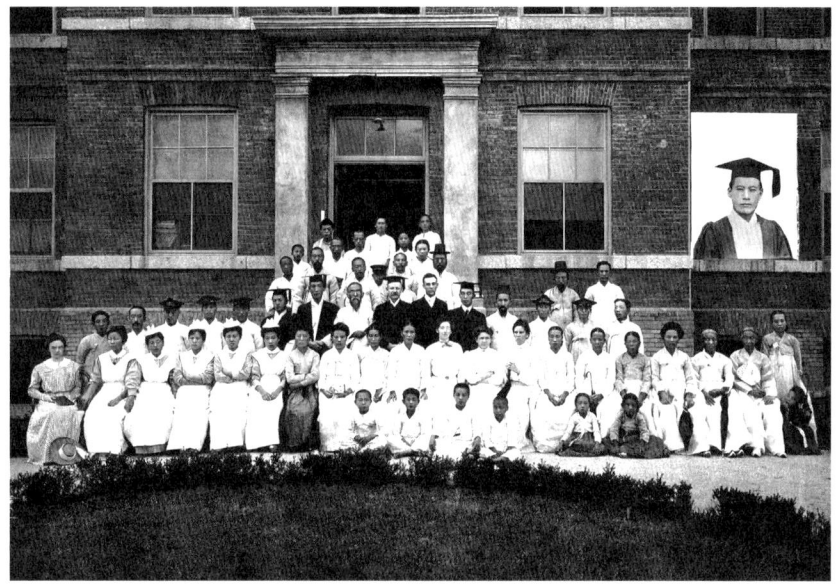

그림 10. 1910년경의 세브란스 병원의학교의 교직원 및 학생. 동은의학박물관 소장.

제4장 1911년
Chapter 4. 1911

19110100

지부 보고서.
The China Medical Journal (상하이) 25(1) (1911년 1월호), 59쪽

한국 지부

(중국 의료 선교사 협회) 한국 지부의 연례회의는 1910년 9월 13일과 14일 양일간 서울에서 개최되었다. 17명의 회원이 참석하였다. 차기 년도에 선출된 새로운 임원은 의장, R. G. 밀즈 박사, 부회장, A. H. 노튼 박사, 서기 겸 재무, H. H. 위어 박사, 편집인, R. G. 밀즈 박사.
(중략)

세브란스 병원의학교의 교수진들과 협력하여 선교 의학 교육을 관리하기 위한 교육 위원회를 구성하고, 협회는 부과된 조건이 충족될 경우 의학교에서 발급한 모든 졸업장에 부가 서명하기로 결정하였다. 그 계획의 핵심은 의학교는 의료 전도사 양성을 위한 연합의학교이어야 하고, 교수진은 다양한 선교부에 속한 전국 각지의 협회 회원으로 구성되어야 하며, 4년 과정을 마치고 모든 시험에 합격한 후, 졸업장을 수여하기 전에 대상자를 올려보낸 회원 의사의 감독 아래 1년 동안 업무를 해야 한다는 것이다.
(중략)

휴 H. 위어, 명예 서기

Branch Reports.
The China Medical Journal (Shanghai) 25(1) (Jan., 1911), p. 59

Korea Branch

The annual meeting of the Korea Branch was held on September 13 and 14, 1910, in Seoul. Seventeen members attended. The new officers elected for the coming year were: President, Dr. R. G. Mills; Vice-President, Dr. A. H. Norton; Secretary and Treasurer, Dr. H. H. Weir; Editor, Dr. R. G. Mills.
(Omitted)

An education committee was appointed to cooperate with the staff of the Severance Hospital Medical College in the control of mission medical education, and the association decided to countersign all diplomas issued by the college when the conditions imposed should be complied with - the essence of the scheme being that the college should be a union medical college for the training of medical evangelists, that the teaching staff should comprise members of the association in various parts of the country and belonging to various missions, and that after a four years' course and the passing of all examinations one year's work should be done under the member sending up the candidate before the diploma be granted.
(Omitted)

Hugh H. Weir, Hon. Sec.

19110100

지부 단신.
The Korea Mission Field (서울) 7(1) (1911년 1월호), 6쪽

서 울

새로 건립된 남대문교회가 12월 4일[29] 2시에 봉헌되었다. 이것은 세브란스 병원과 연관되어 있으며, 공식적으로 언더우드 박사가 책임을 맡고 있지만 주로 에비슨 및 허스트 박사가 관리하고 있는 교회이다. 참석자 수는 매우 빠르게 증가하여 1년 남짓 만에 150명에서 약 300명으로 늘어났으며, 새 건물이 완성되기 전에 회중은 마치 빠르게 성장하는 소년이 팔과 팔꿈치를 쭉 뻗는 것 같았다. 새 건물의 좌석 수는 약 800석 정도인 것으로 알고 있다. 모든 면에서 순전히 한국식 건축물이며, 가장 매력적이고 널찍해 보인다.

Notes from the Stations.
The Korea Mission Field (Seoul) 7(1) (Jan., 1911), p. 6

Seoul

The newly erected South Gate Church was dedicated Dec. 4th at two o'clock. This is the church which is in connection whit the Severance Hospital and mainly under the care of Drs. Avison and Hirst, tho Dr. Underwood is officially in charge. The attendance has grown very rapidly, increasing in little over one year from 150 to about 300, and the congregation was like a fast growing boy all out at arms and elbows, before the new edifice was completed. The seating capacity of the new building is about 800, we believe. It is of purely Korean architecture in every respect and looks most attractive and commodious.

---

[29] 12월 6일이 12월 4일로 잘못 기록된 것으로 판단된다. 다음의 보고서를 참고할 것. Oliver R. Avison (Seoul), Report of the Severance Hospital Plant, 1910~1911; Jennie B. Avison (Seoul), Personal Report for the year 1911 (Rec'd Oct. 21st, 1911)

19110100

김규식, 김필순 박사.
The Korea Mission Field (서울) 7(1) (1911년 1월호), 14~16쪽

김규식 씨

표지에 사진이 등장하는 김필순 박사는 1908년 세브란스 병원의학교를 제1회로 졸업한 7명의 의사 중 한 명이다.

그는 31세쯤 된 청년으로, 치밀한 준비와 다년간의 철저한 경험으로 강해진 활력과 성실함이 넘친다. 뛰어난 능력을 갖추고 무엇보다 진지한 기독교 정신을 가진 일곱 명의 강인한 젊은이들이 그들 가운데 고통받고 궁핍한 수많은 사람들의 육신을 치유하고 영혼을 구원하기 위한 전적인 책임을 질 준비가 되어 졸업장을 받는 것을 보는 것은 좋은 일이었다. 게다가 이들은 외국인 의사들의 막대한 노고를 덜어줄 수 있다. 에비슨과 허스트 박사는 새로 채비를 갖춘 인력의 도움으로 업무를 두 배로 늘릴 수 있다.

세브란스 병원에서 2년 동안 충실하게 활동한 김 박사의 자질은 물론, 그와 관계를 맺은 홍석후 박사의 자질도 입증되었다.

김 박사의 준비와 경험에 관하여, 그가 황해도 소래에 있는 그의 집에 있을 때인 1894년에 기독교인이 되었고, 이듬해 H. G. 언더우드 박사로부터 세례를 받았다. 그는 이 선교사의 권유와 보살핌을 받아 서울로 올라와 감리교회 고등학교인 배재에 입학하여 4년 동안 공부하였다. 1899년에 그는 당시 장로교회 선교 병원의 책임을 맡았던 A. M. 샤록스 박사의 통역사 및 조력자로 연결됨으로써 의료를 향한 첫 걸음을 내디뎠다. 자연스럽게 그는 1900년에 에비슨 박사의 번역가이자 조수가 되었고, 이듬해에 현재의 세브란스 병원의학교의 초기 단계에 해당 병원의 첫 번째 의학생들 중 한 명으로 등록하여 그가 달성한 목표를 향하여 충실히 걸어갔고, 이를 통하여 그는 '하나님이 위에서 부르신 부름의 상(賞)을 위하여 박차를 가하고' 있다.

공부하는 동안 그는 병원의 병동과 진료소에서 조수로 일하였을 뿐만 아니라 여러 교과서의 번역과 편집을 도왔고 수년 동안 병원의 세부적인 관리를 담당하였다.

졸업 후 그는 병동과 외과의 부의사이자 의학교와 간호원 양성소의 교수가

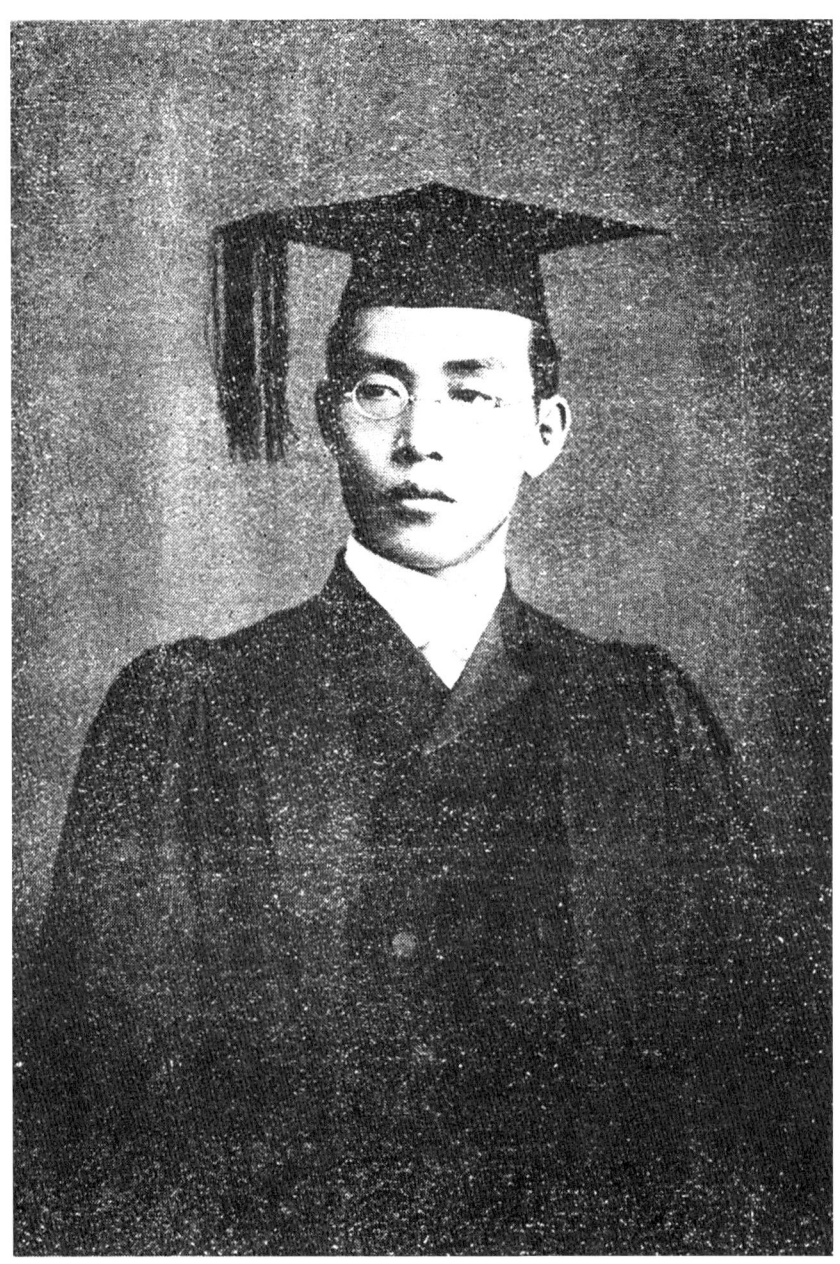
그림 11. 김필순. *The Korea Mission Field* 제7권 제1호 표지에 실린 사진이다.

되었다.

그는 현재 진료소 책임자이자 의학교 책임자이다.

졸업 전후 그가 번역한 교과서로는 해부학, 화학, 해부생리학, 외과, 내과 등이 있다.

그러나 의료계에서의 업무 외에도 그는 또한 교회 사업에서 활동적인 지도자이기도 하며, 이는 그의 부르심에 있어서 그를 인격과 힘을 지닌 사람으로 만드는 데 적지 않은 역할을 하고 있다. 이것은 그가 더 유리한 성격의 다른 제안을 받아들이지 않고 세브란스 병원에 머물기로 동의하였다는 사실을 설명해 주고 있다.

만일 세브란스 병원의학교가 첫 번째 졸업생 7명과 같은 유형의 사람들을 계속해서 배출할 수 있다면, 그 은총은 계속해서 배가(倍加)될 것이다.

> 편집자는 김 박사가 미국의 기독교인들이 자주 듣는 이야기의 당사자라고 덧붙이고 싶다. 그의 홀어머니는 그가 이 거대하고 사악한 도시에서 원하는 만큼 학교 생활을 잘 하지 못한다는 소식을 듣고 산 정상에 올라가서 밤새도록 그를 위하여 기도를 드리고 기쁜 마음으로 돌아왔다. 그녀의 기도가 열렬한 기독 의사로 응답된 것을 보라.

Kiu Sik Kim, Dr. Kim Pil Soon.
The Korea Mission Field (Seoul) 7(1) (Jan., 1911), pp. 14~16

By Mr. Kim Kiu Sik.

Dr. Kim Pil Soon, whose likeness appears on the cover of this number, is one of the first class of seven doctors that graduated from the Severance Hospital Medical School in 1908.

He is a young man of about 31 years of age, being just in the prime of life, full of vigor and earnestness strengthened by careful preparation and many years of thorough experience. It did one good to see those seven strong, young men with marked capability, and, above all, earnest Christian spirit take their diplomas, ready to bear the full weight of responsibility for the healing of bodies and the saving of the souls of the vast multitude of suffering and needy among their own people. In addition, these men are able to relieve the foreign physicians of a vast among of labor. Drs. Avison and Hirst are able to double their work with the assistance of this newly equipped force.

Two years of faithful work in the Severance Hospital have proven the calibre of Dr. Kim as well as Dr. Hong Suk Hoo, who is also associated with him.

As to Dr. Kim's preparation and experience, he became a Christian in 1894 receiving baptism from Dr. H. G. Underwood the following year, while he was still in his home at Sorai, Whang Hai Province. By the advice and under the care of this missionary he then came up to Seoul and entered Pai Chai, the Methodist High School where he studied four years. In 1899 he made his first step toward a medical profession by connecting himself with the Presbyterian Mission Hospital as interpreter and helper for Dr. A. M. Sharrocks, then in charge. By natural course of event he became translator and helper for Dr. Avison in 1900, and the following year registered himself as one of the first group of medical students in the said Hospital, - the present Severance Hospital Medical School in embryo - where he plodded faithfully on to the goal he has attained, and by means of which he is "pressing on toward the goal of the prize of the high calling of God."

During the time of study he not only served as assistant in the Hospital Wards and Dispensary and helped to translate and compile a number of text-books, but also had charge of the detail management of the Hospital for many years.

After his graduation he became assistant physician for the Wards and the Surgical Department as well as professor in the Medical School and the Nurses' Training School.

He now has charge of the Dispensary and is Director of the Medical School.

Among the text-books translated by him before and after his graduation are Anatomy, Chemistry, Anatomy and Physiology, Surgery, and Practice of Medicine.

But aside from his service in the medical profession, he is also an active leader in the church work, which has no little to do in making him a man of character and force in his calling. This explains the fact that he agreed to remain in the Severance Hospital instead of accepting other offers of more lucrative nature.

If the Severance Hospital Medical School can continue to produce the same type of men as their first group of seven graduates, it will continue to multiply its beneficence.

> The editor would add that Dr. Kim is the man of whom the story has often been heard by American Christians, whose widowed mother, hearing he was not doing as well at school in the great wicked city as was desired, went up to the top of a mountain and spent the night alone in prayer for him, coming back in glad assurance. Behold her answered prayer in an earnest Christian doctor.

19110200

단신 및 인물 동정.
The Korea Mission Field (서울) 7(2) (1911년 2월호), 34쪽

O. R. 에비슨 박사의 아들인 레이몬드 에비슨이 놀다가 넘어져 무릎과 발목 사이의 다리가 부러졌다는 사실을 알리지 않을 수 없게 되어 유감스럽다.

Notes and Personals.
The Korea Mission Field (Seoul) 7(2) (Feb., 1911), p. 34

We also regret to be obliged to tell that Raymond Avison, the son of Dr. O. R. Avison, fell in playing and broke his leg between the knee and ankle.

아서 J. 브라운(미국 북장로교회 해외선교본부 총무)이 한국 선교부로 보낸 편지, 제19호 (1911년 2월 9일)

(중략)

우리는 서울 병원에서 당직 의사 과정을 밟는 신임 의사의 실용성에 대하여 에비슨 박사에게 편지를 보냈고, 그의 전신 답변을 기다리고 있습니다. 상황이 좋으면 로이 K. 스미스 박사 부부가 떠날 수 있는 대로 파송될 것입니다. 만일 그것이 여의치 않다면 우리는 그에게 미국의 어떤 병원에서 1년을 보내도록 조언해야 할 것입니다. 우리는 앞으로 더 많은 의사들이 나타나기를 간절히 바라고 있습니다.

(중략)

Arthur J. Brown (Sec., BFM, PCUSA), Letter to the Korea Mission, No. 19 (Feb. 9th, 1911)

(Omitted)

We have written Dr. Avison about the practicability of the new Doctor taking his internship in the Seoul Hospital, and we are awaiting his cabled reply. If it is favorable, Dr. and Mrs. Roy K. Smith will be sent out as soon as they can leave. If it is unfavorable, we shall have to advise him to spend a year in some hospital in America. We earnestly hope that more physicians may yet appear.

(Omitted)

19110216

올리버 R. 에비슨(서울)이 아서 J. 브라운(미국 북장로교회 해외선교본부 총무)에게 보낸 편지 (1911년 2월 16일)

KOREA MISSION OF PRESBYTERIAN CHURCH IN U. S. A.
SEVERANCE HOSPITAL, MEDICAL COLLEGE AND NURSES' TRAINING SCHOOL.

O. R. AVISON, M. D.
J. W. HIRST, M. D.
MISS E. L. SHIELDS, GRAD. NURSE.
MISS H. FORSYTH, " "

Seoul, Korea,

접 수
1914년 3월 16일
브라운 박사

한국 서울,
1911년 2월 16일

신학박사 A. J. 브라운 목사,
　뉴욕 시 5 애버뉴 156

친애하는 브라운 박사님,

　저는 제이콥슨 기념 사택과 필라델피아 사택의 존재에 관한 박사님의 편지에 대한 즉각적인 답변 요청에 응할 수 없어서 매우 유감입니다. 그러나 그 문제는 어느 때나 제 결정에만 달려 있는 것이 아니기 때문에 저는 저만큼 깊은 관심을 갖고 있는 다른 사람들의 마음도 모르고 그 제안을 받아들이거나 거부할 입장이 아니었습니다. 박사님은 이 편지를 받기 전에 실행 위원회의 결정에 대한 소식을 의심할 바 없이 받으셨을 것이며, 그 위원회 위원장의 요청에 따라 제가 그 조치를 취한 이유에 대한 설명을 박사님께 쓰게 되었습니다.

　하지만 첫째로, 이 사소해 보이는 일에 바쁜 사람들의 시간이 얼마나 소요되는지에 대한 박사님의 농담이면서도 절반 이상 진지한 언급을 보고 저는 한때 제안되었던 것처럼 연못골에 제이콥슨 기념 사택을 건립한 것은 그곳에서 2½마일 떨어진 병원에서 일을 하는 사람들에게는 하찮은 것처럼 보이지 않았다는 것을 언급할 필요가 있습니다. 그리고 다시, 지난 2~3년 내에 제안된 것처럼 나중에 한국인 간호원을 위한 사택과 합칠 가능성을 막는 전도 관련 여자 사택과 제이콥슨 기념 사택의 통합은 미래의 효과적인 간호원 교육과 그들의 도덕적 복지에 대한 세심한 감독을 위하여 외국인 간호원과 현지인 간호원을 위한 시설이 긴밀하게 연결되어야 한다는 것을 인식하고 있는 사람들에게는 이러한 발언이 하찮아 보이지 않는데, 이것들은 의료진의 입장에서의 언급입니다. 전도의 입장에서 볼 때, 몇 년 전 언더우드 박사, 샤프 씨, 미혼녀 두 명의 집이자 업무 기지인 정동 부지를 매각하고 병원은 다른 곳에서 합류해야 한다는 제안이 있었고, 그런 다음 언더우드 박사는 그런 변화에서 도시 서쪽의 전도 시설을 재현하지 말아야 한다고 규정하였고, 선교부는 주저 없이 승인하였습니다. 이 규정의 근본적인 이유는 실제로 이해할 수 있습니다. 기지를 건설하는 데 수년이 걸렸고, 언더우드 박사와 그의 동료들은 위치 변경을 원하지 않았습니다.

따라서 문제의 사소함 여부는 특정 인물이 도시의 한쪽 또는 다른 쪽에서 기꺼이 살 것인지에 대한 단순한 질문에 달려 있는 것이 아니라 전체 문제의 바탕에 깔려 있는 특정 이유에 달려 있습니다.

재건축 당시 병원에 실제로 일하는 간호원이 없어, 제이콥슨 기념 사택을 건립할 즉각적인 필요성이 없었고, 화이팅 박사의 결혼과 다른 일시적인 이유로 미혼 전도 여자의 자리에 공석이 생겨 도시 양쪽에 한 채 이상의 집이 즉각적으로 필요하지 않게 되지 않았더라면, 제이콥슨 기념 사택은 필라델피아 사택과 함께 남대문 부지에 건축되었을 것이며, 문제는 결코 발생하지 않았을 것입니다.

이제 남아 있는 주택에 관한 선교본부의 제안, 즉 이 미혼녀를 위한 주택을 제이콥슨 기념 사택으로 삼고, 연못골 교육 사택의 이름을 '필라델피아 사택'으로 명명하자는 것은 다음과 같이 말할 수 있습니다. 병원 직원의 입장에서는 그들이 자신의 특정한 사업 부문만을 생각하고 일반 선교 관심 분야로부터 자신을 분리할 수 있다면 그들이 받아들일 수 있다고 말할 수 있습니다. 그러나 이 문제는 많은 이해 관계가 관련되어 있어서 우리도 받아들이기 어렵고, 다른 사람들도 만족하기가 매우 어렵습니다.

먼저 의료 종사자들의 관점에서 볼 때, 저는 그 제안이 <u>만족스럽지는 않지만 받아들여질 수 있다</u>고 말할 수 있습니다. 왜냐하면 그것은 병원 근처에 제이콥슨 기념 사택이라는 확실한 집을 제공하고 이 기관과 관련하여 우리에게 필요할 모든 외국인 여자 사역자들을 수용할 수 있을 만큼 충분히 크기 때문입니다.

그러나 오랫동안 논의되어 온 간호원 사택이 갖고자 하는 병원과의 위치적 관계가 부족하기 때문에 <u>완전히 만족스럽지는 않습니다</u>. 이 두 사택에 대한 우리의 희망은 이 두 사택이 하나로 통합되어 현재의 병원 건물에 부속시키는 것이었으며, 이 계획은 서울 지부와 이를 검토한 외부인들 모두의 승인을 받았습니다. 이제 이 여자 사택이 제이콥슨 기념 사택으로 명명되고 제안된 대로 확장된다면 이 계획의 실행이 영구적으로 불가능하게 될 것이므로, 우리는 사택을 확장하지 않은 채 있는 그대로 두고, 후에 다른 사람이 이 부지에 사택을 지을 예산을 얻게 되면 그 사람이 이 사택을 갖도록 하고 우리가 그 예산을 가져 위에 언급한 계획을 수행할 수 있도록 교환할 기회를 기다리겠다는 생각 외에는 그 사택을 받아들이고 싶지 않을 것입니다.

서울 지부는 선교본부의 제안이 실행되어야 한다면 이러한 이해에 따라 결정되어야 한다고 투표로 결정하였습니다. 그러나 전도 사업의 관점에서 볼 때, 선교본부의 제안을 적용하면 전도 사업을 위한 도시 이쪽의 시설을 실질적으로 줄임으로써 위에서 언급한 언더우드 박사(도시 서쪽의 전도 사업을 대표함)와 선교부 사이의 합의가 무효화될 것입니다.

도시의 상황이 너무 변해서 몇 년 전에 맺은 합의가 그 효력을 상실하였다면, 당연히 그 합의는 무효화되어야 하며, 이쪽에 있는 우리도 다른 사람들처럼 이것을 보고 그러한 변화를 받아들일 뿐만 아니라 제안할 준비가 되어 있을 것입니다. 그러나 우리는 서울의 독신 여자 전도 사역에 대한 필요가 의료 및 교육 사역자를 제외하고 도시 양끝에 두 명 이상을 두도록 계획되었던 수년 전보다 적다고 생각하지 않습니다. 이러한 이유로 선교본부의 제안은 언더우드 박사와 웸볼드 양, 그리고 이 도시의 전도적 관심에 만족스럽지 않습니다.

그렇다면 연못골의 이해와 그곳에 위치한 교육 기지의 관점에서 볼 때, 그 제안은 만족스럽지 못하였는데, 왜냐하면 여학교와 연관되고 여자 교육 사역자가 사용하도록 건축된 사택에 전도 여자 사역자에게 우선권을 주었기 때문이며, 그 사택은 현재 전도 여자 사역자와 교육 여자 사역자 모두를 수용할 수 있지만, 그것은 우리가 특정 기혼녀들이 학교에서 업무를 할 수 있을 만큼 충분히 구속받지 않고 제공할 수 있는 경우에만 해당됩니다.

우리는 이것(현재의 단순한 사고)에 대하여 그들에게 계속 의존할 수 없으며, 따라서 우리는 여학교 전체 숙소가 필요한 여학교에 학교와 사범 교육을 위하여 최소한 두 명, 아마도 세 명의 미혼녀를 확보하기를 기대해야 하며 가능한 한 빨리 확보하기를 희망하고 있습니다.

전도 여자 사역자들이 그들의 사택에 대해 확고하고 사전에 소유권을 갖고 있을 때 그들은 어떻게 해야 합니까? 가까운 장래에 연못골 지역의 전도 여자 사역자들에게 더 많은 숙소를 제공하는 것이 확실히 필요할 것입니다. 적어도 우리는 그렇게 되기를 바라고 있습니다.

선교본부의 제안은 문제의 해결이 아니라 단순히 어려움을 도시의 다른 곳으로 전가하는 것입니다.

그리고 결국, 이 수년간의 혼란을 지켜온 것이 무슨 큰 이득이겠습니까? 선교본부는 사택 중 하나를 확장하기 위하여 1,000.00달러의 지출을 결정하였고, 실제로 필요가 분명해지면 다른 사택도 확장할 수 있다고 말했기 때문에 사택의 일부 비용만 절약할 수 있으며, 결국은 주택 경비의 일부마저 절약할 수 없게 됩니다.

이 시점에서 바로 사소함이 나타나는 것 같습니다.

실행 위원회에 그 문제가 제출되었을 때 그들은 저에게 제이콥슨 기념 사택과 병원의 관점에서 그 주제에 대한 저의 견해를 제시해 줄 것을 요청하였습니다. 물론 언더우드 박사가 전도 단체의 관점을 제시하는 동안 저는 그렇게 하였습니다. 저는 또한 허스트 박사가 이곳에 여자 사택이 건축된 상황을 완전히 이해하였을 때 그는 선교본부의 권고가 좋지 않다고 판단하였다고 그들에게 말할 수 있었습니다. 그는 저에게 그런 방향으로 실행 위원회에 자신의 견해를 표현할 권한을 부여해 주었습니다.

그 주제를 충분히 고려한 후, 실행 위원회는 남대문에 있는 현재 여자 사택을 필라델피아 사택으로 명명해야 한다는 권고안을 제출하였으며, 지난 연례회의에서 제출한 선교부의 요청에 따라 제이콥슨 기념 사택의 건립을 위한 금화 3,000.0달러의 기록을 재확인하고 선교본부에 이 사택 건립을 위하여 가능한 한 빠른 자금의 승인을 요청하였습니다.

그들은 이와 함께 현재 사택의 확장을 위하여 제공되었던 1,000.00달러가, 만일 그 사택이 제이콥슨 기념 사택이 될 경우, 병원 옆에 재건축하는 데 필요한 금액의 일부로 사용되어야 하며, 선교본부는 이에 대하여 추가로 2,000.00달러를 투표로 결정하도록 권고하였습니다. 제 생각에는 세브란스 씨에게 제이콥슨 기념 사택의 재건립을 위하여 그 돈을 달라고 요청하는 것은 옳지 않은 것 같으며, 그래서 저는 박사님의 편지에 언급된 1,000달러의 선교본부 기부는 박사님이 언급한 대로 확장을 위하여 1,000달러를 제공하겠다는 세브란스 씨의 제안과 전혀 무관하다는 전제로 이것에 대하여 투표할 수 있었습니다.

물론 세브란스 씨가 주든 다른 사람이 주든 우리에게는 중요하지 않지만, 제이콥슨 기념 사택의 재건축에 필요한 충분한 금액을 충당하라며 세브란스 씨에게 어떤 압력이 가해지는 것을 보고 싶지 않습니다.

실행 위원회의 결정은 현재의 남대문 여자 사택을 필라델피아 사택으로 남겨 두고, 선교부가 이미 요청한 대로 선교본부가 다시 승인하도록 하는 것(지난 회의록 참조. 재산 위원회의 연례회의 보고서, 쪽 __ "외국인 간호원" 사택)인데, 제이콥슨 기념 사택의 재건립을 위하여 3,000.00달러로서 박사님이 현재 제안한 것에 2,000.00달러가 추가됩니다.

만일 선교본부가 이 제안을 받아들인다면, 우리는 정말로 필요할 때까지, 또는 미혼녀들을 위한 더 많은 숙소가 지금보다 더 시급하게 요구될 때까지 기다릴 준비가 되어 있습니다. 다만 지금은 가능한 한 빨리 자금이 지급되고 사택이 건립될 것이라는 점을 이해할 수 있도록 선교본부가 합의를 확인하기만을 기대하고 있습니다.

그런 다음 우리는 선교본부가 제이콥슨 기념 사택에 3,000.00달러와 병원 별관으로 한국인 간호원에 위하여 3,000.00달러를 지급하고, 병원의 적절한 관리와 학생 간호원에 대한 감독을 위하여 필요한 조치를 취할 때까지 인내심을 갖고 기다릴 것입니다. 그런 다음 저는 제이콥슨 기념 사택을 마련해 준 여자들에게 정확한 상황을 설명하는 편지를 충분히 써 보내 그들의 이익이 완전히 보호되고 있다고 느끼게 할 것입니다.

그동안 병원과 연관된 미혼녀들은 지금까지와 마찬가지로 병원과 필라델피아 사택에 수용될 수 있으며, 항상 시간이 너무 길게 되지 않기를 바라고 있습니다.

이 사택이 건축되면 서울의 미혼녀를 위한 숙소는 다음과 같이 될 것입니다.

의료	남대문에	2명이나 3명을 위한 방
전도	"	" " " "
교육	연못골에	" " " "

그곳에는 이미 2명의 의료인이 있거나 다음 달에 있을 예정이고, 2명의 전도 인력이 있고 더 많은 인력을 찾고 있으며, 교육 인력 1명과 우리에게 긴급히 필요한 또 다른 인력 1명이 있어 우리는 사택 공간을 요청하는데 과도하지 않으며, 제 판단으로는 여학교 교사의 사택인 필라델피아 사택을 만들어 문제를 복잡하게 만드는 것은 현명하지 못할 것입니다. 하지만 연못골에 더 많은 공간이 필요할 때에는 사택을 하나 더 짓는 것보다 그 사택을 확장하는 것이 실용적일 수 있습니다.

박사님은 왜 서울 지부에서 여성 사역자를 많이 찾는다고 제가 말을 하였는지 궁금하실 것입니다. 저는 이번 여름에 100명의 학생을 수용할 새로운 기숙사를 건설할 우리 여학교에는 두 여자의 전체 시간을 할애할 필요가 있게 될 것이며, 우리는 이미 교사 훈련을 위하여 표준 부서를 추가할 계획을 가지고 있는데, 그것은 적어도 한 명의 추가 교육 인력이 필요하다고 대답하고 싶습니다.

이 지부의 모든 교회와 지방 사역을 담당하는 선임 독신녀가 한 명뿐이고, 젊은 사역자 한 명이 준비 과정에 있어 우리 여자들의 전도 사업은 전혀 좋은 상태가 아니며, 여자 성경 학원이 조직되고 있기에 우리는 선교본부가 우리를 위하여 할 수 있게 되자 마자 두 명의 복은 전도 여자를 파송하기를 기대하고 있습니다.

우리는 우리 사역의 교육적 측면과 전도적 측면 모두를 위하여 교사를 이전보다 훨씬 더 신속하게 준비시키는 동시에 더 효율적으로 만들어야 하는 단계에 도달하였습니다.

남자 쪽에서는 서울과 그 주변에서 교육 사업에 종사하는 모든 교파의 모든 선교사들이 사범 학교 교수진을 조직하여 우리의 교사들과 이 과정을 수강하기를 원하는 다른 모든 사람들을 적절하게 훈련하고 있으며, 이 사업은 올 봄에 시작할 것입니다.

저는 이 편지의 사본을 세브란스 씨에게 보냅니다. 세브란스 씨는 우리 문제 해결에 관심을 가져주셔서 큰 빚을 지고 있으며, 이 문제에 많은 관심을 가져주신 실행 위원과 이사회 구성원들에게도 감사드립니다. 우리는 박사님이 이 사실을 깨닫고, 우리가 실행 위원회의 조치에 필요한 추가 고려를 요청한 것을 용서해 주시기를 바랍니다.

안녕히 계세요.
O. R. 에비슨

Oliver R. Avison (Seoul),
Letter to Arthur J. Brown (Sec., BFM, PCUSA) (Feb. 16th, 1911)

KOREA MISSION OF PRESBYTERIAN CHURCH IN U. S. A.
SEVERANCE HOSPITAL, MEDICAL COLLEGE AND NURSES' TRAINING SCHOOL.

O. R. AVISON, M. D.
J. W. HIRST, M. D.
MISS E. L. SHIELDS, GRAD. NURSE.
MISS H. FORSYTH, ,, ,,

Seoul, Korea,

Received
MAR 16 1911
Dr. Brown

Feb. 16th, 1911.

Rev. Dr. A. H. Brown, [sic]
156 Fifth Ave., New York.

Dear Dr. Brown: -

I am very sorry I was unable to comply with your request for an immediate reply to your letter concerning the remaining of the Jacobson Memorial and Philadelphia House but as the matter has not hinged at any time only on my decision I was not in a position to accept or reject the proposal without knowing the mind of others as deeply interested as myself. You have doubtless ere this received word of the action of the Executive Committee and it remains for me, at the request of the Chairman of that Committee to write you a statement of the reasons for that action.

In the first place, however, your jocular but more than half serious reference to the amount of time of busy men that this apparently trival matter has taken makes it necessary for me to remark that the placing of the Jacobson Memorial Home at Yun Mok Kol, as was at one time proposed, did not appear trivial to those whose work is in the hospital 2½ miles away from Yun Mot Kol; and, again, the uniting of the Evangelistic ladies' home with the Jacobson Memorial in such a way as would preclude the possibility of annexing the home for Korean nurses at a later date, as was proposed within the last two or three years, did not appear trivial to those who realise that the future effective training of the nurses and the careful oversight of their moral welfare, makes it really necessary that the homes for foreign nurses and native nurses should be in close conjunction—these remarks from the standpoint of the medical workers. From that of the evangelistic side it is to be said that years ago, when the proposition was made that the Chong Dong site, the home and working plant of Dr. Underwood, Mr. Sharp and two single ladies, should be sold and the Hospital be joined with it at another place, it was then stipulated by Dr. Underwood and without hesitation granted by the Mission, that the evngelistic facilities of the west side of the city should not reproduced in making the change. The underlying reason for this stipulation can really be discerned. Years had been spent in building up the plant and change of location was not desired by Dr. Underwood and his associates.

The triviality or otherwise of the matter is, therefore, not dependent upon the mere question as to whether a certain persono is willing to live on one side of the city or the other, but upon certain reasons that underlie the whole matter.

Had it not happened that at the time of the rebuilding there were no nurses actually at work in the hospital, and therefore no immediate necessity for the erection of the Jacobson Memorial, and that there were on account of the marriage of Miss Dr. Whiting and for other temporary reasons vacancies in the ranks of the single evangelistic ladies and therefore no immediate necessity for more than one house on each side of the city the Jacobson Memorial would have been erected at the South Gate Compound alongside the Philadelphia House and the question would never have arisen.

Now as to the suggestion of the Board concerning the remaining of the houses, - the proposition to take this single ladies' house as the Jacobson Memorial and name the Yun Mot Kol Educational Home "The Philadelphia House" - it may be said that from the standpoint of the hospital workers it might be accepted by them were they to think only of their own particular branch of the work and could they separate themselves from the general mission interests, but the question involves many interests which made it difficult even for us to accept it and very difficult for others to be satisfied with it.

First from the standpoint of the medical workers, I may say that the suggestion might prove <u>acceptable</u>, though <u>not satisfactory</u>, because it gives a definite house as Jacobson Memorial, near the hospital and large enough for all the foreign lady-workers we are likely ever to need in connection with this institution.

But it is <u>not thoroughly satisfactory</u> because it does not bear the relation, in location, to the hospital that we want the Nurses' Home which has been on the docket so long, to have. Our hope for these two homes has been to unite them in one, to be annexed to our present hospital building - a plan which has been approved by Seoul Station and by all the outsiders who have considered it. Now, if this ladies' home is named the Jacobson Memorial and enlarged as proposed, it will make the execution of this scheme permanently impracticable, sothat we would not care to accept the house except with the idea of leaving it as it is, unenlarged, and waiting for an opportunity to exchange it for the appropriation which some one else might get hereafter for the erection of a house in this compound, that person to to take this house and we to take his appropriation, a plan which would enable us to carry our the project mentioned above.

Seoul Station voted that if the suggestion of the Board should be put into effect it should be with this understanding. But from the standpoint of the Evangelistic work, the adaptation of the Board's suggestion would nullify the agreement between the Mission and Dr. Underwood (representing the evangelistic work on the west side of the city) referred to above, by materially reducing the facilities on this side of the city for doing evangelistic work.

If the conditions in the city have so changed that an agreement entered into years ago has lost its force, of course the agreement should be nullified and we on this side would be as ready as any others to see this and not only accept such a change but propose it, but we are far from thinking that the needs of Seoul for single lady evangelists is less than it was years ago when it was planned to have not fewer than two at each end of the city, exclusive of medical and educational workers. For these reasons the Board's suggestions is not satisfactory to Dr. Underwood and Miss Wambold and the evangelistic interests of this side of the city.

Then looking at it from the standpoint of Yun Mok Kol interests and those of the educational plant located over there, the proposition could not prove satisfactory, because it gave the evangelistic lady workers a first claim upon the residence connected with the girls' school and built for the use of the educational ladies and, although that house can accommodate both evangelistic and educational ladies at the present moment, that can only be true so long as it is possible for us to have the services in the school of certain married ladies as yet sufficiently untrammelled to make it possible for them to give them.

We cannot go on depending upon them for this - a mere accident of the present - and so we must expect to have and we hope to secure at the earliest possible moment at least two and probably three single ladies for the girls' school - Academy and Normal - who will need the whole accommodation of the girls' school residence.

What are they to do when the evangelistic ladies have an established and prior claim on their home? It will surely be necessary to provide more accommodation for evangelistic ladies at the Yun Mot Kol side also in the near future - or at least we hope so.

The Board's proposition would not be a settlement of the question but a simple transference of the difficulty to the another side of the city.

And after all, what great gain is it that this turmoil of years has been kept up to secure? Only the possible saving of the cost of part of a house - because the Board has voted the expenditure of $1,000.00 to enlarge one of the houses and practically said that another one may be enlarged if the need becomes apparent, and in the end even the part cost of house cannot be saved.

It seems to me that the triviality comes in right at this point.

When the question came before the Executive Committee they asked me to appear and give my views on the subject from the standpoint of the Jacobson Memorial and hospital. This I did, while Dr. Underwood, of course, presented the view point of the evangelistic agency. I was also able to tell them that Dr. Hirst, when he fully understood the conditions under which the ladies' house had been built over here, was quite as decided in his opinion that the recommendation of the committee was not a good one. He authorized me to represent his views to the Executive Committee along that line.

After a full consideration of the subject, the Executive Committee brought in a recommendation that the present ladies' houses at the South Gate should be named the Philadelphia House, and that the request of the Mission, made at last Annual

Meeting, for the replacing on the docket of the $3,000.00 gold for the erection of the Jacobson Memorial be reaffirmed, and that the Board be asked to grant the money as soon as possible for the erection of this home.

They coupled with it a recommendation that the $1,000.00 which had been offered toward the enlargement of the present home, if it should become the Jacobson Memorial, should be used as a part of the sum for the re-erection of it next to the hospital, and the Board vote $2,000.00 more to it. To me, it does not seem right to ask Mr. Severance to give that money for the re-erection of the Jacobson Memorial and so I could only vote for this on the understanding that the gift of the Board of $1,000 referred to in your letter we quite independent, as you stated, of the offer of Mr. Severance to give $1,000.00 for the enlargement.

Of course, to us it does not matter whether it is given by Mr. Severance or some one else, but I would hesitate to see any pressure brought to bear on Mr. Severance to make good the amount of money required for the re-erection of the Jacobson Memorial

The effect of the Executive Committee's decision would be to leave the present ladies' house at the South Gate as it now is, the Philadelphia House, and for the Board to re-grant - as already requested by the Mission, (see Minutes of last Annual Meeting Report of Property Committee, page __ for "Foreign Nurses" Home) $3,000.00 for the re-erection of the Jacobson Memorial - an addition to your present offer of $2,000.00.

If the Board accepts this suggestion, then we are ready to wait as long as may be really necessary or until the need for more accommodation for single ladies is more immediately pressing than it now is for the <u>carrying out of the</u> proposition, only looking at this time for the Board to <u>confirm</u> the arrangement so that it will be understood that as soon as possible the money will be granted and the house erected.

We will then patently wait for the Board to get for us the $3,000.00 for Jacobson Memorial and $3,000.00 for Korean Nurses' Home as an annex to the hospital - and arrangement deemed necessary for the proper care of the hospital and oversight of the pupil nurses. I will then write fully to the ladies who gave the Jacobson Memorial explaining the exact situation so that they will feel that their interests are being fully conserved.

In the meantime the single ladies connected with the hospital can be accommodated as heretofore in the hospital and Philadelphia House—always hoping the time will not be too long.

When this house is built the accommodation for single ladies in Seoul will be:

Medical	At	South Gate room for 2 or 3
Evangelistic	"	" " " " " " "
Educational	"	Yun Mot Kol " " " " "

There are already 2 medical workers or will be next month, 2 evangelistic workers and more looked for, 1 educational worker and 1 due us with another urgently needed, so that we are not at all excessive in our asking for house room, and in my judgment it would be unwise to complicate matters by constituting the Girls' School Teachers' Home the Philadelphia House. It may be practical, however, when more room is needed at Yun Mot Kol to enlarge that house rather than build another.

You may ask why I say as many lady workers are looked for in Seoul? I would reply that our girls' school with its new dormitory for 100 pupils to be built this summer will need all the time of two ladies and we are already beginning to have plans on foot for a normla department to be added for training teachers which will make at least one additional educational worker a necessity.

Then our women's evangelistic work is in anything but good shape—only one senior single lady for all the churches and country work of this Station—with one young worker in course of preparation, and a Woman's Bible Institute being organized - we look with great expectancy for two more evangelistic laides just as soon as the Board can manage it for us.

We have reached the stage where we must prepare teachers both for educational and evangelistic sides of our work much more rapidly than before and at the same time make them more efficient.

On the men's side all the missionaries engaged in educational work in and around Seoul of all denominations have organized themselves into a Normal School

Faculty to give proper training to the teachers we have and to any others who may desire to take the course and the work will be begun this spring.

I am sending a copy of this letter to Mr. Severance to whom we feel greatly indebted for his interest in helping solve our problem, and we are also grateful to the Executive Officers and members of the Board for giving this matter so much careful attention. We hope you will realize this and forgive us for asking the further consideration which the Executive Committee's action will necessitate.

Very sincerely,
O. R. Avison

19110218

J. 헌터 웰즈(평양)가 아서 J. 브라운(미국 북장로교회 해외선교본부 총무)에게 보낸 편지 (1911년 2월 18일)

(중략)

저는 스미스 박사의 파송과, 그가 양쪽 모두를 가질 수 없기 때문에 세브란스에서 1년을 보내는 것이 미국에 1년 더 머무르는 것보다 낫다는 것에 대하여 에비슨 박사에게 저의 의견을 전달하였습니다. 세브란스에서의 1년이 미국의 일부 병원에서 1년을 보내는 것보다 의료 선교 사업에 더 나은 자격을 갖추게 될 것이라는 점에는 의심의 여지가 없습니다.

그는 긴급한 필요를 충족시키지 못하더라도 즉시 파견되어야 하고, 선교부가 박사님에게 전한 내용을 위하여 6월에 재령에 갈 수 있는 사람이고 1년 6개월 정도 후에 이곳으로 와서 저의 안식년 기간 동안 업무를 맡을 수 있어야 합니다. 만일 이 업무가 보호되지 않는다면, 저는 그것을 알고 싶습니다. 박사님과 선교본부는 서울과 세브란스를 위하여 모든 배려를 보여주고 있습니다. 보고서에서 쉽게 알 수 있듯이 이 업무는 전도적으로 훨씬 더 크며, 이론가들이 상상할 수 있는 것보다 훨씬 더 많은 것을 의미하는 전체 업무의 버팀목이기 때문에 이것도 공평하게 대해 주십시오.

(중략)

J. Hunter Wells (Pyeng Yang),
Letter to Arthur J. Brown (Sec., BFM, PCUSA) (Feb. 18th, 1911)

(Omitted)

I have given my opinion to Dr Avison concerning the sending out of Dr Smith and for him to take a year at Severance as better - since he cannot have both - than to stay in America a year longer. There is no doubt but that a year at Severance will qualify him better for medical missionary work than year in some American hospital.

He ought to be sent out at once tho he will not meet the urgent need of and for what the Mission cabled you and that is a man who can go to Chairyong in June and after the year and six months or so there come on here to serve during my furlough. If this work is not to be conserved I want to know it. You and the Board show every consideration for Seoul and Severance. Be fair to this too for the work is much larger evangelistically as you can easily see by the reports and it is yet a prop to the whole work which means much more than theorists can possibly imagine.

(Omitted)

19110223

아서 J. 브라운(미국 북장로교회 해외선교본부 총무)이
한국 선교부로 보낸 편지, 제13호 (1911년 2월 23일)

(중략)

한국에서 가용(可用)한 첫 번째 의사는 로이 K. 스미스 박사입니다. 그는 결혼하였으며 캔자스 대학교와 캔자스 대학교 의과대학에서 교육을 받았습니다. 그는 한국 선교부에 임명되었습니다. 그는 아직 병원 경험이 없지만 에비슨 박사와 서신 왕래를 한 후에, 올해 서울에서 1년 동안 병원 실습을 받는 것이 가장 좋다고 생각하게 되었습니다. 그를 이 나라(미국)에 1년 더 머물게 하는 것보다 이렇게 하는 것이 더 나을 것 같았습니다. 스미스 박사를 서울에 채류하게 하는 선교본부의 의도가 아니며, 더 많은 의사를 요청하는 귀 선교부의 요구와 관련하여 그는 귀 선교부에 배정되었습니다. 우리는 그러한 상황에서 그가 1년 동안 이 나라의 병원에서 수련을 받는 것보다 서울에서 수련을 받는 것이 현명하다고 생각하였습니다. 그러면 그는 여러분이 가장 좋다고 생각하는 선교부의 어떤 지부에서도 사역할 준비가 될 것입니다.

(중략)

Arthur J. Brown (Sec., BFM, PCUSA), Letter to the Korea Mission, No. 13 (Feb. 23rd, 1911)

(Omitted)

The first physician to become available for Korea is Dr. Roy K. Smith. He is married, was educated at University of Kansas and University of Kansas School of Medicine. He has been assigned to the Korea Mission. He has not yet had hospital experience, but, after correspondence with Dr. Avison, it has been thought best that he should take his year's hospital practice in Seoul. It seemed better to do this than to have him remain another year in this country. It is not the intention of the Board for Dr. Smith to remain in Seoul, he has been assigned to you with reference to your calls for more physicians. We simply thought it wise, in the circumstances, for him to take his year's practice in Seoul than in a hospital in this country and he will then be ready for any station in the Mission you may think best.

(Omitted)

19110322

아서 J. 브라운(미국 북장로교회 해외선교본부 총무)이 한국 선교부로 보낸 편지, 제22호 (1911년 3월 23일)

제27호   1911년 3월 22일
한국 선교부 귀중

친애하는 동료들,

제이콥슨 기념 사택

나는 이 편지에서 명시되지는 않았지만 3월 8일에 접수되어 다음 선교본부 회의에 제출된 실행 위원회 회의록의 권고 제30호를 다루겠습니다. 우리는 놀랍도록 명확한 설명이 담긴 2월 16일자 편지를 쓴 O. R. 에비슨 박사에게 감사해하고 있으며, 그 편지를 3월 16일에 받았습니다.

우리는 선교부의 요청이 만장일치로 이루어지지 않았으며, 52명 중 32명이 찬성, 11명이 반대, 9명은 '정보가 부족하여 투표하지 않았다'라고 밝힌 것에 주목하고 있습니다. 매큔 씨는 투표 결과를 전달하면서 실행 위원회에 보낸 11월 12일자 나의 선교부 편지 제7호가 에비슨 박사에게만 전달되었고 다른 누구에게도 전달되지 않았기 때문에, 선교부 전체는 그 편지가 전달하려 하였던 정보를 갖지 못하였다고 설명하였습니다. 실행 위원회로 발송된 사본이 현장에 전달되지 않아 이에 대한 사본을 첨부하지 못한 점을 유감스럽게 생각합니다. 선교본부는 다음과 같은 고려 사항을 언급하기를 원하고 있습니다.

첫째: 선교본부는 이 문제를 미국의 기증자가 아닌 선교지의 상황에 관한 문제로 간주하고 있습니다. 후자에 대한 선교본부의 의무는 나의 1910년 11월 12일자 선교부 편지 제7호로 전달된 선교본부의 조치에 의해 완전히 충족되었습니다. 그 조치는 그들에게 전달되었고 그들은 그것에 대하여 만족감을 표현하였습니다. 선교본부는 에비슨 박사가 말하는 한국의 '이 시대의 혼란'에 그들을 더 참여시키는 것은 현명하지 못할 것이라고 생각하고 있으며, 따라서 이미 너무 오랫동안 지속된 피해가 지속되는 위험이 발생합니다. 서울의 미혼녀에게 또 하나의 사택이 필요한가에 대한 질문은 다른 곳의 사택과 마찬가지로 선교지의 필요성이라는 관점에서 생각해 볼 일입니다.

둘째: 해군(海軍)의 표현을 사용하면 '실존하는' 선교사들을 위한 사택이 지어졌으며, 선교본부는 서울 지부와 관련된 미혼녀들을 위하여 다른 사택이 필요하다는 사실을 조언받지 못하였습니다. 서울 지부가 이 목적으로 책정된 예산의 사용을 거부하고, 선교부의 실행 위원회가 나와 함께 예산을 안동을 위한 사택으로 이관해 줄 것을 선교본부에 요청한 이후에도 상황은 변하지 않은 것 같습니다.

셋째: 에비슨 박사는 이제 실행 위원회를 대표하여 정동 부동산이 매각될 당시 "그때 변화를 꾀하는 과정에서 도시 서쪽의 전도 시설이 줄어들어서는 안 된다는 것을 언더우드 박사가 명기하였고, 선교부는 주저 없이 승인하였습니다"고 언급하고 있으며, 이제 연못골에 있는 사택에 이름을 붙인 선교본부의 조치는 이 '합의'를 무효화하는 것이라고 언급하고 있습니다. 기관의 구성원이 명기되어 있는 동의에 대하여 투표할 때, 해당 규정은 다음과 같은 경우를 제외하고는 의견 표명 외에는 아무런 효력이 없다는 것이 의회법의 잘 알려진 원칙입니다.

(a). 명기된 규정은 계류 중인 결의안에 통합되어 해당 기관의 공식 기록의 일부가 되며, 이를 완료하기 위하여 해당 조치의 비준이 필요한 다른 기관에서 받아들여집니다. 우리 기록 서기는 이 규정이 선교부의 조치에 그렇게 기울었다는 기록이나 선교본부가 이전에 들어본 적이 있는 어떠한 증거도 찾을 수 없습니다. 만일 우리의 기억에 결함이 있고, 서울에 있는 누군가가 우리에게 그런 종류의 기록을 찾아줄 수 있다면 우리는 그 소식을 듣고 기뻐할 것입니다.

(b). 만일 규정의 요점이 해당 조치에 필수적이어서 투표가 없었다면 해당 조치가 설득되지 못하였을 것입니다. 이 경우 우리는 정동 부동사 매각의 필요성이 선교부나 특정 구성원의 투표에 있는 것이 아니라 한국 황제가 자신의 궁궐 부지에 추가하기 위하여 부동산을 구입하려는 바람에 따라 버티는 것이 현명하지 못한 것으로 간주되었다는 것을 이해하고 있습니다.

우리는 도시의 그 지역에 필라델피아 사택을 재건축하려는 욕구가 전혀 불합리한 것이라고 말하는 것으로 이해되기를 원하지 않습니다. 우리는 현재 서울에 있는 선교 인력들이 요구하지 않는 것으로 보이는 주택에 대한 예산을 책정해야 하는 선교본부의 의무라는 관점에서 단순히 이 문제를 고려하고 있습니다.

넷째: 선교본부가 새로운 자산에 배당할 수 있는 모든 자금은 케네디 유증(遺贈) 및 우리에게 알려진 특별 선물과 관련하여 이미 선교부에 알렸으며, 선교본부는 지난 몇 달 동안 12개의 선교부에 대하여 알려야 했고 이제 모든 변경 사항은 추가가 아닌 이전(移轉)을 통해 이루어져야 합니다. 만일 선교부가 사업

의 이익을 위하여 예산이 책정된 다른 주택 중 하나보다 서울에 미혼녀를 위한 또 다른 사택을 건립하는 것이 더 절실히 필요하다고 생각하는 경우, 우리는 선교부가 원할 수 있는, 이전에 대한 어떤 권고도 기꺼이 고려할 것입니다.

에비슨 박사는 그의 훌륭한 편지에서, 지금 다른 집이 필요한 선교사들에 대해서는 언급하지 않았지만, 그 지역에 살아야 하는 미혼녀들을 위하여 시간이 지나면 세브란스 병원 근처에 또 다른 사택이 필요할 것이라는 사실을 크게 강조하고 있으며, 그는 "우리는 정말로 필요할 때까지, 또는 미혼녀들을 위한 더 많은 숙소가 지금보다 더 시급하게 요구될 때까지 기다릴 준비가 되어 있습니다. 다만 지금은 가능한 한 빨리 자금이 지급되고 사택이 건립될 것이라는 점을 이해할 수 있도록 선교본부가 조치를 확인하기만을 기대하고 있습니다." 비록 에비슨 박사가 제안하지 않은 수정, 즉 11월 12일자 나의 선교부 편지 제7호에서 명시한 대로 서울 지부에 다른 사택을 요구할 만큼 미혼 여자 선교사들이 충분히 많을 때까지 '필라델피아 사택'과 '제이콥슨 기념 사택'이라는 이름을 남겨두는 것이 탈출구를 가리키는 것 같습니다. 그때가 오면 나는 기꺼이 귀 선교부가 그런 사택을 확보할 수 있도록 최선을 다할 것이며, 만일 우리가 성공적이고 선교부가 현재 귀 실행 위원회와 에비슨 박사의 편지가 제안한 권고에 따라 이름을 바꾸고자 한다면, 선교본부 측에서는 이의가 없을 것입니다. 선교본부의 핵심은 서울에 있는 두 주택에 '필라델피아 사택'과 '제이콥슨 기념 사택'이라는 이름을 붙여야 한다는 것인데, 선교본부나 기증자 모두 어느 사택에 이러한 이름이 붙을 지에 대해서는 아무런 관심이 없습니다.

만일 선교부가 이 경과를 따르고, 11월 12일자 나의 선교부 편지 제7호에서 설명한 것 같이 '제이콥슨 기념 사택'을 확장하기 위하여 금화 1,000달러를 사용하지 않는 것을 선호한다면, 귀 선교부의 실행 이사회는 나에게 전보를 보내야 우리는 그 예산을 취소할 수 있으며, 전 세계 선교부는 우리가 해결할 수 있는 금액의 5배에 해당하는 금액을 요청하였기에 이런 종류의 모든 절약은 어떤 중요한 사안을 도울 수 있습니다.

안녕히 계세요.
아서 J. 브라운

동봉물

Arthur J. Brown (Sec., BFM, PCUSA),
Letter to the Korea Mission, No. 27 (Mar. 22nd, 1911)

No. 27   March 22nd, 1911
To the Korea Mission

Dear Friends: -

Jacobson Memorial House.

I take up separately in this letter recommendation No. 30 of the Minutes of your Executive Committee at a time not stated but received by us March 8th and presented at the following meeting of the Board. We are indebted to Dr. O. R. Avison for an admirably clear letter of explanation dated February 16th and received March 16th.

We note that the request of the Mission was not unanimous, only 32 out of 52 voting in the affirmative, 11 voting in the negative and 9 "not voting because of insufficient information". Mr. McCune, in transmitting the vote, explains this by stating that my Mission letter No. 7 of November 12th to the Executive Committee, reached Dr. Avison and no one else, so that the Mission as a whole did not have the information which that letter was intended to convey. I am sorry that the copies sent to the Executive Committee failed to reach the field and attach copies herewith. The Board wishes me to state the following considerations:

1st: The Board regards the question as one which concerns condition on the field and not the donors in America. The obligations of the Board to the latter were fully met by the action of the Board communicated in my Mission letter No. 7 of November 12th, 1910. That action was sent to them and they have expressed their satisfaction with it. The Board feels that it would be unwise to make them further party to what Dr. Avison calls "this turmoil of years" in Korea and thus incur the risk of perpetuating harm that has already been perpetuated too long. The question as to whether another house is needed for single women in Seoul is to be considered from the view-point of field necessities, the same as a house anywhere else.

2nd: Houses are built for missionaries "in being", to use a naval expression, and the Board is not advised that another house is required to provide for the single women connected with Seoul station. The situation does not appear to have changed since Seoul station refused to use an appropriation which was made for this purpose, and since the Executive Committee of the Mission united with me in asking the Board to transfer the appropriation to a house for Andong.

3rd: Dr. Avison now states in behalf of the Executive Committee that at the time Chong-Dong property was sold "it was then stipulated by Dr. Underwood and without hesitation granted by the Mission, that the evangelistic facilities of the west side of the city should not be reduced in making the change" and it is now stated that the Board's action naming the house at Yun Mot Kol nullifies this "agreement". It is a well understood principle of parliamentary law that when a member of a body votes for a motion with a stipulation, the stipulation has no effect beyond an expression of opinion, unless:

(a). The stipulation is incorporated in the pending resolution so that it becomes a part of the official record of the body and is accepted by any other body whose ratification of the action is necessary to complete it. Our recording clerk is unable to find any record that this stipulation was so inclined in the Mission's action, or any evidence that the Board ever heard of it before. If our memory is at fault and if any one in Seoul can site us to any record of the kind we shall be glad to hear of it.

(b). Unless the point of the stipulation is vital to the action so that without the vote or votes thus given the action would not have prevailed. In this case we understand that the necessity for selling the Chong-Dong property did not lie in the Mission at all, or in the votes of any particular members of it, but in the desire of the Emperor of Korea to purchase the property to add to his palace grounds - a desire it was deemed imprudent to withstand.

We do not wish to be understood as stating that the desire to have the Philadelphia House rebuilt in that part of the city was at all an unreasonable one; we are simply considering the question now from the view-point of the obligation of the Board to make an appropriations for a house which the missionary force now in Seoul does not appear to require.

4th: All the money that the Board can assign to new property has already been announced to the Mission in connection with the Kennedy Bequest and such special gifts as are known to us, and the Board has been obliged to inform about a dozen Missions within the last few months that any changes now must be by transfer and not by addition. If the Mission feels that the erection of another residence for single women in Seoul is more imperatively necessary for the interest of the work, than one of the other houses for which appropriation has been made, we shall be glad to consider any recommendation for transfer which the Mission may wish to make.

Dr. Avison, in his excellent letter, while not mentioning missionaries for whom another house is now required, lays great stress on the fact that another house near the Severance Hospital will be required in time for the single women who should live in that part of the city and he makes the helpful suggestion that "we are ready to wait as long as really necessary or until the need for more accommodation for single ladies is more immediately pressing than it now is for the carrying out of the proposition, only looking at this time for the Board to confirm the arrangement so that it will be understood that as soon as possible the money will be granted and the house erected". It seems to us that this points a way out, though with a modification which Dr. Avison did not suggest, that is to say, let the names "Philadelphia House" and "Jacobson Memorial House" remain upon the houses as designated in my Mission letter No. 7, November 12th, until such time as Seoul station may have enough single women missionaries to require another house. When that time comes I shall gladly do everything in my power to aid you in securing such a house and, if we are successful, and the Mission desires to make any shifting of names along the line of the recommendation now made by your Executive Committee and Dr. Avison's letter, there will be no objection on the part of the Board. The essential point of the Board is that the names "Philadelphia House" and "Jacobson Memorial House" should be attached to two of the residences in Seoul, but neither the Board not the donors have any zeal as to which particular houses bear these names.

If the Mission prefers to follow this course and not to spend the $1000. gold for enlarging the "Jacobson Memorial House" as explained in my Mission letter No. 7, November 12th, your Executive Committee should cable me so that we may cancel that appropriation as the Missions all over the world have asked for about five times as much as it was possible for the Board to grant and every saving of that kind helps some important matter.

Sincerely yours,
Arthur J. Brown

Enc.

19110401

아서 J. 브라운(미국 북장로교회 해외선교본부 총무), 요약 한국 선교부 (1911년 4월 1일)

(요약)

서울 지부

제I급. 선교지의 선교사

급여:

    (......)

    O. R. 에비슨 박사 부부   1250.00달러

    (......)

아동 수당:

    에비슨 (5명)   650.00

    (......)

Arthur J. Brown (Sec., BFM, PCUSA), Summary Korea Mission (Apr. 1st, 1911)

(Omitted)

Seoul Station.

Class I. Missionaries On the Field.

Salaries:

    (......)

    Dr. and Mrs. O. R. Avison,   1250.00

    (......)

Childrens Allowance:

    Avison (5) $ 650.00

    (......)

19110408

올리버 R. 에비슨의 개인 기록 (1911년 4월 8일)

THE BOARD OF FOREIGN MISSIONS
OF THE
PRESBYTERIAN CHURCH IN THE U.S.A.
156 FIFTH AVENUE

작성해서 보내세요.

올리버 R. 에비슨의 개인 기록

출생지 및 날짜: 영국 요크셔 재거그린
부모 전체 이름: 시미언 에비슨/ 엘리저베스 에비슨 (결혼 전의 성 - 브레이)
임명 당시 미국 내 집: 캐나다 온타리오 주 토론토
부인 결혼 전 이름: 매거릿 제인 반즈
    결혼일   : 1885년 7월 28일
    출생지 및 날짜: 캐나다 온타리오 주 스미스 폴스, 1862년 2월 23일
    임명 당시 미국 내 집: 캐나다 온타리오 주 토론토
자녀   이름 및 출생일;
    로렌스 반즈 - 1887년 12월 22일
    레라 찰머스 - 1889년 10월 8일
    고든 윌버포스 - 1891년 9월 28일
    더글러스 브레이 - 1893년 7월 23일
    윌리엄 레이몬드 - 1897년 6월 25일
    올리버 마틴 언더우드 - 1898년 8월 6일
    에드워드 세브란스 - 1905년 6월 28일
    (아서 B. 글래드스톤, 1886년 5월 13일 출생, 1887년 6월 사망,
     그리고 1895년 7월 3일에 출생하여 그날 사망한 쌍둥이 딸)
선교부: 한국
임명일: 1893년 2월 6일
캐나다 출발일: 1893년 5월, 밴쿠버에서 1893년 6월 5일 출항함
부인의 임명일: 1893년 2월 6일
캐나다에서 부인의 출발일: 1893년 5월, 밴쿠버에서 1893년 6월 5일 출항함
학 력: 귀하가 공부를 한 기관의 이름과 졸업 날짜
       온타리오 주의 공립 학교
       온타리오 주 알몬트의 고등학교

온타리오 약학교(1884년 졸업)

토론토 의과대학(1887년 졸업)

이전 직업(있다면): 공립학교 교사, 약사, 개업 의사

토론토 대학교 의학부 조교수

미국에서 관련 교회: 감리교회

임명 당시 장로교회와의 관계: 출항 전에 자비스 및 칼튼 가(街)에 있는 올드 세인트앤드류스 장로교회와 연관을 가짐

캐나다에 있는 가까운 친척의 이름과 주소

시메온 에비슨(아버지) - 캐나다 브리티시 컬럼비아 주 밴쿠버

전(前) 스토리 부인(누나) - 캐나다 브리티시 컬럼비아 주 밴쿠버

S. M. 반즈(장인)

W. S. 벨 부인(처제) - 캐나다 온타리오 주 스미스폴즈

미국 내 친한 친구 2~3명의 이름과 주소

L. H. 세브란스(월도프 애스톤스 호텔) - 뉴욕

J. T. 언더우드 - 언더우드 타자기 회사, 뉴욕

W. S. 베인브리지 박사 - 뉴욕 시 그레머시 파크 34

L. E. 홀든 박사 - 오하이오 주 우스터

날짜　 : 1911년 4월 8일

전체 서명 : 올리버 R. 에비슨

Personal Record of Oliver R. Avison (Apr. 8th, 1911)

THE BOARD OF FOREIGN MISSIONS
OF THE
PRESBYTERIAN CHURCH IN THE U. S. A.
156 FIFTH AVENUE

TO BE FILLED OUT AND RETURNED.

Avison

PERSONAL RECORD OF Oliver R. Avison

Place and date of birth, Jagger Green, Yorkshire Eng. June 30, 1860 Parents' full names Simeon Avison

Home in the U. S. when appointed, Toronto, Ont. Can. " " Elizabeth " nee Bray

Wife:
Maiden name, Margaret Jane Barnes
Date of marriage, July 28th 1885
Place and date of birth, Smiths Falls, Ont Canada Feb. 23 - 1862
Home in the U. S. when appointed, Toronto, Ont. Canada

Children—Names and dates of birth, Lawrence Barnes, Dec 22, 1887, Lera Chalmers Oct 1889, Gordon Wilberforce Sep 28, 1891, Douglas Bray July 23, 1893, Wm Raymond June 1[illegible], Olivia Martin Underwood Aug 6, 1898, Edward Severance June 28, 1905.

Mission, Korea (Arthur B. Gladstone born May 13, 1886, d. June 1887.

Date of Appointment, ~~Jan.~~ Feb. 6th 1893 & twin girls born July 3, 1895 d same date)

Date of Departure from ~~U. S.~~ Can. May 1893 Sailed from Vancouver, June 5, 1893

Date of Appointment of wife, Feb. 6th Jan 1893

Date of Departure of wife from Can. May 1893 Sailed from Vancouver, June 5, 1893

Education—Name of Institutions where you have studied, and dates of graduation, Public Schools of Ontario, H. S. School, Almonte, Ont, Ontario Coll. of Pharmacy (grad. 1884) Toronto School of Medicine (grad. 1887)

Former occupation (if any), Pub School Teacher, Pharmacist, Practising Physician, Lecturer in Medical Faculty of Toronto University

Church connection in U. S., Methodist.

Presbyterial connection when appointed, United with Old St Andrews Pres Ch Cor Jarvis & Carlton prior to sailing

Names and addresses of nearest relatives in Canada
Simeon Avison (father) Vancouver B.C. Can, Mrs J J Story (sister) Vancouver B.C. Can, S. M. Barnes (father in law) Mrs Wm Bell (sister in law) Smiths Falls Ont Canada.

Names and addresses of two or three intimate friends in the U. S.,
L H Severance (Waldorf Astoria Hotel) New York
J T Underwood, Underwood Typewriter Co. New York
Dr W. S Bainbridge 34 Gramercy Park New York
Rev Dr. L E Holden Wooster, Ohio,

Date, Ap. 8th 1911

Signature, in full, Oliver R. Avison

see next sheet

Form 1367

그림 12. Personal Record of Oliver R. Avison (Apr. 8th, 1911).

19110500

한국 선교부. 1911년 5월 총회에 제출한 미국 북장로교회 해외선교본부의 제74차 연례 보고서 (1911년 5월)

276~277쪽

의료 사업. - 세브란스 병원(O. R. 에비슨, 의학박사, 원장; J. W. 허스트 박사, 부원장). - 일본의 통치가 시작된 후 의료 사업의 관계가 달라졌다.

한때 그것은 복음의 소리 속에 서양의 무지한 사람들을 끌어들이는 수단이었다. 그 후 그곳은 기독교인들에게 안도감을 주는 수단이 되었고, 약품과 치료법을 찾을 수 있는 거의 유일한 곳이 되었다. 많은 사람들이 모여 들었지만 이제는 기관 자체의 교육 증가, 자금 부족, 서양 의약품 판매상의 증가, 제국 병원의 설립, 군대의 존재와 능률로 인하여 일부 환자가 감소하는 변화가 생겼다. 이 모든 것들은 세브란스 병원의 관심을 분산시켰고, 오늘날의 필요에 특별히 적합한 새로운 방향으로 노력을 기울이게 하였다. 의학교의 발전은 하나의 결과이었다. 이미 7명의 학생들이 졸업하였고, 면허를 취득하여 훌륭한 진료를 하고 있다. 현재 34명의 학생이 재학 중이다. 올 한 해 동안 외국인 의사 4명과 내국인 의사 2명이 도움을 주었지만, 앞으로 유능한 한국인 의사 4명이 더 필요하다.

최근에는 한국인 간호원인 베시 김 양이 졸업하였는데, 간호과의 현지인 수간호원으로 채용되었다.

일본이 운영하는 서울의 대한의원은 지난해 외래환자 6,030명, 입원환자 640명을 치료하며 의사 및 간호원의 급여를 포함하여 8만 785달러를 지출한 반면, 세브란스 병원은 외래환자 1만 명, 입원환자 512명을 위하여 1만 1772.43달러만을 지출하였다.

총독부의 승인과 선교부의 전체적인 승인을 얻었으며, 이것들은 세브란스를 한반도 전체를 위한 기독교 의료 기관으로 만들 희망을 주었다.

The Korea Mission. *The Seventy-Fourth Annual Report of the Board of Foreign Missions of the Presbyterian Church in the United States of America. Presented to the General Assembly, May, 1911* (May, 1911)

pp. 276~277

Medical Work. - Severance Hospital (O. R. Avison, M. D., Superintendent; Dr. J. W. Hirst, Assistant Superintendent). - Medical work has changed its relation since the incoming of the Japanese regime.

Once it was the means of drawing the ignorant of the West within the sound of the Gospel; then it became a means of relief to the Christians, almost the only place, where medicine and treatment could be found. Crowds of people flocked to it, but now there has been a change - some falling off of patients - due to the increase of teaching in the institution itself, to the lack of funds, to the multiplication of shops selling western medicine, to the establishment of the Imperial Hospital, to the presence and efficiency of the army corps. All these have divided attention with the Severance Hospital and caused its efforts to be directed along new lines specially suited to the needs of to-day. The development of the medical school has been one result. Already seven students have been graduated, licensed, and are doing excellent work. Thirty-four students are at present enrolled. Four foreign physicians and two natives have assisted during the year, but four competent Koreans are to be available for the future.

There has recently been graduated also a Korean nurse, Miss Bessie Kim, who is to be employed as native head of the Nurse Department.

The Japanese Tai Han Hospital in Seoul during the last year spent, including salaries of doctors and nurses, $80,785 in the treatment of 6,030 out-patients and 640 in-patients, while the Severance Hospital spent only $11,772.43 for 10,000 out-patients and 512 inpatients.

Government sanction has been obtained and general Mission approval, which together give promise of making the Severance the Christian medical centre for the whole peninsula.

19110529

[세브란스 병원의학교 제2회 졸업식 초청장] (1911년 5월 29일)

敬啓者本校第二回卒業式을六月二日(金曜)
午后四時에本校(濟衆院)內에서設行ᄒᆞ오니
光臨ᄒᆞ심을敬要

千九百十一年五月二十九日

私立世富蘭偲病院醫學校長　魚丕信

閣下

(淸牒携帶•雨則順退)

그림 13. 제2회 졸업식 초청장. 한국교회사연구소 소장.

[Invitation Card for the Second Graduation Exercises of Severance Hospital Medical College] (May 29th, 1911)

The Faculty
of
Severance Hospital Medical College
requests the honor of your presence
of the
Graduation and Commencement
Exercises of the College
at the
College Chapel adjoining the Hospital
at 4 P. M.
Friday, June 2, 1911.

(If rainy the Exercise will occur on the following day.)

19110602

세브란스 병원의학교 제2회 졸업생 일동 사진 (1911년 6월 2일)
Second Graduating Class of Severance Hospital Medical College (June 2nd, 1911)

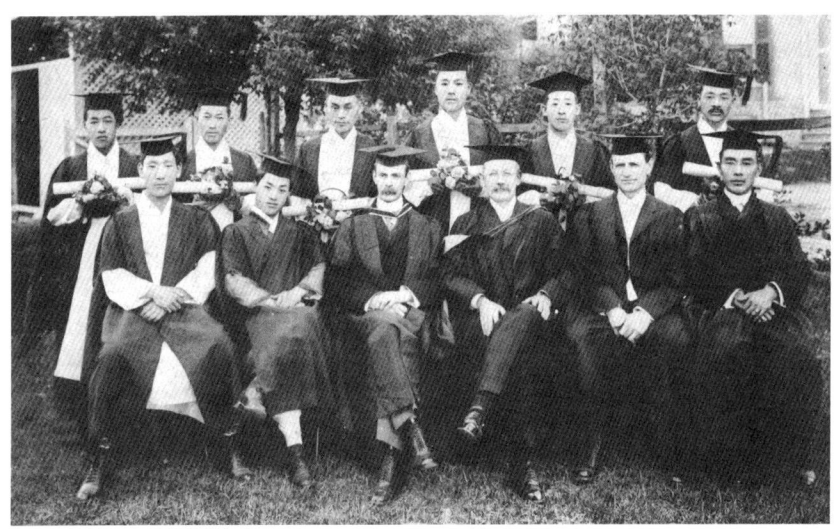

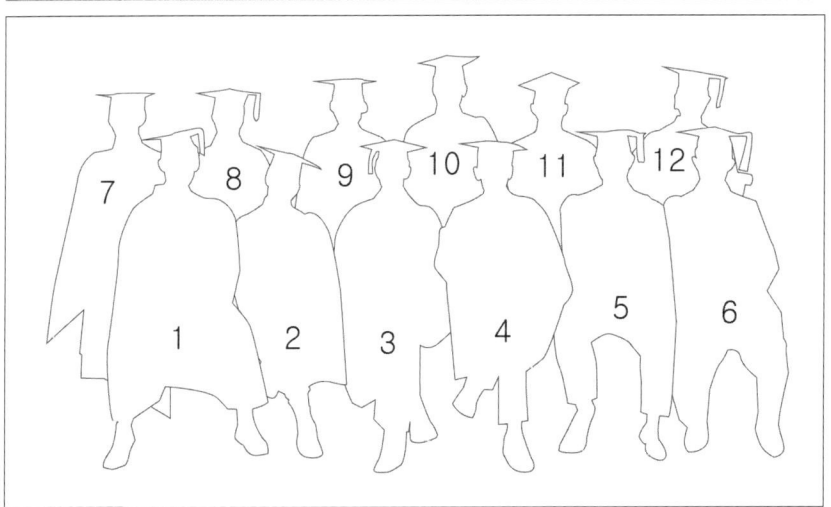

그림 14. 제2회 졸업생 및 교수진 일동. 동은의학박물관 소장.
아랫줄은 교수진들이며, 1. 홍석후, 2. 박서양, 3. 위어, 4. 에비슨, 5. 허스트, 6. 김필순이다.
윗줄은 졸업생들이며, 7. 송영서, 8. 강문집, 9. 박건호, 10. 이태준, 11. 박영식, 12. 서광호이다.

제2회 졸업생들의 의술개업인허장

6명의 졸업생들은 6월 16일자로 총독부로부터 의술개업인허장을 받았는데, 주요 인적사항은 다음과 같았다.

제88호	서광호	황해도	1908년	9월	1일 재입학	1880년	8월	16일생
제89호	강문집	서울	1907년	10월	1일 입학	1880년	2월	16일생
제90호	박건호	충북	1907년	10월	1일 입학			
제91호	박영식	평북	1907년	9월	12일 입학	1891년	1월	4일생
제92호	이태준	경남	1907년	10월	1일 입학			
제93호	송영서	황해	1907년	10월	1일 입학	1885년	2월	27일생

재학생에게 수여된 진급 증서

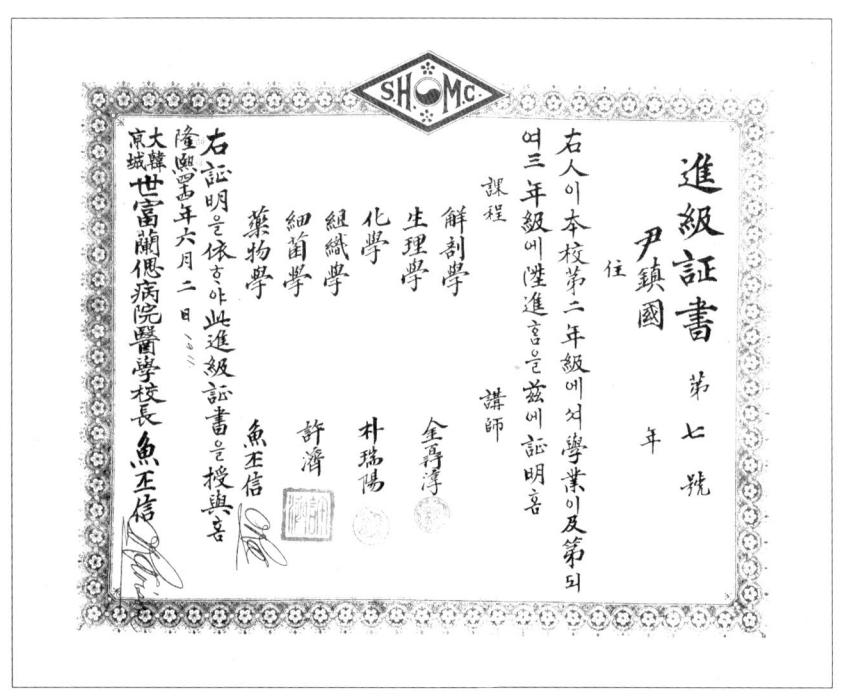

그림 15. 제2회 졸업식장에서 1학년 윤진국에게 수여된 진급 증서. 동은의학박물관 소장.

19110621~0628

공식 회의록. 감리교회 한국 연회의 회의록, 제4차 회의, 서울 (1911년 6월 21일~28일)

임명

26쪽

(......)

특별 임명

(......)

세브란스 병원의학교. E. D. 폴웰과 A. H. 노튼 박사, 고종철은 학교에 출석하겠다는 약속 없이 떠났다.

(......)

의료 위원회
평양 의료 보고서
1910년 3월 1일부터 1911년 2월 23일
E. 더글러스 폴웰

60쪽

(......)

나는 또한 서울 세브란스 병원의 의학생들에게 심장과 폐 질환에 관하여 40번의 강의를 하였는데, 모두에게 이익이 될 것이라 믿고 있으며, 이는 한 해 동안 나의 업무에서 가장 중요한 부분이었다.

(중략)

Official Journal. Minutes of the Korea Annual Conference of the Methodist Episcopal Church, Fourth Session, Seoul (June 21st~28th, 1911)

Appointments

p. 26

(......)

Special Appointments

(......)

Severance Hospital Medical School. E. D. Followell and A. H. Norton, M. D., Ko Chong Chul left without appointment to attend school.

(......)

Medical Reports.
Pyeng Yang Medical Report.
March 1, 1910 to February 23, 1911
E. Douglas Follwell

p. 60

(......)

I have also given forty lectures on diseases of the heart and lung, to the medical students at Severance Hospital, Seoul, with I trust, profit to all, and it has not been the least important part of my work during the year.

(Omitted)

19110700

지부 단신.
The Korea Mission Field (서울) 7(7) (1911년 7월호), 180~184쪽

(중략)

기독교 청년회의 P. L. 질레트 씨는 5월 26일에 다음과 같은 내용을 우리에게 보냈다.

최근 선천의 매큔으로부터 그의 아들이 다니는 학원의 연례 운동회에 도움을 달라는 요청이 왔을 때, 동시에 에비슨 박사가 나에게 며칠 동안 쉬라고 제안하여 행복한 우연의 일치가 나타났다.

(중략)

Notes from the Stations.
The Korea Mission Field (Seoul) 7(7) (July, 1911), pp. 180~184

(Omitted)

Mr. P. L. Gillett of the Y. M. C. A. sent us the following on May 26th:

A happy coincidence occurred recently when an invitation from McCune of Syen Chun to help out in the Annual Field Day of his boy's academy put in an appearance at the same time that Dr. Avison suggested that I lay off for a few days.

(Omitted)

19110721

루이스 맥컬로(미국 북장로교회 해외선교본부)가
한국 선교부로 보낸 편지, 제42호 (1911년 7월 21일)

제42호 1911년 7월 21일
한국 선교부 귀중

친애하는 동료들,

브라운 박사가 휴가로 사무실에 부재한 가운데, 여름 동안 선교본부를 대행하는 실행 위원회가 다음과 같은 조치를 취하였음을 보고드립니다.

(7월 10일) "위원회는 3년 임기로 레라 에비슨 양을 임명해 달라는 요청을 접수하고 다음 조건에 따라 임명하기로 투표로 결정하였습니다.
첫째, 그녀의 비용은 친구들이 선교지로 지불해야 하며, 그녀는 첫 해 동안 선교본부로부터 급여를 받지 않아야 한다.
둘째, 선교본부가 2년차와 3년차 독신 선교사의 정규 급여를 지불하고, 이 나라로 돌아올 때 여비를 지불할 것이다."

(7월 10일) "한국선교부 O. R. 에비슨 박사의 딸인 레라 C. 에비슨 양이 1년 후에 2년 임기를 수락할 것을 기대하고 첫 해에는 선교본부로부터 경비를 받지 않고 한국으로 가는 것을 고려하여, 선교본부는 그녀에게 100달러, 즉 정규 채비 수당의 절반을 주기로 결정하였다."

(중략)

Louise McCullough (BFM, PCUSA), Letter to the Korea Mission, No. 42 (July 21st, 1911)

No. 42. July 21st, 1911
To the Korea Mission

Dear Friends: -

In Dr. Brown's absence from the office on his vacation, I beg to report that the Executive Council, acting for the Board during the summer, took the following actions:

(July 10th) "That the Board having received a request for the appointment of Miss Lera Avison for a three years term, voted to make the appointment on the following conditions:

First, that her expenses be paid by friends to the field and that she receive no salary from the Board for the first year.

Second, that the Board would pay the regular salary of a single missionary for the second and third years and meet her travelling expenses upon returning to this country."

(July 10th) "In view of the fact that Miss Lera C. Avison, daughter of Dr. O. R. Avison, of the Korea Mission, was going to Korea at no expense to the Board, with the expectation of accepting a two years' appointment after the first year, the Board voted to give her $100. or half the regular outfit allowance."

(Omitted)

19110800a

단신 및 인물 동정.
The Korea Mission Field (서울) 7(8) (1911년 8월호a), 209쪽

지난 6월 29일, 서울의 존 D. 웰즈 훈련학교(John D. Wells Training School)의 제6회 졸업식이 거행되었다. 학교에는 확실히 친구들이 많았다. 졸업식은 야외에서 진행되었고 학생들이 바닥에 앉아 있었음에도 불구하고 많은 부유층과 직위를 가진 계층을 포함하여 많은 한국인 하객을 위한 큰 차양 아래에는 공간이 거의 없었다. 이 학교의 성장을 보고, 해마다 태도와 외모의 변화는 물론 숫자의 성장과 정신의 향상을 보는 것은 즐거운 일이다. 아름다운 새 건물은 매우 적합할 뿐만 아니라 매력적으로 보인다. 졸업식은 교육 위원회 위원장 O. R. 에비슨 박사가 진행하였으며, (……)

Notes and Personals.
The Korea Mission Field (Seoul) 7(8) (Aug., 1911a), p. 209

The sixth Annual Commencement Exercises of the John D. Wells Training School of Seoul took place on the 29th of June. The school has certainly many friend. Tho the exercises were held out of doors, and the students were seated on the ground, there was not nearly room enough under the great awning for the large audience of Koreans, including many of the wealthier and titled classes. It is a pleasure to see the growth of this school and to mark the change in attitude, and appearance, from year to year, as well a, the growth in numbers and improvement in spirit. The beautiful new building looks extremely fit as well as inviting. The exercises were conducted by the Chairman of the Educational Committee, Dr. O. R. Avison, and addresses were made by Dr. Yi Syeng Man, Dr. Wilbert White of New York, Mr. Sikyea, Supt. of Education, and Dr. Underwood.

19110800b

단신 및 인물 동정.

The Korea Mission Field (서울) 7(8) (1911년 8월호b), 209쪽

　장로교회 선교부의 여학교가 지난 6월 14일 연동에 있는 게일 목사의 교회에서 졸업식을 가졌다. 이것은 12명의 밝고 사랑스러운 소녀들로 구성된 제5회 졸업반이었다. 에비슨 박사가 주재하였고, 군의 총감 후지타 박사, 김규식 씨, 박 참판 그리고 신 부인이 훈사를 하였다. 밀러 부인과 신 부인이 졸업장을 수여하였다. 빠르게 성장하는 이 학교를 위한 새로운 기숙사가 곧 건축될 것으로 기대된다.

Notes and Personals.

The Korea Mission Field (Seoul) 7(8) (Aug., 1911b), p. 209

　The Girls' Academy of the Presbyterian Mission held its Commencement Exercises in Dr. Gale's church in Yoon Dong on June 14th. This was the fifth graduating class, comprising twelve bright sweet girls. Dr. Avison presided, and addresses were made by Surgeon Gen. Dr. FujIta, Mr. Kim Kiu Sik, Me; Pak Champan and Mrs. Shin, the Korean Superintendent. Diplomas were awarded by Mrs. Miller and Mrs. Shin. It is hoped that a new dormitory for this rapidly growing school will soon be under way.

19110800c

단신 및 인물 동정.
The Korea Mission Field (서울) 7(8) (1911년 8월호c), 210쪽

　세브란스 병원의학교의 졸업식이 6월 2일 오후 병원 인근 남대문 밖 장로교회에서 거행되었다. 많은 내외국인 하객이 행사를 빛냈다. 총독과 그 참모들, 몇몇 한국의 귀빈들, 미국 총영사, 중국 영사, 서울 기독교 중학교 교장들, 해리스 주교 등으로 구성된 특별 손님이 병원 건물에 모인 후, 행렬을 이루었으며, 허스트 박사와 김(필순), 홍(석후), 박(서양) 박사들이 연자와 내빈을 따라 근처의 남대문 장로교회로 향하였다. 제물포의 위어 박사(영국 성공회)가 훌륭하게 의장을 맡았고, 김필순 박사가 부의장을 맡았다. 위어 박사는 특히 학교와 한국 의료선교사 협회의 관계에 대하여 설득력 있는 개회사를 하였다. 그는 기독교 의학 교육 과정이 3개의 명확한 단계로 구성되어 있다는 사실을 언급하였다. 첫 번째, 3년 전에 일곱 명이 졸업하였을 때, 두 번째로 한국의 모든 의료 선교사들이 하나의 의학교로 연합하여 그 표준을 유지하고 향상시키는 데 도움을 주고 더 많은 교직원을 돕기로 결정하였을 때, 셋째, 이제 'M. D.' 대신 'M. B.' 학위가 수여되어 앞으로 노력하고 성취해야 할 것이 더 많이 남아 있음을 나타낸다고 언급하였다. 이어 김 박사는 한국인 청중에게 연설하였다. 교장은 각 졸업생의 머리 위에 박사모를 씌우고 한국어로 "의학사 학위 수여의 표시로 이것을 당신에게 수여합니다."라는 말을 반복하였다. 이어 테라우치 백작은 졸업장을 수여하였고 학생들에게 연설을 하였으며, 에비슨 박사와 그의 교직원이 이룬 성공에 대한 그의 찬사와, 대학의 번영에 대한 그의 희망을 표명하였다. 후지타 박사, 해리스 주교, 에비슨 박사도 훈사를 하였다. 이들 6명의 졸업생은 자격을 갖춘 의사로서 정부 면허를 즉시 받게 될 것으로 시사되었다.

　그들 중 대부분은 아마도 병원과 학교에서 당직의사와 보조 교사로 1년 더 머물면서 의학박사 학위까지 이어지는 특별한 학습을 하게 될 것이다. 시험에 합격한 하급반 학생들에게는 진급증서가 수여되었다.

　새로운 2학년 학급에는 이제 거의 20명의 학생이 있다. 더 나은 재원을 확보하기 위하여 입학 기준을 높였고 적절한 교회가 추천한 기독교인만 받았다. 토요일 저녁에는 에비슨 박사 부부가 새로운 졸업생에 대한 환영회를 열었으며, 일요일 아침 언더우드 박사는 대학 근처의 남대문 장로교회에서 새로운 졸업생

들에게 특별한 권면사를 전하며 설교를 하였다. 성찬식이 거행되었다.

이것은 한국이 자신의 국민들에게 나아갈 기독 의사들을 갖게 되는 것을 의미하기 때문에 확실히 우리 모두는 우리 형제인 에비슨 박사의 결심과 헌신, 분투한 수고로 성취된 일을 기뻐해야 하며, 모두가 이 일에 간절한 기도를 드려야 한다. 우리 주님께서 말씀하신 의미에서 이 사업이 성공하도록 돕기 위해 최선을 다하자. 그렇게 되면 우리 창고가 그분의 영광을 위한 풍성한 열매로 가득 차게 될 것임을 확신한다.

Notes and Personals.
The Korea Mission Field (Seoul) 7(8) (Aug., 1911c), p. 210

The graduation exercises of the Severance Medical College were held in the Presbyterian Church outside the S. Gate near the Hospital, on the afternoon of June 2nd. A very large audience of both Koreans and foreigners graced the occasion. The special guests consisting of the Governor General and his staff, several distinguished Korean noblemen, the American Consul General, the Chinese Consul, Heads of Christian middle schools in Seoul, and Bishop Harris, and others assembled in the Hospital Building and then formed in a procession, the body of medical students led by Dr. Hirst and Drs. Kim, Hong and Pak following the speakers and guests, proceeded to the Presbyterian Church of the S. Gate near by. Dr. Weir of Chemulpo, (Eng. S. P. G.) made an efficient Chairman with Dr. Kim Pil Soon as Associate Chairman. Dr. Weir made an eloquent opening address, speaking especially of the relation of the school to Korean Medical Missions Association. He referred to the fact that the course of the Christian Medical Education had been marked by 3 definite steps. The 1st, 3 years ago, when three [sic] were graduated, the 2nd, when all the medical men of all missions in Korea decided to unite in one medical school, to help it maintain and raise its standard, assisting it to a larger teaching staff, and the 3rd, now in the granting of the degree of M. B. instead of M. D thus indicating that there is still more ahead to strive for and attain: Dr. Kim followed addressing the Korean part of the audience. The President of the faculty placed the doctor's hood over the head of each graduate repeating in Korean the words, "I invest thee with this as a sign of the bestowal of the degree of Bachelor of Medicine." Count Terauchi then presented the diplomas and made an address to the students and expressed high appreciation of the success attained by Dr. Avison and his staff, and his hopes for the prosperity of the college. Addresses were also made by Dr. Fujita, Bishop Harris and Dr. Avison. It has been indicated that these six graduates will at once receive government certificates as qualified physicians.

Most of them will probably remain for another year in the hospital and colleges as internes and associate teachers, taking special studies leading up to degree of M. D. Promotion certificates were given to member of the lower classes who had succeeded in passing the examinations.

The coming Sophomore class has now nearly twenty members. Standards of matriculation as being raised so as to insure better material, and only Christians recommended by the proper church authorities are received. On Saturday evening a reception was given the new graduates by Dr. and Mrs. Avison, and on Sunday morning, Dr. Underwood preached at the South Gate Presbyterian Church near the college addressing special word of exhortation of exhortation to the new graduates. The Sacrament of the Lord's Supper was administered.

Surely, all of us, must rejoice in what has been accomplished by the resolution, devotion and strenuous toil of our brother, Dr. Avison, and all must give this work a share in their earnest prayers, for it must mean much to Korea to have a body of Christian physicians to go out among her people. Let us do all in our power to help make this work a success in the sense which our Lord would call it such, being assured that in being so it will fill Our store houses with abundant fruits for His Glory.

전면을 잘라내겠다고 공표하였는데, 우리는 서울 지부가 금전보다는 인근 보상지를 받도록 노력하라고 지시할 것을 권고한다. 통과됨.

(중략)

135, 137쪽

제5호
의료 위원회

(......)

제2항. 우리는 포사이드 양을 세브란스 병원의 간호원장으로 서울에 배정하고, 쉴즈 양을 부원장으로 임명할 것을 권고한다. 배정 위원회로 배정함

제3항. 우리는 세브란스 병원에서 진료를 받기 위하여 서울까지의 교통비인 퍼비안스 박사의 18.57엔과 W. T. 쿡 부인의 37.09엔을 올해 잔액에서 지불하기로 권고한다. 통과됨

(......)

제5항. 우리는 여러 선교사들의 질병으로 인하여 세브란스 병원에서 발생한 추가 비용, 총 203.50엔을 현 연도의 미사용 잔액에서 지불하는 것을 권고한다. 통과됨.

제6항. 우리는 세브란스 병원의학교의 외과, 외과 해부학, 외과 병리학 과장을 맡을 의료 선교사를 확보하려고 노력하되, 이 의사는 특별 기부의 지원을 받는 것을 선교부가 승인할 것을 권고한다. 통과됨.

제7항. 우리는 대중적인 의료 전도지를 발행한 의료선교사 협회를 칭찬하고 각 선교부가 널리 배포할 것을 촉구하자고 동의함. 통과됨.

제8항. 우리는 선교부가 김필순(세브란스 병원의 의사이자 교수)이 졸업 후 연수 교육을 받아 업무 효율을 높일 수 있도록 미국으로 갈 수 있는 여권을 발급해 줄 것을 해당 당국에 요청할 것을 권고한다. 통과됨.

(......)

제13항. 우리는 밀즈 박사 부부의 즉각적인 서울 지부 이적을 권고한다. 통과됨.

제14항. 우리는 세브란스 병원의 의료진이 내년에도 재령에 의료진 1명을 상주시켜 재령의 업무를 대신할 것을 권고한다. 통과됨.

(......)

19110900

1911년 평양에서 열린 연례회의에 제출한 미국 북장로교회 한국 선교부의 보고서 (1911년 9월)

서울 지부

13~14쪽

의료 사업

의료 통계.

	신환	구환	합계
일반 진료소	5,300	6,712	12,012명
	남자	여자	
일반 진료소	8,712	3,300	12,012명
	외국인	한국인	
특별 진료소	601	636	1,237명
왕진	326	80	406건
	남자	여자	
병동 (현지인)	360	186	546명
치료한 총 사례			14,301건

	중증	경미	합계
수술	283	344	627
진료소에서의 처방전 건수			12,631건
임상 검사실 검사 건수			741건

간호원 양성소. 한국인 여자 간호원들이 의사들과 동등한 수준의 효율성으로 업무 훈련을 받는 것이 목표이다. 현재까지 우리에게는 4명의 정규 간호원이 있다. 그중 한 명인 베시 김 양은 쉴즈 양의 감독하에 있는 수간호원이다. 또 다른 간호원은 청주에 있는 퍼비언스 박사의 병원에서 만족감을 주었다. 지역 간호나 한국인 의사를 도와줄 간호원 요청이 병원에 자주 온다. 쉴즈 양은 몇 주일 동안 외국인 환자의 집에서 간호를 하였다. 맑은 공기, 깨끗한 물, 위생적인 음식, 깨

끗한 신체, 청결한 옷, 깨끗한 집이라는 이상에 조금 더 가까워졌다는 것은 고무적인 진보의 신호이다.

전도 사업. (……)

병원 전도 통계

	남자	여자	계.
진료소 (개종자의 수)	211	272	483
병동	63	80	143
			626
전도사가 방문한 환자의 집	59	273	332

1911 Report of the Korea Mission of the Presbyterian Church in the U. S. A. to the Annual Meeting held at Pyeng Yang (Sept., 1911)

pp. 13~14

Seoul Station

Medical Work

Medical Statistics.

	New.	Returns.	Total.
Public Dispensary	5,300	6,712	12,012
	Male.	Female.	
Public Dispensary	8,712	3,300	12,012
	Foreign.	Korean.	
Private Office	601	636	1,237
Visits to homes	326	80	406
	Male.	Female.	
Wards (Native)	360	186	546
Total Cases Treated			14,301

	Grave.	Minor	Total.
Operations	283	344	627
Prescriptions filled in Dispensary	-	-	12,631
Examinations in Clinical Laboratory	-	-	741

Nurses Training School. It is the aim that Korean women nurses may be trained in their work on the same scale of efficiency school: as the physicians. Up to this time, we have four graduate nurses. One of them, Miss Bessie Kim, is head nurse under Miss Shields' superintendency. Another has given satisfaction in Dr. Purviance's hospital in Chong Ju. Frequently calls come to the Hospital for district nursing, or for a nurse to assist the Korean physician. Miss Shields has spent some weeks in nursing foreign patients in their homes. It is an encouraging sign of progress that we really are a little nearer our ideal of having for all, clean air, clean water, clean food, clean bodies, clean clothes, clean houses.

Evangelistic Work. (……)

Hospital Evangelistic Statistics.

	Male.	Female.	Total.
Dispensary (No. of conversions)	211	272	483
Wards	63	80	143
			626
Visits to homes of patients by evangelists.	59	273	332

19110905
회의록, 한국 선교부 서울 지부 (미국 북장로교회) 1891~1921년 (1911년 9월 5일)30)

(중략)

김필순 박사가 더 많은 의학 연구를 할 수 있도록 미국으로의 여권 발행을 위하여 적절한 당국에 요청해 줄 것을 선교부에 요청하는 문제가 논의되었고, 동의에 따라 그러한 요청이 승인되었다.

의학교를 위한 외국인 교사를 추가로 확보하는 문제가 제기되었는데, 그의 지원은 선교부 예산과 무관한 출처로부터 제공되므로 그러한 교사의 확보를 위하여 선교부에 허가를 요청하기로 동의되었다. 통과됨.

(중략)

Minutes, Seoul Station, Korea, 1891~1921 (PCUSA) (Sept. 5th, 1911)

(Omitted)

The question of asking the Mission to make request of the proper authorities for a passport to America for Dr. Kim Pil Soon so that he could pursue further medical studies, was discussed and on motion such request was authorized.

An opportunity having arisen to secure an additional foreign teacher for the Medical College – his support to be given from sources independent of Mission appropriations, it was moved to make request of the Mission foro permission to secure such a teacher. Carried.

(Omitted)

---

30) 이 회의는 제27차 연례회의가 진행되고 있던 평양에서 열렸다.

19110903~0913

1911년 평양에서 개최된 미국 북장로교회 한국 선교부의 제27차 연례회의 회의록 및 보고서 (1911년 9월 3일~9월 13일)

2~4쪽

상임 위원회

(……)

9. 편집: -
    1912   에비슨 박사(서기)
    1913   버츠 양
    1914   게일 박사(위원장)

(……)

특별 위원회

(……)

한국 개신교 복음선교회 총회의 실행 위원회: -
에비슨 박사
(……)
외국인 아이들을 위한 학교: -
마펫 및 에비슨 박사, 헌트 씨, W. N. 블레어 씨, 매큔 씨

13, 16쪽

임시 결정 1910~1911년

(……)

실행 위원회는 1911년 6월 27일 서울에서 열린 회의에서 다음과 같은 결정 및 권고 사항을 통과시켰다. 투표 결과는 7월에 동일한 내용으로 전달되었다.
(……)
의장은 위원회의 공석을 채우기 위하여 다음과 같은 임시 임명을 수행하였다.
재정 위원회, 피터스 대신 에비슨 박사

(중략)

한국 선교부 제27차 연례회의 회의록

(중략)

60쪽

                                                    1911년 9월 8일 금요일

오후 2시 회의

(......)

의료 위원회: 그런 다음 의료 위원회는 제2~5항을 보고하였다. 제2항은 배정 위원회에 회부되었다. (......); 제5항은 다시 회부되었다.

 제2항 - 우리는 포사이드 양을 세브란스 병원의 간호원장으로 서울에 배정하고, 쉴즈 양을 부원장으로 임명할 것을 권고한다.
 (......)
 제5항 - 우리는 여러 선교사들의 질병으로 인하여 세브란스 병원에서 발생한 추가 비용, 총 162.50엔을 현 연도의 미사용 잔액으로 지불하는 것을 권고한다. 다시 회부됨.

(중략)

                                                    1911년 9월 9일 토요일

63~64쪽

의료 위원회: 의료 위원회는 제4, 6, 7, 8 및 12항에 대하여 보고하였으며, 해당 항목은 다음과 같이 채택되었다.

 (......)
 제6항 - 우리는 세브란스 병원의학교의 외과, 외과 해부학, 외과 병리학 과장을 맡을 의료 선교사를 확보하려고 노력하되, 이 의사는 특별 기부의 지원을 받는 것을 선교부가 승인할 것을 권고한다.
 제7항 - 우리는 대중적인 의료 전도지를 발행한 의료선교사 협회를 칭찬하고 각 선교부가 널리 배포할 것을 촉구하자고 동의함.

제8항 - 우리는 선교부가 김필순(세브란스 병원의 의사이자 교수)이 졸업 후 연수 교육을 받아 업무 효율을 높일 수 있도록 미국으로 갈 수 있는 여권을 발급해 줄 것을 해당 당국에 요청할 것을 권고한다.

(중략)

65~66쪽

오후 2시 회의

(......)

전체 위원회의 보고서: 전체 위원회의 위원장인 애덤스 씨는 전체 위원회가 회의를 열고 거의 한 시간 동안 문제를 논의하였다고 보고하였다. 다음 결의가 보고되었다.

"서울 성경 학원의 규정을 승인하지 않기로 결정하였다. 그 주된 이유는 선교부는 그러한 업무가 관심 있는 선교부의 직접 통제 하에 있는 기관들에 의해 가장 잘 수행될 수 있다고 생각하기 때문이다."

휴회 시간이 거의 다가왔기 때문에 그 문제의 심의를 월요일까지 연기하여 그날의 첫 번째 의제로 하며, 그 후에 에비슨 박사에게 발언권을 주기로 동의되었다. 통과됨.

(중략)

66~68쪽

1911년 9월 11일 월요일

(......)

서울 성경 학원: 토요일 오후 회의에서는 전체 위원회의 보고가 오늘 아침 회의의 첫 번째 순서로 연기되었고, 에비슨 박사는 발언권을 약속받았다. 그는 이 문제에 대하여 거의 한 시간 동안 토론한 후, 다음과 같은 결의안을 제시하였다.

1. 서울의 선교사들이 잘 갖춰진 성경 학교를 세우기 위하여 노력하고 있는 것에 대하여 우리는 많은 관심을 가지고 있고,
2. 우리는 연합 성경 학교로 만들려는 목적을 승인하지만, 교단 신학교가

쉽게 지배적인 요인이 될 수 있기 때문에 교단 신학교와 결합하는 것이 현명하다고 확신하지 않으며,

  3. 지금까지 모든 선교 기관을 가능한 한 선교부 자체의 직접적인 통제하에 두는 것이 이 선교부의 정책이었고, 우리는 선교부로부터 독립된 이사회에 의해 통제되는 이 학교의 계획을 승인할 수 없다고 결의한다.

  4. 따라서 우리는 서울 지부의 선교사들이 다음과 같이 노력할 것이라는 희망을 가지고 모든 문제를 다시 서울 선교사들에게 회부한다.
   (a). 학교를 참여하는 선교부의 직접 통제하에 두기 위하여
   (b). 연합 원칙을 유지하면서, 연합이라는 개념을 파괴할 수 있는 교단 신학교의 우세를 경계하며
   (c). 지금까지 우리 사업의 지침이 되어온 자립의 원칙을 정면에서 직접적으로 유지하기 위하여.

그러나 우리는 서울 지부가 그러한 업무를 할 여유가 있다고 판단하여 내년에 그러한 회원들이 학교에서 가르칠 수 있도록 허락한다.

전체 위원회의 보고서: 이 결의문을 읽은 후, 전체위원회가 토요일에 발표한 다음과 같은 보고서, 즉 "서울 성경 학원의 규정을 승인하지 않기로 결정하였다. 그 주된 이유는 선교부는 그러한 업무가 관심 있는 선교부의 직접 통제 하에 있는 기관들에 의해 가장 잘 수행될 수 있다고 생각하기 때문이다."는 연기되었다.

서울 성경 학원: - 에비슨 박사가 제시한 결의안을 전도 위원회에 회부하여 내일 첫 번째 순서로 보고하고, 이 계획이나 학원을 위한 다른 건설적인 계획에 대하여 보고하라는 지시가 동의되고 실행되었다.

68~69쪽
의료 위원회: 의료 위원회는 제5항과 제9~22항에 대하여 다음과 같이 보고하였다. 각 항목 이후에 표시된 대로 조치가 취해졌다.

  제5항 - 우리는 여러 선교사들의 질병으로 인하여 세브란스 병원에서 발생한 추가 비용, 총 203.50엔을 현 연도의 미사용 잔액에서 지불하는 것을 권고한다. 통과됨.
  (……)
  제13항 – 우리는 밀즈 박사 부부의 즉각적인 서울 지부 이적을 권고한다. 통과됨.

(중략)

73쪽
오후 2시 회의
(......)
　자산 위원회: 자산 위원회는 제2~18항을 보고하였고, 제2항과 제7항은 재회부되었다. 다른 모든 항목은 채택되었다.

　　(......)
　　제6항 - 총독부는 서울의 남대문로의 확장을 위하여 세브란스 병원 부지의 전면을 잘라내겠다고 공표하였는데, 우리는 서울 지부가 금전보다는 인근 보상지를 받도록 노력하라고 지시할 것을 권고한다.
(중략)

78쪽
　배정 위원회: 배정 위원회는 다음과 같은 첫 번째 보고서를 작성하였다. 다음의 항목들이 채택되었다.

　　(......)
　　제5항 - 세브란스 병원 간호과의 예외적인 상황을 고려하여, 포사이드 양이 첫 해이지만 간호원장에 배정할 것을 권고한다.
(중략)

부록 III.
제1-A호

113쪽

배정 위원회 보고서

　(......)
　제5항 - 세브란스 병원 간호과에 존재하는 예외적인 상황을 고려하여, 포사이드 양이 첫 해라도 간호원장에 배정되는 것을 권고한다. 통과됨.
(중략)

115~116쪽

B. 서울 지부. 업무 배정.

(······)

O. R. 에비슨, 의학박사: 세브란스 병원 책임 의사. 의학교 책임자. 문서 업무. 남대문교회 담당.

O. R. 에비슨 부인: 세브란스 병원 및 남대문교회와 관련된 전도 사업. 전도 부인 감독.

(······)

E. L. 쉴즈 양: 세브란스 병원 간호부원장. 병원과 남대문교회에서 전도 사업.

(······)

J. W. 허스트, 의학박사: 언어 학습. 세브란스 병원 부책임 의사. 병원 및 남대문교회와 연관된 전도 사업. 세브란스 병원의학교에서 강의.

J. W. 허스트 부인: 세브란스 병원 및 남대문교회와 관련된 전도 사업. 병원 회계 감독. 양성소 업무. 전도부인 감독.

R. G. 밀즈, 의학박사: 언어 학습. 세브란스 병원의학교에서 강의. 지부의 감독 하에 전도 사업. 5월 1일 이후 5개월 동안 휴가.

R. G. 밀즈 부인: 언어 학습. 밀즈 박사의 업무와 연관된 전도 사업. 5월 1일 이후 5개월 동안 휴가.

(······)

H. 포사이드 양: 언어 학습. 세브란스 병원 간호원장. 남대문교회에서 전도 사업.

R. K. 스미스, 의학박사: (안동 지부에 임명되어 있음). 세브란스 병원에서 당직의 - 언어 학습. 지부의 감독 하에 전도 사업.

R. K. 스미스 부인: (안동 지부에 임명되어 있음) 언어 학습. 지부의 감독 하에 전도 사업.

(중략)

129쪽

제4호
자산 위원회

(······)

제6항 - 총독부는 서울의 남대문로를 확장하기 위하여 세브란스 병원 부지

제24항. 안동을 오가는 언스버거 박사, 재령을 오가는 세브란스 병원의 의료진, 강계를 오가는 비거 박사의 여비를 가능한 한 의료 업무에 지장을 주지 않고 해당 지부에서 지불하지만, 그렇지 않은 경우에는 선교부의 미사용 잔액에서 지급하는 것으로 권고한다. 통과됨.

(중략)

1911 Minutes and Reports of the Twenty-Seventh Annual Meeting of the Korea Mission of the Presbyterian Church in the U. S. A. Held at Pyeng Yang (Sept. 3rd~13th, 1911)

pp. 2~4

Permanent Committees.

(......)

9. Editorial: - vice

  1912 Dr. Avison (Secy)

  1913 Miss Butts

  1914 Dr. Gale (Chm.)

(......)

Special Committees.

(......)

Executive Committee of General Council: -

 Dr. Avison

(......)

School for Foreign Children: -

 Drs. Moffett, and Avison, Messrs. Hunt, W. N. Blair, McCune.

pp. 13, 16

Ad Interim Actions 1910~1911

(......)

The Executive Committee passed the following Actions and Recommetidations at its meeting in Seoul, June 27, 1911. The result of the vote taken was forwarded on receipt of same in July:

(......)

The Chairman made the following ad interim appointments to fill vacancies on Committees:

Finance Committee, vice Pieters, Dr. Avison

(Omitted)

Minutes of the Twenty-Seventh Annual Meeting of the Korea Mission

(Omitted)

p. 60

Friday, Sept. 8th, 1911.

2.00 P. M. Session.

(......)

Medical Committee: - The Medical Committee then reported on Sections 2 to 5. Section 2 was referred to the Apportionment Committee; (......); section 5 was rereferred.

> Sec. 2. - We recommend that Miss Forsyth be assigned to Seoul to be Superintendent of the Nursing Department of the Severance Hospital and that Miss Shields to Associate Superintendent.
>
> (......)
>
> Sec. 5. - We recommend the payment out of unused balances, of the extra expense incurred at Severance Hospital during the illness of several missionaries, - the total amount being ¥162.50. Re-referred.

(Omitted)

Saturday, September 9th, 1911

pp. 63~64

Medical Committee: - The Medical Committee reported on Sections 4, 6, 7, 8, and 12 which sections were adopted as follows: -

(......)

Sec. 6. - We recommend that the Mission approve the attempt to secure a medical missionary to fill the chair of Surgery, Surgical Anatomy, and Surgical Pathology in Severance Hospital Medical College, this physician to be supported by special gifts.

Sec. 7 - Moved that we commend the Medical Missionary Association for issuing popular medical tracts and that each Mission Station urge a wide distribution.

Sec. 8. - We recommend that the Mission ask the proper authorities to grant to Kim Pil Soon (a physician and teacher in Severance Hospital) a passport to the United States in order that he may pursue a post-graduate medical course with a view to increasing his efficiency as a teacher in the Union Medical College.

(Omitted)

pp. 65~66

2.00 P. M. Session.

(......)

Report of the Committee of the Whole: - Mr. Adams, as Chairman of the Committee of the Whole reported that the Committee of the Whole had met and had discussed the matter before it for almost an hour. The following Resolution was reported:

"Resolved, That the Constitution of the Seoul Bible Institute be not approved, primarily because the Mission feels that such work can best be done by institutions under the direct control of the Missions interested."

The time for adjournment having almost come, a motion was made to lay the matter on the table until Monday, when it shall be the first order of the day, and that Dr. Avison then be given the floor. Carried.

(Omitted)

pp. 66~68

Monday, September 11th, 1911.

(......)

Seoul Bible Institute: - In Saturday afternoon's session the report of the Committee of the Whole was laid on the table until the first order of this morning's session, Dr. Avison having been promised the floor. This question was discussed by him for almost an hour after which he presented the following resolutions:

Resolved:

1. That we view with much interest the 'effort the Seoul missionaries are making ro establish a well equipped Bible School.

2. That we approve the aim to make it a union Bible School but are not convinced that it is wise to combine with it a denominational Theological Seminary, as the latter may readily prove to be the dominating factor.

3. That it has so far been the policy of this Mission to keep all Mission agencies [as far as possible under the direct control of the Mission itself and we are unable to approve the plan of this school which is controlled by a body of trustees independent of the Missions.

4. We, therefore, refer the whole matter back to the Seoul missionaries with the hope that they will endeavor:

(a). To bring the school under the direct control of the Missions participating;

(b). While maintaining the union principle, to guard against the predominance of a denominational seminary which may destroy the idea of its being union;

(c). To keep to the front and in direct activity the principle of self-support which has been the guiding star of our work thus far.

We however give permission for Seoul station to allow such of its members to teach in the school during the coming year as it finds itself able to spare for such work.

Report of the Committee of the Whole: - After reading these resolutions, the report that the Committee of the whole made Saturday, namely, "Resolved, that the

Constitution of the Seoul Bible Institute be not approved, primarily because the Mission feels that such work can best be done by institutions under the direct control of the Missions interested," was, on motion, laid on the table.

Seoul Bible Institute: - It was moved and carried that the resolutions as presented by Dr. Avison, be referred to the Evangelistic Committee to report the first order of the day to-morrow and with instructions to report on this plan or some other constructive scheme for the Institute.

pp. 68~69

Medical Committee: - The Medical Committee rendered the following report on sections 5 and 9~22. Action was taken as indicated after each section:

> Sec. 5. - We recommend payment out of the unused grant for the current year of the extra expense incurred at Severance Hospital during the illness of several missionaries, the total amount being ¥203.50. Passed.
> (......)
> Sec. 13. - We recommend that Dr. and Mrs. Mills be transferred to Seoul at once. Passed.

(Omitted)

p. 73

2.00 P. M. Session.

(......)

Property Committee: - The Property Committee reported on sections 2-18. Sections 2 and 7 were re-referred. All other sections were adopted.

> (......)
> Sec. 6. - Whereas, the Government has announced that it intends to cut off the front of the Severance Hospital site for the widening of the South Gate Street, Seoul, we recommend that Seoul Station be instructed to seek as compensation land at the back of the site rather than money.

(Omitted)

p. 78

Apportionment Committee: - The Apportionment Committee made its first report as follows. The following sections were adopted:

(......)

Sec. 5. - We recommend in view of the exceptional circumstances existing in the nursing department of Severance Hospital that Miss Forsyth even in her first year be assigned to its superintendence.

(Omitted)

Appendix III.
Number 1-A

p. 113

Apportionment Committee's Report

(......)

Sec. 5. - We recommend in view of the exceptional circumstances existing in the nursing department of Severance Hospital that Miss Forsyth, even in her first year, be assigned to its superintendence. Passed.

(Omitted)

pp. 115~116

B. Seoul Station. Apportionment of Work.

(......)

O. R. Avison, M. D.: - Physician in charge of Severance Hospital. Charge of Medical College. Literary work. Charge South Gate Church.

Mrs. O. R. Avison: - Evangelistic work in connection with Severance Hospital and South Gate Church. Oversight of Bible women.

(......)

Miss E. L. Shields: - Associate Superintendent of Nursing Department of Severance Hospital. Evangelistic work in Hospital and South Gate Church.

(......)

J. W. Hirst, M. D.: - Language study. Associate physician in charge of Severance Hospital. Evangelistic work in connection with the Hospital and South Gate Church. Teaching in Severance Hospital Medical College.

Mrs. J. W. Hirst: - Evangelistic work in connection with Severance Hospital and the South Gate Church, Supervision of the Hospital bookkeeping. Training class work. Oversight of Bible woman.

R. G. Mills, M. D.: - Language study. Teaching in Severance Hospital Medical College. Evangelistic work under direction of Station. Leave of absence after May 1 for 5 months.

Mrs. R. G. Mills: - Language study, Evangelistic work in connection with Dr. Mills work. Leave of absence after May 1 for 5 months.

(……)

Miss H. Forsythe: - Language study. Superintendent of Nursing Department of Severance Hospital. Evangelistic work in South Gate Church.

R. K. Smith, M. D.: - (Under appointment to Andong Station). Interne in Severance Hospital - Language study. Evangelistic work under direction of Station.

Mrs. R. K. Smith: - (Under appointment to Andong Station) Language study. Evangelistic work under direction of Station.

(Omitted)

p. 129

Number 4.
Property Committee

(……)

Sec. 6. - Whereas, the Government has announced that it intends to cut off the front of the Severance Hospital site for the widening of the South Gate Street, Seoul, we recommend that Seoul Station be instructed to seek as compensation land adjoining the site rather than money. Passed.

(Omitted)

pp. 135, 137

Number 5.
Medical Committee

(......)

Sec. 2. We recommend that Miss Forsyth be assigned to Seoul to be Superintendent of the Nursing Department of the Severance Hospital and that Miss Shields be Associate Superintendent. Referred to App. Comm.

Sec. 3. We recommend that the traveling expenses of Dr. Purviance ¥18.57 and those of Mrs. W. T. Cook ¥37.09 to Seoul for medical treatment in the Severance Hospital be paid out of this year's balances. Passed.

(......)

Sec. 5. We recommend payment out of the unused grant for the current year of the extra expense incurred at Severance Hospital during the illness of several missionaries, the total amount being ¥203.50. Passed.

Sec. 6. We recommend that the Mission approve the attempt to secure a medical missionary to fill the Chair of Surgery, Surgical Anatomy, and Surgical Pathology in Severance Hospital Medical College, this physician to be supported by special gifts.

Sec. 7. Moved that we commend the Medical Missionary Association for issuing popular medical tracts and that each Mission Station urge wide distribution. Passed.

Sec. 8. We recommend that the Mission ask the proper authorities to grant to Kim Pil Soon a Physician and teacher in the Severance Hospital a passport to the United States in order that he may pursue a post-graduate medical course with a view to increasing his efficiency as a teacher in the Union Medical College. Passed.

(......)

Sec. 13. We recommend that Dr. and Mrs. Mills be transferred to Seoul at once. Passed.

Sec. 14. We recommend that the medical force of the Severance Hospital supply Chai Ryung by having one of its staff reside continuously during the coming year in Chai Ryung. Passed.

(......)

Sec. 24. We recommend that the traveling expenses of Dr. Ernsberger to and from Andong, of the Severance Hospital Staff to and from Chai Ryung, and of Dr. Bigger to and from Kang Kei be paid by the Stations concerned if possible without detriment to their medical work, and if not, that they be paid from the unused balances of the Mission. Passed.

(Omitted)

19110920

월터 C. 퍼비언스(청주)가 아서 J. 브라운(미국 북장로교회 해외선교본부 총무)에게 보낸 편지 (1911년 9월 20일)

한국 청주,
1911년 9월 20일

아서 J. 브라운 박사,
   뉴욕 시 5 애버뉴 156

친애하는 브라운 박사님,

   이번 연례회의에서 의료 위원회 위원장으로서 나는 이 위원회에서 나온 몇 가지 권고 사항과 관련하여 박사님께 편지를 쓰게 되었으며, 선교부의 승인을 받았습니다.

(중략)

   기부 및 현지인으로부터. 우리 모두는 이것을 좋은 제안으로 여겼는데, 문제는 작은 지부에 있는 우리 중 부유한 한국인을 아는 사람이 아무도 없다는 것입니다. 우리는 이것이 중국에서 이루어지고 있다는 것을 알고 있으며, 서울에서도 기독교 청년회에 의하여 이루어지고 있지만 에비슨 박사는 아직까지는 부유한 한국인들이 병원에 관심을 갖도록 하지 못하였다고 말하고 있습니다. 일본에는 먼저 일본 정부의 허가를 받지 않고 누구에게나 선물을 요구하는 것을 금지하는 법이 있습니다.

(중략)

Walter C. Purviance (Chung Ju), Letter to Arthur J. Brown (Sec., BFM, PCUSA) (Sept. 20th, 1911)

Chung Ju, Korea,
Sept. 20, 1911.

Dr. Arthur J. Brown,
156 Fifth Ave., N. Y.

Dear Dr. Brown: -

As chairman of the medical committee at this Annual meeting, I take it upon myself to write you in regard to some of the recommendations which came from this Comm. and were approved by the mission.

(Omitted)

Donations & From Natives. We all regarded this as a good suggestion, the trouble is, none of us in the smaller stations know of any wealthy Koreans. We know this is done in China, and it is done in Seoul by the Y. M. C. A. but Dr. Avison says they have not been able to get wealthy Koreans interested in the hospital, as yet. The Japanese have a law that forbids us asking any gift from any one without first getting permission from the Japanese Gov.

(Omitted)

아서 J. 브라운(미국 북장로교회 해외선교본부 총무)이 한국 선교부로 보낸 편지 (1911년 9월 20일)

(중략)

다음의 좋은 소식은 알프레드 어빙 러들로 박사와 그의 약혼녀 테레사 엘리자베스 랭거 양이 한국 선교부로 임명되었다는 소식입니다. 여러분 중 많은 분들이 러들로 박사를 개인적으로 만났을 것입니다. 그는 세브란스 씨와 함께 아시아를 여행하는 긴 여정에 동행한 의사이었습니다. 그러므로 나는 그를 여러분에게 추천할 필요가 없습니다. 그가 세브란스 씨와 함께 여행을 시작하였을 때 선교사가 될 생각은 전혀 없었고, 그 여행의 경험이 그로 하여금 자신의 삶을 해외 선교 사업에 헌신하게 만들었다는 사실이 흥미롭습니다.

기혼 남자로서의 그의 급여는 선교부가 그를 서울의 세브란스 병원과 의학교에 배정한다는 조건으로 세브란스 씨가 5년 동안 지불하기로 선교본부에 약속하였습니다. 우리는 이 주제에 대하여 선교부의 직접적인 노력이 없었지만 L. H. 세브란스 씨는 자신이 이에 대하여 에비슨 박사에게 편지를 썼고 후자가 선교부과 상의하여 러들로 박사를 서울에 배정할 계획을 선교부로부터 승인을 받았다는 취지의 답변을 받았다고 말합니다. 세브란스 씨가 에비슨 박사의 편지를 제대로 이해하지 못하였다면, 귀 선교부는 물론 즉시 나에게 알려 주세요.

나는 귀 선교부가 맥클레너헌 박사가 사임하였다는 사실을 알기 전에 러들로 박사가 서울로 배정되어야 한다는 귀 선교부의 의사 표현이 에비슨 박사를 통하여 취해진 것이 걱정스럽습니다. 이것은 휴가에서 돌아오는 길에 나를 기다리고 있던 놀라운 일이었습니다. 맥클레너헌 박사의 건강이 갑작스럽고 예상치 못하게 악화되어 한국으로 가려는 목적을 포기하게 되었고, 선교본부는 그의 임명을 취소해야만 했습니다. 현재 한국에는 러들로 박사 외에는 다른 의사가 보이지 않습니다. 따라서 러들로 박사의 임명은 아마도 귀 선교부가 상상하는 것처럼 에비슨 박사가 세브란스 씨에게 전보를 보냈듯이 네 번째 의사를 의미하지는 않을 것입니다. 그러나 귀 선교부에는 단지 세 명, 즉 비거 박사, 스미스 박사 및 러들로 박사가 있을 뿐입니다.

우리가 할 수 있는 것은 지금 내가 하는 것처럼 세브란스 씨가 러들로 박사 부부의 서울 파송을 조건으로 지원하겠다고 약속하였다는 것과, 내가 했던 것처럼 러들로 박사에게 선교본부는 한국 선교부가 여타 다른 선교사들에게 적용하는 것과 동일한 기준과 동일한 통제 하에 그를 한국 선교부에 배정한다고 말하는 것뿐입니다.

(중략)

Arthur J. Brown (Sec., BFM, PCUSA), Letter to the Korea Mission (Sept. 20th, 1911)

(Omitted)

The next item of good news is the appointment and assignment to the Korea Mission of Alfred Irving Ludlow, M. D., and his fiancee Miss Theresa Elizabeth Lange. Many of you have doubtless met Dr. Ludlow personally, as he was the physician who accompanied Mr. Severance on his long journey through Asia. I do not need therefore to commend him to you. It is interesting to know that when he started with Mr. Severance he had no idea of becoming a missionary and that the experiences of that journey led him to consecrate his life to foreign missionary work.

His salary as a married man is pledged to the Board for a period of five years by Mr. Severance on condition that the Mission assigns him to the Severance Hospital and Medical College in Seoul. We have had no direct work from the Mission on the subject, but Mr. L. H. Severance states that he wrote Dr. Avison about it and that he has a reply from Dr. Avison to the effect that the latter consulted the Mission and obtained Mission approval for the plan to assign Dr. Ludlow to Seoul. If Mr. Severance did not understand Dr. Avison correctly, you will, of course, let me know at once.

I fear that your expression of desire, through Dr. Avison that Dr. Ludlow should go to Seoul was taken before you knew that Dr. McClanahan had resigned. This was a great surprise awaiting me on my return from my vacation. It seems that Dr. McClanahan's health suddenly and unexpectedly failed so that he had been obliged to abandon his purpose of going to Korea, and the Board had to cancel his appointment. There is no other physician for Korea now in sight except Dr. Ludlow, so that Dr. Ludlow's appointment will not mean a fourth physician, as perhaps you imagine, as Dr. Avison cabled to Mr. Severance, but you will still have only the three, namely: Dr. Bigger, Dr. Smith and Dr. Ludlow.

All we can do is to tell you as I now do that Mr. Severance makes his pledge for the support of Dr. and Mrs. Ludlow conditional upon the latter's assignment to Seoul and to tell Dr. Ludlow, as I have done, that the Board assigns him to the Korea Mission on the same basis and subject to the same control that the Mission has ever any other missionary.

(Omitted)

19110927

한국 개신교 복음선교 연합공의회 제7차 연례회의
(1911년 9월 27~29일)

3쪽

위원회

실행 - O. R. 에비슨, G. 엥겔, W. A. 노블, W. D. 레이놀즈, (J. L. 저다인, A. R. 로스)

(······)

Seventh Annual Meeting of the Federal Council of Protestant Evangelical Missions in Korea (Sept. 27~29th, 1911)

p. 3

Committees.

Executive – O. R. Avison, G. Engel, W. A. Noble, W. D. Reynolds, (J. L. Gerdine, A. R. Ross)

(······)

19111000

단신 및 인물 동정.
The Korea Mission Field (서울) 7(10) (1911년 10월호), 276쪽

서울의 에비슨 박사 부부의 외동딸인 레라 에비슨 양이 9월 중순 미국에서 도착하였다. 그녀는 선교본부로부터 3년 동안 임명을 받았는데, 첫 해에는 업무가 없고 언어 학습을 배정받았다.

Notes and Personals.
The Korea Mission Field (Seoul) 7(10) (Oct., 1911), p. 276

Miss Lera Avison, only daughter of Dr. and Mrs. Avison of Seoul, arrived from America in the middle of. September. She comes under an appointment by the Board for three years, no work but language to be assigned the first year.

19111000

블리스 W. 빌링스, 감리교회 연회.
The Korea Mission Field (서울) 7(10) (1911년 10월호), 299~300쪽

B. W. 빌링스 목사

감리교회 한국 연회는 1911년 6월 21일부터 28일까지 서울 정동교회에서 제4차 연회를 개최하였다. (……)

(중략)

대관식(戴冠式) 일(日)인 6월 22일 오전 11시에는 정규 업무가 중단되었으며, 영국의 조지 5세와 메리 여왕, 그리고 그들의 통치하에 있는 모든 사람들을 위하여 전능하신 하나님께 특별 기도가 드려졌다. 다음날 학무국장인 세키야 씨는 회의에서 총독부가 한국에서 교육 분야에서 수행하고 있는 업무를 설명하였다. 6월 24일 토요일, 오하이오 주 클리블랜드의 더들리 P. 알렌 박사와 서울 세브란스 병원의 O. R. 에비슨 박사가 연회에서 기독 의학교의 업무에서 협력을 촉구하는 연설을 하였다.

(중략)

Bliss W. Billings, The Methodist Conference.
The Korea Mission Field (Seoul) 7(10) (Oct., 1911), pp. 299~300

By Rev. B. W. Billings.

The Korea conference of the Methodist Episcopal Church held its fourth annual session in the Chong Dong Church in Seoul, June 21~28, 1911. (……)

(Omitted)

At 11 a. m. on June 22nd, Coronation Day, regular business was suspended and special prayer was offered to Almightily God for King George V and Queen Mary of England and for all people under their Rule. The following day Mr. Sakeya, the head of the bureau of educational affairs, addressed the conference explaining the work which the Government is doing along educational lines, in Korea. On Saturday, June 24th, Dr. Dudley P. Allen, of Cleveland, Ohio, and Dr. O. R. Avison, of Severance Hospital, Seoul, addressed the conference urging Co-operation in the work of the Christian Medical College.

(Omitted)

19111021

올리버 R. 에비슨(서울), 올리버 R. 에비슨 박사의 1910~1911년도 개인 보고서 (1911년 10월 21일 접수)

KOREA MISSION OF PRESBYTERIAN CHURCH IN U. S. A.
SEVERANCE HOSPITAL, MEDICAL COLLEGE AND NURSES' TRAINING SCHOOL.

O. R. AVISON, M. D.
J. W. HIRST, M. D.
MISS E. L. SHIELDS, GRAD. NURSE
MISS H. FORSYTH,

Seoul, Korea,

O. R. 에비슨 박사의 1910~1911년도 개인 보고서

저는 한 해 동안 선교부가 임명한 업무를 수행하였으며, 그 세부 사항은 선교부로 제출한 세브란스 병원 및 의학교의 일반 보고서를 참조하기를 바랍니다.

삼가 제출합니다.
O. R. 에비슨

Oliver R. Avison (Seoul), Personal Report of Dr. O. R. Avison for the Year 1910 and 1911 (Rec'd Oct. 21st, 1911)

KOREA MISSION OF PRESBYTERIAN CHURCH IN U. S. A.
SEVERANCE HOSPITAL, MEDICAL COLLEGE AND NURSES' TRAINING SCHOOL.

O. R. AVISON, M. D.
J. W. HIRST, M. D.
MISS E. L. SHIELDS, GRAD. NURSE
MISS H. FORSYTH,

Seoul, Korea,..................................

Personal Report of Dr. O. R. Avison for the Year 1910 and 1911.

I have, during the year carried on the work to which I was appointed, by the Mission, for the details of which I beg to refer the Mission to the General Report of Severance Hospital and Medical College.

Respectfully Submitted,
O. R. Avison

19111021

올리버 R. 에비슨(서울), 세브란스 병원 기지 보고서.
1910~1911년도 (1911년 10월 21일 접수)[31]

KOREA MISSION OF PRESBYTERIAN CHURCH IN U. S. A.
SEVERANCE HOSPITAL, MEDICAL COLLEGE AND NURSES' TRAINING SCHOOL.

O. R. AVISON, M. D.
J. W. HIRST, M. D.
MISS E. L. SHIELDS, GRAD. NURSE
MISS H. FORSYTH,

Seoul, Korea,

세브란스 병원 기지 보고서

한국 서울   1910~1911년도

의료 사업   교회
의학교   새 교회
간호원 양성소   여학교

 세월은 빠르게 지나가고. 우리는 너무 빨리 연례 보고서를 작성하라는 요청을 받는다. 보고하는 것보다 일하는 것이 더 쉽지만, 여러분이 그 일을 할 수 있도록 돕는 사람들은 무슨 일이 일어나고 있는지 알아야 하며, 우리가 보고서를 그러한 관점에서 볼 수 있다면 그것을 쓰는 것이 더 재미있어진다.

 '세브란스'는 이제 세브란스 병원의 보편적인 축약어로 사용되고 있으며, 초기의 단순한 단계를 지나, 모든 면에서 의료적인 관점을 따라 그 자체로 완성될 다방면의 기관이라는 이상을 향하여 점차 발전하고 있는 기관으로서 기지 전체를 나타내는데 사용되고 있다.

 명확하게 하기 위하여 우리는 이 이상을 다시 한 번 언급한다.

  1. 미국의 유사한 기관과 마찬가지로 고통을 완화하고 생명을 구할 수 있도록 미국인 사역자들을 갖추고 이름을 지은 병원(病院).

  2. 한국인을 의사(醫師)로 교육하여 기지의 효율성을 잃지 않으면서 적절한 시기에 미국인을 대체하게 함.

---

[31] 이 보고서의 일부는 다음의 보고서에 부분적으로 인용되었다. *1911 Report of the Korea Mission of the Presbyterian Church in the U. S. A. to the Annual Meeting held at Pyeng Yang* (Sept., 1911); The Korea Mission. *The Seventy-Fifth Annual Report of the Board of Foreign Missions of the Presbyterian Church in the United States of America. Presented to the General Assembly, May, 1912* (May, 1912), pp. 312~313

3. 의사와 동일한 기초 위에서 한국 여자를 간호원(看護員)으로서 교육시키고 훈련시킴.

4. 특별히 유능한 의사와 간호원을 전문가와 교사로 양성하여 전국 각지에서 효과적인 의료 및 간호 업무를 하도록 많은 사람들에게 가르치는 것이 가능하도록 함.

5. 궁극적으로 이렇게 훈련된 한국인들로 구비된 학교(學校)로의 발전.

6. 한국인 과학자를 양성하고 한국에 존재하는 질병을 연구하고 그 원인과 치료를 확립하는 의학 연구부(研究部)의 추가.

7. 진료와 교육을 위한 치과(齒科).

8. 유사한 목적을 갖고 기관의 다른 부서에 준비된 약품과 설비를 제공하는 추가 부서를 갖춘 약제과(藥劑科).

9. 질병 및 굴절력의 완화, 안경 제조를 담당하는 광학과(光學科).

10. 약제의 제조 및 판매, 안경 제조 및 판매 부서 등과 같은 의료 업무와 자연스럽게 밀접한 관련이 있는 사업 분야를 신중하게 운영하여 상당한 지원 수익을 제공함.

한마디로 관련 학교 및 사업 부문과 함께 다방면의 완전한 의료 기관을 만드는 것인데, 그것은 궁극적으로 전국 각지의 의료 종사자들의 자립과 생산성을 가능하게 할 것이다. 이런 일을 하면서 내세울

위대한 목적은

그리스도의 마음이 본보기가 되도록 모든 업무를 하고, 환자 중에서 그리스도인을, 졸업생 중에서 활발한 그리스도인 일꾼을 배출하며, 결국 이 세상에 하나님의 나라를 더 신속하게 가져오는 요소가 되는 것이다.

작년에 우리는 이러한 이상을 실현하는데 얼마나 가까워졌을까?

이에 대한 대답은 다음과 같은 여러 부서의 간단한 검토를 통하여 찾아보아야 할 것이다.

1. 병원은
    a. 일반 진찰실
    b. 개인 진찰실
    c. 병동
    d. 수술

        e. 가정 방문(왕진)
        f. 외국인 진료로 나누어진다.

일반 진찰실
  지난 해 동안 수행된 업무에 대한 기록은 전년도와 비교하여 다음과 같다.

	성인 남자	성인 여자	어린이	총수
1909~1910	6,578	2,037	1,337	9,952
1910~1911	7,715	2,690	1,037	12,042
	신환 5,393		구환 6,742	

  한국인 졸업생 의사들 중 한 명에 의해 일반 진찰실의 전체 업무가 진행됨으로써 우리의 이상에 한 걸음 다가섰다. 이로 인하여 비록 환자 수가 감소하였고 많은 사람들이 외국인 의사로부터 진료를 받겠다고 고집했었지만, 한국인 의사의 훌륭한 업무는 자신감을 점점 더 얻고 있으며 감소 추세는 반전되어 현저한 증가 추세를 보이고 있다.
  이는 확실히 우리가 이 일을 계속하도록 격려하고 있다. 만약 이 부서를 우리 자신이 맡아 유지하였다면 더 많은 환자를 보았을 것이지만, 이렇게 되었다면 첫째, 우리 학교가 배출한 사람들에 대한 신뢰감의 발전을 방해하였을 것이고, 둘째, 우리가 의사를 양성하는 중요한 사업에 우리의 시간을 쏟지 못하게 되어 이 땅에서 안전한 진료가 확대되는 것을 제한하였을 것이다.
  우리 기관에서 보고한 환자 수와 다른 기관에서 보고한 수치를 비교하였을 때 이러한 사실을 염두에 두어야 한다. 우리는 전국에서 진료를 확장시킬 남녀를 준비시키기 위하여 현재의 숫자를 끊임없이 희생시키고 있다.

  개인 진찰실
  이 부서는 원하는 모든 사람에게 그들의 편안함을 위하여 개인적으로 진료를 받을 수 있는 기회를 제공하고 기관의 수입에 도움이 되는 진료비를 지불함으로써 계속해서 좋은 목적을 달성하고 있다. 비록 진료비를 면제해 주더라도 우리의 판단에 따라 개인적으로 환자를 진찰하는 경우도 있다.
  지난 해의 기록은 다음과 같다.

	외국인 환자		한국인 환자		총수
	남자	여자	남자	여자	
1909~1910	204	194	258	183	839
1910~1911	264	337	329	307	1,237

이 부서에서 현지인으로부터 얻은 수익은 260.818엔이었다.

이때까지 우리는 일반과 개인의 두 부류의 진료소만을 운영해 왔다. 전자에는 필요한 특진료를 지불할 수 없는 사람들을 모두 포함하며, 후자에는 자신들의 의료비를 지불할 수 있는 모든 사람과 어떠한 것도 지불할 수 없는 사람들을 포함한다. 이와 관련하여 매우 심각한 어려움이 발생하였다. 즉, 모든 경우에 약값을 요구하고 분명히 필요할 때 면제해 주었기 때문에 약값을 지불할 여유가 없다고 느끼는 많은 사람들이 모두 함께 약값을 멀리하게 되었고, (2) 요청한 적은 금액을 지불할 수 있는 많은 사람들이 다른 사람들이 동일한 치료와 약을 공짜로 받는 것을 보면 그렇게 할 수 없다고 선언한다.

따라서 우리는 아마도 두 개가 아닌 부류로 세분할 계획을 세웠다.

이러한 환자 구분에 심각한 어려움이 있어 우리는 두 부류 대신 네 부류로 나누기로 계획하였다.

1. 무료 진료소 진료 - 그곳에서는 진료나 의약품에 대하여 어떤 비용도 청구하지 않을 것이며, 모든 가난한 사람들은 그들에게 아무것도 요구하지 않을 것이라는 사실을 알면서 주저 없이 올 수 있는 곳이다. 이것은 매일 어느 정도 짧은 시간, 즉 1~2시간 동안만 운영한다.

2. 일반 유료 진료 - 특정 진료비가 부과되는데, 빈민으로 취급받는 느낌을 받지 않도록 비싸지는 않지만 적은 돈으로 자존심을 지키고자 하는 사람에게 해당한다. 진료 시간은 앞의 것보다는 길고, 아마도 진료비가 청구될 것이며, 추가 비용 없이 이틀 동안 사용할 만큼의 충분한 약이 환자에게 제공될 것이다.

3. 개인 진료 - 환자가 50전의 진찰료로 수석 한국인 의사로부터 개인적으로 진찰을 받을 수 있다.

4. 개인 진찰실 진료 - 2~3일 동안의 약값을 포함하여 1.00엔의 진찰비가 청구될 것이다. 이외에도 외국인 환자는 서울에서 일반적으로 받는 정규 진찰실 진료비로 개인 진찰실에서 진료 받을 것이다.

병동

　이 부서는 다른 모든 병원의 일반적인 부서와 거의 다를 바가 없으므로 말할 것이 거의 없다. 아래 통계는 전년도와 비교하였을 때 실적을 나타내며, 치료한 질병의 특징은 다른 해, 다른 병원과 비교하였을 때 다를 바가 없다.

	남자	여자	총수
1911년 5월 31일까지 입원 수	359	186	545

　이는 495명이었던 1909~1910년도에 비하여 10½%의 증가를 보인 것이다.

수술

　　　외래 진찰실에서 344명
　　　병원에서 – 마취 하
　　　　1909~1910년 총 248명
　　　　1910~1911년 총 272명
　　　진료소에서 – 마취 없이
　　　　1909~1910년 총 15명
　　　　1910~1911년 총 11명
　　　약국 – 12,631번의 처방 조제

왕진

　에비슨 박사와 허스트 박사는 62번의 한국인 왕진을 하였고, 또한 한국인 의사도 많은 왕진을 하였다. 그러나 불행히도 이에 대한 통계 기록이 남아 있지 않다.

외국인 진료

　　통계
　　　진찰실 진료　　　　　　　601
　　　왕진　　　　　　　　　　526
　　서울 외 지역 방문: 제물포, 대구

의학교

새 건물은 여전히 완공되지 않았기 때문에 우리는 할 수 없이 이동을 하면서 임시로 사용할 수 있는 방을 찾아 수업을 하였다. 그러나 이렇게 불편함을 겪으면서도 업무를 수행할 수 있었고, 학교 전체의 위상이 향상되었으며 준비 중인 개선된 설비를 더 잘 사용할 수 있게 되었다.

우리는 학교 역사상 처음으로 동시에 4개 학년의 수업이 진행되었고, 소수의 교수진으로 우리가 목표로 하는 기준에 맞는 수업의 질을 유지하는 것은 매우 어렵다는 것을 알았다.

여러 학년의 학생 수는 다음과 같았다.

4학년	최종 6명
3학년	최종 6명
2학년	최종 17명
1학년	최종 27명
	총 56명

교수진은 다음과 같았다.

에비슨 박사: 진단학, 치료학, 피부병, 위생학(일부), 외과(일부), 약물학, 일반 내과(일부)
허스트 박사: 안이비인후과(굴절 포함), 산과학, 외과(일부), 조직학, 세균학
폴웰 박사(북감리교회, 평양): 혈관계 질환와 호흡기 질환
리드 박사(송도, 남감리교회): 소화기계 질환
위어 박사(제물포, 영국 성공회): 장기생충학
피터스 부인: 생리학(일부)
김필순(학교 책임자): 해부학, 생리학(일부), 위생학(일부), 생물학, 외과(에비슨과 함께)
홍석후: 병리학, 외과, 조직학, 세균학, 산과, 안이비인후과(허스트와 함께)
박서양: 화학
드캠프 목사: 영어

수업 시간 배정은 다음과 같았다.

에비슨 박사:	4시간/하루
허스트 박사:	4시간/하루
폴웰 박사:	9시간/달
리드 박사:	6시간/달
피터스 부인:	3시간/주
김 박사:	3~4시간/일
홍 박사:	3시간/일
박 박사:	6시간/주
드캠프 목사:	4.5시간/주

하루에 총 16~18시간이 시험을 포함해서 8달에 걸쳐 진행된다.

졸업식

시험은 5월에 치러졌고, 제2회 졸업 및 학위 수여식이 6월 2일에 학교 예배당에서 거행되었다. 참석자는 건물 규모 때문에 유명 인사를 포함하여 600~1,000명으로 제한되었다. 저명한 하객으로는 백작 테라우치 총독, 토나미 제독, 외무국장 고마츠 씨, 도청의 오하라 씨, 학무국장 세키야 씨, 조사국의 이시즈쿠 씨, 조선은행 총재 이키하라 박사, 군의(軍醫) 총감 겸 총독부의원 원장 후지타 박사, 최고 법원장 와타나베 판사; 일본 기독교 청년회의 총서기 니와 씨, 다른 일본인 관리들, 박 백작과 다른 한국인 귀족, 미국 총영사 시드모어 씨, 중국 총영사 마 씨와 직원, 많은 유수한 미국인과 유럽인 신사숙녀들, 한국 기독교회의 많은 대표 등 적지 않았으며, 감리교회, 장로교회 및 기독교 청년회 학교의 많은 학생들이 참석하였는데, 그들로부터 장차 우리의 의사들이 나올 것이다.

다음과 같은 식순이 진행되었다.

휴 밀러 부인이 오르간을 연주하였고, 기다리는 사람들을 위하여 전주곡을 연주하였다. 총독과 다른 저명한 하객들이 병원에 모여 예배당으로 행렬을 이루었고, 허스트 박사가 이끄는 학교의 학생들과 교수진이 뒤따랐으며, 행렬이 예배당 통로를 가득 채울 때 밀러 부인이 적절한 행진곡을 연주하였다. 넓은 연단은 하객으로 가득 차 있었다.

H. H. 위어 박사와 김필순이 유능한 의장의 역할을 하였으며, 식순은 다음과

같았다.

한 목사의 한국어 기도

의장의 축사: 한국 의료 선교사 협회를 대표하는 위어 박사는 한국의 모든 사역자들을 위한 연합의학교를 만들기 위하여 모든 서양인 의사들이 어떻게 연합하기로 결정하였는지, 그리고 의학교에 교수진을 확보하는 것을 지원하고, 과정을 규정하며 시험을 통제한 다음 학교 졸업장에 문장을 붙임으로써 학교의 표준을 설정 및 유지하기 위하여 취한 조치들을 설명함으로써 의학교와 그 단체의 관계를 설명하였다. 그는 지금까지 학교 발전에 있어 밟아온 세 가지 주요 단계를 언급하였다.

첫째, 1908년 7명의 제1회 졸업.

둘째, 이 학교로 진학하기 위한 예비 과정을 제외하고, 의사 양성을 위한 다른 선교부의 기관을 폐지하고, 세브란스의 발전을 위하여 모은 원기를 불어넣은 한국 의료 선교사 협회의 결정.

셋째, 이번 제2회 졸업식은 의학박사 학위가 아닌 의학사 학위를 수여한다는 점에서 매우 큰 진전을 이루었는데, 이는 학생들의 노력이 끝이 아니라 앞으로 더 많은 것을 얻을 수 있으며 연구를 중단해서는 안 된다는 점을 강조하기 위한 조치이었다. 김 박사는 이 내용의 대부분을 한국어로 반복하였으며, 또한 한국인 하객들이 특별히 관심을 가질 만한 사항을 추가하였다.

에비슨 박사의 새로운 의사들에 대한 수여, 총독의 졸업장 수여, 6살 된 에드워드 에비슨이 장미 꽃다발을 증정하자 하객들의 뜨거운 박수가 있었다. 모든 졸업생과 교수진은 규정된 모자와 가운을 착용하였고, 에비슨 박사는 졸업생 한 명 한 명에게 후드를 씌우면서 다음과 같은 관용 표현을 한국어로 반복하였다. "나는 이 표시로 귀하의 의학사 학위를 인정합니다." 그 다음으로 총독은 졸업생들에게 격려와 조언의 훈사를 하였다.

군의 총감 후지타 박사의 졸업생 훈사
해리스 감독의 졸업생 훈사
박 박사의 진급증서 수여

에비슨 박사는 기지 건설에서 선교부의 목적을 설명하는 훈사를 하였다. 그런 다음 홍 박사는 한국인들이 특별히 관심을 가질 것이라고 생각되는 다른 것들을 추가하여 한국어로 이 내용을 전달하였다.

소 목사의 기도와 게일 목사의 축도로 졸업식은 폐회하였다.

우리는 적절한 신청이 이루어지면, 총독부가 이 졸업증서를 바탕으로 이들에게 면허를 부여하여 그들의 미래가 보장될 것이라는 소식을 들었다. 학교의 미래에 관하여 이야기하면 우리는 고무될 만한 큰 이유가 있다. 새 건물에는 교육 목적을 위한 좋은 강의실과 최신 연구실이 갖추어져 있으며, 한 번에 수강할 수 있도록 계획된 최대 수인 100명의 학생을 수용할 수 있다.

우리는 100명의 학생 중에서 매년 적어도 15명은 졸업할 수 있어야 한다고 생각한다. 선택된 기독교인 남자만이 학생으로 받아들여지며, 우리의 목적은 주로 기독교 공동체를 위하여, 기독교 사업의 지도자가 되고 사람들의 이상을 형성하는 데 영향력을 발휘할 의사의 공급을 확보하는 것이다.

간호원 양성소

이 학교는 그 보상을 받기 시작하였다. 1910년 6월 10일, 베시 C. 김 양은 졸업장을 받았고 우리가 그녀를 따라갈 것으로 예상되는 그 분야에서 영원히 선두 주자가 되었다. 그녀는 지난 1년 동안 병원에서 부간호부장으로 활동하였다.

1911년 2월 3일에는 3명의 다른 젊은 여자들이 졸업하였다. 그중 한 명은 남아 우리 수술실을 담당하였다. 한 명은 청주의 던컨병원으로 갔으며, 한 명은 전주에 있는 대니얼 박사의 병원으로 갔다. 현재 우리 직원은 쉴즈 양, 김 양, 조 간호원, 5명의 학생 간호원, 그리고 2명의 견습생으로 구성되어 있다.

쉴즈 양은 한 해 동안 49일 동안 병원 밖에서 업무를 하였으며, 현지인 간호원들은 여러 가정을 80번 방문하였다.

전도 사역

이것에는 진료소 환자들이 오면 날마다 가르치는 일, 병동 환자들에게 매일 성경을 가르치고 문맹자들에게 읽는 법을 가르치는 일, 병원에서 환자와 조사들을 위하여, 그리고 의학교에서 학생들을 위하여 매일 아침 예배를 드리는 일, 그리고 환자들의 가정을 방문하여 교회 예배 참석을 보장하고, 모든 부서와 함께 구내에서 정규 예배를 드리고, 설교, 주일 학교, 기도회 등을 진행하는 통상적인 업무를 포함하고 있다.

교회 출석자는 꾸준히 증가하여 1910년 부활절 일요일에는 교회 출석자가 226명이었는데, 1911년 같은 날에는 그 수가 577명이었다.

새로운 교사 건축으로 10칸의 이전 건물을 철거해야 했고, 우리가 재건축할 때 새 교회의 규모에 있어 장차의 필요를 고려하는 것이 현명하다고 생각하여 우리는 49칸, 즉 이전 크기의 5배 크기로 건축하게 되었다. 이것은 왕가의 건물 일부가 철거되고 팔리는 상황에 의해 더 수월하게 되었고, 우리는 필요한 자재의 상당 부분을 제공해 주는 건물을 적은 금액으로 구입할 수 있게 되었으며, 옛 궁궐의 일부를 우리 교회 건물에 짜 넣는 독특한 영예를 주었다.

그 결과는 800명이 편안하게 혹은 1,000명이 촘촘하게 바닥에 앉을 수 있는 완전히 한국식 건축 양식의 넓은 건물이었다. 현재 참석자는 500~350명이어서 붐비지 않으며, 성장할 수 있는 공간이 충분하다. 그것은 병원 부지에 있고, 의학교 예배당이자 인근 기독교인들을 위한 만남의 장소로 계획되어 있기 때문에, 실행 위원회는 현지인 소유라는 일반적인 규칙을 무시하고 건물을 선교부 소유로 유지하는 것이 현명하다고 생각하였다. 이 소식을 들은 세브란스 씨는 관대한 아량으로 선교부에 건축 비용 모두를 기부하였다. 비용은 1,250달러가 조금 넘지만, 아직도 적절한 난방 계통이 없다.

처음에 한국인들은 건축비의 대부분을 지불하려고 하였지만, 병원 자산의 일부로 유지하기로 결정하였을 때, 이미 모은 돈은 주간 학교 시설을 제공하기 위하여 따로 남겨 두었다.

병원의 특별 전도 인력은 선교부의 지원을 받는 1명의 남자 전도사가 있고, 2명의 전도 부인이 있는데, 한 명은 선교부의 절반 지원을 받고, 다른 한 명은 영국 성서 공회의 지원을 받는다.

그들 업무의 요약은 다음과 같다.

전도사와 전도 부인은 매일 진료소에 오는 모든 사람들을 만나고 기회가 있을 때마다 그들을 가르친다. 그들은 또한 병동 환자들에게 책을 읽어 주고 의논하며, 또한 환자들이 집으로 갈 때 가능한 한 추적 조사한다.

작년에 병동 환자 중 40명이 이미 기독교인이 되었고, 143명은 예수 그리스도에 대한 믿음을 고백하였다. 진찰실을 방문한 사람들 중 236명은 기독교인이었고, 485명은 연중 개종을 고백하였다. 또한 이전 환자의 가정을 352번 방문하였다.

이 교회는 현재 반경 수 마일 떨어진 마을에서 사업을 수행하고 있으며, 다음의 개요는 진행 상황에 대한 개념을 제공할 것이다.

1910년 12월 4일, 교회 새 건물의 봉헌식 때, 우리는 운이 좋게도 뉴욕 시 브루클린의 A. T. 피어슨 박사가 참석하였고, 그는 주요 연설을 하였다. 참석자 수는 아마 1,000명이 넘었을 것이다.

정기적인 모임은 일요일 다음과 같이 있는데, 일요일 오전 9시에 새신자를 위한 반, 오전 10시에 전체 주일학교, 오전 11시에 설교 예배, 그리고 일요일 밤 전도 예배인데, 그 시간은 계절의 필요에 따라 달라지며 겨울에는 여름보다 이르다.

참석자가 가장 많은 것은 주일학교와 교회 예배의 합동 모임이다. 일요일 아침 모임은 연중 평균 350명 이상이었다. 수요일 밤 일반 기도 모임. 한 집사의 집에서는 남자들을 위한 성경 공부반, 다른 집사의 집에서는 여자들을 위한 성경 공부반이 있다. 3개 마을에서의 정기 주일 예배와 주중 야간 기도 모임, 5개 마을의 여자들을 위한 강습반은 각각 다른 날에, 다른 날에는 이곳 교회에서 일반 강습반이 있다.

소녀를 위한 실제 초등학교가 설립되었고, 출석은 30명에 이르렀다.

성탄절 때 교회 사람들은 이웃의 가난한 사람들에게 특별히 나누어 주기 위하여 금화 66.49달러를 모금하였다. 이것은 그리스도의 정신에 대한 그들의 생각에 대하여 많은 것을 말해준다.

통계

평균 참석	559명
세례교인	81
올해 추가된 인원	15
예비신자	39
새 신자	120
전도부인에 의한 복음 판매	178권
일기를 배우는 여자	15명
가정 방문	1,225건
성서 강습반 참석자	120명
가정방문 운동	2,000명
전단지 배포	수천 장

자산과 관련된 일들

1. 110x45 피트 크기의 새 학교 교사를 건립함 - 지하, 지상 3층 및 다락방
2. 한국인 보모(matron)의 사택을 수리함
3. 간호원 기숙사 증축
4. 교사 건물의 건축을 위하여 자신의 집이 헐린 전도사를 위한 사택을 수리함
5. 교회 새 건물을 건축함
6. 경계선을 똑바로 펴기 위한 교회 옆의 토지를 구입함
7. 학생들을 위한 교정을 만들기 위하여 교회 옆의 언덕에 정지 작업을 함
8. 북쪽의 한옥을 구입하고 전도부인과 하인 세 가족을 수용하기 위하여 수리함
9. 북쪽의 또 다른 한옥을 구입하여 여자 초등학교로 개조함
10. 허스트 박사의 사택 건립함
11. 북동쪽의 한옥을 구입하여 허스트 박사의 하인을 위한 하인 숙소로 개조함

세브란스 병원의 재정 보고서

1910년~1911년도

차변		대변	
잔 액	2,347.03엔	잔 액	6,244.455엔
안경	386.31	외국인 진료	2,175.19
파스퇴르 연구소	10.075	병실(외국인)	1,591.00
의약품	7,020.90	병실(현지인)	2,045.175
교육부	530.05	약국	874.64
음식	2,186.72	K. O. P.	260.815
일반 용품	402.51	K. K. P	68.25
가구	151.17	안경	1,122.47
연료	900.35	의약품	3,559.815
등촉	384.935	임대료	23.33
물 공급	297.57	은행 이자	30.13
의사	1,200.00	기부금	1,233.12

제약	165.18	교육부	1,233.025
하인	494.84	선교부 재무	1,225.25
특별 보모	288.00	간호과	408.35
수선비	144.885	외국인	
사무실 경비	759.56	현지인	
여행비	302.36	생명보험	24.50
간호과	1,501.905	변형 장치	76.52
외국인			
내국인			
전도	276.65	잔 액	
자산 개선	474.995	부채	
감가상각	597.42	L. H. 세브란스 씨	691.895
변형 장치	86.10	세브란스의 부지	600.00
간호원 새 건물	459.65	O. R. 에비슨 박사	691.43
기타	3.30	J. W. 허스트 박사	785.00
		언더우드 박사	775.00
차 액		쉴즈 양	69.50
현 금	210.09	R. G. 밀즈 박사	50.67
미결제 금액	4,988.555	W. R. 스미스	3.50
		I. M. 밀러 박사	15.20
		버드먼 박사	25.00
		이경민	1.00
		김봉애	.97
		결핵 병동	50.00
	26,515.50엔		26,513.50엔
잔액	5,737.465엔		5,198.045엔

Oliver R. Avison (Seoul), Report of the Severance Hospital Plant, 1910~1911 (Rec'd Oct. 21st, 1911)

KOREA MISSION OF PRESBYTERIAN CHURCH IN U. S. A.
SEVERANCE HOSPITAL, MEDICAL COLLEGE AND NURSES' TRAINING SCHOOL.

O. R. AVISON, M. D.
J. W. HIRST, M. D.
MISS E. L. SHIELDS, GRAD. NURSE
MISS H. FORSYTH,

Seoul, Korea,................................

Report of the Severance Hospital Plant

Seoul, Korea.   For the year 1910~1911

The Medical work	The Church
The Medical School	New Church
The Nurses' School	Girls' School.

The days of the years pass swiftly and. we are called on all too soon to write our annual report. It is easier to work than to report, but those who are enabling you to do the work must know what is being done and if we can look at a report from that standpoint it becomes more interesting to write it.

"Severance" is now an almost universal contraction for "Severance Hospital" and it is used to denote the whole plant which has passed the original and simple stage of hospital and has becoming an institution for it is gradually developing towards its ideal of being the many sided. institution which will make it complete within itself along the lines of an all round, medical point.

For the sake of clearness we may once more state this ideal:

1. A hospital equipped, and named, with such American workers as will make it as capable of giving relief from suffering and saving life as any similar institution in America.

2. The instruction of Koreans as physicians to be associated with and in due time replace the Americans without loss of efficiency to the plant.

3. The instruction and training of Korean women as nurses on the same basis as the doctors.

4. The training of specially capable doctors and nurses as specialists and teachers so as to make possible the teaching of numbers to do effective medical and nursing work throughout the whole country.

5. The development of a school manned ultimately by these trained Koreans.

6. The addition of a department of medical research both for training native scientists and investigating and determining the cause and cure of diseases existing in Korea.

7. A dental department for the treatment and teaching.

8. A pharmaceutical department with similar aim and with the additional one providing the rest of our institutions with prepared drugs and appliances.

9. An optical department for the relief of diseases, refraction and the manufacture of lenses.

10. To provide for a considerable supporting revenue by the careful conduct of those lines of business which are naturally closely allied to medical work such as manufacturing and wholesale pharmacy, optical manufacturing and sales department, etc., etc.

In a word to provide and all round complete medical institution with allied schools and lines of business which will make it ultimately self-supporting and productive of medical workers for all parts of the country. And in doing the above to keep to the front

The Great Aim

to do all the work so as to exemplify the mind of Christ, produce Christians out of its patients, and Christians active workers out of its graduates, and so be a factor in more speedily bringing the Kingdom of God into this world.

How much nearer has the past year brought us to the realization of this ideal?

The answer to this question must be gleaned from the following brief review of the various departments:

I. Hospital divided into
   a. Public Dispensary
   b. Private Office

        c. Wards
        d. Operations
        e. Home Visitation
        f. Foreign Practice

Public Dispensary

During the past year the following records have been made of work done as compared with the year before:

	Male Adults	Female Adults	Childeren	Totals
1909~1910	6,578	2,057	1,537	9,952
1910~1911	7,715	2,690	1,657	12,042
	New 5,393		Returns 6,742	

We have moved a step nearer to our ideal in having almost the whole work of this department done by one of our Korean graduated physicians. It looked for a time as tho this would lead to a diminution in the number of patients, many insisting on being seen by a foreign physician but the good work of the Korean doctors has been gradually winning the confidence of the people so that the diminishing attendance has been reversed and there is a noticeable increase.

This decidedly encourages us to go on. We could have had a larger attendance had we kept this department in the hands of one of ourselves but it would have: - first, prevented the development of confidence in the product of our school; second, prevented. us giving our time to the all important work of producing doctors and so have limited the extension of safe medical practice in this land.

In comparing the numbers reported by our institution with those reported by some others this fact should be borne in mind. We are constantly sacrificing present numbers for the sake of preparing men and women to extend the work of healing throughout the whole land.

Private Office Practice.

This department continue to serve a good purpose by giving to all who desire it, an opportunity to be seen privately for their own comfort and pay a fee which helps the revenues of the institution. It also can be used at our discretion to see privately any whom we feel should, be so seen even tho we have to remit the fees.

The past year's records are as follows:

	For. Patients		Kor. Patients		Total
	M	F	M	F	
1909~10	204	194	256	183	839
1910~11	264	337	329	307	1,237

The revenue derived from natives in this department was Yen 260.818.

Up to this time we have had only the two classes of clinics - public and private. At the former all were seen who could not pay the special consultation fee required, at the latter were included all who could pay for their medicines and all who could not pay anything. There has arisen a very serious difficulty in this connection - viz., that the request for the price of the medicine make it all cases and remitted, when apparently necessary has caused many who felt they could not afford to pay for their medicines to stay away all together, and (2) many who could pay the small amount asked, declare themselves unable to do so when they see others getting the same care and medicine for nothing.

We have, therefore, planned, to have probably four classes instead of two.

1. A free dispensary clinic where no charge whatever will he made for either consultation or medicine and where all the poor to pay can come without reserve knowing nothing will be asked of them. This will be held only during a certain somewhat short time each day, say 1 to 2 hours.

2. A public pay clinic where certain charges will be made – not high but enough to enable self-respecting people of small means to obtain proper attention without feeling that they are being treated, as paupers. These hours will be longer than those given to the preceding class. Probably a consultation fee will be charged, and medicines given without further cost to the patients - enough say for two day's use.

3. A private clinic where the patient will be seen privately by one of the chief Korean doctors at a fee of say 50 sen, etc.

4. A private office clinic where a fee of Yen 1.00 will be charged, for consultations Including medicine for 2 or 3 days. Besides these, foreign patients will be seen in the

private office at the regular office rates prevailing in Seoul.

Wards

Nothing much needs be said about this department as it differs little from what is general in all hospitals. The statistics shown below will indicate the quantity of work done as compared with the proceeding year, while the character of the diseases treated, differs little if any from that of other years or what may be seen in any hospital.

	Male	Female	Total
Admitted up to May 31, 1911	359	186	545

This is 10½% increase over 1909 to 1910 which was 495.

Operations.

In Dispensary	344
In Hospital - Under Anaesthetics	
Total in 1909~1910	248
Total in 1910~1911	272
In Hospital - Without Anaesthetics	
1909~1910	15
1910~1911	11

Pharmacy - 12,631 prescriptions dispensed.

Home Visitation.

Drs. Avison and Hirst have made 62 visits to homes of Korean patients while many visits have been made by the Korean physicians attached to the hospital, but unfortunately for our statistics they did not keep a good record of these.

Foreign Practice

Statistics:

Office consultations	601
Visits to homes	526

Visits to places outside of Seoul: Chemulpo, Taiku

Medical College

The new building being still incomplete, we were compelled to make such shifts as we could, teaching classes in any room that was temporarily available but altho the work was carried on with such inconvenience we were able to do it and so advance the standing of the whole school and become better ready to use the improved facilities which are being prepared.

For the first time in the history on the school we had four grades of classes all going on at the same time and with our small staff of teachers we found it very difficult indeed to keep the quality of teaching work up to the standard we aim at.

The number of students in the various years was as follows:

4th Year final	6
3rd Year final	6
2nd Year final	17
1st Year final	27
Total	56

The teaching staff was as follows:

Dr. Avison: Diagnosis, Therapeutics, Skin Diseases, Hygiene in part, Surgery in part, Materia Medica, General Medicine in part

Dr. Hirst: Eye and Ear (including Refraction), Nose and Throat, Obstetrics, Surgery in part, Histology, Bacteriology

Dr. Follwell of Pyeng Yang (M. E. Mission, North): Diseases of Respiration and Circulation

Dr. Reid of Songdo (M. E. Mission, South): Diseases of the Digestive system

Dr. Weir of Chemulpo (English Episcopalian Mission): Intestinal Parasites.

Mrs. Pieters: Physiology in part.

Dr. Kim Pil Soon (School Manager): Anatomy, Physiology in part, Hygiene in part, Biology, Surgery with Dr. Avison.

Dr. Hong Suk Hoo: Pathology, Surgery, Histology, Bacteriology, Obstetrics,

Eye and. Ear, Nose and Throat with Dr. Hirst.
Dr. Pak Suh Yang: Chemistry.
Rev. DeCamp: English.

The time given to this work was as follows:

Dr. Avison	4 hours per day
Dr. Hirst	4 hours per day
Dr. Follwell	9 hours per month
Dr. Reid	6 hours per month
Dr. Mrs. Pieters	3 hours per week
Dr. Kim	5 to 4 hours per day
Dr. Hong	3 hours per day
Dr. Pak	6 hours per week
Rev. Mr. DeCamp	4½ hours per week

making a total of 16 to 18 teaching hours per day continued over a period of 8 months - inclusive of examinations.

Graduation Exercises

Examinations were conducted in May, and on June 2nd the Graduation and Commencement Exercises were held in the College Chapel. The attendance was limited only by the size of the building about 600 to 1,000 being present amongst the prominent guests being H. S. Count Terauchi, Governor-General, Admiral Tonami, Mr. Komatsu, Director of the Foreign Bureau; Mr. Ohara, Director of the Prefectural Bureau; Mr. Sekiya, Director of the Educational Bureau; Mr. Ishizuku, Director of the Investigation Bureau; Dr. Ichihara, President of the Bank of Korea: Dr. Fujita, Surgeon-General and Head of the Government Hospital; Judge Watanabe, Head of the Supreme Court; Mr. Niwa, General Secretary of the Japanese Y. M. C. A., and many other Japanese officials, Count Pak and other Korean noblemen, Mr. Scidmore, American Consul-General; Mr. Ma, Chinese Consul-General and staff; many prominent American and European gentlemen and ladies and a large representation of the Korean Christian church, and, not the least, there was a large body of middle school students from the Methodist, Presbyterian, and Y. M. C. A. schools - the class of young men from which will come our future doctors.

The following Program was carried out.

Mrs. Hugh Miller presided at the organ and played preludes for the waiting people. The Governor-General and other prominent guests gathered at the Hospital and formed a procession to the Chapel, the students of the College led by Dr. Hirst and the members of the faculty following and as the procession filled up the Chapel aisle Mrs. Miller played an appropriate march. The large platform was filled with guests.

Drs. H. H. Weir and Kim Pil Soon made efficient chairmen and the following was the order of procedure:

Prayer in Korean by Rev. Mr. Han.

Chairmen's Addresses. Dr. Weir representing the Korea Medical Missionary Association set forth the relation of the College to that. body explaining how all the western doctors had decided to unite in making it the Union Medical College for all the workers in Korea and. the steps that had been taken to assist the College in getting a faculty and to set and maintain the standard of the school by prescribing the course and controlling the examinations and then attaching its seal to the Diplomas of the school. He referred to three principal steps taken so far in the progress of the school.

First, the graduation of the first class of seven in 1908.

Second, the abolishing by all the other Mission institutions of their attempts to educate Doctors except as preliminary to attendance upon this school and the decision of the K. M. M. A. to put its energies into the development of this college.

Third, this second graduation ceremony which marks a very great advance in that the degree being granted, was bachelor of Medicine instead of Doctor of Medicine, a step intended to emphasize the fact that this is not the end of effort on the part of students, but that there is more to be gained further on and that study must not cease. Dr. Kim repeated, much of this in Korean and also added matter of special interest to the Korean guests.

Investiture of the new doctors by Dr. Avison, presentation of Diplomas by the Governor-General and of a bouquet of roses to each by six year old Edward Avison

- all to the hearty applause of the audience. All the graduates and members of the faculty wore the regulation cap and gown and as Dr. Avison placed his professional hood over the head of each graduate, he repeated in Korean the formula, "I by this sign constitute thee a Bachelor of Medicine." The Governor-General then addressed the graduates giving them wise words of encouragement and counsel.

Address to the graduates by Dr. Fujita, Surgeon-General of Korea.

Address to the graduates by Rt. Rev. Bishop Harris.

Presentation of Promotion Certificates by Dr. Pak.

Address by Dr. Avison in which he explained the aim of the Mission in the building up to the plant. Then Dr. Hong gave this in Korean adding such other things as he thought would, specially interest the Koreans.

Prayer by Rev. Mr. Soh and the benediction by Rev. Dr. Gale closed the exercises.

We have been informed that on due application being made the government will grant the certificates to these men on the strength of these Diplomas so that their future will be secured. Speaking of the future of the school we have great reason for encouragement. The new building is fitted with a good lecture-room and up-to-date laboratories for teaching purposes and will accommodate 100 students which is the highest number we have planned, to take at one time.

Out of 100 students we feel we should be able to graduate at least 15 each year. Only selected, Christian men are accepted as students - our object being to provide primarily for the Christian communities and secure a supply of doctors who shall be leaders in Christian work and influential in forming the ideals of the people.

Nurses Training School

This school is beginning to reap its rewards. On June 10th, 1910 Miss Bessie C. Kim received her diploma and thus became the fore runner of the long live that we expect will follow her. She has served in the hospital, during the past year, as Assistant Superintendent.

On Feb. 3rd., 1911, three other young women were graduated. One of those has been retained in charge of our operating department. One went to Chung Ju to the Duncan hospital, and one to Dr. Daniel's hospital at Chun Ju. Our present staff comprises Miss Shields, Miss Kim, Nurse Cho, five pupil nurses and two probationers.

During the year Miss Shields has given 49 days' service outside the hospital and the native nurses have made 80 visits to various homes.

Evangelistic Work

This included the usual work of instructing Dispensary patients from day to day as they come, the teaching of ward patients daily from the Bible and teaching the illiterate to read, holding daily morning devotions both in the hospital for the patients and helpers, and in the Medical School for the students, visiting patients in their homes trying to secure their attendance at the church services, and carrying on a regular church on the compound with all its departments, preaching services, Sunday School, Prayer meetings, etc., etc.

The attendance at church has grown steadily so that while on Easter Sunday of 1910 the number in church was 226; on the same day in 1911, the number was 577.

The erection of the new college building necessitated the removal of the former building of 10 kan and when we were going to rebuild we thought it wise to consider the future needs in the size of the new church, so we built it of 49 kan or about five times the former size. This was made easier by the circumstance that some palace buildings were being torn down and sold for we were able to purchase a building for a small sum which furnished a large part of the required material and gave us the unique distinction of having incorporated a part of the old palace into our church.

The result is a spacious building of entirely Korean architecture which will seat 800 comfortably as Koreans sit on the floor or 1,000 when packed. The average attendance now is between 500 and 350 so that we have plenty of room without crowding and room to grow in. As it is on hospital property and is intended as a College Chapel as well as a meeting place for the Christians of this neighborhood the Executive Committee considered. it wise to set aside the usual rule of native ownership and keep the building in the possession of the Mission. Mr. Severance on hearing of this donated the whole cost of the building to the Mission with his usual generosity. It costs somewhat over $1,250.00 but as yet has no adequate heating system.

At first the Koreans had intended to pay most of the cost of the building but when it was decided to have it remain as part of the hospital property the money already collected was set aside for providing day school facilities.

The special evangelistic force of the hospital consists of one male evangelist supported, by the Mission and two Bible Women - one of them half supported, by the Mission and the other supported by the B. & F. B. Society.

A summary of their work is here shown:

The evangelist and Bible women meet daily all who come to the dispensary, and instruct then as opportunity offers. They read to and confer with the patients in the wards, also, as far as possible, they follow up the latter when they go to their homes.

Of those who entered the wards during the year 40 were already Christians and 143 made a declaration of faith in Christ Jesus. Of those visiting the dispensary 236 were Christians and 485 professed conversation during the year. 352 visits were made to the hoses of former patients.

This church carries on its work at present in villages running out to a distance radius of miles and the following outline will give an idea of the progress that is being made.

At the dedication of the new church building, Dec. 6th, 1910, we were fortune in having present the Rev. Dr. A. T. Pierson of Brooklyn, N. Y. and he made the principal address. The attendance was probably something over 1,000. The regular meetings are on Sunday the following at 9 A. M. a class for new believers; at 10 A. M. the general Sunday School; at 11 A. M. preaching service and a Sunday night evangelistic service the hour for which varies with the needs of the season - earlier in winter than in summer.

The largest attendance is at the combined S. S. and church service. Sunday morning which has averaged over 350 for the year. A Wednesday night general prayer meeting. A Friday night Bible study class for men at the home of one deacon and for women at another. Regular Sunday services at three villages and week night prayer meetings, classes for women at five villages each on a different day and on the other day a general class in the church here.

A very effective primary school for girls has been established, and the attendance reached 30.

At Christmas time the church people raised $66.49 gold for special distribution among the poor of his neighborhood. This speaks volumes for their conception of the Christ's spirit.

Statistics.

Average attendance	559
Baptised membership	81
Added this year	15
Catechumens	39
New Believers	120
Gospels and portions sold by Bible women	178
Women learning to read	15
Visits In homes	1,225
Bible class members	120
Campaign visit's to homes	2,000
Tracts distributed	many thousands.

Property Happenings

1. Erection of new college building 110x45 ft. basement, three full stories and attic.
2. Repair of home for the Korean matron
3. Enlargement of Nurses' Dormitory
4. Repair of a house for the evangelist necessitated by tearing down his home to make room for college building.
5. Erection of new church
6. Purchase of a strip of land along side church to straighten line.
7. Grading of hill next the church to make a campus for the students.
8. Purchase of a Korean house at north side and repairing of same to accommodate a Bible woman and three families of servants.
9. Purchase of another house at north side and remodelling by the Koreans as a Girls' Primary School.
10. Erection of Dr. Hirst's residences
11. Purchase of a Korean house at north-east side and remodelling as servants' quarters for Dr. Hirst's servants.

Financial Report of Severance Hospital

For the year 1910 and. 1911

	Dr.		Cr.
Balance	¥ 2,347.03	Balance	¥ 6,244.455
Spectacles	386.31	Foreign Practice	2,175.19
Pasteur Institute	10.075	Wards (Foreign)	1,591.00
Medicine	7,020.90	Wards (Native)	2,045.175
Teaching Department	530.05	Dispensary	874.64
Food	2,186.72	K. O. P.	260.815
General Supplies	402.51	K. K. P.	68.25
Furnishings	151.17	Spectacles	1,122.47
Fuel	900.35	Medicine	3,559.815
Lights	384.935	Rent	23.33
Water Supply	297.57	Bank Interest	30.13
Physicians	1,200.00	Donations	1,233.12
Pharmacy	165.18	Teaching Department	1,233.025
Servants	494.84	Mission Treasurer	1,225.25
Special Matron	288.00	Nursing Department	408.35
Repairs	144.885	Foreign	
Office Expenses	759.56	Native	
Travel	302.36	Life Insurance	24.50
Nursing Department	1.501.905	Deformity Apparatus	76.52
Foreign			
Native			
Evangelistic	276.65	Balances	
Property Improvement	474.995	Indebtedness	
Discounts	597.42	L. H. Severance	691.895
Deformity Apparatus	86.10	Severance's Property	600.00
Nurses New Building	459.65	Dr. O. R. Avison	691.43
Sundries	3.30	Dr. J. W. Hirst	785.00
		Dr. Underwood	775.00
		Miss Shields	69.50
		Dr. R. G. Mills	50.67

Balances		W. R. Smith	3.50
Cash	210.09	Dr. I. M. Miller	15.20
Outstanding bills	4,988.555	Dr. Birdman	25.00
		Ye Kyeng Min	1.00
		Kim Bong Ai	.97
		Tuberculosis Ward	50.00
	¥ 26,515.50		¥ 26,513.50
	¥ 5,737.465		¥ 5,198.045

19111021

제니 B. 에비슨(서울),
1911년 개인 보고서 (1911년 10월 21일 접수)

1911년 개인 보고서
O. R. 에비슨 부인

올해는 지금까지 최고의 해이었다. 이것이 마땅하지 않은가? 다음 해는 그 전 해보다 더 좋아져야 한다. 올해는 우리에게 '새 교회 건물'을 안겨준 해이자 '여자 주간 학교'가 시작된 해로 항상 기억되고 표시될 것이다. 또한 여러 새 마을에서 일을 시작한 '전도 운동'의 해이었다. 또한 6명의 의학생과 4명의 간호원, 그리고 우리의 큰 아이 두 명이 졸업하였는데, 이는 그들의 인생에서 가장 중요한 사건 중 하나인 대학 졸업이었다.

새 교회 건물의 봉헌

우리의 새 교회 건물은 1910년 11월 6일에 봉헌되었다. 그날 연설을 한 A. T. 피어슨 목사와 함께 할 수 있었던 것은 큰 행운이었으며, 그토록 아름다운 이야기를 아주 흥미로운 방식으로 들려준 사람으로 항상 기억될 것이다. 어린이가 무엇을 할 수 있는지 보여주는 것은 필라델피아의 위대한 워너에이커 주일학교에서 어린 소녀의 역할이었다. 그것은 아이들에게 큰 기쁨을 주었으며, 아이들이 생각만 하는 것 이상의 일을 할 수 있도록 도움이 되기를 바란다. 그날 참석한 사람이 1,000명이 넘었다. 우리 회중의 수는 이제 매주 일요일마다 300명이 넘는다.

우리 교회는 한옥 구조로 되어 있다. 넓고 편안하며, 채광이 좋고 통풍이 잘 되며, 도시의 이 지역을 위한 교회로서나 의학교 예배당으로서 우리의 필요에 매우 적합하다.

마을 사업

이곳은 우리 회중의 대다수가 오는 마을로 둘러싸여 있기 때문에 이상적인 장소이다. 우리는 17개 마을에서 새로 일을 시작하였다. 이것들의 대부분은 우리 부지에서 걸어서 갈 수 있는 거리에 있지만, 다소 먼 한두 곳에서는 이곳 집사 중 한 명이 주일 아침과 저녁 예배를 인도한다. 일부는 일요일 아침에 3~4마일 거리를 걸어 온다. 일부 마을에서는 전도 운동이 시작되기 전인 지난 가을에 기독교인이 단 한 명도 발견되지 않았었다.

만리재는 이러한 곳 중 하나인데, 현재 16개 가정에 기독교인이 있으며, 매주 토요일 오후 그곳에서 여자를 위한 성경 강습반을 진행하고 있다.

공주원 마을에는 우상과 주물을 모셨던 작은 절을 깨끗이 닦고 종이를 바르고 작은 탁자를 강단으로 차려 놓았고, 지난해에는 30~35명 정도가 예배를 드렸는데 지금은 100명이 넘게 모였다. 그래서 이제 성전은 너무 작게 되었다. 기독교인들은 여름에는 문제가 되지 않는다고 말한다. 왜냐하면 문밖에 서 있어도 모두가 들을 수 있기 때문이다. 그들은 말한다. "그러나 날씨가 추워지면 어떻게 해야 합니까?" "우리는 더 큰 교회 건물을 위하여 기도를 드려야 합니다." 이곳은 이곳에 운영되는 지교회 중 하나이다. 매주 금요일에는 여자들을 위한 성경 강습반이 있다.

둔지미라는 또 다른 마을에서는 여자를 위한 매주 목요일 강습반이 있다. 작년 보고서를 보면 그곳에는 기독교인 여자가 3명밖에 없었지만, 지금은 21명이 되었다. 이곳은 엄청난 박해가 있었던 마을 중 하나이다. 아직까지 그리스도인이 된 남자는 거의 없기 때문에 그들은 아내를 매우 힘들게 한다. 한 가난한 여자는 머리를 잡아당김을 당하고 심하게 구타를 당해 서지 못하고 며칠 동안 침대에 누워 지내야 했다. 그곳에는 아직 교회는 없지만 가끔 한 집에서 일반 예배를 드리기 위하여 모이고 있다. 우리는 목요일 오후에 첫 그리스도인의 집에서 만난다. 이 집의 남편도 그리스도인이다.

우리는 매주 화요일을 제외하고 매일 다른 마을에서 여자 성경 강습반을 하고 있으며, 우리 집에서는 모두를 위한 성경 강습반을 하고 있다. 우리는 이 강습반에서 현재 새 신자와 예비 신자를 위한 특별 과정을 가르치고 있다.

주간 학교

올해 우리는 미국 면려회의 어린 소녀의 도움으로 초등 여학교를 시작할 수 있었다. 레라와 그녀의 친구가 이 업무와 그 필요성에 대하여 이야기하면서 이 사실이 그들의 관심을 끌었다. 그녀의 말을 들은 여대생 중 한 명이 즉시 그녀의 모교회(母敎會)의 면려회에 편지를 보냈고, 회는 그것을 받아들였다. 그들의 도움으로 교사의 급여를 지불하고, 학생들이 매달 지불해야 하는 납입금을 학교와 관련된 기타 비용에 충당한다. 현재 30명의 학생과 훌륭한 선생을 갖고 있으며, 이 어린 소녀들의 변화를 보는 것은 정말 멋진 일이다. 그들은 교회에서나 학교에서나 어디에서나 볼 수 있듯이 정말 아름답게 행동하는 아이들이다. 그들은 함께 훌륭하게 노래하고 공부를 잘하며, 인생에서 어디에나 유용하고 지적인 여성이 될 지식을 얻고 있다.

교사와 학생은 모두 기독교인이다. 우리가 이 소녀들을 도울 수 있도록 해준 사랑하는 젊은 여자들에게 진심으로 감사드린다. 누군가를 위하여 가정을 꾸리기 위하여 나가는 각 소녀의 미래 가능성과 그녀가 이곳 한국에서 발휘할 수 있는 영향력을 생각할 때 우리는 참으로 감사함을 느낀다. 하나님은 선하시다. 이 작은 학교는 기도를 통해 이루어졌고, 그 결과는 하나님의 손길이 그 안에 있음을 보여주며, 우리는 이 소녀들이 선하고 유용한 여성으로 만들어 질 것이라고 믿고 있다.

전도 운동

10월 한 달 동안 전도 운동 모임은 우리 부지의 큰 천막 아래에서 열렸다. 새벽 기도회, 지시대로 도시의 여러 구역에서 두 명씩 두 명씩 전도하러 나갈 사람들을 모으기 위한 9시 모임이 있었고, 저녁 7시 30분에 큰 모임이 있었다. 회의에는 많이 참석하였고, 관심도 높았다. 많은 사람들이 믿기로 결심하였고, 그들의 이름과 주소를 알려주었으며, 동시에 가능한 한 기도와 도움을 받았다. 그 달이 지났고, 우리는 계속해서 오지 못한 사람들을 찾으려고 노력하였을 때 그들을 찾기가 매우 어려웠기 때문에 우리가 바랬거나 예상하였던 것만큼 추가된 사람들은 많지 않았지만, 그 이후로 우리는 많은 사람들을 찾고 있으며, 의심할 바 없이 주님께서는 우리가 기대하였던 것만큼 신속하게는 아니더라도 그 모두를 우리에게 돌려주실 것이다. 나는 현실감에 있어 부족함이 없었다고 말해야 한다. 여자들은 확실히 매일 열심히 일하였으며, 매일 아침부터 그들이 지칠 저녁 모임이 끝날 때까지의 그러한 긴장 하에서 한 달이 얼마나 긴지 깨닫지 못하고 있다. 여자들은 월말에 매우 피곤하였다. 새 교회 건물이 아직 완공되지 않았고, 옛 건물은 철거되었기 때문에 천막이 필요하다.

성탄절

우리는 평소처럼 즐거운 시간을 보냈다. 피어슨 박사는 우리와 함께 있었는데, 교회 사람들이 자신들의 즐거운 성탄절을 보내기 위해서가 아니라 옷, 쌀, 연료 또는 가난하고 궁핍한 사람들에게 필요한 모든 것을 보내기 위하여 할 수 있는 한 모든 돈을 모으고 있다는 말을 들었고, 그는 그들이 얼마를 모금하던 그가 그것을 두 배로 늘릴 것이라고 말하였다. 당연히 이것은 그들이 최선을 다하도록 자극하였다. 우리는 이미 그들이 모금한 금액을 두 배로 늘리겠다고 말하였고, 피어슨 박사는 다시 두 배로 늘리겠다고 말하였으니 총 액수는 금화 132.98달러가 되었다. 그들은 많은 쌀 포대와 많은 옷을 사서 가난한 사람들에게 주면서 그리스도의 탄생에 관한 모든 이야기와 우리가 이 시간에 이 일을 하는 이유를 모두 이야기하였다. 아이들은 사탕과 과일도 맛있게 먹었다.

병원

올해 나의 관심이 우리의 새 교회 건물, 주일 학교 업무, 마을 및 강습반 업무 등으로 너무 분산되어 있어 아마도 이전보다 병원에서 개인적인 시간을 많이 들이지 못하였다. 전도 부인들은 매일 병동을 방문하였고, 진료소에 오는 모든 사람들을 만났으며 우리를 떠난 후 그들의 집을 방문하였고 나도 때때로 그렇게 하였다. 우리는 올해 병원에서 다음과 같은 사람들을 받았다:

새 개종자:
병동에서   80명
진료소에서   272
  합   352

결혼, 장례식 혹은 생일 잔치

우리의 회중을 이루는 여러 마을 가운데 한 가정 혹은 다른 가정에서 병원이나 교회와 관련하여 나는 방문해 달라는 요청을 꽤 많이 받았다. 나는 모든 것을 기록하지는 않았지만 이런 식으로 많은 시간을 보냈다.

장례식과 관련된 한 사건. 우리의 작은 학교 여학생 중 한 명인 사랑하는 꼬마 간난이가 죽었다. 그녀는 그들의 외동딸일 뿐만 아니라 한국 계산으로 14살인 유일한 아이이었다. 그녀는 기독교인이었지만 그녀의 부모는 그렇지 않았다. 그녀는 3개월 전에 미친 개에게 물렸고, 지금은 심한 공수증(恐水症)으로 고통을 겪은 후 2~3일 만에 사망하였지만, 그 끔찍한 경련 사이에 그녀는 정신이 없었고 그녀의 처음이자 유일한 생각은 부모님 생각뿐이었다. 그녀는 그들에게 그리스도인이 되기를 간청하였다. 그녀는 자신이 죽을 수밖에 없다는 것을 알았지만 두려워하지 않았으며, 원하는 것은 단 한 가지, 그들이 '믿는 것'이었다. 그들은 그녀를 위하여 기독교식 장례식을 치르기를 원하였고, 우리 모두도 그렇게 하고 싶다. 그녀는 비록 일부는 생화(生花)이었지만, 대부분 조화(造花)로 덮였다. 앞마당과 거리는 기독교인들로 붐볐고, 그들의 대문 바로 앞에서는 성경 봉독과 찬송, 기도로 예배를 드렸다. 그녀는 많은 사랑을 받았기 때문에 많은 사람들이 눈물을 흘렸다. 학교 아이들과 선생님이 한 무리로 그곳에 있었다. 그 결과 그녀의 어머니는 이제 신자가 되어 교회와 주중반, 기도회에 참석하고 있으며, 어느 집에 살고 있었던 또 다른 가족도 그렇게 하였다. 그들은 성경과 찬송가 책을 구입하였으며, 항상 더 많은 것을 배우고 있다. 장례식은 이웃에 큰 영향을 미치는 것 같았다.

J. 리빙스톤 테일러 부인이 이곳에 있었을 때 교회 내부의 사진을 찍었다. 우연히 화요일에 우리 학급 모임이 있었는데, 우리는 학교 아이들을 불러서 사진의 앞쪽에 오게 하였고, 사랑스러운 꼬마 간난이가 맨 앞줄 한쪽에 있었기 때문에 이 사진 한 장을 그녀 어머니에게 주었는데 그녀는 매우 기뻐하였다.

결혼식에는 신부가 오기를 기다리는 동안 여성들과 이야기를 나눌 수 있는 좋은 기회가 항상 있다. 결혼식이나 생일 잔치에도 복음을 듣기 위한 모임이라면 오지 않을 새로운 사람들이 늘 많이 오는데, 그들은 그곳에 있을 때 듣기를 좋아하고 할 일도 없는 것 같아서 좋은 결과가 많이 따른다고 믿고 있다.

여자들은 때때로 집에 걸려 있는 주물(呪物)을 파괴하라는 요청을 받았다. 우리는 이 요청이 오면 항상 기뻐하는데, 올해는 6개 가정에서 왔다.

방문객

우리는 때때로 우리를 방문하는 많은 기쁜 사람들을 만났고 그들의 존재와 말은 사업에 큰 도움이 되었다. 그들 중 일부는 다음과 같다: A. T. 피어슨 목사, J. 리빙스톤 테일러 부인, 마퀴스 목사 부부, 딸과 조카딸, W. T. 엘리스 씨, 위대한 뉴헤브리디스 선교사의 아들인 존 페이튼 목사, 그리고 그의 일행과 다른 사람들.

특별 및 정규 강습반

연례 도시 강습반: 나는 여자를 위한 연례 도시 강습반에 참여할 수 있는 특권을 누렸다. 4,000명 이상이 등록하여 그것은 우리가 지금까지 경험한 것 중 가장 크고 최고이었다고 믿고 있다. 나는 서울의 강습반에서 그토록 관심이나 열중, 그리고 그토록 공부하려는 열의를 본 적이 없다. 그것은 우리 모두에게 기쁨과 유익함과 큰 환희로 가득 차 있었다.

사범(師範) 강습반: 그 직후 우리는 사범 강습반을 가졌다. 이 여자들은 시골로 나가서 이곳에서 배운 것을 시골 자매들에게 가르칠 것이라는 기대로 특별 과정을 배웠다. 우리 반에는 약 25명이 있었다. 그들은 언더우드 박사의 교회와 우리 남대문교회에서 특별히 선택된 여성들이었다. 이 강습반은 아마도 우리 강습반 중 가장 생산적인 결과일 것이다. 왜냐하면 이 강습반에서 우리의 모든 업무를 담당하는 교사가 배출되기 때문이다. 이 강습반이 끝난 후 바로 또는 며칠 내에 여자들은 목사들이 그들을 위하여 준비한 강습반을 열기 위하여 두 명씩 시골 지역으로 나갔다. 이 교회 여자들이 네 번의 강습반을 진행하였는데, 가는 곳마다 큰 관심과 즐거움을 느꼈다고 한다. 한 곳(가골)에서는 10명이 기독교인이 되었다고 여자 중 한 명이 보고하였고, 다른 곳(서울)에서는 2명이 기독교인이 되었다고 보고하였다.

남대문교회의 통계

교회 출석	359명
지난 해 세례를 받은 신자	66
올해 세례	15
현재의 세례 교인	81
지난 해 학습 교인	24
올해 추가된 학습 교인	15
총 학습 교인	39
새로운 신자	120
팔린 서적: 복음 78, 부분 100	178
읽기를 배웠거나 배우고 있는 사람	15
가정 방문	1,223
전도지 배부 – 수를 셀 수 없으며, 수천 수만 부	
강습반에서 성경 공부 그리고 매주 모임	120
전도 운동으로 방문한 가정	2,000 이상

Jennie B. Avison (Seoul),
Personal Report for the year 1911 (Rec'd Oct. 21st, 1911)

Personal Report for the Year 1911.
Mrs. O. R. Avison.

This has been the very best year yet. Is not this the way it ought to be? Each succeeding year should be better than the one preceding it. This year will always be remembered and marked as the year which gave to us our "new church", and the beginning of our "Day School for Girls". It was also the "campaign" year, which opened work in several new villages. It was also marked by the graduation of six medical students and four nurses and two our oldest children, it brought one of the most important events of their lives, - their graduation from college.

New Church Dedication.

Our new church was dedicated on Nov. 6th, 1910. We were very fortunate in having with us Rev. Dr. A. T. Pierson of New York, who gave the speech of the day and will always be remembered as having told such a beautiful story and in such an interesting way. It was the little girl's part in the great Wanamaker Sunday School of Philadelphia showing what a child can do. It greatly pleased the children and I hope will help them to do something more than think only. We had over 1,000 people that day present. Our congregation numbers something over 300 each Sunday now.

Our church is a native structure - commodious and comfortable, well lighted and easily ventilated, well suited to our needs - both as a church for this part of the city and as a College Chapel.

Village Work.

It is in an ideal place as we are surrounded by village from which the greater part of our congregation comes. We have new work in 17 villages. Most of these are within walking distance of our compound, but in one or two places which are rather far they have a Sunday morning and evening services conducted by one of the deacons from here. Some walk in on Sunday morning, a distance of between three and four miles. In some of the villages there was not one Christian to be found last fall before the campaign.

Malijay is one of these places and now there are Christians in 16 homes and we have a Bible study class for women there every Saturday afternoon.

In the village of Kongjuwon, the little temple which was their place of idols and fetishes was cleaned and papered and a little table put in for a pulpit and last year where about 30 or 35 met for worship, there are now over 100, so that now the temple is too small. The Christians say it doesn't matter in the summer time because all can hear tho they stand outside the door, "But," they say, "What are we to do when the cold weather comes?" "We must just pray for a larger church." This is one of the branch churches run from here. We have a Bible study class for women there every Friday.

In another village called Tungjimie we have a weekly Thursday class also for women. I see by my last year's report we had only three Christian women there, but there are now 21. This is one of the Villages where there has been a great deal of persecution. Very few of the men have become Christians as yet and so they make it very difficult for their wives. One poor women had her hair pulled and was beaten so badly she was unable to stand and was confined to her bed for some days. As yet there is no church but they sometimes meet for a general service in one of the homes. We meet on Thursday afternoons in the home of the first Christian. In this home, the husband is also a Christian.

We have a Bible class for women in a different village every day in the week except Tuesday then I have one in my home for all. In this class we are now studying a special course for the new believers and catechumens.

Day School.

This year we have been able to start a primary Girls' School thro the assistance of a young girl in a C. E. Society in America. It was brought to their attention thro Lera and a friend of hers in a talk about the work and its needs. One of the college girls who heard her wrote at once to the C. E. Society of her home church about it and the Society took it up. Their help pays the teacher's salary and the fees which the scholars are required to pay monthly meets the other expenses connected with the school. We have 30 scholars now and a good teacher and it is wonderful to see the change in these little girls. They really are beautifully behaved children whether in church or school or where ever seen. They sing nicely together and are studying well and so gaining in the kind of knowledge which will make them useful and intelligent women where every they may be placed in life.

The teacher and pupils are all Christians. We are truly thankful to those dear young ladies for making it possible for us to help these girls. When we think of the future possibility even in each girl as she goes out to make a home for somebody and the influence she may weild here in Korea, we feel so thankful - God is good. This little school came thro prayer and the result show God's hand is in it and we believe it is going to make these girls into good useful women.

Campaign.

During the month of October the campaign meetings were held under a large tent on our compound. There was an early sunrise prayer-meeting, a 9 o'clock meeting to gather those who were to go out two by two preaching in the different divisions of the city as directed and then the large gathering at 7:30 in the evening. The meeting were well attended and the interest good. Many decided to believe and gave in their names and addresses and at the same time were prayed ____ ____ with and helped as far as possible. When the month was over and we tried to find where those who had not continued to come out well lived we found it very difficult to find them and so our addition were not as large as we had hoped or expected but we are finding many of them since and no doubt the Lord will give them all back to us the perhaps not as speedily as we had looked for. I must say there was no lack as far as real was concerned. The women, certainly worked hard every day and one doesn't realize how long a month is under such a strain of every day up at day break and at it until after the evening meeting until they have tried [sic] it. The women were very tired at the end of the month. We need a tent because our new church was not finished and the old one had been torn down.

Christmas.

As usual we had a lovely time. Dr. Pierson was with us and when he heard that the church people were raising all the money they could, not to give themselves a good Christmas but to send clothing, rice and fuel or whatever was needed to the poor and needy he said he would double whatever they raised. Of course, this stimulated them to do their best. We, on the compound had already said we would double what they raised and Dr. Pierson said he would double it again and this brought the sum up to $132.98 Gold. They bought many bags of rice and many suits of clothings which they gave to the poor telling __ all the story of Christ's birth and why we do this at this time. The children also had a nice treat of candy and fruit.

Hospital.

My interests this year with our new church, Sunday School work, village and class work, have been so divided that I have not given as much personal time to the hospital as before perhaps. The Bible women have visited the wards every day and met all who came to the clinic and visited in their homes after leaving us and I have done the same from time to time. We have had this year from hospital the following:

New converts:
From Wards	80
From Clinic	272
Total	352

Weddings, Funerals or Birthday Feasts.

In connection with hospital or church in one home or another among the many villages from which our congregation is made up I have been called to attend quite a large number. I have not kept account of all but a good deal of time has been spent in this way.

One incident in connection with a funeral; one of our little school girl died - dear, little Kananie. She was not only their only girl but their only child, 14 years by Korean count. She was a Christian but her parents were not. She had been bitten by a mad dog three months before and now 4 was taken down violently ill with hydrophobia and died in two or three days, after suffering agonies, but between the terrible convulsions she was quite off and on and then her first and only thought was for her parents. She begged them to become Christians. She know she must die but was not afraid, she desired only one thing and that was that they would "Believe". They wished for her sake to have a Christian funeral, and so we all want. She was covered with flowers mostly artificial tho a few natural. The yard and street in fronts were crowded with Christians, and right in front of their gate the service was conducted with Scripture reading, hymn and prayer. Many tears were shed for she was much loved. The school children and teacher were there in a body. Thro result is her mother is now a believer and comes to church and week day class and prayer meeting and also another family, who were living in a part of the some house. They have bought Bibles and hymn books and are learning more all the time. The funeral seemed to have a great effect on the neighborhood.

A photo had been taken of the interior of the church when Mrs. J. Livingstone Taylor was here. It happened to be on a Tuesday when my class was meeting and we called the children of the school in to be in the front of the photo and dear little Kananie was at one side of the very front row, so one these photos was given to her mother which pleased her very much.

At the weddings there is always a good opportunity to talk with the women while waiting for the bride to come. There are always many new people at both weddings and birthday feasts that would not come if only to a meeting to hear the gospel, but they seem to enjoy listening when they are there and nothing also to do and I believe, many good results follow.

The women have been called from time to time to destroy the fetishes that have hung in the homes. We are always glad when the call comes - this year from six homes.

Visitors.

We had many delighted people visit us from time to time whose presence and words helped much in the work. Some of them were: Rev. Dr. A. T. Pierson, Mrs.

J. Livingstone Taylor, Rev. and Mrs. Dr. Marquis, daughter and niece, Mr. W. T. Ellis, Rev. John Paton, son of the great New Hebrides missionary, and his party and others.

Classes, Special and Regular.

Annual City Class: I was privileged to have a part in our Annual City Class for women. It was, we believe, the largest and best we have ever had, - over 4000 being enrolled. I have never seen such interest or enthusiasm in a class in Seoul and such eagerness to study. It was full of pleasure and profit and a great joy to us all.

Normal Class: Immediately after this, we had our Normal class. These women were taught a special course with the expectation of going out to the 5 country and teaching to their country sisters just what they learned here. We had about 25 in our division. They were specially chosen women from Dr. Underwood's church and our South Gate Church. This class is perhaps the most productive in results of any of our classes because from it come our teachers for all of our work. Just as soon or within a few days after this class was over, the women went out would by two to the country districts to hold classes where the pastors had arranged for them. Four classes were held by women from this church and they report great interest and much pleasure where ever they went. In one place (Kakol) one of the women reports 10 people as having become Christians and in another 2 (Seoul).

Statistics of our South Gate Church.

Church Attendance	359
Last Year Baptized Christians	66
Baptized this year	15
Present Baptized Christians	81
Catechumens last year	24
Catechumens added this year	15
Total Catechumens	39
New Believers	120
Books sold: Gospels 78, Portions 100	178

Have learned to read or learning	15
Visits to homes	1,223
Tracts distributed - numberless, thousands upon thousands	
Studying the Bible in classes and meeting every week	120
Campaign visits to homes over	2,000

19111100
포스터 M. 벡, 미래의 2세대의 선교사 중 한 사람이 보낸 편지.
The Korea Mission Field (서울) 7(11) (1911년 11월호), 307쪽

Korea Mission Field 편집자 귀중,

저는 우리 친구들이 우리가 지금 무엇을 하고 있는지와 미래에 대한 우리의 계획을 알고 싶어할 것이라고 믿고, 한국에서 자란 몇몇 소년들에 관하여 몇 가지 소식을 보내드립니다. 이 정보는 입수 가능한 가장 최근 날짜에 관한 것입니다.

(중략)

로렌스 에비슨은 지난 6월 우스터 대학교를 졸업하였으며, 다가오는 겨울에는 피츠버그 기독교 청년회에서 일할 예정입니다.

윌버와 더글러스 에비슨은 오하이오 주의 우스터에 있는 학교에 다니고 있습니다. 윌버는 이번 여름에 고등학교를 졸업하였습니다. 더글러스는 몸이 매우 아파서 올해는 농장에서 쉬고 겨울을 보내라는 지시를 받았습니다. 세 명의 에비슨 소년들은 모두 한국으로 돌아가 선교 활동에 참여하기를 원하고 있습니다.

(중략)

Foster M. Beck, A Letter from One of Our Future Missionaries of the Second Generation. *The Korea Mission Field* (Seoul) 7(11) (Nov., 1911), p. 307

To the Editor of the Korea Mission Field: -

I am sending you a few notes concerning some of the, boys who have been reared in Korea, believing that our friends would like to know what we are doing now, and of our plans for the future. This information is of the most recent date obtainable.

(Omitted)

Lawrence Avison graduated from Wooster University in June and for the coming winter will be working for the Pittsburgh Y. M. C. A.

Wilbur and Douglas Avison have been attending school in Wooster, O. Wilbur finished high school this summer. Douglas has been very ill and has been ordered to rest and winter on a farm this year. All three of the Avison boys desire to return to Korea, to engage in mission work.

(Omitted)

19111200

매티 H. 밀러(서울), 서울의 여자 사업.
The Korea Mission Field (서울) 7(12) (1911년 12월호), 357쪽

(중략)

　남대문교회와 서대문교회는 전도부인들을 통하여 인근 마을에서 많은 사역을 해왔다. 이들 중 대부분은 교회에서 도보 거리에 있으며, 사람들은 안식일에 참석하지만 일부는 그렇게 하기 위하여 4~5 마일을 걸어간다. 에비슨 부인은 남대문교회와 관련하여 17개 마을에서의 활동을 보고한다. 10월 전도 운동이 시작되기 전인 지난 가을, 이들 마을 중 일부에는 기독교인이 단 한 명도 없었다. 작년에 한 마을에서는 예배를 위하여 모인 사람이 약 35명이었는데, 지금은 100명 이상이 와서 사람들이 자신의 교회를 위하여 기도하고 있다. 또 다른 마을에는 18개의 가정에 그리스도인이 살고 있다. 또 다른 마을에서는 작년에 3명이었던 것이 현재 21명이 되었다. 이들 중 많은 사람들이 신앙 때문에 심한 박해를 받았다.

(중략)

Mattie H. Miller (Seoul), Woman's Work in Seoul.
The Korea Mission Field (Seoul) 7(12) (Dec., 1911), p. 357

(Omitted)

The South Gate and West Gate churches have done through their Bible women a great deal of work in the nearby villages, many of these are within walking distance of the churches and the people attend on sabbath, though some walk four or five miles to do so. Mrs. Avison reports work in 17 villages in connection with the South Gate Church. In some of these villages last fall before the October campaign there was not a single Christian. In one village where last year there were about 35 who met for worship, now over 100 come and the people are praying for a church of their own. In another village there are Christians in 18 homes. Another village where last year there were 3 believers there are now 21. Many of these have gone through severe persecution for the sake of their faith.

(Omitted)

19111213

조지 허버 존스(뉴욕 시)가 아서 J. 브라운(미국 북장로교회 해외선교본부 총무)에게 보낸 편지 (1911년 12월 13일)

(중략)

우리는 이미 대학 수준의 기관을 시작할 수 있는 기반을 서울에 갖고 있습니다. 감리교회의 고등학교인 배재는 이미 대학 수준의 일부 업무를 수행하였습니다. 이곳에는 이미 높은 수준의 업무를 수행하여 존경과 신뢰를 받고 있는 기관인 장로교회 병원과 연계된 연합의학교도 위치해 있습니다. 두 감리교회는 서울에 공동 신학교로 연합하였으며, 귀중한 재산을 확보하였습니다. 만일 대학이 서울에 위치한다면, 이 두 전문 학교는 연합 대학 계획의 상응하는 학과가 될 수 있으며, 배재는 엄격한 고등학교 기반을 유지하게 됩니다. 따라서 대학을 구성하는 요소 중 일부를 지금 서울에서 찾을 수 있습니다. (……)

Geo. Heber Jones (New York City),
Letter to Arthur J. Brown (Sec., BFM, PCUSA) (Dec. 13th, 1911)

(Omitted)

We already have the foundation at Seoul upon which to start an institution of college grade. The Methodist High School, Pachai, has already done some work of collegiate grade. Here, too, is located the Union Medical school in connection with the Presbyterian (Severance) Hospital, an institution which has already compelled respect and confidence by the high grade of work done. The two Methodist communions have united in a joint Theological School at Seoul, and valuable property has been secured. If the college is located in Seoul these two professional schools could become the corresponding departments of the unified college scheme, and Paichai maintained on a strict high school basis. Thus some of the factors which go to make up a college are now found in Seoul. (……)

제5장 1912년
Chapter 5. 1912

19120108
새뮤얼 A. 마펫, 노먼 C. 휘트모어, 올리버 R. 에비슨, 조지 S. 매큔, 찰스 E. 샤프(미국 북장로교회 한국 선교부)가 데라우치 마사타케 (조선 총독)에게 보내는 편지 (1912년 1월 8일)

[조선 총독부 외사국장 고마쓰 미도리가 1912년 1월 8일 받은 것임.]

조선 총독 데라우치 백작 귀중,

안녕하십니까,

    이 사람[한국인]들의 평화로운 발전을 위하여 우리가 하는 일과 총독부에 있는 여러분과 깊은 관련이 있는 현재 진행 중인 특정 사안에 대한 우리의 견해를 귀하의 친절한 허락을 받아 귀하께 제시하고 있기에, 우리는 기독교 교회 안팎에서 법률 위반이나 모든 형태의 범죄 행위가 우리나 올바른 생각을 가진 사람들에 의해 용인될 수 없다는 점을 귀하께 확신시킬 필요가 거의 없다고 생각합니다. 만일 기독교 교회의 회원이나 교회 임원이 공정한 재판을 통하여 그러한 행위에 대하여 유죄로 밝혀지면, 우리는 당국이 합당한 처벌을 가하고 그러한 행위를 억누르도록 지원할 준비가 되어 있으며, 이 면담 중에 우리가 할 수 있는 모든 말은 이 설명을 고려하여 이해되어야 할 것입니다.

    하지만 우리가 이 면담을 요청한 이유는 우리가 신뢰하는 많은 사람들이 체포되었고, '총독부는 기독교 교회가 선동에 의해 벌집처럼 뭉쳐져 있다고 믿고 있다'는 최근 소문 때문입니다. 우리는 교회의 복지에 관심이 있는 선교사로서뿐만 아니라 일본제국 정부와의 새로운 관계 속에서 조선인의 사회 경제적 발전에 가장 도움이 되고 평화로운 상태를 유지하는 데 관심이 있는 사람들로서 우리에게 심각한 우려를 주는 특정 진술과 정보를 각하의 숙고를 위하여 각하 앞에 제시할 수 있습니다. 우리는 일반 사람들과의 매우 긴밀한 관계와 교회 사람들에 대한 더 깊은 지식을 통하여 귀하께서 다른 어떤 출처에서도 얻을 수 없는 현재 상황에 대한 견해를 각하 앞에 제시할 수 있다고 믿고 있습니다. 특히 위에서 언급한 많은 정부 관리들이 교회를 의심하고 있다는 주장은 근거가 없다고 믿고 있기 때문입니다. 우리는 선교사들과 한국인 목회자들, 지도자들과 교사들로 대표되는 조선 교회 전체의 태도가 기독교인이건 비기독교인이건, 정치적 상황을 이미 완성된 사실로 받아들이고 이에 대하여 의심할 여지 없이 복종하도록 사람들을 인도하기 위한 변함없고 단호하며 지속적인 노력이었다는 사실을 귀하께 알리고 싶습니다.

병합 이전과 한국의 미래 정치 발전에 대한 논의 기간 동안에는 의심할 바 없이 병합과 일본 제국에 편입되는 것에 대하여 호의적이지 않은 의견이 많이 제기되고 표명되었으나, 병합 이후 우리는 어떤 교회 직분자나 교사도 선동적인 의견을 표현한 적이 없으며 오히려 성경의 가르침에 따라 "권세에" 복종할 것을 꾸준하고 지속적으로 권고한 것으로 알려져 있습니다.

우리는 교회의 지도자들이 당연히 모든 선동적인 발언과 행동을 가장 철저하게 억제하기를 기대하고 있다는 사실을 알고 있으며, 그러한 문제를 다룰 때 필연적으로 철저한 억압 조치를 사용하는 것 외에는 달리 할 수 없는 당국에 의해 처리되어야 한다는 것을 알고 있습니다. 우리는 조선인이 기독교인이든 비기독교인이든 국가로서 그들의 운명이 정치적으로 바뀌는 것을 기뻐했다고 말하지 않습니다. 그러나 우리는 교회 임원과 교사들이 일부 사람들에게 주어진 상황을 선의로 받아들이고 사람들의 마음이 그러한 복종에 영향을 미치도록 노력하여 사람들의 복지를 위한 총독부의 좋은 계획을 수행하는 데 유리한 조용하고 안정된 상태를 이끌어 냈다고 믿고 있습니다. 그 결과, 행정에 대한 인식이 훨씬 좋아지고 커졌습니다. 남자가 정치적 성향을 나타내는 소수 예의 경우, 그들은 교회의 책임 있는 위치에서 제외되었으며, 선교사와 한국 지도자들은 교회가 정치적 동요로부터 완전히 보호되도록 한마음을 모았습니다. 우리는 귀하께서 이 사실을 충분히 이해하시고, 교회 지도자들이 취한 입장과 일반 기독교인들이 보여준 모범이 귀하의 지방 평화정책을 성공적으로 수행하는데 기여한 영향력 있는 요인 중 하나이었다는 사실을 우리가 알고 있는 사실로 인식하는 것이 매우 중요하다고 생각합니다.

하지만 교회가 아무리 주의를 기울여도 이 입장에 반대하고 교회와 어느 정도 명목상이거나 일시적인 관계를 맺고 있던 일부 사람들의 잘못으로 인하여 교회는 비난과 의심을 불러일으킬 수 있다는 것은 분명합니다. 그러나 우리는 수년 동안 가장 친밀한 관계를 유지해 왔으며 이러한 친밀한 관계를 통하여 시험과 시련을 겪은 지도자와 교사들에게는 선동적인 계획이나 행동에 대한 죄가 없으며, 그들의 모범에 교회 전체가 따랐다고 확신하고 있습니다. 우리는 이 사람들이 총독부에 대한 모든 반대를 강력히 비난하는 입장을 취하고, 그들의 영향력을 사용하여 지난 몇 년 동안 정치적 동요, 불확실성 및 전환으로 인하여 마음이 크게 혼란스러워진 교회와 사람들을 새 총독부에 대한 묵인, 복종 및 평화적 수용의 입장으로 끌어들였음을 알고 있습니다. 이러한 태도는 비기독교인과 정치적 선동가들의 마음에 너무나 큰 영향을 미쳤기 때문에 '복종을 권고한 기독교인들이 아니었다면 반란이 일반화되었을 것'이라는 공통된 언급이 있었습니다. 기독교 지도자들과 교사들은 이 주제에 대한 그들의 태도 때문에 익명으로 위협을 받아왔고, 교회는 사람들이 반란을 일으키지 못한 것에 대하여 책임을 졌습니다.

하지만 지금, 최고의 신뢰를 가질 만한 이유가 있고, 자신의 지역 사회에서 정직하고 평화로운 시민이라는 평판을 얻은 많은 사람들이 체포되어 오랫동안 감옥에 갇혀있는데, 귀하의 총독부나 개인에 대한 음모와 관련이 있는지에 대한 조사를 기다리고 있으며(정확히 무엇인지는 알 수 없습니다), 많은 경우 조사 중에 잘못 혹은 다른 사람이 퍼뜨린 선동적인 계획에 대한 자백을 받기 위하여 고문이 사용되고 있다는 소문이 끊임없이 나돌고 있습니다. 고문을 당하면 잘못된 일을 저지른 사람은 다른 사람에게 거짓 비난을 하게 되고 심지어 완전히 무고한 사람이라도 자신이나 다른 사람에게 죄를 뒤집어 씌우는 발언을 할 수 있다는 것은 잘 알려져 있으며, 우리는 귀하께서도 이 사실을 잘 알고 있다는 것을 알고 있습니다. 총독부의 경무과가 현재는 문명화되지 않은 또는 부분적으로만 문명화된 사람들의 정부에 의해서만 허용되는 관행을 실제로 사용하였다고 믿기 어렵습니다. 그러나 소문이 너무 강해서 그것을 믿는 사람이 많으며, 조사를 받고 풀려난 일부 사람들은 그러한 취급의 결과 외에는 설명하기 어려운 흔적을 보여주며, 많은 사람들은 어떤 이유에서든 고문이 여전히 이 나라에서 용의자를 조사하는 방법으로 인정받고 있다는 믿음을 확인하였습니다.

이것이 기독교인이든 비기독교인이든 국민들에게 미치는 영향은 걱정, 불안, 불평, 놀람, 절망을 유발하며, 총독부와 총독부의 정당성, 공언과 의도에 대한 신뢰를 흔들고 있으며, 반란의 암시로 이어지지는 않지만 귀하께서 보고 싶어하는 만족스럽고 조용하며 희망에 찬 사람들의 마음과는 정반대의 비통한 마음 상태를 발전시키고 있습니다. 우리는 많은 관리들이 교회를 의심하는 일반적인 태도와 조용하고, 진지하며, 사려 깊고, 온건하며, 법을 준수하는 기독교인들이 체포된 것과, 존경받고, 신뢰할 수 있는 기독교인들이 주요 관리로서 수년 동안 사랑을 받았다는 우리의 확신을 표현할 수밖에 없습니다. 그리고 교회의 교사들은 믿을만한 증거의 결과가 아니라 그들의 권력을 이용한 하급 관리들의 노력에서 나온 것이며, 교회와 어느 정도 관계를 맺고 있는 일부의 편에서 불법 행위가 존재할 가능성이 있습니다. 교회와 같은 대규모 단체와 어떤 식으로든 적대감을 불러일으켰을 수 있는 일부 지도자들에게 의심을 던져 자신의 직분에 대한 열정을 보여 줄 기회로 삼았습니다. 우리는 또한 잘못된 행위로 인해 교회에서 추방된 사람들이 총독부 관료들을 찾아가 악의를 품은 사람들에 대한 선동의 거짓 증거를 제시함으로써 보복할 수 있다는 사실에 귀하의 주의를 환기시키고 싶습니다.

우리는 귀하께서 현재 체포되어 있는 많은 사람들의 진정한 성격과 준법 정신을 인식하실 수 없다고 믿고 있으며, 또한 귀하께서 심문 시 고문을 사용하는 것을 승인하실 수 없다고 확신하고 있습니다. 따라서 우리는 기독교 교회가 실제로 행하고 있는 업무, 우리가 언급한 사람들의 실제 성격, 그리고 심문 방법에 대한 조사에서 귀하께서 개인적으로 흥미를 느낄 수 있기를 바라면서 이 면담을 요청하였습니다. 그리고 사람들의 평화로운 발전을 보존하고 촉진하며, 총독부가 통치하는 국가의 좋은 이름을 손상시키지 않기 위하여 일본 황제 폐하에 대한 충성으로 복지와 정의를 위한 모든 것을 추진하는 데 봉사하는 것이 우리의 큰 소망입니다.

삼가 제출합니다.
새뮤얼 A. 마펫
노먼 C. 휘트모어
O. R. 에비슨
조지 S. 매큔
C. E. 샤프

Samuel A. Moffett, Norman C. Whittemore, Oliver R. Avison, Geo. S. McCune, Charles E. Sharp (Korea Mission, Presb. Ch. in the U. S. A.), Letter to Terauchi Masatake (Governor Gen. of Chosen) (Jan. 8th, 1912)

Received by Mr. Komatsu, Director of the Bureau of Exterior Affairs, Office of Governor-General of Chosen, on Jan. 8th, 1912.

To His Excellency, Count Terauchi, Governor General of Chosen,

Your Excellency: -

In coming before you as we do with your kind permission to lay before you our views upon certain matters now in progress which deeply concern us in our work and you in the government of this people for their peaceful development, we feel it is scarcely necessary to assure you that violation of law sedition, or any form of criminality, either within or without the Christian Church cannot be condoned by us or by any right minded people. If any member of the Christian Church or any Church officer is shown by a fair trial to be guilty of such conduct we stand ready to support the authorities in inflicting due punishment and quelling such acts, and anything we may say during this interviews is to be understood in view of this statement.

We have sought this interview, however, because of the arrest of a large number of men in whom we have confidence and of the rumor which is current that "the government believes that the Christian Church is honey-combed by sedition" in order that we may lay before Your Excellency for your consideration certain statements and information which gives us grave concern not only as missionaries interested in the welfare of the Church but also as men interested in the maintenance of the most helpful and peaceful conditions in the social and economic development of the people of Choson in their new relations to the government of the Empire of Japan. We believe that our very close relationship to the people in general and our still more intimate knowledge of the people of the Church enables us to place before Your Excellency a view of present conditions which it may not be possible for you to obtain from any other source, especially so as we believe that the suspicion of the Church said to be entertained by many government officials, referred to above, is unfounded. We desire to present to you our knowledge of the fact that the attitude of the Church as a whole in Chosen, as represented by missionaries and Korean pastors, leaders and teachers, has been one of unvarying, decided and continued effort to lead the people, Chriatian and non-Christian, to an acceptance of the political situation as an accomplished fact and to unquestioned submission to the same.

Before annexation and during the period of discussion as to the future political development of Korea, doubtless opinions were held and expressed many which were not favorable to annexation and to incorporation in the Japanese Empire, but since the annexation no church officers or teaehers have been known by us to express seditious opinions but on the contrary are known to have steadily and continuously counselled submission "to the powers that be", in accordance with the teaching of the Bible.

We are cognizant of the fact that the leaders of the church expect, as a matter of course, the most thorough suppression of all seditious utterances, as well as actions, and know that such must of necessity be summ___ dealt with by the authorities who cannot do otherwise than use thoroughly repressive measures in dealing with such questions. We do not say that the people of Chosen, Christian or non-Christian, have been pleased with the political turn in their fortunes as a nation, but·we do believe that the Church officers and teachers have in good faith accepted the situation submitted to the some and endeavored to influence the minds of the people to such submission, leading to a quiet. settled, pacified condition favorable to the carrying out of all beneficent plans of the government for the welfare of the people. As a result, there was a very much better and growing appreciation of the administration. In the few cases where men have manifested any tendency toward a political spirit, they have been kept from responsible positions in the Church, missionaries and Korean leaders having been of one mind in keeping the Church entirely from political agitation. We feel it is very important that Your Excellency should grasp this fact fully and be made aware of what we know to be true that the position taken by those Church leaders and the example set by the Christians in general has been one of the influential factors which have contributed to the successful carrying out of the policy of Your Excellency for the pacification of the country.

It is however, apparent that no matter how careful the Church may be, it would still be possible for some men, opposed to this position, who may have had more or less nominal or temporary connection with the Church, to bring reproach and suspicion upon the Church because of their wrong doing; but we are convinced that the leaders and teachers, men with whom we lave had most intimate relations for years and who have been tested and tried through these years of intimacy, are not guilty of seditious plans or actions and that their example has been followed by the Church as a whole. We know these men to have taken a position strongly condemning any opposition to the Government and to have used their influence to bring the Church and people, greatly disturbed in mind during the last few years of political agitation, uncertainty and transition, to a position of acquiescence in, of submission to and of peaceful acceptance of the new Government. So greatly has this attitude affected the minds of non-Christians and political agitators, that a common remark has been that "were it not for the Christians who have counselled submission, insurrection would have become general." Time and again Christian leaders and teachers have been anonymously threatened because of their attitude on this subject and the Church held responsible for the failure of the people to rise in rebellion.

At this time, however, many of those in whom have had reason to have the utmost confidence and who have had the reputation in their own communities of being up-right and peaceable citizens, are under arrest and have been long in prison awaiting examination for some supposed connection with or cognizance of a plot against Your Excellency's Govornment or person (we cannot learn just what), and rumors constantly come to us that in many cases torture is used during the examinations in the effort to secure confessions of wrong doing by the prisoners themselves or a knowledge of seditious schemes promulgated by others. It is well known that under torture men who have been guilty of wrong doing will falsely incriminate others and also that even absolutely innocent men may make statements that incriminate themselves or others, and we know of course that you are also thoroughly aware of this. We have been and are very slow to believe that the Police Department of the Government General was actually used practises which are now permitted only by the governments of uncivilized or only partially civilized peoples; but the rumors are so persistent that there are many who believe them, and as some ef those who have been under examination and set free show marks which it is difficult to account for except as the result of such treatment, many are confirmed in their belief that for some reason torture is even yet a recognized method of examination of suspected persons in this country.

The effect of this upon the people, Christian and non-Christian, is producing disquiet, unrest, complaint, alarm and despair, and is shaking their confidence in the Government, its juatice, its professions and its intentions, and, while in no wise leading to any suggestion of insurrection, is developing an embittered state of mind, the very opposite of that of a contented, quiet, hopeful people which we believe Your Excellency desires to see. We can but express our conviction that the general attitude of suspicion of the Church on the part of many officials, and this arrest of quiet, earnest, thoughtful, temperate, law-abiding Christian men, respected, trusted ard loved for years as leading officers and teachers in the Church, are not the result of reliable evidence but come from the efforts of under-officials using their positions of power, and the possible existence of wrong-doing on the part of some having more or less connection with the Church, as an opportunity to make manifest their seal for their office by casting suspicion upon such a large body as the Church and upon some of its leaders who may have incurred their enmity in some way. We would also draw Your Excellency's attention to the fact that men who have been expelled from the Church for wrong doing may take their revenge by going to Government officials and offering false evidence of sedition against those who have gained their ill will.

We believe that Your Excellency cannot be aware of the true character and law-abiding spirit of many of the man now under arrest, and we are equally convinced that you cannot have given your sanction to the use of torture in making examinations, and we have therefore sought this interview in the hope of interesting you personally in an investigation of the work being actually done by the Christian Church, of the real character of the men to whom we have referred, and into the methods of conducting the examinations so as to conserve and promote the peaceful development of the people and avoid compromising the good name of the country under whose Government it is our great desire to be of service in forwarding everything which makes for right and for the welfare of the people owing allegiance to His Majesty the Emperor of Japan.

Very respectfully submitted,
Samuel A. Moffett
Norman C. Whittemore
O. R. Avison
Geo. S. McCune
C. E. Sharp

신민회 사건

위의 편지는 마펫 등 미국 북장로교회 한국 선교부 소속의 선교사들이 신민회 사건과 관련하여 일제에 의해 행해지고 있던 기독교인들에 대한 불법적이고 강압적인 행위에 대하여 항의하는 내용을 담고 있다.

1910년 8월 29일 일제가 한국을 식민지로 삼은 후, 12월에 황해도의 부자들로부터 군자금을 비밀리에 모으던 안명근 등이 검거된 안명근 사건(안악 사건)이 터졌고, 이를 계기로 조선 총독부는 황해도 일대에서 많은 항일 인사들을 검거하였다. 조선 총독부는 평안도 지역의 항일 지도자와 기독교 세력을 일소하기 위하여 1910년 12월의 압록강 철교 준공 축하식에 즈음하여 데라우치 총독을 암살하려는 음모가 있었다는 조작된 각본에 따라, 1911년 1월 1일부터 신민회 중심 인물 600여 명을 체포하여 이른바 신민회(新民會) 사건이 일어나게 되었다. 이 사건으로 기소된 122명 중 105명이 실형 선고를 받아 이 사건을 '105인 사건'이라 부르기도 한다.

이 사건과 관련하여 에비슨의 후계자로 한국인 교수진 중 중추적인 활동을 하던 김필순이 중국으로 망명하였고, 곧 이어 당직의사로 근무하던 이태준도 중국으로 망명하였다.

19120200

세브란스 병원 사람들.
The Korea Mission Field (서울) 8(2) (1912년 2월호), 48~49쪽

    이번 달의 표지 사진에는 세브란스 의학교의 일부 교수진과 졸업생들 모두가 보인다. 다른 지부와 선교부의 관대함 덕분에 몇몇 다른 외국인 의사들이 현재 교수로 근무하고 있다. 사진의 맨 앞줄에서 모든 교수진을 볼 수 있는데, 독자의 왼쪽부터 한국인인 홍 박사와 박 박사, 제물포의 복음전도회 선교부의 영국인인 위어 박사, 서울의 미국 북장로교회 선교부의 에비슨 및 허스트 박사, 그리고 마지막으로 한국인인 김 박사이다. 뒤에는 지난 해 졸업생들이 있다. 러들로 박사는 곧 전임 의사이자 교수가 될 것이다. 안동으로 가게 되어 있는 스미스 박사는 올해 서울에 머무는 동안 귀중한 도움을 주고 있다. 서울 감리교회 선교부의 앤더슨 박사와 송도의 리드 박사도 대학의 교수진이다. 이것은 결코 세브란스 병원과 의학교에 대하여 완전하게 설명하려는 것이 아니다. 이를 위하여 우리는 독자를 에비슨 박사나 허스트 박사에게 소개할 것이며, 그들은 문의에 대한 대가를 충분히 받을 것이다. 철저하게 준비되어 파견된 기독 의사들을 통하여 하나님 나라가 이루어지기를 소망한다.

Severance Hospital Men.
The Korea Mission Field (Seoul) 8(2) (Feb. 1912), pp. 48~49

    In the illustration on our cover this: month, some of the faculty and all the graduates of Severance Medical College are seen. Owing to the generosity of other stations and Missions several other foreign doctors are now on the staff of teachers. The members of faculty seen here are all in the front row, beginning at the reader's left. Dr. Hong. Dr. Pak, - both Koreans. Dr. Weir, - English, from Chemulpo, of the S. P. G. Mission. Dr. Avison, Dr. Hirst, - both of the Am. Presbyt. Mission, in Seoul, and lastly Dr. Kim, Korean. Those at the back are last years graduates.

Dr. Ludlow will soon be one of the resident physicians and professor. Dr. Smith destined for Andong is rendering valuable assistance while he remains, for the present year, in Seoul. "Dr. Anderson of the Methodist Mission in Seoul and Dr. Reid of Song Do, are also members of the college faculty. This is by no means intended as a complete account of Severance Hospital and college, for this we would refer the reader to Dr. Avison or Dr. Hirst, they will be well repaid for the inquiry. We hope much for the kingdom of God thro the Christian doctors sent out from here so thoroughly prepared.

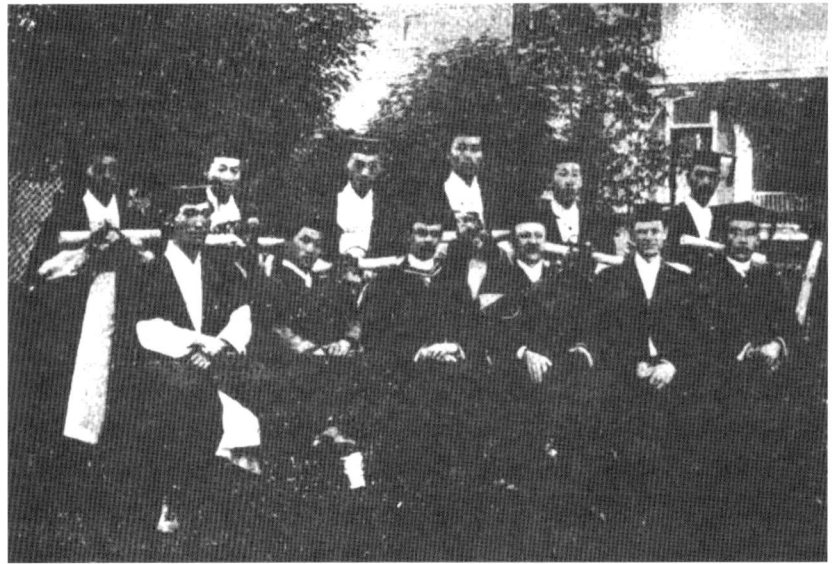

그림 16. *The Korea Mission Field* 제8권 2호의 표지에 실린 제2회 졸업생 일동 사진. 310쪽의 그림 14와는 찍은 각도가 다르다.

19120300

필립 L. 질레트, P. L. 질레트의 1911년 9월 13일 끝나는 연도의 연례 보고서, 한국 서울의 기독교 청년회.
The Korea Mission Field (서울) 8(3) (1912년 3월호), 91쪽

(중략)
강연 과정의 대중성.

일요일 복음 모임과 인기 있는 금요일 밤 성경 수업 외에도 한 해 동안 108회의 강연 모임이 있었다. 가을, 겨울, 봄에는 평균 주당 3회 미만이었다. (......)
연자 중에는 맥도웰 주교, 데이비드 스타 조던 회장, AP 통신의 J. M. 케네디 씨, 제임스 S. 게일 박사, 호주 장로교 선교부의 페이튼 총무, H. G. 언더우드 박사, 국제 주일학교 협회 브라운 총무, 일본의 드포레스트 박사. O. R. 에비슨 박사, 이비너 목사, W. W. 화이트 교수, G. 셔우드 에디 씨, 한국인 안수 목사 12명, 일본인 목사 및 교육자 8명, 한국 활동 선교사 10명, 기독교 청년회의 방문 총무 9명이 있었고, 우리가 고용한 회원이 22번의 강연을 하였다.

(중략)

Phillip L. Gillett, Annual Report of P. L. Gillett Y. M. C. A., Seoul, Korea for the Year Ending Sept. 13, 1911.
The Korea Mission Field (Seoul) 8(3) (Mar., 1912), p. 91

(Omitted)
Popularity of the Lecture Courses.

Aside from the Sunday Gospel meetings and popular Friday night Bible classes there have been 108 platform meetings during the year. An average of a little less than three per week during the Fall, Winter and Spring. (......)

Among the speakers were Bishop McDowell, President David Starr Jordan, Mr. J. M. Kennedy of the Associated Press. Dr. Jas S. Gale, Secretary, Paton of the Presbyterian Board of Missions in Australia, Dr. H. G. Underwood, Secretary Brown of the International S. S. Association, Rev. Dr. DeForest of Japan. Dr. O. R. Avison, Rev. Ebina, Prof. W. W. White, Mr. G. Sherwood Eddy, 12 Ordained Korean Pastors, 8 Japanese Pastors and educators, 10 Missionaries to Korea, 9, Visiting Y. M. C. A. Secretaries, 22 Lectures by Members of our own employed force.

(Omitted)

19120305

윌리엄 M. 베어드(평양)가 아서 J. 브라운(미국 북장로교회 해외선교본부 총무)에게 보낸 편지 (1912년 3월 5일)

(중략)

만일 선교본부가 선교부의 이 요청을 허용하여 지금 우리에게 인력과 돈을 주거나 가능한 한 빨리 돈을 받도록 노력하고 사람을 찾을 수 있도록 허락하는 것이 적절하다고 판단한다면, 이에 맞추어 계획을 세울 수 있도록 저에게 조속히 알려 주시기 바랍니다.

요청이 승인될 경우, J. M. 고힌 씨가 해당 직책에 적합한지에 대한 박사님의 의견을 말씀해 주시겠습니까? 그는 인도의 고힌 가문에 속해 있으며, 선교지에서 그런 자리에 자신이 적합할 것이라는 생각으로 현재 2년의 농업 과정 중 첫해를 수강하고 있습니다. 그는 에비슨 박사의 딸[32])과 약혼하였으며, 이로 인하여 그는 한국에서 일할 의향이 더 커질 수도 있습니다. 저는 제가 개인적으로 아는 사람이 아니며, 그가 그 자리에 적합한 사람인지 아닌지도 모릅니다. 우리가 채우기를 원하는 자리는 농업 전문가만 필요한 자리가 아닙니다. 기계에 대한 실용적인 지식도 있어야 하며, 자신이 알고 있는 것을 가르치고 부서를 조직할 수 있어야 합니다. 만약 고힌 씨가 적합한 사람이라면, 저는 그에게 준비 시간의 일부를 직업 학교나 수공업 훈련 기관에서 보내는 것이 더 나을 것이라고 제안하고 싶습니다. 그래야 그의 준비가 농업에만 국한되지 않을 것입니다. 즉시 올 수 있는 다른 사람이 보이지 않는 한, 고힌 씨와 대화하여 그가 그 자리를 준비할 수 있도록 돕는 것이 바람직할 것 같습니다.

(중략)

---

32) 레라 C. 에비슨이다.

William M. Baird (Pyeng Yang),
Letter to Arthur J. Brown (Sec., BFM, PCUSA) (Mar. 5th, 1912)

(Omitted)

If the Board sees fit to allow this request of the Mission, and either grant us the man and the money now, or permission to try to get the money and find the man as soon as possible, I hope that you will let me know soon that we may plan accordingly.

In case the request is granted, may I ask you to give me your opinion of the fitness of Mr. J. M. Goheen for such a position? He is of the Goheen family of India, and is now taking the first year of a two year's agricultural course with the idea of fitting himself for some such place on the mission field. He is betrothed to Dr. Avison's daughter and this might make him the more willing to take up work in Korea. I am not personally acquainted with him and do not know whether or not he is likely to be the man for the place. The position which we want filled is not one in which only an agricultural expert is needed. He should have a good knowledge of practical mechanics as well, and should be able to teach what he knows and to organize his department. If Mr. Goheen is a suitable person otherwise, I would suggest that he had better spend part of the time of his preparation in a school of trade or some manual training institution, so that his preparation would not be confined to agriculture alone. Unless there is some other man in sight who could come at once, it would seem advisable to communicate with Mr. Goheen and help him to prepare himself for the position.

(Omitted)

19120305~0312

공식 회의록. 감리교회 한국 연회의 회의록, 제5차 회의, 서울 (1912년 3월 5일~12일)

의료 보고서
평양 의료 보고서
1911년 3월 1일부터 1912년 2월 29일
E. 더글러스 폴웰

74~75쪽

(......)

헌터 웰즈 박사께 우리의 일부 의사가 서울의 세브란스 의학교에서 강의를 하느라 부득이하게 자리를 비웠을 때 우리의 사역에 도움을 주신 데 대하여 안부와 많은 감사를 전한다.

Official Journal. Minutes of the Korea Annual Conference of the Methodist Episcopal Church, Fifth Session, Seoul (Mar. 5th~12th, 1912)

Medical Reports.
Pyeng Yang Medical Report.
March 1, 1911 to February 29, 1912
E. Douglas Follwell

pp. 74~75

(......)

To Doctor Hunter Wells we extend greetings and many thanks for assistance given in our work and visits made to some of our missionaries while their own physician was unavoidably absent in Seoul teaching in the Severance medical school.

19120318

존 U. S. 톰스(서울)가 아서 J. 브라운(미국 북장로교회 해외선교본부 총무)에게 보낸 편지 (1912년 3월 18일)

(중략)

여자 강습반. 이때 여자 강습반이 열렸습니다. 승동 부지의 건축으로 인하여 강습반은 도시 서쪽에 있는 새문안교회에서 열렸습니다. 언더우드 부인, 에비슨 부인, 밀러 부인은 아팠고, 피터스 부인은 안식년으로 고국에 있어 수업은 어려움 속에서 진행되었습니다.

(중략)

John U. S. Toms (Seoul), Letter to Arthur J. Brown (Sec., BFM, PCUSA) (Mar. 18th, 1912)

(Omitted)

Women's Class. At this time, the Women's Class was held. On account of the building on the Seung Tong site, the class was held at Sai Mun An church, in the western part of the city. The class was carried on under difficulties, Mrs. Underwood, Mrs. Avison and Mrs. Miller being sick and Mrs. Pieters home on furlough.

(Omitted)

19120500

한국 선교부. 1912년 5월 총회에 제출한 미국 북장로교회 해외선교본부의 제75차 연례 보고서 (1912년 5월)

311~312쪽

서울 지부

(……)

전도. - 도심 교회 - 7개의 도심 교회가 잘 운영되고 있다. (……)

승동교회는 톰스 씨가 맡고 있으며, 현 안수 장로인 겐소 씨의 보조를 받고 있다. 한강 근처의 동막에 있는 S. F. 무어 기념교회는 피터스 씨가 담당하고, 남대문교회는 교회법상 언더우드 박사가 관리하고 있지만, 에비슨 박사와 허스트 박사가 훌륭하게 돌보고 있다. 한국식으로 건축된 새 건물은 보는 사람 모두에게 즐거움을 선사하고 있다.(……)

The Korea Mission. *The Seventy-Fifth Annual Report of the Board of Foreign Missions of the Presbyterian Church in the United States of America. Presented to the General Assembly, May, 1912* (May, 1912)

pp. 311~312

Seoul Station

(……)

Evangelistic. - City Churches – The seven city churches are all doing well. (……)

Syeng Dong church is in charge of Mr. Toms, assisted by Mr. Genso, now an ordained elder. The S. F. Moore Memorial Church at Tong Mak, near the Han River, is in charge of Mr. Pieters and the South Gate Church is under Dr. Underwood's care ecclesiastically, but ably looked after by Dr. Avison and Dr. Hirst. The new building, of Korean architecture, is a joy to all beholders.(……)

19120600

월터 E. 스미스(부산), 부산 지부의 격월간 편지 (1912년 6월)

(중략)

어빈 박사가 사임한 때부터 지난 10월 밀즈 박사가 일시적으로 우리에게 올 때까지 중단되었던 의료 업무는 결과가 좋지 않아, 일부 사람들은 상황이 충분히 바뀌어 업무를 재개하는 것이 바람직하지 않다고 결론지었습니다. 하지만 4월 마지막 날 어빈 박사가 미국으로 귀국한 지 얼마 지나지 않아 특별 진료를 위하여 우리에게 온 에비슨 박사는 오는 모든 환자를 보았으며, 하루에 25명에서 50명 사이의 환자를 보았는데 이것은 의료 사업 역사상 가장 많은 것이었으며 놀랍고 안심이 되는 것이었습니다. 전임 의사와 병원이 운영되면 기회가 그 어느 때보다 크지는 않더라도 그만큼 커질 것임을 보여주고 있습니다.

(중략)

Walter E. Smith (Fusan), Bi-monthly Letter of Fusan Station (June, 1912)

(Omitted)

The medical work, stopped from the time of Dr. Irvin's resignation till Dr. Mills came to us temporarily last October, was then attended with such poor results that some concluded that conditions has sufficiently changed to make it inadvisable to reopen the work. However a short time after Dr. Irvin returned to America the last of April, Dr. Avison, coming to us for a special medical o___, has been seeing all cases as they came and to our surprise and reassurance has been seeing from 25 to 50 dispensary cases a day as many as have ever come in the history of the medical work; showing that with a permanent physician and the hospital in operation the opportunities would be as great if not greater than ever.

(Omitted)

19120606

한국 서신이 공개되다.
The Continent (시카고) (1912년 6월 6일), 791쪽

한국 관련 서신이 공개되다.

일본 정부에 대한 민간 변호가 한국의 기독교인들이 당하고 있는 박해적인 폭정을 완화할 수 있을 것으로 기대하면서 오랫동안 인내한 끝에, 장로교회의 해외선교본부는 마침내 온세계의 계몽된 대중들의 압력만이 북한 지방의 선천, 평양 및 송도의 장로교인들을 완전히 공포에 떨게 만든 무시무시한 무력 박해를 약화시키게 할 것이라고 결정하였다. 입수한 사실이 일본 정부에 대한 전 세계적 비난의 소용돌이를 몰고 올 것이라고 확신한 선교본부는 지난 주말 의도적으로 한국에 있는 선교사들과 고국의 총무들이 다양한 일본 관료들과 주고받은 공문서를 공개하였다.

이 서신의 주요 문서는 선천의 알프레드 M. 샤록스 박사가 보낸 편지와 새뮤얼 A. 마펫, 노먼 C. 휘트모어, O. R. 에비슨, 조지 S. 매큔, 그리고 C. E. 샤프가 서명하여 서울의 총독인 데라우치 백작에게 제출한 청원서이다. 이 두 문건은 대단히 매우 신중하게 작성된 것이며, 선교사들이 알고 있는 실제 사실보다 훨씬 적은 내용을 담고 있지만, 어느 곳에서나 올바른 생각을 가진 사람들을 선동하기에 충분하다. 이 문서들은 *The Continent*의 이후 호에서 보다 면밀하게 분석하겠지만, 현재로서는 데라우치 백작의 생명에 대한 음모 혐의로 한국에서 체포된 한국의 저명한 목사들과 교회 지도자들은 어떤 정의로운 정부도 잠시라도 의심을 품을 수 없는 개인들이라는 것을 대단히 정황적인 방식으로 입증한다고 말하는 것으로 충분하다. 더욱이 심지어 가장 엄격한 계엄령 하에서도 문명화된 공공 행정 기준과 전혀 양립할 수 없는 협박과 고문을 감옥에서 사용하는 것에 대한 직접적이고 설득력 있는 구체적인 정황들이 있다.

이 후자의 비난에 대하여 일본인 관료들은 그것이 '불가능한 비방'이라고 기꺼이 답변한다. 그러나 이것이 건강하고 힘차게 감옥에 끌려간 조선인들이 집으로 돌아와 끔찍한 감옥 경험으로 몸과 마음이 짓눌려 거의 즉시 죽었다는 확실한 증거를 없애지는 못한다.

Korean Correspondence Made Public.
The Continent (Chicago) (June 6th, 1912), p. 791

Korean Correspondence Made Public

After a period of long forbearance, during which it was hoped that private representations to the Japanese government would alleviate the persecuting tyranny to which Christians in Korea are being subjected, the Presbyterian Board of Foreign Missions has finally decided that only the pressure of the enlightened public opinion of the whole world will cause Japan to abate the frightful dragonnade with which it has now completely terrorized the Presbyterians of Syen Chun, Pyeng Yang and Song Do in Northern Korea. Confident that the facts in its possession would bring down a cyclone of universal condemnation on the Japanese government, the board at the end of last week deliberately published the formal correspondence of its missionaries in Korea and its secretaries at home with various Japanese officials.

The principal documents in this correspondence are a letter from Dr. Alfred M. Sharrocks of Syen Chun and the petition filed with Count Terauchi, governor at Seoul, signed by Samuel A. Moffatt, Norman C. Whittemore, O. R. Avison, George S. McCune and C. E. Sharp. Both of these statements are very conservative, quite underneath the actual facts known by the missionaries, but sufficient certainly to stir right-minded people to indignation every where. These documents must await more careful analysis in later issues of *The Continent*, but it is sufficient for the present to say that in a very circumstantial way they demonstrate that the eminent Korean pastors and church leaders who have been arrested in Korea as concerned with the alleged plot against the life of Count Terauchi are individuals concerning whom no just government could for a moment entertain suspicion. Moreover, there are direct and convincing specifications of the use of such intimidation and torture in prison as is utterly incompatible with any civilized standard of public administration, even under the most severe martial law.

To this latter charge the only answer which the Japanese officials deign to make is that it is an "impossible imputation", but this does not sweep away the definite evidence of Koreans who, having been dragged off to prison in health and strength, have afterwards returned to their homes to die almost immediately, crushed in body and mind by their frightful prison experiences.

19120613

한국에서의 박해.
The Continent (시카고) (1912년 6월 13일), 824, 842쪽

824쪽

한국에서의 박해.
일본의 도(道) 행정과 선교력 사이의 문제,
현지인 교회의 수호가 공식 서신에서 밝혀졌다.

한국의 기독교인 박해 문제에 관하여 뉴욕의 해외선교본부가 발표한 서신에 일본인들은 지금 이 문서에 선교본부의 선교사들과 한국의 일본인 총독 사이, 그리고 이 나라의 선교본부 총무와 일본 대사관 사이의 공식적인 서신만 포함되어 있다고 말하고 있다. 선교사들로부터 직접 받은 선교본부의 개인적인 조언은 아직 출판되지 않았다. 공개된 문서들은 모두 절제된 외교적 언어로 표현되어 있으며, 한국의 많은 주요 현지인 기독교인들을 체포, 투옥, 고문한 것에 대하여 선교사들이 그토록 신랄하게 불평하는 모든 상황을 보고한 것이 결코 아니다.

(중략)

842쪽

샤록스 박사의 개인 편지를 확인하고 보충하기 위하여 선교사들은 데라우치 총독에게 직접 청원할 위원회를 임명하였다. 위원은 새뮤얼 A. 마펫, 노먼 C. 휘트모어, O. R. 에비슨, 조지 S. 매큔 및 C. E. 샤프이었다. 한국의 선교사들에 대하여 조금이라도 잘 아는 사람이라면 이 위원회가 한국 국민과 상황에 대하여 오랜 친숙함과 사려 깊고 절제된 개인의 성격을 고려하여 세심하게 구성되었음을 인식할 것이다. 선정주의와 급진주의는 결코 이 위원회의 위원을 지명할 수 없었다. 한국 교회의 가장 깊은 마음을 알 수 있는 기회에 대하여 이야기한 후 목회 선교사들의 편지는 계속된다.

(중략)

The Persecutions in Korea.
The Continent (Chicago) (June 13th, 1912), pp. 824, 842

p. 824

The Persecutions in Korea.
Issues Involved Between the Japanese Provincial Administration and the Mission Forces, Defending the Native Church, Made Plain in Official Correspondence

Correspondence given out by the Board of Foreign Missions at New York on the question of persecution of the Christians of Korea - Chosen, the Japanese now call it includes only official exchanges between the board's missionaries and the Japanese governor general in Korea, and between the board's secretaries and the Japanese embassy in this country. None of the board's private advices received direct from its missionaries have yet been published. The documents made public are all couched in reserved, diplomatic language, and by no means report the whole of the conditions against which the missionaries so bitterly complain in the arrest, imprisonment and torture of many of the leading native Christians of Korea.

(Omitted)

p. 842

To confirm and supplement the personal letter of Dr. Sharrocks the missionaries appointed a committee to address Governor Terauchi direct. The committeemen were Samuel A. Moffett, Norman C. Whittemore, O. R. Avison, George S. McCune and C. E. Sharp. Anyone at all familiar with missionary personnel in Korea will recognize that this committee was carefully made up so as to give it the weight of long familiarity with Korean people and conditions and also the weight of thoughtful and temperate individual character. Sensationalism and radicalism could never have named this committee. Their letter, after speaking of the opportunity of missionary pastors to know the innermost mind of the Korean church, continues.

(Omitted)

단신 및 인물 동정.

The Korea Mission Field (서울) 8(7) (1912년 7월호), 198쪽

서울 외국인학교 협회 제1차 연례회의가 6월 1일 토요일에 개최되었으며, 다음 연도 임원을 다음과 같이 선출하였다.-

회장	O. R. 에비슨 박사
부회장	W. C. 루푸스 목사
서기	제럴드 본윅 씨
회계	C. S. 데밍 부인

이 학교는 수도 인근에 있는 선교사들과 다른 사람들의 자녀들을 교육하기 위한 학교이며, 교사가 제때 도착하여 9월 15일 첫 학기가 시작될 때 약 20명의 아이들이 모일 것으로 예상된다.

협회는 어쩔 수 없이 북감리교회 선교부가 친절하게 임대해 준 건물에서 소박하게 시작하고 적은 수의 서적과 장비로 만족해야 하지만, 회계는 항상 당혹스러운 문제인 선교사 자녀들의 교육에 관심이 있는 고국의 친구들의 도움을 진지하게 구하고 있으며, 그 주제에 대하여 편지를 써 줄 친구들과 기꺼이 소통할 것이다.

Notes and Personals.

The Korea Mission Field (Seoul) 8(7) (July, 1912), p. 198

The first Annual Meeting of the Seoul Foreign School Association was held on Saturday June 1st, and the following officers were elected for the ensuing year: -

President	Dr. O. R. Avison.
Vice-President	Rev. W. C. Rufus.
Secretary	Mr. Gerald Bonwick.
Treasurer	Mrs. C. S. Deming.

This school is for the education of children of Missionaries and others in the vicinity of the capital, and it is hoped that a teacher, will arrive in time to commence the first term on September 15th, when about 20 children are expected to assemble.

Necessarily the Association has to be satisfied with humble beginnings in a borrowed building-kindly lent by the M. E. Mission North - and with but a small supply of books and equipment, but the Treasurer is earnestly. seeking the help of friends at home who are interested in the education of Missionary children, always a perplexing problem, and she will be glad to correspond with any friends who will write her on the subject.

19120803~0813

미국 남장로교회의 제21차 연례회의 회의록, 한국 광주
(1912년 8월 3일~13일)

(중략)

14쪽

네 번째 날, 8월 7일
오전 9시

(……)

11시 30분에 다시 모이자 대니얼 박사를 '서울의 의학교에서 한 달 동안 강의'에 배정하는 건은 오(긍선) 박사의 업무가 배정될 때까지 보류하기로 하였다.

(중략)

24쪽

전도 위원회 보고서
업무 배정
전주

(……)

토머스 H. 대니얼 박사: - 의료 업무, 전도 업무 보조; 서울의 의학교에서 한 달간 강의하며, 단 전주에서의 그의 업무를 대신할 수 있는 사람을 선교부에서 마련할 수 있음.

(중략)

Minutes of Twenty-First Annual Meeting, Southern Presbyterian Mission in Korea, Kwangju, Korea (Aug. 3rd~13th, 1912)

(Omitted)

p. 14

Fourth Day, August 7th.
9:00 A. M.

(......)

Upon reconvening at 11:30, it was ordered that the item in Dr. Daniels assignment "teaching one month in Medical College in Seoul" be tabled until after Dr. Oh's work is assigned.

(Omitted)

p. 24

Evangelistic Committee Report
Apportionment of Work
Chunju

(......)

Dr. Thos. H. Daniel: - Medical work, assist in evangelistic work; teach one month in medical college in Seoul; provided a substitute can be arranged by the Mission for his work in Chunju.

(Omitted)

올리버 R. 에비슨(서울), 개인 보고서 (1912년 9월)

개인 보고서
O. R. 에비슨 박사

1911년 6월에 한국인 의사의 제2회가 졸업한 후, 나는 아픈 라이너 씨를 왕진하기 위하여 6월에 선천을 이틀 동안 방문하는 것을 제외하고는 평소와 같이 업무를 보았다. 그 후 8월에 우리는 한강에 가서 몇 주 동안 머물렀고, 그곳에서 18일 동안 머물렀지만 가끔 서울에 올 필요가 있어서 18일 중 10일을 병원에서 건물을 살펴보고 정지 작업을 하는 데 보냈다.

9월은 여느 때와 마찬가지로 평양에서 선교부 연례회의, 서울에서 한국 개신교 복음선교회 총회 및 의료 선교사 협회 등의 모임으로 가득 찼다.

10월 1일부터 건축 감독 외에 병원과 의학교의 통상적인 업무가 수행되었다.

10월에 나는 아내를 청주로 데리고 가서 그녀에게 기분 전환을 시켜주었다. 금요일에 가서 수요일까지 그곳에 머물렀다가 요양을 위하여 그녀를 그곳에 남겨두었지만, 그녀의 갑작스러운 병 때문에 월요일 전보가 와서 다시 소환되었다. 그녀가 회복되면서 우리는 서울로 돌아왔다.

올해 아내의 다소 쇠약해진 건강 상태는 우리의 올해 경험에서 힘든 요인 중 하나이었지만, 그녀는 이제 점차 원기를 되찾고 있는 것 같다. 이는 우리가 매우 감사하게 생각하는 부분이다.

당연히 올해의 주요 특징 중 하나는 학교에 다니느라 거의 7년 반 동안 없었던 우리 딸 레라가 돌아온 것이었다.

그녀가 온 것 자체도 큰 축복이었지만, 그녀 어머니의 가사 부담을 덜 수 있게 되었기 때문에 더욱 큰 축복이었다.

4월에 나는 매우 아픈 캐롤라인 스미스를 왕진하기 위하여 이틀 동안 부산을 방문하였고, 5월에는 우리 선교사 중 한 명을 돌보기 위하여 그곳에 가서 2주 동안 그곳에서 진료소의 환자들을 돌보았는데 첫날 24명에서 10일째에 42명까지 꾸준히 성장하였으며, 내가 집으로 가기 위하여 떠난 지 하루 이틀 뒤에 50명이 왔다는 걸 알게 되었다.

나는 이 지부에 의료 사업과 관련하여 필요성이 크다는 것에 너무도 감명을 받았고, 우리는 그것을 돕기 위하여 우리 자신의 업무를 약간 손상시키는 위험을 감수해야 한다고 결정하였으며, 강 박사를 그곳으로 보내게 되어 매우 기뻤고 그가 하루에 30명의 환자를 진료하고 있다는 소식을 듣고 기뻤다.

12월에 나는 재령을 돕기 위하여 그곳에서 2주 동안 체류하였고, 그 지부의 훌륭한 의료 기회와 더 나은 지부의 필요성에 큰 감동을 받았다.

나는 전 씨가 조사를 대행하게 되면서 마지막 달의 매주 일요일 전도의 필요성에서 해방된 것을 제외하고는 평소대로 남대문교회에서 계속 사역해 왔다.

기타 업무에 대한 자세한 내용은 세브란스 병원 및 유관 부서의 보고서를 통해 확인할 수 있다.

삼가 제출합니다.
O. R. 에비슨

Oliver R. Avison (Seoul), Personal Report (Sept., 1912)

Personal Report
Dr. O. R. Avison

After the graduation of our second class of Korean Physicians in June 1911, I carried on the program of work just as usual with the exception of a 2 days visit to Syen Chun in June to see Mr. Reiner who was ill. Later on in August we went to Han Kang to spend a couple of weeks and were there 18 days but it was necessary for me to come to Seoul at times and I spent 10 days out of the 18 at the hospital, watching the building and grading.

September, as usual was filled with meetings - Annual Mission at Pyeng Yang, General Council and Medical Association at Seoul.

From Oct. 1st the usual program of work in hospital and Medical School was carried on in addition to supervision of building.

In Oct. I took Mrs. Avison down to Chung Ju to give her a change. Going on Friday I remained there till Wednesday when I returned home leaving her there to recuperate but was summoned back on the Monday following by telegram on accounts of her sudden illness. As she improves we returned to Seoul on.

Mrs. Avison's rather debilitated condition during the year has been our has been one of the trying factors in our year's experience, but she seems to be now gradually regaining her strength, a matter for which we are very grateful.

Of course one of the main features of the year was the return of our daughter Lera after an absence at school of nearly 7½ years.

Her coming was a great blessing in itself but all the more because she was able to relieve her mother of the burden of house keeping.

In April I visited Fusan for 2 days to see Caroline Smith who was very ill and in May I went down there to look after one of our Missionaries and spent two weeks there during which I attended patients at the Dispensary, finding a steadily growing clinic - from 24 the first day to 42 on the 10th day and I learned that 50 came a day or two after I had left for home.

I was so impressed with the great need of the Station along the line of Medical work that we decided we ought to risk crippling our own work a little in order to help it out and I was very glad to send Dr. Kang down there and have been pleased to hear that he has been seeing 30 patients a day.

In December I spent 2 weeks in Chai Ryung to help out there and was greatly impressed with the great medical opportunity in that Station and of the need of a better plant.

I have continued to work in the South Gate Church as usual except that during the latter months I have been relieved from the necessity of preaching every Sunday by the coming of Chun to act as Chosa.

The details of other work will be found in the report of Severance Hospital and its allied departments.

Respectfully submitted,
O. R. Avison

19120900

1912년 서울에서 개최된 연례회의에 제출한 미국 북장로교회 한국 선교부의 보고서 (1912년 9월)[33]

서울 지부

6쪽

도착. (......) 우리는 또한 올해 세브란스를 위하여 신임 간호원인 포사이드 양이 우리 인력으로 합류하게 된 것을 기쁘게 생각한다. 러들로 박사 부부는 L. H. 세브란스 씨의 추가적인 호의로 파송되었다. 아직 임명되지는 않았지만 레라 에비슨 양은 업무에 큰 도움을 주어왔다. 올해 우리는 안동의 의사로 예상하고 있는 스미스 박사 부부와 즐거운 시간을 보냈으며, 스미스 박사는 '세브란스'에서 당직의사로 근무하고 있다

(중략)

7쪽

병(病). (......)

올해는 서울 지부에 병이 만연한 것 같다. 제시 매리온 허스트, 에비슨 부인, 밀러 부인, 언더우드 부인, 피터스 부인들은 모두 심각한 질병을 앓았지만, 각자가 완전한 건강과 원기를 되찾고 있는 것 같아 대단히 감사하다.

8쪽

전도 사업

시내 사역. (......)[34]

언더우드 박사가 담당하는 새문안교회와 언더우드 박사와 병원 의사들이 담당하는 남대문교회는 올해 호별 방문이라는 특별한 특징을 보였는데, 당장의 결과를 기록하기는 어렵지만 지금 당장 이곳에서 꼭 필요한 업무이며 훗날 결실을

---

33) 이 보고서의 내용은 상당 부분이 다음의 보고서에 인용되었다. The Korea Mission. *The Seventy-Sixth Annual Report of the Board of Foreign Missions of the Presbyterian Church in the United States of America. Presented to the General Assembly, May, 1913* (May, 1913), pp. 276, 278~279
34) 이 부분은 다음 잡지에 실렸다. Evangelistic Work in Seoul Station. (Presbyterian Mission, North). *The Korea Mission Field* (Seoul) 8(9) (Sept., 1912), pp. 267~269

맺게 마련이다. 작년에야 문을 연 남대문교회는 올해 두 개의 교회를 새로 개척하였다. 에비슨 부인은 두 명의 전도부인의 도움으로 이 교회가 직접 감독하는 각 마을에서 매주 성경 수업을 진행하였다.

13~14쪽

의료 사업

세브란스 병원에서의 업무는 1912년 1월부터 10월까지 의학교가 일시적으로 폐쇄된 매우 심각한 중단을 제외하고는 이전과 같이 수행되었다. 병원에 대한 원래 계획의 발전으로 다음과 같은 부서가 설치되었다.

I. 진료소
   a. 시료실
   b. 일반 유료 진찰실
   c. 특진실
2. 왕진
3. 병동 및 수술과를 포함한 병원
4. 간호원 양성소
5. 의학교
   a. 내과 및 외과
   b. 광학과
   c. 치학교
   d. 제약과
6. 사업
   a. 제약 및 도매 약품 공급
   b. 광학 제품의 생산 및 판매
7. 전도

의학교. 65명의 학생이 1911년 10월 1일부터 1912년 1월까지 수업에 출석하였는데, 그 당시 여러 가지 이유로 교직원이 새 건물을 완공하여 학생들이 시설이 대폭 강화된 건물을 사용할 수 있는 기회를 갖도록 몇 달 동안 업무를 중단하는 것이 현명해 보였다. 이는 많은 아쉬움을 안고 이루어졌지만 한국인 직원 중 가장 중요한 구성원을 잃었고 외국인 직원이 건축에 너무 많은 시간을 소비하면서 만족스럽게 가르칠 수 없었기 때문에 꼭 필요한 일이었다. 대학은 1912년 10

월 1일 새 건물에서 개학하게 될 것이다. 졸업은 아마도 1913년 3월 1일에 이루어질 것이다.

간호원 양성소. 1912년 6월 4일, 세브란스 병원을 졸업한 일곱 번째 간호원이 졸업장을 받았다.

이전 졸업생 중 한 명은 세브란스 병원 간호부원장, 한 명은 수술과의 간호 책임을 맡고 있으며, 한 명은 외국인 감독 하에 새 진료소를 담당하게 될 것이며, 한 명은 전주 남장로교회 병원에 있고, 한 명은 군산에서 비슷한 직책에 있으며, 한 명은 최근까지 청주의 선교 병원에 있었는데, 안타깝게도 병이 나서 일을 재개하지 못할 수도 있지만 그녀의 자리는 아마도 새로운 졸업생이 채울 것이다.

이전에는 학교에 이렇게 많은 입학 지원자가 있었던 적이 없었으며, 마침내 최고의 인재를 선택할 수 있는 행복한 곳에 도달하였다. 지원자들은 북쪽으로는 강계, 남쪽으로는 부산에서 왔고, 현재 몇몇은 대기자 명단에 올라 있다.

전도. 올해에 275명이 진료소에서 회심을 고백하였고, 114명이 병동에서 고백하였다. 전도지와 기타 많은 기독교 서적이 배부되었다.

올해 통계는 다음과 같다.

	외국인	한국인	합계
일반 진료소	-	-	13,276
특진 사무실	857	968	1,825
왕 진	351	122	473
	남자	여자	
병동 환자	320	213	533
총합			16,107

우리의 의료 활동에 관심이 있는 특별 방문객으로는 오하이오 주 클리블랜드의 더들리 P. 알렌 박사 부부와 노튼 씨 부부, 이곳에서 몇 주를 보낸 베이징 배상(賠償) 대학의 볼트 박사; 펜실베이니아 주 필라델피아의 제약사인 W. B. 워너 앤드 컴퍼니의 부회장인 파이퍼 씨이었다. 마지막 신사는 우리의 정제 제조 부서에 특별한 관심을 갖고 있었고, 자신의 경험을 바탕으로 도움을 줄 수 있는 모든 도움을 제공함으로써 우리를 격려하였다.

부산 지부
1911~1912년도

19~20쪽

서론

(……)

우리는 (……), 그리고 바쁜 2주 동안 에비슨 박사를 우리에게 보내준 서울 지부에게 감사를 표한다.

(중략)

27쪽

의료 사업

어빈 박사가 사임한 때부터 올해 1월 1일까지 중단되었던 의료 업무는 그 당시에는 대부분 상실된 것처럼 보였고, 업무를 다시 시작하는 것이 바람직하지 않을 정도로 상황이 충분히 변경되었을 수도 있다고 생각되었다. 하지만 특별한 외국인 환자를 위하여 우리를 찾아온 에비슨 박사는 모든 진료소 환자를 진료하고 의료 업무 사상 역대 최대로 하루에 많은 수의 환자가 왔다고 보고한다. 그리고 운영 중인 병원의 기회는 그 어느 때보다 크지는 않더라도 그만큼 클 것이다. 현재 서울에서 온 한국인 졸업생 한 명이 그 일을 담당하고 있다.

재령 지부
1911~1912년도

(중략)

의료 사업

(……)

메리 브루스터 헌트 양이 12월에 태어났을 때 에비슨 박사는 지부를 특별하게 지원해 주었다. 우리는 그에게 감사의 말을 전하고 싶다.

1912 Report of the Korea Mission of the Presbyterian Church in the U. S. A. to the Annual Meeting held at Seoul (Sept., 1912)

Seoul Station

p. 6

Arrivals. (……) We have also been glad to welcome to our force this year. Miss Forsythe the new nurse for "Severance"; Dr. and Mrs. Ludlow sent out through the added kindness of Mr. L. H. Severance; Miss Lera Avison who though not yet under appointment has been of great assistance in the work. We have enjoyed having the prospective Dr. for Andong, Dr. Smith and his wife, with us this year, while Dr. Smith is taking his interne work at "Severance."

(Omitted)

p. 7

Sickness. (……)

Seoul Station seems to have had its full share of sickness this year. Jessie Marion Hirst, Mrs. Avison, Mrs. Miller, Mrs. Underwood, Mrs. Pieters have all been very seriously ill but we are very thankful that each seems to be regaining her full health and strength.

p. 8

Evangelistic Work

City Work. (……)

Sai Mun An Church in charge of Dr. Underwood and South Gate Church in charge of Dr. Underwood and the hospital doctors, have made an especial feature this year of house to house visitation; a work that is much needed here, and although hard to record the immediate result, is bound to bear fruit in the future. The South Gate Church, which was opened only last year, has itself, opened two new churches this year. Mrs. Avison with the assistance of two Bible Women has conducted a weekly Bible class in each of the villages under the direct oversight of this church.

pp. 13~14

Medical Work.

The work at and from Severance Hospital has been carried on as formerly except for one very serious break-the temporary closing uf the Medical School from January to October, 1912. The development of the original plans for the hospital has resulted in the establishment of the following departments:

1. Dispensary.
    a. Free Clinic.
    b. Ordinary Pay Clinic.
    c. Special Private Clinic.
2. Home Visitation.
3. Hospital with Wards and Operating Department.
4. Nurses Training School.
5. Medical School.
    a. General Medical and Surgical.
    b. Optical.
    c. Dental School.
    d. Pharmaceutical.
6. Business.
    a. Pharmaceutical Manufactory and Wholesale Drug Supplies.
    b. Manufacture and sale of Optical Goods.
7. Evangelistic.

Medical School. Sixty five students attended the classes from October 1st, 1911 to January 1912 when for several reasons it seemed wise to stop the work for a few months to enable the staff to get the new building completed so that the students might have the opportunity to use its greatly augumented facilities. This was done with much regret but was necessary because of the loss of the most important member of the Korean staff and the inability of the foreign staff to teach satisfactorily while spending so much time in building. The college will reopen October 1, 1912 in the new building. Graduation will probably take place March 1, 1913.

Nurses Training School. The seventh nurse to graduate from Severance Hospital received her diploma June 4th, 1912.

Of the former graduates one is assistant superintendent of Severance Hospital, one in charge of the operating department, one is to have charge of the new dispensary under foreign supervision, one is in the Southern Presbyterian Hospital at Chun Ju, one in a similar position in Kunsan and one has until recently been in our Mission hospital in Chong Ju, unfortunately she has become ill and may not be able to resume her work but her place will probably bo filled by a new graduate.

Never before has the school had so many good candidates for admission and it has at last reached the happy place where a selection of the best can be made. Applicants come from as far North as Kan'g Kai and as far South as Fusan, several are now on the waiting list.

Evangelistic. During the year 275 confessed conversion in the dispensary, 114 in the wards. Tracts and much other Christian literature were distributed.

The following are the statistics for the year: -

	Foreign	Korean	Total
Public Dispensary	-	-	13,276
Private Office	857	968	1,825
Visits to Homes	351	122	473
	Male	Female	
Ward Patients	320	213	533
Grand Total			16,107

Special visitors interested in our medical work were Dr. and Mrs. Dudley P. Allen and Mr. and Mrs. Norton of Cleveland, Chio; Dr. Bolt of the Indemnity College Peking, who spent several weeks here; Mr. Pfeiffer, Vice Pres, of the W. B. Warner & Co., Pharmaceutical Mfgrs of Philadelphia, Pa. The latter gentleman took special interest in our Tablet Mfg. Dept, and encouraged us by offering us any help his experience could enable him to give,

Fusan Station
1911~1912

pp. 19~20

Introductory.

(......)

We express gratitude to (......); and to Seoul for the two busy weeks which Dr. Avison gave us.

(Omitted)

p. 27

Medical Work

The medical work, suspended from the time of Dr. Irvin's resignation until January first of this year seemed then largely to have been lost, and it was thought that conditions were perhaps sufficiently changed to make it inadvisable to reopen the work. However Dr. Avison, coming to us for a special foreign medical case, and seeing all dispensary cases as they came, reports as large a number of patients daily as have ever come in the history of the medical work, showing that with a permanent physician, and the hospital in operation the opportunities would be as great if not greater than ever. At present a Korean graduate from Seoul is caring for the work.

Chai Ryung Station
1911~1912
(Omitted)

Medical work

(......)

When Mary Brewster Hunt came to us in December Dr. Avison rendered the Station special assistance. We hereby wish to thank him.

19120908~0921

1912년 서울에서 개최된 미국 북장로교회 한국 선교부의 제28차 연례회의 회의록 및 보고서 (1912년 9월 8일~9월 21일)

2~4쪽

상임 위원회

(……)

6. 의료: -
   1913년까지 퍼비언스 박사, 홀드크로프트 씨
   1914년까지 플레처 박사
   1915년까지 로즈 씨, 에비슨 박사

(……)

특별 위원회

(……)

연합공의회 실행 위원회: -
   에비슨 박사

(……)

외국인 아이들을 위한 학교: -
   마펫 및 에비슨 박사, 헌트 씨, W. N. 블레어 씨, 매큔 씨

임시 결정 1911~1912년

1911년 9월 19일 대구에서 열린 실행 위원회의 회의에서 다음의 권고가 통과되었다.

제1항. 매클러헌 박사 부부의 사임. 매클러헌 박사 부부의 사임을 고려하여 다음과 같이 권고한다.
   a. 비거 박사는 문제가 해소될 때까지 또는 다음 연례회의까지 강계의 업무를 대리한다.
   b. 밀즈 박사 부부는 부산의 업무를 대리한다.

c. 매기 양은 재령에 거주한다.
　　d. 재령은 필요하다고 판단되면 세브란스 의료진에게 의학적 도움을 요청
　　　할 수 있다.

(중략)

10, 12쪽

다음은 1912년 3월 평양에서 열린 실행 위원회의 권고 사항으로 선교부의 표결을 거쳐 각 권고 사항 뒤에 결과를 표시하였다.

(……)
제13호 (M. V.) 평양 의료 사업: 웰즈 박사가 안식년으로 귀국하는 날부터 연례회의까지 평양의 의료 사업을 스미스 박사에게 맡길 것을 선교부 요청에 권고한다. 스미스 박사가 그렇게 할 방법이 명확하지 않은 경우에는 세브란스 의료진이 그 필요를 대리하도록 권고한다. (5월 16일 서울에서 열린 회의에서 세브란스 의료진의 직원의 업무 대리 필요성에 대한 권고가 반복되었다). 서울 지부가 항의를 하였고, 항의가 통과됨.
(……)
제27호 (M. V.) 존슨 박사의 업무 배정: 관련 당사자의 제안에 따라 우리는 다음 연례회의까지 W. O. 존슨 박사가 세브란스 의료진의 관할 하에 문서 업무에 배정되도록 권고한다. 만장일치.

한국 선교부 제28차 연례회의 회의록

15쪽

(……)
미국 북장로교 한국 선교부는 9월 9일 월요일 오전 9시 한국 서울의 존 D. 웰즈 훈련학교 강당에서 제28차 연례회의 업무 회의를 개회하기 위하여 모였다.
(……)
실행 위원회의 연례 보고서: - 당해 연도의 업무를 전반적으로 검토하는 집행 위원회의 다음 보고서가 낭독되고 채택되었다.

(……)
마펫 및 에비슨 박사, 휘트모어 씨, W. N. 블레어 씨와 E. H. 밀러 씨로 구성된 특별 위원회는 현재 상황에서 선교 이익을 처리하도록 위원회에서 활

동하던 샤프 씨와 매큔 씨를 W. N. 블레어 씨와 E. H. 밀러 씨로 교체하였다. 이 위원회는 이 문제에 관하여 선교부와 선교본부를 대신하여 활동할 권한을 부여받았으며, 실행 위원회에 대하여 책임을 진다.
(......)

26~28쪽

오전 9시   1912년 9월 10일 화요일

(......)

총회의 실행 위원회: 한국 개신교 복음선교 연합공의회의 실행위원회 위원인 에비슨 박사는 총회를 대의기관으로 만드는 위원회의 보고서를 발표하였다. 보고서는 주로 제안된 연합공의회의 정관으로 구성되었다. 40분간의 논의 끝에 1년을 조건으로 채택되었으며 다음과 같다.

"작년 회의에서 총회는 정관에 어떤 변경을 하기로 결정하였으며, 선교부가 이를 승인할 경우 심의 및 채택을 위하여 그것을 제출하였다.

전문(前文): 이 단체를 위임 단체로 만드는 문제가 제기되었고,

현지인 교회의 설립으로 인하여 이 조직이 고려해야 하는 사업의 범위가 변경되었으며,

총회의 원래 목적, 즉 최종적으로 단 하나의 현지인 교회를 조직한다는 총회의 원래 목적에 우리가 충실함을 재확인하는 동시에, 우리는 이 목적의 수행이 이제 일부 한국인 교회에 넘어갔다는 것을 인식하고 있으므로,

우리는 이 기구를 재조직하며, 그 재조직 계획은 관련 선교부의 다수결로 채택된 후에 실행하기로 결의한다.

제1조. 명칭: 본 단체의 명칭은 한국 개신교 복음선교 연합공의회로 한다.

제2조. 목적: 본 연합공의회의 목적은 다음과 같다.

    제1항. 개별보다 연합으로 더 잘 수행될 수 있는 업무 수행.

    제2항. 한국에서 범기독교 교회의 연합과 친교를 나타낸다.

    제3항. 구성 단체를 그리스도를 위한 연합된 봉사로 이끌기 위하여

    제4항. 사람들의 도덕적, 사회적 조건에 영향을 미치는 모든 문제에 있어 대규모 통합 영향력을 확보하기 위하여.

제3조. 권한: 제1항. 연합공의회는 자문 권한과 각 선교부가 위임할 수 있는 권한을 갖는다.

    제2항. 다양한 선교부가 적절한 형식으로 회부할 수 있는 문제와 관련하여, 연합공의회의 어떠한 결정도 개별 선교사의 지위, 선교 방법, 선교 기금의 적용, 그리고 고국 선교본부의 지침과 규정, 혹은 여러 사업을 담당하는 고국의 집회와 회의에 관한 선교부

의 자율성을 구속하거나 방해할 수 없다.

제3항. 가맹 기독교 단체의 완전한 자율성을 제한하는 공동 신조나 관리 혹은 예배 형태 혹은 어떤 방식을 수행할 권한을 갖고 있지 않다.

제4조. 회원 자격: 제1항. 총회를 구성하는 단체는,

즉. 미국 북장로교회 선교부
" 남　　" 　"
" 북감리교회　"
" 남　　" 　"
호주 장로교회　"
캐나다　"　　"
한국에서 활동하는 각 성서공회
영국 전도 선교회

가 연합공의회에서 대표권을 갖는다.

제2항. 다른 개신교 복음주의 단체들은 본 연합공의회의 회의에서 투표하는 회원의 투표에서 ⅔로 승인되는 경우 그들의 요청에 따라 연합공의회의 회원으로 인정될 수 있다.

제3항. 연합공의회는 적합하다고 판단하는 경우 회원이 아닌 재무, 업무 관리자, 통계가 및 소식 편집인을 선출할 수 있는 권한을 가지며, 이렇게 선출된 사람들은 직권으로 회원의 권리를 갖는다.

제4항. 연합공의회에 가맹한 모든 단체는 각 단체에 최소한 한 명의 대표가 있어야 하지만, 선교사 부인을 포함하여 전체 선교사의 ⅕을 초과하지 않는 범위에서 대표를 보낼 수 있다.

제5조. 이 연합공의회는 매년 합의된 장소와 시간에 회의를 갖는다. 참석한 회원은 정족수를 구성한다.

제6조. 임원은 회장, 부회장, 총무, 재무 및 통계가로 구성된다.

제7조. 재정: 회의, 회의록, 일정 등의 인쇄, 우표 및 문구류에 대하여 발생하는 회(會)의 재정적 부담액은 연합공의회의 구성원에 대한 평가를 통해 충족되어야 하며, 연합공의회에 대한 모든 청구서는 연합공의회의 연례회의에 제출된다.

제8조. 실행 위원회: 제1항. 연합공의회를 구성하는 다양한 선교부 각각에서 보낸 한 명의 회원으로 구성된 실행 위원회가 있다. 여러 선교부는 위원회에서 활동하는 사람을 임명한다

제2항. 이 실행위원회는 모든 회의를 준비하고 협의회가 합의한 계획을 실행할 권한을 갖는다. 또한 선교부가 제출하는 협의회의 업무에 관한 우의나 기타 문제에 관하여 임시적으로 권고한다.

그러한 권고 사항은 검토를 위하여 관련 선교부에 전달된다.
제9조. 개정: 본 정관에 대한 개정 통지는 연례회의에서 서면으로 전달되어야 하며, 연합공의회는 다음 연례회의 이전에 제안된 개정안을 검토하지 않는다. 정관을 개정하려면 연례회의에 출석한 회원의 ⅔ 표결이 필요하다."

이것이 통과되면 선교부는 회원 수의 ⅕ 범위 내에서 다가오는 협의회 회의로 보내는 대표자를 선출해야 할 것입니다. 실행 위원회는 올해 협의회 개회일을 9월 18일로 결정하였습니다.

삼가 제출합니다.
O. R. 에비슨

29쪽

(......)

선교부 역사 위원회의 보고서: - (......) 보고서는 다음과 같다.

(......) 에비슨 박사는 또한 최초의 의료 기록이 담긴 책을 우리에게 건네주었다. 귀중한 역사적 유물이 많이 들어 있다. 선교부의 회원이 소유하고 있는 이런 종류의 자료가 더 있다면, 그것을 역사가에게 넘겨주는 것이 좋지 않을까? 사진도 한동안 빌려줄 수 있다면 매우 유용할 것이다.

(중략)

오전 9시   1912년 9월 12일 목요일

(......)

40쪽

교육 위원회: - (......)

(......) 제4항. 레라 에비슨 양을 서울의 교육 사업에 임명하는 것을 승인함.
(중략)

오전 9시   1912년 9월 21일 토요일

(......)

76~77쪽

　　의료 위원회: 의료 위원회가 보고한 제23, 26, 27항을 보고하였다. 제23항, 의료 위원회 자산 목록이 통과되었다. 선교부의 회원들에게 제공한 특별 진료를 위한 세브란스 병원의 청구서와 관련된 제26항이 위원회에 재회부되었다. 웰즈 박사의 부재 기간 동안 우리 선교부에 도움을 준 감리교회 선교부에 감사를 표하는 투표는 통과되었다. 각 항목은 다음과 같다: -

　　　　제23항. 자산 목록. 우리는 의료 자산 목록을 다음과 같이 정리할 것을 권고한다.
　　　　(......)
　　　　서울. - 간호원을 위한 사택. 세브란스 병원 6,000.00엔
　　　　(......)
　　　　제26항. 우리는 세브란스 병원에서 몇몇 선교사들의 수술과 치료를 위한 358.67엔의 청구서를 승인하고, 지불을 위하여 중앙 재무 위원회로 회부할 것을 권고한다. 재회부됨.

78쪽

　　편집 위원회: - 편집 위원회의 보고서는 전체가 낭독되었고, 승인되었으며, 다음과 같다.

　　　　귀 위원회는 올해의 학교 교과서 업무 결과를 다음과 같이 보고한다.
　　　　(......)
　　　　에비슨 박사는 무기 화학 실습 지침서와 외과학
　　　　존슨과 밀즈 박사는 의학 용어 사전
　　　　　　　　　　　(중략)

오후 3시 회의　　　　　　　　　　　　　　　**1912년 9월 21일 토요일**
　　(......)
83쪽

　　의료 위원회: 의료 위원회는 재회부된 그 보고서의 26, 29, 30항을 낭독하였다. 재회부된 제26항은 수정과 함께 채택되었다. (......)

　　　　제26항. 우리는 세브란스 병원에서 몇몇 선교사들의 수술과 치료를 위한

330.17엔의 청구서를 승인하고, 지불을 위하여 중앙 재무 위원회로 회부할 것을 권고한다. 통과됨.

(중략)

오후 8시 30분 회의　　　　　　　　　　　1912년 9월 21일 토요일

(……)

86~87쪽

배정 위원회. 배정 위원회는 전체 보고서를 읽고, 이에 대하여 취한 결정은 각 항목 뒤에 표시하였다. 보고서는 전체가 채택되었으며, 다음과 같이 업무 배정은 부록에서 확인된다.

(……)

제7항. 우리는 W. O. 존슨 박사에게 진단서에 휴가를 부여하고, 세브란스 병원 의료진이 이에 관하여 선교본부와 소통하도록 요청할 것을 권고한다. 채택됨.

(중략)

부록 IV.

103쪽

제1번 A.
배정 위원회 보고서

(……)

제7항. **휴가.** 우리는 W. O. 존슨 박사에게 진단서에 휴가를 부여하고, 세브란스 병원 의료진이 이에 관하여 선교본부와 소통하도록 요청할 것을 권고한다. 채택됨.

104~105쪽

B. 서울 지부. 업무 배정

(……)

O. R. 에비슨, 의학박사 – 세브란스 병원의 담당 의사. 의학교 담당. 문서 업무. 남대문교회의 담당 및 1명의 조사 감독.

O. R. 에비슨 부인 – 세브란스 병원 및 남대문교회와 연관된 전도 사업. 3명

의 전도부인 감독.

(......)

E. L. 쉴즈 양. - 세브란스 병원 간호부원장. 병원과 남대문교회에서 전도 사업

(......)

J. W. 허스트, 의학박사 - 언어 학습. 세브란스 병원의 부책임의사. 병원 및 남대문교회와 연관된 전도 사업. 의학교에서 강의. 1913년 7월 1일부터 안식년.

J. W. 허스트 부인 - 세브란스 병원 및 남대문교회와 연관된 전도 사업. 병원 회계의 감독. 양성소 업무. 전도 부인의 관리. 1913년 7월 1일부터 안식년.

(......)

H. 포사이드 양: 언어 학습. 세브란스 병원 간호원장. 남대문교회에서 전도 사업.

의학박사 A. I. 러들로: 언어 학습. 세브란스 의학교 강의. 병원 업무. 지부 지도 하에 전도 사업.

러들로 부인: 언어 학습. 지부 지도 하에 전도 사업.

레라 에비슨 양: 언어 학습. 여학교 강의. 지부 지도 하에 전도 사업.

(중략)

제3호.
교육 위원회 보고서

(......)

제4항. 에비슨 양. 레라 에비슨 양을 서울 지부에서 교육 사업에 임명하는 것을 승인함. 통과됨.

(중략)

제5호.
의료 위원회

(......)

제3항. 밀즈 박사의 계속되는 안식년. 밀즈 박사가 선교본부에 1년 더 연구를 위하여 미국에 머물 수 있도록 허가를 요청할 계획이라는 정보를 고려하여 우리는 선교부가 선교본부에 그의 즉각적인 귀환을 요청하는 전보를 보낼 것을 권고

한다. 통과됨.

제4항. 밀즈 박사 부부의 배정. 우리는 밀즈 박사 부부가 안식년을 마치고 돌아온 후, 미국에서 새로운 의사가 도착할 때까지 영구적으로 유지되지 않는다는 점을 전제로 서울에 거주하는 세브란스 병원에서 임시 업무를 맡을 것을 권고한다.

개정. 우리는 밀즈 박사 부부가 연합의학교에서 그의 업무를 원할 경우 서울 지부와 평양 지부 사이의 회의와 교류를 통하여 이를 마련할 수 있다는 점을 전제로 평양에 배정할 것을 권장한다. 통과됨.

제5항. 평양의 의료 업무 대리. 우리는 밀즈 박사가 내년에 돌아오는 조건으로(이는 개정안 제4항이 통과되면서 삭제되었다.), 세브란스 병원은 외국인 의료진을 평양에 상주시켜 평양 지부의 의료 업무를 대리할 것을 권고한다.

제6항. 스미스 박사 부부의 배정. 스미스 박사가 세브란스 병원에서 당직 의사를 마쳤기에, 스미스 박사 부부가 안동에서 당장 업무를 시작할 것을 권고한다. 통과됨.

(……)

제11항. 세브란스 병원의 치과의사. 우리는 세브란스 병원의 치과의사 요청은 선교본부에 추가 비용을 발생시키지 않는다는 조건 하에 승인할 것을 권고한다. 통과됨.

제12항. 세브란스 병원을 위한 약사. 우리는 세브란스 병원의 약사 요청은 선교본부에 추가 비용을 발생시키지 않는다는 조건 하에 승인할 것을 권고한다.

1912 Minutes and Reports of the Twenty-Eighth Annual Meeting of the Korea Mission of the Presbyterian Church in the U. S. A. Held at Seoul (Sept. 8th~21st, 1912)

pp. 2~4

Permanent Committees.

(......)

6. Medical: -

1913	Dr. Purviance	Mr. Holdcroft
1914	Dr. Fletcher	
1915	Mr. Rhodes	Dr. Avison

(......)

Special Committee

(......)

Executive Committee of Federal Council: -

Dr. Avison

(......)

School for Foreign Children: -

Drs. Moffett, and Avison, Messrs. Hunt, W. N. Blair, McCune.

Ad Interim Actions 1911~1912

At a meeting of the Executive Committee held at Taiku, Sept. 19tb, 1911, the following recommendation was passed:

No. 1. Resignation of Dr. and Mrs. McCianahan. In view of the resignation of Dr. and Mrs. McCianahan we recommend that,

a. Dr. Bigger supply Kang Kei until relieved or until next Annual Meeting;

b. Dr. and Mrs. Mills supply Fusan;

  c. Miss McGee reside in Chai Ryung;
  d. Chai Ryung may call upon the Severance Staff for such medical help as it may feel itself to be in need of.

      (Omitted)

pp. 10, 12

 The following Recommendations of the Executive Committee, held in March, 1912 at Pyeng Yang, were voted on by the Mission and the result is indicated after each recommendation:

 (......)

 No. 13 (M. V.) **Pyeng Yang Medical Work**: Recommend th at the Mission request Dr. Smith to take charge of the medical work in Pyeng Yang from Dr. Wells' going home on furlo until Annual Meeting. In case Dr. Smith does not see his way clear to do so we recommend th a t the Severance Staff supply the need. (At meeting on May 16, in Seoul, the recommendation th at the Severance Staff supply the need was reiterated). Protested by Seoul Station. Protest carried.

 (......)

 No. 27 (M. V.) Dr. Johnson's Assignment: In accordance with the suggestion of the parties concerned, we .recommend that until next annual meeting, Dr. W. O. Johnson be assigned to literary work under direction of the Severance Staff. Unanimous.

Minutes of the Twenty-Eighth Annual Meeting of the Korea Mission

p. 15

 (......)

 The Korea Mission of the Presbyterian Church is the United States of America gathered for the opening business session of its Twenty-Eighth Annual Meeting in the auditorium of the John D. Wells Training School, Seoul, Korea, Monday, September 9th at 9.00 A. M.

 (......)

Executive Committee's Annual Report: - The following report of the Executive Committee reviewing in general the year's work was read and adopted;

(......)

A special Committee consisting of Drs. Moffett and Avison, Messrs. Whittemore, W. N. Blair and E. H. Miller was elected to deal with the Mission interests in the present situation Messrs. Sharp and McCune who had been acting on the Committee were replaced by Messrs. W. N. Blair and E. H. Miller in order to have Executive Committee members on the Committee. This Committee was authorized to act for the Mission and the Board in this matter and is to be responsible to the Executive Committee.

(......)

pp. 26~28

9 A. M.　　　　　　　　　　　　　　　　　　　　Tuesday, September 10, 1912

(......)

Executive Committee of General Council: Dr. Avison, our Mission's member of the Executive Committee of General Council of the Evangelical Missions in Korea, presented a report of the committee on making the General Council a delegated body. The report consisted chiefly of the suggested constitution of the Federal Council. After discussion lasting forty minutes, it was adopted as a working basis for one year and is as follows: -

"At its meeting last year the General Council decided to make certain changes in its constitution and that action hereby submitted for consideration and adoption if the Mission approves them.

Preamble: Whereas, the question of making this body a delegated body has arisen, and

Whereas, the establishment of native churches has changed the scope of the work coming under the consideration of this body, and,

Whereas, while reaffirming our loyalty to the original aim of the General Council, viz., the eventual organization of but one native Church, we realize that the carrying out of this aim has now passed into the hands of some of the Korean

Churches.

Be it resolved that we reorganize this body, the plan of its reorganization to become operative after its adoption by a majority of the Missions concerned.

Art. 1. Name: The name of this body shall be the Federal Council of Protestant Evangelical Missions in Korea.

Art. 2. Object: The object of this Federal Council shall be,

    Sec. 1. The prosecution of work which can better be done in union than in separation.

    Sec. 2. To express fellowship and Catholic unity of the Christian Church in Korea.

    Sec. 3. To bring the constituent bodies into united service for Christ.

    Sec. 4. To secure large combined influence in all matters affecting the moral and social conditions of the people.

Art. 3. Powers: Sec. 1. The Federal Council shall have advisory powers and such powers as may be delegated to it by the various Missions.

    Sec. 2. With regard to such matters as may be referred to it by the various Missions in proper form, no decision of the Council shall be binding upon, or interfere with the autonomy of the Missions as regards the standing of individual missionaries, their Mission methods, the application of Mission funds, and the instructions and regulations of the home boards, or home assemblies and conferences under whose direction the various work.

    Sec. 3. It has no authority to draw up a common creed or form of government or worship or in any way to limit the full autonomy of the Christian bodies adhering to it.

Art. 4. Membership: Sec. 1. The bodies constituting the General Council,

viz. Mission of the Presbyterian Church U. S. A.

       "   "   "   "   "   U. S.

       "   "   "   Methodist Episcopal Church

       "   "   "   "   "   "   South

       "   "   "   Australian Presbyterian Church

       "   "   "   Canadian   "   "

Each Bible Society Working in Korea

British Evangelistic Mission

shall be entitled to representation on the Federal Council.

Sec. 2. Other Protestant Evangelical bodies may be admitted into membership of the Federal Council on their request if approved by a ⅔ vote of the members voting at a session of this Federal Council.

Sec. 3. The Council shall have power, if it think fit, to elect from outside its membership its Treasurer, Business Manager, Statistician, and Editors of Papers, and those thus elected shall have the right of membership *ex-officio* in the Council.

Sec. 4. All bodies belonging to the Federal Council shall be entitled to a representation not exceeding ⅕ of its total missionary body, including wives of missionaries, providing that each body shall be entitled to at least one delegate.

Art. 5. This Federal Council shall meet annually at place and time agreed upon. The members present shall constitute a quorum.

Art. 6. Its officers shall be chairman, vice-chairman, secretary, treasurer and statistician.

Art. 7. Finance: The financial liabilities of the Council incurred for meetings, printing of minutes, programs, etc., also for postage and stationery, shall be met by an assessment on the membership of the federated bodies and all bills against the Council shall be submitted at the annual meeting of the Council.

Art. 8. Executive Committee: Sec. 1. There shall be an Executive Committee consisting of one member from each of the various Missions comprising the Council. Those serving on the Committee shall be appointed by the various Missions.

Sec. 2. This Executive Committee shall have power to arrange for all meetings and to execute plans agreed upon by the Council; and also to recommend ad interim concerning any question of comity or other matters pertaining to the work of the Federal Council which shall be submitted to it by any Mission. Such recommendations shall be communicated to the Missions concerned for their consideration.

Art. 9. Amendments: Notice of amendment or amendments to this constitution shall be given in writing at an Annual Meeting and the Federal Council shall not consider the proposed amendment or amendments before the following Annual Meeting. A ⅔ vote of the members present at an Annual Meeting shall be necessary to amend the constitution."

If this is done it will be necessary for the Mission to elect delegates to the coming meeting of the Council to the extent of one fifth of the number of its members. The Executive Committee selected Sept. 18th, as the date for the beginning of this year's meeting of the council.

Respectfully submitted,
O . R. Avison.

p. 29

(......)

Report of Committee on Mission History: - (......) The report is as follows: -

(......) Dr. Avison has also handed to us a book containing the first Medical accounts. I t has many valuable historical item?. If there is more material of thid sort in the possession of any members of the Mission, would it not be well to turn it over to the Historian ? Pictures, also, if they could be loaned for a time, might be of much use.

(Omitted)

9 A. M.   Thursday, Sept. 12th, 1912

(......)

p. 40

Educational Committee: - (......)

(......) Sec. 4. Approve the appointment of Miss Lera Avison to educational work in Seoul.

(Omitted)

9 A. M. Saturday, Sept. 21, 1912

(……)

pp. 76~77

Medical Committee: The Medical Committee reported on sec. 23, 26, and 27. Sec. 23, the Medical Committee property docket, was passed; sec. 26, in regard to a bill of the Severance Hospital for special services rendered members of the Mission was re-referred to the committee; sec. 27, a vote of thanks to the M. E. Mission for assistance rendered our Mission during the absence of Dr. Wells was passed. The sections are as follows: -

Sec. 23. Property Docket. We recommend th a t the Medical Property Docket be arranged as follows:

(……)

Seoul. - Home for Nurses. Severance Hospital. ¥6,000.00

(……)

Sec. 26. We recommend that a Bill of 358.67 yen for operations and treatment of several missionaries in Severance Hospital be approved and that the Bill be referred to the General Fiscal Committee for payment. Re-referred.

p. 78

Editorial Committee: - The report of the Editorial Committee was read and approved as a whole and is as follows: -

Your Committee would report the following as the result of the year's work in the way of school books:

(……)

Laboratory Manual of Inorganic Chemistry and The Surgical Assistant by Dr. Avison.

A Dictionary of Medical Terms by Dr. Johnston and Dr. Mills.

(Omitted)

3 P. M. Session   Saturday, Sept. 21, 1912

(......)

p. 83

Medical Committee: The Medical Committee read Bee. 26, 29, 30, of its report. Sec. 26, which had been rereferred, was adopted with the changes made; (......)

 Sec. 26. We recommend that a Bill of 330.17 yen for operations and treatment of several missionaries in Severance Hospital be approved and that the Bill be referred to the General Fiscal Committee for payment. Passed.

(Omitted)

8.30 P. M. Session.   Saturday, Sept. 21, 1912.

(......)

pp. 86~87

Apportionment Committee: The Apportionment Committee read its full report, and the action taken on the same appears after each section. The report was adopted, as a whole, and is as follows, the apportionment of work will he found in the appendix: -

(......)

 Sec. 7. We recommend that Dr. W. O. Johnson be given leave of absence on medical certificate and that Severance Hospital Staff be requested to communicate with the Board concerning the same. Adopted.

(Omitted)

Appendix IV.

p. 103

Number 1. A.

Apportionment Committee's Report

(......)

Sec. 7. Leave of Absence. We recommend that Dr. W. O. Johnson be given leave of absence on medical certificate and that Severance Hospital Staff be requested to communicate with the Board concerning the same. Adopted.

pp. 104~105

B. Seoul Station. Apportionment of Work.

(……)

O. R. Avison, M. D.: Physician in charge of Severance Hospital. Charge of Medical College. Literary work. Charge of South Gate Church with oversight of one helper.

Mrs. O. R. Avison: Evangelistic work in connection with Severance Hospital and the South Gate Church. Oversight of three Bible women.

(……)

Miss E. L. Shields: Associate Superintendent of Nursing Department of Severance Hospital. Evangelistic work in Hospital and South Gate Church.

(……)

J. W. Hirst, M. D.: Language study. Associate physician in charge of Severance Hospital. Evangelistic work in connection with the hospital and South Gate Church. Teaching in the Medical College. Furlough from Jully 1, 1913.

Mrs. J. W. Hirst: Evangelistic work in connection with the Severance Hospital and the South Gate Church. Supervision of the Hospital Bookkeeping. Training Class work. Oversight of a Bible woman. Furlough from July, 1913.

(……)

Miss H. Forsyth: Language study. Superintendent of Nursing Department of Severance Hospital. Evangelistic work in the South Gate Church.

A. I. Ludlow, M. D.: Language study. Teaching in Severance Hospital Medical College. Work in Hospital. Evangelistic work under direction of Station.

Mrs. Ludlow: Language study. Evangelistic work under the direction of the Station.

Miss Lera Avison: Language study. Teaching Women's Academy. Evangelistic work under direction of Station.

(Omitted)

Number 3.

Educational Committee Report

(......)

Sec. 4. Miss Avison. Approve the appointment of Miss Lera Avison to educational work in Seoul station. Passed.

(Omitted)

Number 5.

Medical Committee

(......)

Sea 3. Dr. Mills' Continued Furlough. In view of information from Dr. Mills that he intends to ask the Board for permission to remain in America another year for study, we recommend that the Mission cable the Board asking for his immediate return. Passed.

Sec. 4. Assignment of Dr. and Mrs. Mills. We recommend that Dr. and Mrs. Mills upon th eir return from furlough take up their provisional assignment in Severance Hospital with residence in Seoul, with the understanding that this assignment shall not be made permanent until a new physician arrives from America.

Amendment. We recommend that Dr. and Mrs. Mills be assigned to Pyeng Yang, with the understanding that if his services are desired in the Union Medical College this can be arranged for by conference and exchange between Seoul and Pyeng Yang Stations. Passed.

Sec. 5. P. Y. Medical Supply. We recommend that Severance Hospital supply the medical needs of Pyeng Yang Statiop by having one or another of its foreign staff reside continuously in Pyeng Yang; during the coming year, upon condition that Dr. Mills return. (This of itself dropped in the passing of amendment Sec. 4.)

Sec. 6. Assignment of Dr. and Mrs. Smith. In view of the fact that Dr. Smith has completed his year's assignment as an interne in Severance Hospital, we recommend that Dr. and Mrs. Smith take up their work in Andong at once. Passed.

(......)

Sec. 11. Dental Surgeon for Severance Hospital. We recommend that the request of Severance Hospital for a Dental Surgeon be approved upon condition th at no extra expense to the Board be involved. Passed.

Sec. 12. Pharmacist for Severance Hospital. We recommend that the request of Severance Hospital for a Pharmacist be approved upon condition that no extra expense to the Board be involved.

19120918

한국 개신교 복음선교회 연합공의회의 제1차 연례회의
(1912년 9월 18~19일)

3~4쪽

위원회 [1912~13년도]

실행 위원회. - O. R. 에비슨, G. 엥겔, W. C. 스웨어러, W. D. 레이놀즈, (J. L. 저다인, A. R. 로스)

(……)

부산-원산 조사 위원회 - O. R. 에비슨, J. L. 저다인, A. R. 로스

연합공의회 제1차 연례회의의 회의록

7쪽

한국 개신교 복음선교회 총회의 제8차 연례회의가 1912년 9월 18일 오전 9시 서울 기독교 청년회 건물에서 마지막 회의의 의장인 N. C. 휘트모어에 의하여 소집되었다.

(……)

8쪽

실행 위원회의 보고서가 위원장인 O. R. 에비슨에 의하여 제출되었으며, 동의에 의하여 채택되었다.

10쪽

O. R. 에비슨이 제출한 신임(credentials)에 관한 실행 위원회의 보고서는 모두가 승인하였으며, 구성 단체 중의 하나인 영국 복음선교회의 대표자는 참석하지 않았다고 언급하였다.

11쪽
제2차 회의

오후 2시 45분에 의장이 회의를 소집하였다. D. A. 벙커의 기도 후에 회의록이 수정된 대로 승인되었다.

(......)

O. R. 에비슨은 동양 선교회로부터 연합공의회의 가입 요청을 제출하였다. 이는 승인되었고, 존 토머스가 대의원으로 승인되었다.

11~12쪽
제3차 회의

오전 9시 10분에 의장이 회의를 소집하였다. 의장의 성경봉독과 J. G. 홀드크로프트의 기도가 끝난 후, 회의록은 낭독된 대로 채택되었다.

(......)

O. R. 에비슨 박사는 실행 위원회에 보충 보고서를 제출하였다. 제1, 2항이 채택되었다.

First Annual Meeting of the Federal Council of Protestant Evangelical Missions in Korea (Sept. 18~19th, 1912)

pp. 3~4

Committee [1912~13]

Executive. - O. R. Avison, G. Engel, W. C. Swearer, W. D. Reynolds, (J. L. Gerdine, A. R. Ross)

(......)

Wonsan-Fusan Investigation. - O. R. Avison, J. L. Gerdine, A. R. Ross.

Minutes of the First Annual Meeting of the Federal Council

p. 7

The eighth annual meeting the General Council of Protestant Evangelical Missions in Korea was called to order Sept. 18, 1912 at 9 A. M. in the Young Men's Christian Association building in Seoul by N. C. Whittemore, chairman of the last meeting.

(……)

p. 8

The report of the Exec. Com. was presented by its Chairman O. R. Avison and on motion adopted.

p. 10

The report of the Exec. Com. on credentials was presented by O. R. Avison who stated that all were approved, no representative being present from one of the constituent bodies, the British Evangelistic Mission.

p. 11

Second Session.

The meeting was called to order at 2:45 P. M. by the chairman. After prayer by D. A. Bunker the minutes were approved as corrected.

(……)

O. R. Avison presented a request from the Oriental Missionary Society for admission to the Council. This was granted and John Thomas was accepted as the delegate.

pp. 11~12

Third Session.

The meeting was called to order at 9:10 A. M. by the Chairman. After the reading of Scripture by the Chairman and prayer by J. G. Holdcroft the minutes were adopted as read.

(……)

O. R. Avison presented a supplementary report for the Exec. Com. Sec. 1, 2 were adopted.

19121023

해리 A. 로즈(강계)가 아서 J. 브라운(미국 북장로교회 해외선교본부 총무)에게 보낸 편지 (1912년 10월 23일)

(중략)

밀즈 박사의 배정. 이것은 불행한 일이었지만 밀즈 가족이 봄까지 돌아오지 않는다면 그다지 중요하지 않습니다. 평양 지부에 인원을 보강하고 서울의 세브란스로 배정하였으면 모두에게 만족스러웠을 것입니다. 그러나 마지막 순간에 세브란스는 이 문제에 대하여 불리한 입장을 취하였습니다. 선교부 회원 중 일부가 세브란스는 직원의 수가 많다는 것을 못마땅하게 여기고 말을 하였기 때문입니다 (그래서 에비슨 박사가 말하였습니다.). 저는 또한 밀즈 가족이 선교부에서 오해를 받았다고 생각합니다. 저는 그들이 충분한 자격이 있는 서울에서 자신들의 업무에 정착하는 모습을 보고 싶습니다.

(중략)

Harry A. Rhodes (Kang Kai), Letter to Arthur J. Brown (Sec., BFM, PCUSA) (Oct. 23rd, 1912)

(Omitted)

Dr. Mills Assignment. This was unfortunate but does not matter so much if the Mills are'nt to return till Spring. An assignment to Seoul with Severance supplying Pyengyang would have been satisfactory to everyone, but at the last minute the Severance took an adverse position on the matter because some in the mission begrudge Severance it's large staff and were saying things (so Dr. Avison said). I think also the Mills have been misunderstood in the Mission. I long to see them settled in their work in Seoul for which they are so well qualified.

(Omitted)

19121100

릴리어스 H. 언더우드(서울), 장로교회 선교부의 연례회의.
The Korea Mission Field (서울) 8(11) (1912년 11월호), 336~337쪽

올해 장로교회 연례회의가 서울에서 열렸는데, 동대문 근처의 선교 사택과 여학교의 새 기숙사는 거의 모든 사람을 수용할 수 있을 만큼 충분하였으며, 존 D. 웰즈 남학교는 많은 위원회 회의실 및 우체국 등을 갖춘 매우 쾌적하고 조용한 회의장을 제공하였다.

개회 모임이 9월 8일 일요일에 열렸는데, 어드먼 목사의 설교와 성찬식이 거행되었으며, 전(前) 의장인 로스 씨가 모임을 맡았다.

(중략)

S. D. 고든 목사는 영감을 주는 여러 가지 연설을 하였고, 선교부의 다양한 음악 멤버인 로즈 부인, 윈 부부, 커 부부, 브라운리 양, 에비슨 양, 쿡 씨가 유쾌하게 음악을 담당하였다.

올해에는 새로운 선교사가 거의 파송되지 않았다. 추가적인 졸업 후 업무를 하기 전에 아마도 한시적으로만 한국에 머물고 있는 레라 에비슨(에비슨 박사의 딸) 양과 3년 동안 부선교사로 봉사하기 위하여 한국에 파송된 호러스 H. 언더우드(H. G. 언더우드 목사의 아들) 씨는 모두 출석하였고, 서울 지부에 임명되었다.

Lillias H. Underwood (Seoul),
The Annual Meeting of the Presbyterian Church Mission.
The Korea Mission Field (Seoul) 8(11) (Nov., 1912), pp. 336~337

The Presbyterian Annual Meeting was held this year in Seoul, the mission houses near the East Gate and the new dormitory of the girls' school proving sufficient to house nearly everybody, while the John D. Wells boys' school provided a very agreeable and quiet hall for the meetings with plenty of committee rooms, post office, etc.

The opening meeting was on Sunday, Sept. 8th when a sermon was preached by Rev. Mr. Erdman, and the Lords supper was also celebrated, the previous moderator Mr. Ross taking charge of this service.

(Omitted)

The Rev. S. D. Gordon gave a number of inspiring addresses and music was delightfully rendered by various musical members of the mission, Mrs. Rhodes, Mr. and Mrs. Winn, Mr. and Mrs. Kerr, Miss Brownlee, Miss Avison, Mr. Cook.

Very few new missionaries have been sent this year. Miss Lera Avison (daughter of Dr. Avison) who is in Korea probably only for a limited time, and Mr. Horace H. Underwood, (son of Rev. H. G. Underwood,) who has come out for 3 years service as associate missionary previous to further post-graduate work, were both in attendance and were appointed to Seoul station.

19121104
제니 B. 에비슨(서울), 1911~12년도 보고서 (1912년 11월 4일 접수)

1911~12년도 보고서
O. R. 에비슨 부인

교회. 우리는 작년에 남대문교회의 새건물의 봉헌을 보고하였다. 올해 우리는 두 개의 새 교회가 문을 열어 운영되고 있다고 보고한다.

용산의 새 교회. 첫 번째는 10월 8일 용산에서 문을 열었다. 그곳 사람들에게는 행복한 날이었다. 우리 중 다수가 그곳으로 내려갔다. 건물이 가득 찼다. 언더우드 박사가 예배를 인도하였다.

둔지미. 다음 교회는 5월 5일 일요일 둔지미에서 문을 열었다.
나는 (에비슨) 박사와 함께 부산으로 갔으며, 그래서 개회 예배에 참석하지 못해 너무 아쉬웠다. 나는 40~50명 정도 참석하였다고 들었다. 이곳은 1년 전 기독교인들이 극심한 박해를 받았던 마을이다. 이 작은 교회를 위하여 처음으로 기부한 돈은 남편이 자신에게 새 겨울옷을 사라고 2엔을 준 한 여자가 기부한 것이었다. 그녀는 "이것은 우리 새 교회를 위하여 숨겨져 있어야 합니다. 나는 다음 겨울에 입을 수 있도록 오래된 옷을 세탁하고 수선할 수 있습니다"라고 말하였다. 그녀는 그렇게 하였고, 그녀의 솔선수범은 다른 사람들이 기부하는 데 도움이 되었다. 그들은 교회와 땅값으로 60.00엔을 지불하였다. 우리 남대문교회가 지불금에 약간의 도움을 주었다.

홍주원. 이로써 이곳에서 활동을 수행하는 세 개의 교회가 만들어졌다. 두 남자가 일요일을 번갈아 가며 이곳에서 간다.

마을 강습반. 여자들을 위한 주중 강습반은 이 마을들 각각에서 열리며, 또한 다른 두 마을에서도 각각 한 번씩 열려 각각 마을에서 매일 한 번의 강습반이 열리는데, 화요일에는 바로 이웃을 위하여 우리 집에서 열린다.
지난 10월부터 쉴즈 양이 나를 위하여 이 반을 대단히 친절하게 가르쳐 주었다.

전도 부인. 나에게는 성경 공회에서 지원을 받고 있는 두 명의 전도 부인이 있다. 그들은 정확히 같은 종류의 일을 한다.

한 사람은 병원과 진료소에 있으며, 그곳에서 가정을 방문하거나 교회에 속한 아픈 사람들을 방문한다. 다른 한 사람은 위에서 언급한 강습반들을 가르치고 그들과 오가며 전도하고 이 마을의 새 집을 방문한다.

그들은 둘 다 성경을 판매한다. 그들은 우리의 사범 강습반에서 공부한 후 도시 강습반과 시골 강습반에서도 지시대로 가르쳤다.

교회 출석. 교회의 참석자 수는 270명에서 325명까지 다양하다. 새로 문을 연 두 교회를 염두에 두지 않으면 이 숫자는 적어 보일 수도 있다. 이것을 감안하면 우리는 숫자가 줄어들거나 늘어나지 않고 거의 같다고 생각하고 있으며, 그래서 우리는 그 숫자가 똑같음에도 불구하고 실제로는 늘어났다고 고무되어 있다.

여학교. 우리 여자 초등학교에는 약 40명의 여학생이 있다.

우리는 17명이 상급반으로 진급되는 진급식을 가졌다. 다른 학교와 마찬가지로 그들도 자신들의 색깔과 깃발, 운동법을 가지고 있으며, 모두가 재미 많소(매우 흥미로운)라고 말한다.

교사의 급여를 주는 미국의 젊은 여자들의 기독교 면려회는 성탄절 때마다 소녀들에게 예쁜 손수건과 향주머니, 앞치마를 교사에게 보냈다. 그들은 매우 기뻐하였고, 우리 집에는 그들을 위한 성탄절 나무가 있었다. 축소형 한복을 만들어 미국에 있는 친구들에게 보냈다.

레라는 그곳에서 어린 소녀들에게 노래를 가르치고 매일 한 시간 씩 우리의 간호원들에게 영어를 가르쳤으며, 일주일에 오후 한 번을 연동에서 음악을 가르쳤으며, 그녀는 일요일 아침에 성경 수업도 한다.

그녀는 내가 아팠을 때, 그리고 항상 많은 방법으로 아무 말도 하지 않고 집안 일을 도왔는데, 오전에는 에드워드를, 오후에는 형들을 가르쳤다.

올해는 그녀가 우리에게 돌아 왔고, 우리의 큰 아들이 스스로 인생의 사업을 시작함으로써 특별한 의미를 지닌 해이었다.

방문객. 우리는 많은 방문객이 있었고, 매우 즐거웠다. 그중에는 클리블랜드의 알렌 박사 부부, 노튼 가족, 마퀴스 등이 있다.

개인 동정. 우리에게는 감사해야 할 큰 이유가 있는데, 우리가 병에 걸려 있는 동안에 우리와 우리를 향한 그분의 놀라운 자비와 은혜에 대하여 하나님을 찬양하기 위해 여전히 이곳에 있기 때문이다.

멀리 떨어져 있는 우리도 안전하고 건강하게 보호받고 있으며, 그곳에서도 우리 아들들에게 선한 마음으로 많은 도움을 준 친절한 친구들에게 감사해해야 한다. 우리는 한 곳에만 국한되지 않고 우리와 떨어져 있어야 할 사람들을 돌보시는 하나님 아버지가 있다는 사실을 날마다 깨닫고 그 어느 때보다 감사해한다.

Jennie B. Avison (Seoul), Report for 1911~12 (1912)

Report For 1911~12

Mrs. O. R. Avison

Church. Last year we reported the opening of our new South Gate Church. This year we report two new Churches opened and run from it.

New Churches Yong San. The first one was at Yong San opened on Oct. 8th. It was a glad day for the people there. A number of us were down. The building was filled. Dr. Underwood conducted the service.

Tung Jimmie. The next was in Tung Jimmie on Sunday May 5th.

I had gone with doctor to Fusan and so it was with great regret I could not be at the opening service. I hear between 40 and 50 were in attendance. This is the village whose Christians were persecuted so badly a year ago. The first money given toward this little Church was given by one of the women whose husband had given her Yen 2.00 to buy herself a new winter dress. She said "This must be hidden away for our new church; I can wash and mend up my old one to wear it another winter" She did this and her example helped others to give. They paid Yen 60.00 for the Church and ground. Our South Gate Church helped a little with the payment.

Hong Ju Won. This makes three Churches whose work is conducted from here. Two men go from here, alternating Sunday about.

Village Classes. A week day class for women is held in each of these villages and also one in each of two other villages making one class every day in a separate village and on Tuesday one is held here in our home for those in this immediate neighborhood.

Since Oct. last Miss Shields has very kindly taught this for me.

Bible Women. I have two Bible women half of each being supported by the Bible Society. They do exactly the same kind of work.

One being in the Hospital and Dispensary and visiting homes from there or sick people belonging to the Church. The other one is out teaches the above named classes and preaching going to and from them and visiting new homes in these villages.

They both sell Bibles. They have taught as directed also in City Classes and Country classes having studied in our normal class.

Church Attendance. The number of Church attendants has varied from 270 to 325. This might appear small did we not remember the two newly opened Churches. When we think of this we find the number about the same, not lessened or grown, so we are encouraged and feel that altho the number is the same it in reality has grown.

Girls School. We have about 40 girls in our Primary Girls' School.

We had Promotion exercises at which 17 passed into the higher form. They, like other Schools, have their colors, flag and exercises and in all they say it is chaimi manso. (very interesting)

At Christmas time the Christian Endeavor Society of young ladies in America that pay the teacher's salary sent the girls each a pretty handkerchief and sachet bag and an apron to the teacher. They were more than delighted, we had a Christmas tree for them in our home. They made little things in the way of Korean clothing in miniature form and sent these to friends in America.

Lera, has taught singing to there little girls and English to our nurses one hour a day and spent one afternoon a week at Yun Dong teaching music, she has also a Bible class on Sunday morning.

She has taught Edward in the forenoons and the older brothers in the afternoons not to say anything of the many ways she has helped in the home during my illness and all the time.

This year has been marked in a special way by her return to us and also by our oldest Son's starting out in life's work for himself.

Visitors. We have had a good many and enjoyed them greatly. Among them Dr. and Mrs. Allen of Cleveland, the Nortons, the Marquis and others.

Personal. We have had great reason to be thankful, for while illness has been with us we are still here to praise God for his wonderful mercy and grace toward us and ours.

Those of us too who are far away have been kept safe and well and there too we have to thank kind friends who have helped much by their goodness to our boys. We realize more than ever every day and are more than ever thankful that we have a Heavenly Father who is not confined to one place but takes care of those who have to be separated from us.

19121216

서재필(펜실베이니아 주 필라델피아)이
올리버 R. 에비슨(서울)에게 보낸 편지 (1912년 12월 16일)

1912년 12월 16일

O. R. 에비슨 박사, 원장,
   한국 서울 세브란스 병원

친애하는 박사님,

   업무의 압박으로 인하여 저는 한국에 있는 저의 자산 문제에서 저의 이익을 돌보기 위하여 이 도시의 유력한 변호사 중 한 사람인 조셉 드 F. 전킨 씨에게 부탁하기로 결정하였습니다.
   저는 모든 서류와, 박사님, 미국 총영사, 허스트 박사와 주고 받았던 편지를 모두 그에게 넘겼습니다. 이 나라에서 가장 학식 있는 변호사 가운데 한 분인 그는 틀림없이 저보다 그 일을 잘 처리할 것입니다. 그의 법적 판단과 영향력은 미국 워싱턴의 국무부에까지 미칠 것입니다.
   그는 틀림없이 박사님께 편지를 써서 협력을 요청할 것이며, 저는 박사님이 저를 위하여 할 수 있는 모든 일을 할 것이라는 것을 알고 있습니다. 그런 이유로 박사님께 저에게 편지를 쓰는 대신에 전킨 씨와 연락을 취해 주실 것을 부탁드립니다. 그는 저나 다른 어떤 일반인보다 그러한 사건을 훨씬 더 잘 처리할 수 있기 때문입니다.
   미리 감사드립니다.

   안녕히 계십시오.

추신: 에비슨 부인, 박사님의 자녀에게 안부를 전하며, 이 문제에 관하여 저에게 매우 친절하게 대해주신 허스트 박사님을 결코 잊지 못할 것입니다. P. J.

Philip Jaisohn (Philadelphia, Pa.), Letter to Oliver R. Avison (Seoul) (Dec. 16th, 1912)

December 16, 1912

Dr. O. R. Avison, Superintendent,
Severance Hospital, Seoul, Korea

Dear Doctor: -

Owing to the pressure of business, I have decided to ask Mr. Joseph De F. Junkin, one of the leading attorneys of this city, to look after my interests, regarding my property matter in Korea.

I have turned over to him all the papers and correspondence that I have had with you, U. S. Consul General and Dr. Herst. He will no doubt look after it much better than I could, as he is one of hte most learned attorneys in this country, whose legal judgment and influence will be respected at the State Department in Washington.

He will no doubt write to you and ask for your co-operation, and I know you will do anything you can for me. For that reason I am going to ask you to correspond with Mr. Junkin, instead of writing to me, as he is much more capable of handling such cases than I or any other layman.

Thanking you in advance, I am,

Yours very sincerely,

PJ/M

P. S. Please give my best regard to Mrs. Avison, your children and Dr. Herst, who has been very kind to me in this matter, for which I will never forget him. P. J.

19121227

새뮤얼 A. 마펫(평양)이 아서 J. 브라운(미국 북장로교회 해외선교본부 총무)에게 보낸 편지 (1912년 12월 27일)

1912년 12월 27일

친애하는 브라운 박사님,

저는 실행 위원회의 권고 사항에 대한 선교부의 표결(첨부 표에 전체 내용이 있음)과 이에 대해 결정하거나 투표하지 않은 사람들의 의견을 함께 보냅니다. 이를 통과시키는 데 필요한 표 수는 32표입니다.

(중략)

권고 제4호: 하급 학교 보조를 위한 연 1,000엔의 선교부 요청.
찬성 42, 반대 7, 투표하지 않음 14

의견은 다음과 같습니다.
(……)
에비슨 박사, - 찬성; 원칙에는 찬성하지만 금액이 너무 부족해서 나의 견해가 오해받을까 봐 그것에 투표할 수 없습니다.
(……)

Samuel A. Moffett (Pyeng Yang), Letter to Arthur J. Brown (Sec., BFM, PCUSA) (Dec. 27th, 1912)

Dec. 27, 1912

Dear Dr. Brown: -

I send you the vote of the Mission on the recommendations of the Executive Committee (in full on accompanying sheet), together with the comments made thereon by those acting Or not voting on the same. The number of votes necessary to pass these is 32.

(Omitted)

Recommendation No. 4: Mission Request ¥1000 per year assistance Lower School. Affirmative 42, Negative 7, Not voting 14

Comments as follows,
(......)
Dr. Avison, - affirmative; in favor of the principle but the amount is so inadequate that I cannot vote for it lest my viewpoint be misunderstood.
(......)

제6장 1913년
Chapter 6. 1913

19130100

휴 H. 위어 (제물포), 한국 의료 선교사 협회.
The Korea Mission Field (서울) 9(1) (1913년 1월호), 13~14쪽

중국 의료 선교사 협회의 한국 지부이다.

한국 의료 선교사 협회의 연례회의가 1912년 9월 23일부터 25일까지 서울에서 개최되었다. 20명의 회원과 15명의 방문객이 참석하였다.

(중략)

토론에 이어 논문을 낭독한 사람은 다음과 같다. - 리드 박사, 비정복 탈구(脫臼)

밴 버스커크 박사. 한국인 중에서 경련, 간질 및 정신 이상의 몇 가지 가능한 원인

에비슨 박사, 콜레라.

패터슨 박사, 수술의 세균학.

또한 '올해 배운 것 중 가장 좋은 것'을 주제로 토론회를 열었고, 육체와 정신의 관계에 대한 토론이 진행되었다.

(중략)

Hugh H. Weir (Chemulpo), Korea Medical Missionary Association. *The Korea Mission Field* (Seoul) 9(1) (Jan. 1913), pp. 13~14

Being the Korean Branch of the China Medical Missionary Association.

The Annual Meeting of the Korea Medical Missionary Association was held in Seoul from Sept. 23~25. 1912. Twenty members and fifteen visitors attended during the course of the sessions.

(Omitted)

Papers followed by discussions were read by the following: - Dr. Reid, Unreduced dislocations.

Dr. Van Buskirk. Some possible causes of convulsions, epilepsy and in sanity among Koreans.

Dr. Avison, Cholera.

Dr. Patterson, Bacteriology of surgical work.

There was also a symposium on "The best thing I have learnt this year," and a discussion on the relation of Body and Spirit.

(Omitted)

19130100

J. 로버트 무스(송도), 송도에서 열린 미국 남감리교회 한국
선교부의 연례회의에 제출한 송도 동부 지역의 보고서.
The Korea Mission Field (서울) 9(1) (1913년 1월호), 21쪽

(중략)

며칠간 간호를 받은 후, 무스 부인은 병이 나기 전만큼 건강하지는 않았지만 회복되어 그 이후로 계속해서 일을 할 수 있었다. 주님은 그 모든 일을 통하여 우리에게 선을 베푸셨다. 송도 지부의 회원들은 친절하고 많은 도움을 주었으며, 특히 우리는 이번에 해리스 양과 틴슬리 양이 제공해 준 노고에 대하여 큰 신세를 졌다. 또한 리드 박사가 미국에 있을 때 우리가 요청하였을 때 우리를 돕기 위하여 온 에비슨 박사와 허스트 박사의 신세도 졌다.

(중략)

J. Robert Moose (Song Do), Report of the Songdo East District to the Annual Meeting of the Korea Mission, Methodist Episcopal Church South, Songdo. *The Korea Mission Field* (Seoul) 9(1) (Jan., 1913), p. 21

(Omitted)

After days of nursing, Mrs. Moose recovered so that she has been up and about her work ever since though she is not as strong as she was before her illness. The Lord has been good to us through it all. The members of the Songdo station have been kind and helpful, especially are we under obligations to Miss Harris and Miss Tinsley for services rendered at this time. Also Dr. Avison and Dr. Hirst who came to our help as Dr. Reid was in America at the time we called for them.

(Omitted)

19130102

아서 J. 브라운(미국 북장로교회 해외선교본부 총무)가
한국 선교부로 보낸 선교본부 회람 편지, 제126호 (1913년 1월 2일)

(중략)

 귀 선교부의 의사 파송 요청은 배정할 후보자가 있을 때 이루어질 것입니다. 유감스럽게도 현재 공급은 계속해서 매우 적지만, 우리는 부산을 위하여 의사를 확보해야 한다는 것을 여러분과 함께 느끼고 있으며 우리는 자신이 부산을 방문한 일과 의료 사업의 기회에 대한 인상을 설명하고 있는 5월 13일자 및 6월 24일자 에비슨 박사의 편지에 큰 감명을 받았습니다.

(중략)

Arthur J. Brown (Sec., BFM, PCUSA),
Board Circular Letter to the Korea Mission, No. 126 (Jan. 2nd, 1913)

(Omitted)

 Your request for a physician will be taken up when medical candidates become available for assignment. The supply at present, I am sorry to say, continues to be desperately small but we feel with you that a physician must be secured for Fusan and we were greatly impressed by Dr. Avison's letters of May 13th and June 24th, giving an account of his visit to Fusan and his impressions of the opportunities for medical work.

(Omitted)

19130102

아서 J. 브라운(미국 북장로교회 해외선교본부 총무)가 한국 선교부로 보낸 선교본부 회람 편지, 제127호 (1913년 1월 2일)

THE BOARD OF FOREIGN MISSIONS
OF THE
PRESBYTERIAN CHURCH IN THE U.S.A.
156 FIFTH AVENUE
NEW YORK

CABLE ADDRESS:
"INCULCATE," NEW YORK
FOREIGN MISSIONS CODE
A. B. C. CODE 4TH EDITION

MADISON SQUARE BRANCH
P. O. BOX NO. 8

OFFICE OF SECRETARY

K/B
제127호   1913년 1월 2일

한국의 F. S. 밀러 목사 부부의 미국 귀국

한국 선교부 귀중

친애하는 동료들,

우리는 얼마 전에 O. R. 에비슨 박사와 J. W. 허스트 박사가 서명한 8월 30일자 F. S. 밀러 목사 부부의 진단서와 미국으로의 긴급 귀국의 필요성에 관한 8월 26일자 W. C. 퍼비언스 박사의 편지를 받았습니다.

(중략)

Arthur J. Brown (Sec., BFM, PCUSA),
Board Circular Letter to the Korea Mission, No. 127 (Jan. 2nd, 1913)

THE BOARD OF FOREIGN MISSIONS
OF THE
PRESBYTERIAN CHURCH IN THE U. S. A.
156 FIFTH AVENUE
NEW YORK

K/B
No. 127 January 2d, 1913

The Return to the U. S. of the Rev. and Mrs. F. S. Miller, of Korea.

To the Korea Mission

Dear Friends: -

We received sometime ago Dr. W. C. Purviance' letter of August 26th enclosing medical certificates and regarding the necessity of an emergency return to America of the Rev. and Mrs. F. S. Miller August 30th signed by Dr. O. R. Avison and Dr. J. W. Hirst, endorsing these certificates.

19130112

윌리엄 M. 베어드(평양)가 아서 J. 브라운(미국 북장로교회 해외선교본부 총무)에게 보낸 편지 (1913년 1월 12일)

> 접 수
> 1913년 2월 6일
> 브라운 박사

한국 평양,
1913년 1월 12일

친애하는 브라운 박사님,

    11월 6일에 저는 한국의 연합대학 위치 문제와 관련한 주제로 박사님께 자세하게 편지를 썼습니다. 그 이후로 상황은 제가 박사님께 다시 편지를 쓸 필요가 있는 두 가지 새로운 단계가 발전하였습니다.

    우선, 서울에 대학을 희망하는 서울 지부의 회원들은 이를 위하여 지부의 만장일치의 찬성을 확보하기 위하여 열심히 노력해 왔습니다. 제가 지난 번 편지를 썼듯이, 연례회의 당시의 투표에서는 서울 지부의 회원 5명 만이 하나의 연합 대학과 그것이 서울에 위치하는 것에 찬성하였습니다. 이들은 언더우드, 에비슨 및 허스트 박사, E. H. 밀러, 그리고 브라우리 양이었습니다. 그 이후로 루이스, 웸볼드 양 및 피터스 씨 등 세 명이 서울에 대학을 설립해야 할 필요성에 대하여 선교본부로 보내는 편지에 합류하였습니다. 저는 그렇게 투표한 사람들이 평양에 이미 설립된 대학에 해를 입혀도 된다고 생각하는 것인지 도무지 이해할 수가 없습니다. 이번 투표는 추가적인 기독교 대학을 설립할 것인지, 그리고 서울에 설립할 것인지에 대한 것이었습니다. 이 투표에서도 게일 및 클라크 박사, 그리고 겐소 및 톰스 씨의 승인조차 확보하지 못하였습니다.

(중략)

William M. Baird (Pyeng Yang),
Letter to Arthur H. Brown (Sec., BFM, PCUSA) (Jan. 12th, 1913)

Received
FEB 6 1913
Dr. Brown

Pyeng Yang, Korea,
Jan. 12, 1913

Dear Dr. Brown: -

On November 6th I wrote you quite fully on the subject of the location of one Union College for Korea. Since then two new phases of the situation have developed which require that I write you again.

For one thing, those members of Seoul station who desire a college there, have been making strong efforts to secure a unanimous vote of the station to that effect. As I wrote you before, in the vote taken at the time of the Annual Meeting, only five members of Seoul station, voted for the location of the one Union College and that in Seoul. These were Drs. Underwood, Avison and Hirst, Mr. E. H. Miller and Miss Brownlee. Since then three more members, Misses Lewis and Wambold and Mr. Pieters have joined with them in a communication to the Board representing the needs of a College in Seoul. I do not understand that any of those so voting would desire any injury to the established College at Pyeng Yang. The vote was taken on the question of an additional Christian College and that in Seoul. Even this vote did not secure the approval of Drs. Gale and Clark and Messrs. Genso and Toms.

(Omitted)

19130122

올리버 R. 에비슨(서울),
[연합 대학의 위치에 관한 의견] (1913년 1월 22일 통지함)

현재 한국에 단 하나의 선교 대학만 존재하고 연합기관으로 하기로 이미 결정된 것을 당연하게 여겨지고 있으며, 다음에 결정이 요구되는 것은 그 위치에 대한 문제이다.

고려되는 곳은 서울과 평양 두 곳뿐인데, 두 곳의 장단점을 면밀히 고려하고 비교하는 것이 필요하며, 나중에 수정하기 어렵고 비용이 많이 드는 실수를 저지르지 않도록 해야 한다.

그러한 실수는 다른 선교지에서 이미 저질러졌는데, 그 예가 지금 우리 바로 앞에 있는 중국 산둥에서 미국 북장로교회 선교부가 처음에 텅저우[滕州]에 설립한 교파(敎派) 대학은 후에 웨이시엔(Weishien)으로 옮겨 다른 선교부와 함께 연합 대학을 설립하였으며, 현재 이 연합 대학을 지난푸[濟南府]로 이전할 계획이다.

위치 문제에 자연스럽게 나타나는 고려 사항은 다음과 같다.

1. 인구 중심
2. 접근성
3. 종교적 이점
4. 유혹이 비교적 없음
5. 학생들이 자연스럽게 모이는 경향
6. 지배 문제에 있어 연합 선교부의 실질적 대등함
7. 강의, 도서관, 그리고 정신적 자극과 폭넓은 문화의 기회를 제공하는 교육적 이점 축적
8. 기지 및 유지 관리에 돈을 기부하는 기부자의 선호

현재 평양에는 번성 중인 학원과 이미 운영되고 있는 대학이 있는데, 지금까지 가장 큰 종교 활동의 중심지이었고, 바로 이곳이 미국 북장로교회 선교부가 지금까지 모든 교육적 노력을 강조해 왔던 곳이며 선교 사업에 참여하는 것이 적절하다고 생각하였고 북감리교회 선교부는 수년 동안 그곳에서 장로교회와

연합해 왔다.

　최근까지 모든 사람들은 이 사업이 계속되는 동시에 중부와 남부의 필요를 충족시키는 교육 기관이 수도에서 성장하여 때가 되면 대학교가 될 것이라고 기대하였다.

　그러나 지난 2~3년 사이에 모든 선교부의 모든 노력을 단 하나의 대학 설립과 유지에 쏟아부어야 한다는 생각이 발전해 왔으며, 평양이 그곳에 설립하자고 주장하는 것은 당연한 일이다. 반면에 수도가 그러한 기관이 있을 자연스러운 곳이라고 생각하는 사람들이 많기 때문에 실제로 어디에 위치해야 하는지에 대하여 치열한 논쟁이 있다.

　　　평양 측의 주장은 다음과 같다.
　　1. 정치적 갈등이 심하고 종교적 발전이 더 어려운 대도시나 수도에 비하여 소도시의 유혹이 적다.
　　2. 선교 사업의 전도적 측면은 서울보다 평양에서 더 두드러졌고, 전국 각지에서 대학으로 보낸 기독교 청년들이 그곳의 신앙과 좋은 삶에서 벗어날 가능성이 적을 뿐 아니라 서울에서보다 종교적 열정이 커질 가능성이 더 높다.
　　3. 평양은 한국에서 종교적 중심지이므로 이 이유 때문에 그것을 교육의 중심지로 삼아야 한다.

　만일 이 세 가지 점이 모두 사실이고 앞으로도 사실로 남아 있게 될 것임이 성공적으로 유지될 수 있다면, 평양은 확실히 그곳에 선교 교육 시설을 위치시키는 데 매우 강력한 근거를 갖게 될 것이다. 그러나 서울을 선호하는 사람들은 평양에서의 유혹이 서울에서의 유혹보다 눈에 띄게 적다는 것을 보여주는 것이 매우 어렵다고 주장한다. 평양은 대도시이고 서울에서와 마찬가지로 온갖 형태의 악덕이 그곳에서도 횡행하고 있다. 그곳의 유혹은 그 유혹에 빠질 만큼 약한 학생들을 모두 유혹하기에 충분하며, 서울에서와 마찬가지로 많은 학생들이 그것에 빠질 가능성이 높다.

　실제로 많은 사람들은 대도시에서 교육을 받고 유혹을 이겨내는 사람이 더 강해지고 결국에는 더 큰 결과를 얻을 수 있다고 생각하고 있다. 그렇더라도 평양은 악의 유혹이 전혀 없을 만큼 작은 도시는 아니다.

　정치적 갈등에 관해서는 최근 사건으로 인하여 이러한 현상이 실질적으로 사라졌으며, 평양보다 서울에서 학생들이 더 많이 관심을 받는 곳은 없다.

위의 주장 2번과 관련하여, 사업이 한 곳에서 다른 곳보다 더 영적인지 또는 학생들이 한 곳에서 다른 곳에서보다 더 영적으로 될지의 여부는 분명히 개인적인 판단의 문제이다. 평양의 사역자들은 자신들의 영적 수준이 서울의 사역자들보다 높고 학생들을 위하여 서울의 사역자들보다 더 높은 유형의 기독교를 발전시킬 수 있다고 생각하기 쉽지만, 그것은 다시 판단의 문제이다. 서울에서 발전된 기독교인의 유형이 한국의 다른 지역만큼 높다고 믿는 사람들이 있으며, 동시에 더 넓은 발전을 위한 수도의 더 큰 기회 때문에 그 유형이 더 광범위하다고 생각하는 사람들도 있다. 어쨌든 서울의 사역자들은 그가 다른 사람들보다 훨씬 낫다는 것에 감사해 하는 사람의 정신을 너무 좋아한다고 주장하는 것에 개의치 않는다.

평양이 한국 종교 활동의 중심지이자 종교 인구의 중심지라는 세 번째 주장과 관련하여, 최근까지 그 주장은 사실이었지만 자연적인 상황에서 그러한 상태는 일시적일 수밖에 없다는 것이 맞다. 복음선교 연합공의회의 통계를 검토해 보면 이 중심지가 이미 평양 남쪽으로 이동하였고 매년 남하하고 있으며, 그 중심지가 한국의 실질적인 중심점인 서울의 위도에 위치하게 되는 것은 단지 시간 문제일 뿐이고 아마 몇 년 정도 걸릴 것이며, 남쪽의 발전이 북쪽의 발전과 균형을 이루기 때문에 그것은 이곳에 남아 있게 될 것이다.

대학이 단지 몇 년만 운영된다면 평양에 위치할 수도 있겠지만, 영구적인 기관이 될 것으로 예상되기 때문에 평양의 위치를 확보하기 위하여 사용된 바로 그 주장이 이제 우선적으로 서울로 결정해야 한다.

이러한 이유로 서울을 선호하는 사람들은 평양에 대한 주장이 첫눈에 보이는 것보다 훨씬 덜 강력하다고 느끼고 있다. 게다가 서울은 많은 사람들의 판단에 따라 균형을 완전히 유리하게 바꾸는 매우 확실한 다른 이점을 제공한다. 다음은 이것들 중 일부이다:

1. 접근성. 서울은 중앙에 위치하고 있으며, 서울로부터 모든 철도 노선이 방사형으로 뻗어 있고 모든 노선이 서울로 수렴된다. 그곳은 전국 각지에서 쉽게 접근할 수 있는 반면, 평양은 한쪽 끝에 치우쳐져 있다. 매우 강력한 반대 이유가 없는 한 이것은 결정적이다. 첨부된 지도는 평양이 자연적으로 한국 전체 면적의 약 4분의 1만을 관할하고 있다는 것을 보여주고 있다. 평안북도와 남도, 황해도만 쉽게 담당할 수 있다. 함경북도와 남도는 남북을 잇는 높은 산맥에 의해 평안도와 단절되어 있어 서울이나 평양으로 가려는 모든 학생들은 먼저 원산으로 가고, 그 다음에는 평양과 마찬가지로 서울에 가까우며 도보나 조랑말을 타고 육로로 5, 6일 동안 여행하지 않는 한 평양에 가기 전에 먼저 서울에 와야

하며, 따라서 접근성은 서울이 유리하며, 게다가 서울에서 원하는 것을 얻을 수 있다면 어느 한국인도 서울을 거쳐 다른 곳으로 가려하지 않을 것이라는 것은 부인할 수 없는 사실이며, 실제로 많은 사람들이 그것을 얻기 위하여 서울을 벗어나는 것보다 그것 없이 지낼 것이다. 그러면 황해도는 평양과 마찬가지로 서울에 가깝기 때문에 서울은 평양보다 10개의 도(道)를 더 잘 담당할 것이고, 11번째 도에서도 똑같을 것이기에, 평양은 13개의 도 중 2개의 도에만 직접적으로 유리할 것이다.

    2. 학생들이 모이는 자연스러운 경향. 이는 다른 어느 곳보다도 서울에 있어 의심할 여지 없는 사실이다. 서울은 수백 년 동안 모든 교육의 수도이자 중심이었다. 모든 학생들이 서울에 오기를 기꺼이 좋아하고 있지만, 소수의 학생들만이 서울을 지나 지방 도시로 간주되는 곳으로 기꺼이 가고 있는 상황이다. 우리 선교부의 최근 연례회의에서 서울에서 대학 사업의 허용을 반대하는 일부 사람들은 평양 대학을 유지할 수 있는 유일한 방법은 서울에서 모든 대학 사업을 중단하는 것이며, 두 곳 모두에서 사업을 수행하려는 시도는 평양 사업의 느리지만 확실한 죽음을 의미할 뿐이라고 말한 것에서 이것은 자명하다. 이는 항상 물이 언덕 위로 흐르도록 시도해야 함을 의미한다. 다른 압도적인 불이익이 없다면 저항을 최소화하면서 사업을 추진하는 것이 더 낫지 않을까?

    이것이 현재 연합 대학을 웨이시엔에서 지난푸로 이전하려는 제안의 이유 중 하나이다. 지난푸는 성(省)의 수도이자 학생들의 천혜의 동경의 대상이며, 이러한 흐름을 막으려는 시도는 지속적으로 작동하는 장애이고 성공을 가져오는 데 필요한 노력을 더하게 할 뿐이다. 왜 한국은 역사와 다른 선교지의 경험에서 교훈을 얻어 궁극적으로 있어야 할 곳에 지금 대학을 설립하지 말아야 할까?

    3. 선교부 영향력의 대등함. 만일 그것이 연합 기관이 되려면 가능한 한 많은 협력 선교부의 이해 관계가 있는 곳에 위치해야 한다는 것은 당연하다. 한 선교부의 영향력이 지배적인 곳에 위치한다면 연합은 합병증에서 자유로울 수 없다는 것은 명백하다.

    평양에서는 감리교인들이 꽤 강력한 사역을 하고 있음에도 불구하고, 북장로교회 선교부의 영향력이 눈에 띄게 지배적이지만, 그곳에서 그들의 선교사들과 우리 선교사들의 수를 얼핏 보면 그 힘이 비례한다는 것을 알 수 있다. 아내를 포함해 숫자는 다음과 같다: 북감리교회 16명, 북장로교회 59명. 다른 선교부 중 어느 곳도 그곳에서 사역을 하고 있지 않다. 반면 서울, 제물포 및 송도에서는 그 숫자가 다음과 같다. 북감리교회 33명, 북장로교회 31명, 성공회 - 상당히 큰 인원, 남감리교회 37명으로 여러 선교부가 이곳에서 일하고 있으며 영향력이 거의 고르게 분포되어 있다. 남감리교회는 자신들의 필요에 부응한다면 서울에 대학을 원하는 충분한 이유가 있다. 평양처럼 한 선교부가 압도적인 영향력을 갖고 있는 곳에서 연합 기관이 한쪽으로 치우쳐 있어야 한다는 것은 생각할 수 없는 일이다. 내 판단으로는 장로교회가 그런 일을 하려고 하는 것은 불공평하다.

4. 대규모 대학과 그것이 제안하는 유일한 대학은 과학적인 강의, 도서관 등의 방식에서 지방 도시보다는 서울에서 더 폭 넓은 문화에 대한 기회를 얻을 수 있는 이점이 있는 곳에 위치하는 것이 큰 이점임을 알게 될 것이다.

5. 제안된 대학에 필요한 만큼 많은 돈을 기부하는 사람들은 당연히 제안의 사업적 측면을 주의 깊게 살펴보고, 봉사할 모든 이익과 관련하여 위치가 좋은 기관에 기꺼이 기부할 의향이 더 크다. 남감리교회 교인들이 자신들의 영향력 범위 밖에 있고 관심도 없는 대학에 어떻게 많은 기부를 기대할 수 있겠는가? 지역적 편견에 영향을 받지 않은 고국의 북장로교인이라도 어떻게 평양에 위치해야 한다고 제안된 것처럼 영속성이 결여될 연합 기관에 기부할 것을 기대할 수 있겠는가? 이러한 특징은 52,000달러를 받은 사람이 동시에 평양을 위하여 모든 노력을 기울였음에도 불구하고 서울의 한 대학에 52,000달러가 제안되었지만 평양의 대학에는 아무것도 제공되지 않았다는 사실에서 이미 분명하다.

서울로 가려는 경향이 끊임없이 있고 사업은 그에 상응하는 이점 없이 항상 흐름에 어긋나기 때문에 위의 사실을 고려할 때 평양에 위치시키려 시도하는 것은 쓸모없고 현명하지 못한 것처럼 보일 것이다.

최근 한국 교육 평의회에서 이 주제에 대한 표결이 이루어졌는데, 그 결과 5 대 4로 서울을 찬성하였지만 의장의 표결로 동수가 되었다. 3명이 참석하지 않았지만 평양에 2표, 서울에 1표를 투표하여 평양이 7표, 서울이 6표를 얻었을 것으로 추정된다. 투표를 분석하면 다음과 같다.

	평양	서울
미국 북장로교회	4	0
미국 남장로교회	2	0
호주 장로교회	1	0
미국 북감리교회	0	3
미국 남감리교회	0	2
캐나다 장로교회	0	1
	7	6

이것은 거의 완전히 교파적인 갈림이지만, 감리교인들이 평양에서 자신들의 이익을 고려할 수 있다고 생각하지 않는다는 것을 잘 보여주고 있다.

공정성을 고려하여 미국 북장로교회 선교부의 네 대표자가 다음과 같이 위치하고 있음을 지적하는 것이 적절할 수 있겠다.

평양 2명, 선천 1명, (둘 다 평안도에 있는 곳), 대구 1명 (남쪽). 서울은 규모가 크고 교육에 큰 관심을 갖고 있음에도 불구하고 평의회에 대표자가 없다.

O. R. 에비슨

Oliver R. Avison (Seoul), [Opinion on the Location of Union College] (Ack. Jan. 22nd, 1913)

It being taken for granted that it has already been decided that there shall be for the present only one mission college in Korea and that it is to be a union institution, the question of its location is the next that calls for decision.

Only two places are being considered - Seoul and Pyeng Yang - and the advantages and disadvantages of both places need careful consideration and comparison lest we make a mistake which will afterwords be difficult and costly to correct.

Such mistakes have already been made in other fields – an example being now immediately before us in Shantung, China, where the American Presbyterian Mission, North first established a denominational college in Tengchow, then moved to Weishien to form a union college with some other missions, and are now planning to move this union college to Chinanfu.

The considerations which would naturally enter into the question of location are,

1. Center of population
2. Ease of access
3. Religious advantages
4. Comparative absence of temptations
5. Natural tendency of students to congregate

6. Practical equality of uniting missions in matter of domination
7. Accumulation of educational advantages as lectures, libraries and other things giving mental stimulus and opportunity for broader culture
8. Preference of contributors to give money for plant and maintenance.

At the present time Pyeng Yang has a flourishing academy and a college already going and has been heretofore the center of the greatest religious activity and it is at this point that the American Presbyterian Mission, North has up to now emphasized whatever of educational effort it has thought it proper to put into its missionary work and the Northern Methodist Mission has been united with the Presbyterian in it for several years.

Until recently all had expected that that work would continue while at the same time an educational institution would grow up at the capital which would cater to the needs of the centre and south and would probably become a university in due time.

Within the last two or three years, however, there has been developing an idea that all the efforts of all the missions should be put into the establishing and maintainance of but one college and it is but natural that Pyeng Yang should put in a claim to have it established there. On the other hand there are many who regard the capital at the natural location for such an institution and so there is a keen controversy as to where it shall be actually located.

The claims set forth by Pyeng Yang are:
1. That the temptations of the smaller city are fewer than those of the larger city and capital where the political strife has been intense and religious development is more difficult.
2. That the evangelistic side of mission work has been and is more prominent in Pyeng Yang than in Seoul and that Christian young men sent to college from various parts of the country are not only less likely to be diverted from their faith and good life there than at Seoul but also are more likely to have their religious zeal increased there.
3. That Pyeng Yang is the centre of the religious population in Korea and that for this reason it should be made the educational centre.

If it can be successfully maintained that all these three points are true and will remain true in the future then Pyeng Yang will certainly have a very strong case for locating the educational plant of the missions there. But those who favor Seoul claim that it is very difficult to show that the temptations in Pyeng Yang are noticeably less than those of Seoul. Pyeng Yang is a large city and all forms of vice flourish there as they do in Seoul. Temptations there are quite sufficient to seduce all the students who are weak enough to fall under them and quite as many are likely to fall there as in Seoul.

Indeed many hold that those who gain their education in a large city and come thru the temptations are the stronger for it and greater results are secured in· the end. Be this as it may Pyeng Yang is not so small a town as to offer no temptations to evil.

As for political strife this has been practically eliminated by recent events and there is no greater draw upon the students in Seoul than in Pyeng Yang.

In reference to claim 2nd above it is obvicouly a matter of individual judgement as to whether the work at one point is more spiritual than at another or as to whether students will become more spiritual at one place than another. It is quite easy for the workers at Pyeng Yang to think their spiritual level is higher than that of the workers in Seoul and that they can develop a higher type of Christianity for the students than can the Seoul workers but that again is a matter of judgment. There are those who believe that the type of Christians developed in Seoul is just as high as that of any other part of Korea, and some think that at the same time it is broader because of the greater opportunities of the capital for wider development. In any case the Seoul people do not care to argue this point as favoring too much of the spirit of the man who was thankful he was so much better than others.

In reference to the third claim that Pyeng Yang is the centre of the religious activity of Korea and the centre of the religious population it is at once agreed that up to recently that claim was true but in the natural order of things such a condition can only be temporary. An examination of the statistics of the Federal Council will show that this centre has already moved south of Pyeng Yang and is yearly advancing southwards and that it is only a question of time - a very few years probably - until that centre will be in the latitude of Seoul which is practically the central point of the country, and here it will remain because the development in the south will balance that in the north.

Were the college to be a matter of only a few years' duration it might well be placed at Pyeng Yang but as it is expected to be a permanent institution the very argument used to secure its location in Pyeng Yang should determine its location in Seoul now by preference.

For these reasons those who favor Seoul feel that the claims made for Pyeng Yang are much less strong than they might appear at first sight to be. Then besides Seoul offers certain other very definite advantages which in the judgment of many completely turn the balance in its favor. The following are some of these:

1. Ease of Access. Seoul is centrally located and from it all railway lines radiate and to it all lines converge. It is easily reached from all sections of the country whereas Pyeng Yang is far towards one end. This should be determining unless there are very strong counter reasons. The accompanying map shows that Pyeng Yang naturally serves only about one-fourth of the whole extent of Korea. It can only serve easily the provinces of North and South Pyeng An and the Province of Whanghai. North and South Ham Kyeng are cut off from it by the high range of mountains running south and north between these provinces and Pyeng An Provinces so that all students who would go either to Seoul or Pyeng Yang must first come to Wonsan and then they are as near to Seoul as to Pyeng Yang and must come to Seoul before going to Pyeng Yang unless they take a five or six days' trip overland on foot or by pony, so that in point of ease the balance is in favor of Seoul and it is besides an undeniable fact that no Korean will pass Seoul to go elsewhere if he can get what he wants in Seoul and indeed many will do without rather than go beyond Seoul to get it. Then the Province of Whanghai is as near to Seoul as to Pyeng Yang and so Seoul will serve ten provinces better than Pyeng Yang and the eleventh one equally as well, leaving Pyeng Yang, directly advantageous to only two provinces out of thirteen.

2. Natural tendency of students to Congregate. This is unquestionably true of Seoul over an abode any other place. For several hundred years Seoul has been the capital and the centre of all education and while all students are willing and glad to come to Seoul only a few are willing to go past Seoul to what is regarded as a country town. So certain is this that at the last Annual Meeting of our Mission some who argued against allowing college work to be carried on in Seoul stated that the only way that the college in Pyeng Yang could be maintained would be to stop all college work in

Seoul, saying that to attempt to carry on the work in both places meant only a slow but certain death to the work in Pyeng Yang. This means that for all time the attempt is to be made to make water run up hill. Is it not better, unless there are other overwhelming disadvantages, to do our work along the line of least resistance?

This is one of the reasons underlying the present proposed move of the Union College from Weishien to Chinanfu. Chinanfu is the capital of the province and the natural mecca of students and an attempt to stem that tide means a handicap which operates constantly and adds to the effort required to bring success. Why should Korea not learn its lesson from history and the experience of other fields and establish its college now where it will of necessity have to be ultimately?

3. Equality of Mission Influence. If it is to be a union Institution it naturally follows that it must be located at a point where as many of the cooperating missions have interests as is possible. It is manifest that if it is located where the influence of one mission is predominant the union cannot be free from complications.

In Pyeng Yang the influence of the American Presbyterian Mission, North, is markedly predominant even tho the Methodists have a fairly strong work there, but a glance at the number of their missionaries and ours will show the proportionate strength. The numbers are as follows, including wives: Northern Methodists 16, Northern Presbyterian 59. None of the other missions have nay work there. On the other hand in Seoul, Chemulpo and Songdo the numbers. are as follows: N. Methodist 33, N. Pres., 31, Episcopalians - quite a large force, Methodists 37 so that there are several missions at work here and there is an almost even distribution of influence. The Southern Methodists have every reason to want the college located in Seoul if it is to fit itself to their needs. It is unthinkable that a union institution should be located so far to one side and at a place where one mission has such an overwhelmingly predominating influence as is round in Pyeng Yang. In my judgment the Pesbyterians are unfair to try to bring it about.

4. A large college and the only one it is proposed to have will find it a great advantage to bo located at that point where advantage can be taken of the passing opportunities for broader culture which will come to Seoul rather than to a country town in the way of scientific lectures, libraries, etc.

5. Contributors of such large sums of money as will be required for the proposed college, naturally look carefully at the business side of the proposition and are more

willing to give to an institution that is well located with reference to all the interests to be served. How can we expect members of the Southern Methodist Church to give largely to a college located away and outside of their sphere of influence and where they have no interests? How can we expect even a Northern Presbyterian at home, uninfluenced by local prejudices, to give to a union institution so likely to lack permanency as would be one located as it is proposed this should be at Pyeng Yang? This feature is evident-already in the fact that $52,000.00 have been offered towards a college in Seoul but nothing towards one in Pyeng Yang in spite of the fact that the man who obtained the $52,000.00 made every effort on behalf of Pyeng Yang at the same time.

It would seem both useless and unwise to attempt to locate at Pyeng Yang in view of the above facts as there would be a constant tendency to get to Seoul and the work would be always against the stream with no corresponding advantage.

At a recent meeting of the Educational Senate of Korea a vote was taken on this subject which resulted 5 to 4 in favor of Seoul but was made a tie by the vote of the chairman. Three members were absent but it is supposed their votes would have been given two for Pyeng Yang and one for Seoul making 7 for Pyeng Yang and 6 for Seoul. An analysis of the vote would show as follows:

	Pyeng Yang	Seoul
America.n ·Presbyterian, North	4	0
American Presbyterian, South	2	0
Australian Presbyterian	1	0
American Methodist, North	0	3
American Methodist, South	0	2
Canadian Presbyterian	0	1
	7	6

This is almost a completely denominational division but it shows well that the .Methodists do not think their interests can be considered at Pyeng Yang.

In may be proper in the interest of fairness to point out that the American Northern Presbyterian Mission's four representatives are located as follows:

Pyeng Yang 2, Syen Chun 1, (both places in Pyeng An Proyince), Taiku 1 (in the south). Seoul altho so large a station and so strongly interested in education has no representative on the Senate.

O. R. Avison

19130215

윌리엄 C. 커(재령)가 아서 J. 브라운(미국 북장로교회 해외선교본부 총무)에게 보낸 편지 (1913년 2월 15일)

(중략)

제 생각에는 여전히 선교부의 대다수가 부산에서 벗어나기를 원하고 있으며, 개인적으로 언급하자면 이 문제에 대한 에비슨 박사의 열정이 선교부의 감정의 표현으로 받아들여져서는 안 된다는 것입니다.

(중략)

William C. Kerr (Chai Ryung),
Letter to Arthur J. Brown (Sec., BFM, PCUSA) (Feb. 15th, 1913)

(Omitted)

My feeling is that still the large majority of the Mission wants to get clear away from Fusan, and, to make a personal reference, Dr. Avison's enthusiasm in the matter should not be taken as an expression of Mission feeling.

(Omitted)

세브란스 병원 및 의학교, 1912년 3월 31일부터 1913년 3월 31일까지 끝나는 연도의 대차 대조표 (1913년 3월 31일)

세브란스 병원 및 의학교,
1912년 3월 31일부터 1913년 3월 31일까지 끝나는 연도의 대차 대조표

자본 자산

병원 자산 및 장비
부지
건물
 병원 건물
 대학 건물   51,156.59   42,065.67   9,090.92
 격리 병동
가구 및 비품   2,204.81   452.30   1,772.51
기구 및 도구   3,849.09   157.99   3,691.10

유동 자산

미수금   6,451.51   5,958.54   492.97
미수금 (확실치 않음)
50% 손실 대비
판매부, 재고   6,608.53   5,851.45   757.08
안경과, 재고   1,376.00   1,252.46   123.54
관리 용품 보유   121.75   121.75
은행의 현금   194.92   2,461.51   2,266.59

   총 자산   71,963.20   58,179.92   16,049.87   2,266.59

부채

자본 - 일반   58,443.81   42,759.87   15,683.94
자본 - 판매과   5,000.00   5,000.00

자본 - 안경과	2,000.00	2,000.00		
잉여금	1,779.82	243.79	1,531.03	
결핵 병동 기금	50.00	50.00		
세브란스 씨에 대한 당좌인월	526.45	3,611.64		3,085.19
외상 매입 계정	4,163.12	4,509.62		346.50
총 부채	71,963.20	58,179.92	17,214.97	3,431.69

정확하다고 인증함.
아이번 L. 램프리
감사

Severance Hospital and Medical College, Balance Sheet for Years ended Mar. 31, 1912, and Mar. 31, 1913 (Mar. 31st, 1913)

Severance Hospital and Medical College,
Balance Sheet for Years ended Mar. 31, 1912, and Mar. 31, 1913

Capital Assets
Hospital Properties and Equipment
Sites and ground
Building
  Hopital Building
  College Building   51,156.59 42,065.67 9,090.92
  Isolation Ward
Furnishings and Fixtures   2,204.81 452.30 1,772.51
Apparatus and Instruments   3,849.09 157.99 3,691.10

    Current Assets
Accounts Receivable   6,451.51 5,958.54 492.97
Accounts Receivable (Doubtful)

50% Reserve for Loss

Sales Department, Stock Inventory	6,608.53	5,851.45	757.08	
Optical Department, Stock Inventory	1,376.00	1,252.46	123.54	
Housekeeping Supplies on hand		121.75		121,75
Cash in Bank		194.92	2,461.51	2,266.59
Total Assets	71,963.20	58,179.92	16.049.87	2,266.59

Liabilities

Capital – General	58,443.81	42,759.87	15,683.94	
Capital – Sales Department	5,000.00	5,000.00		
Capital – Optical Department	2,000.00	2,000.00		
Surplus	1,779.82	243.79	1,531.03	
Tuberculosis Ward Fund	50.00	50.00		
Overdrafts on Mr. Severance	526.45	3,611.64		3,085.19
Accounts Payable	4,163.12	4,509.62		346.50
Total Liabilities	71,963.20	58,179.92	17.214.97	3,431.69

                                            Certified to be correct
                                            Ivan L. Lamprey
                                            Auditor

19130400

레라 에비슨(서울), 서울의 새로운 주일 학교.
The Korea Mission Field (서울) 9(4) (1913년 4월호), 96~97쪽

에비슨 양

우리의 이방인 주일학교는 8주 동안 운영되었으며, 지난 일요일에는 119명의 어린이가 참석하였다. 첫 번째 일요일에는 35명이 있었다.

세브란스 병원 학생 4명과 간호원 1명, 또 다른 젊은 현지인 여자가 돕고 있지만 계속해서 성장한다면 10명 이상은 한 반(班)이 너무 크게 되기 때문에 교사가 곧 더 필요할 것이다.

아직 학교가 초창기에 있기 때문에 많은 것들이 변화하고 경험을 통해 배워야 할 것이지만, 아이들이 보여주는 관심은 격려가 된다. 선생들은 모두 30분쯤 전에 나가서 거리에서 놀고 있는 아이들을 모은다. 교사 한 명은 학교가 열리는 병원 진료소에 머물며 아이들을 데리고 오는 사람들의 이름을 적어둔다. 나중에 가장 많은 아이들을 데리고 온 소년과 소녀에게 각각 하나씩 상품을 준다. 밝은 색의 비단 깃발은 각 학급이 앉는 자리를 표시하고 질서를 유지하는 데 도움을 주는데, 어린 이교도들이 거의 알지 못하는 것이다. 사실 그들이 아는 것은 별로 없다. 그들은 누가 그것을 만들었는지도 모르고, 하나님이나 예수의 이름도 들어본 적도 없으며, 아무것도 모른다. 그들의 빛나는 눈은 관심과 지성으로 빛나고 있으며, 그들에게 성경 이야기를 들려주는 일을 매혹적인 일로 만들어 준다. 그들은 그림 판지(板紙)를 매우 좋아하며, 무엇보다도 암송하는 법을 배우는 것을 좋아한다. 우리의 목표는 성경 구절과 찬송가, 주기도문, 십계명 등으로 아이들의 마음을 채워서 아이들이 커서 어느 곳을 가든지 주일학교에서 배운 것을 결코 잊지 않도록 하게 하는 것이다. 우리는 또한 그들의 부모들이 관심을 갖고 믿게 되기를 바라고 있다. 아이들이 노래를 배우는 방법은 정말 놀랍다. 오르간과 두 개의 코넷이 이끄는 대로 그들은 곧 곡조를 따라잡으며, 건물은 그들의 신선하고 젊은 목소리로 울려 퍼진다.

마틴 에비슨과 윌프레드 드월리가 코넷을 연주하고, 때때로 레이몬드와 에드워드 에비슨이 그들의 입 오르간으로 음악을 더 한다. 어린아이들을 사랑하셨던 그리스도께서 이 소식을 듣고 기뻐하셨을 것이라고 생각한다. 한 집에서는

내가 아이들과 함께 가도록 허락해 달라고 요청하였는데, 그 부모는 많이 머뭇거렸지만 마침내 동의하였다. 그 어린 소년은 아주 밝은 색깔의 모자를 쓰고 있었으며, "아, 정말 예쁘네!"라고 나는 말하였다.

그 어머니는 나를 쳐다보았고, 내가 그들의 가장 좋은 점을 인정하는 것을 보고는 그에게 말하였다. "깨끗한 외투를 입는 것이 좋겠네." 그 옷을 꺼내오자 나는 다시 "아, 정말 아름답구나!"라고 말하였다. 그 여자는 머뭇거리더니 어린 소녀를 바라보며 말하였다. "새 치마를 입는 게 좋을 것 같아." 내가 화사한 핑크색 치마에 감탄하자, 여자는 "이제 웃옷이 더러워 보이네"라며 그에 어울리는 화려한 녹색 웃옷을 꺼냈다. 너무 예쁘다고 말하자 엄마는 활짝 웃었고, 그러자 아기는 "무엇을 입어요?"라며 울부짖었다. "그 애를 원하세요?" 그녀가 물었다. "물론입니다." 내가 말하자 그녀는 "그럼 넌 새 신발을 신어."라고 말하였다.

이것은 그 작은 친구를 만족시켰지만 어머니는 그렇지 않았다. 그녀는 잠시 머뭇거리다가 "너는 새 신발을 신는 게 좋을 것 같아. 새해를 맞이해서 아껴두었는데 오늘은 신어도 괜찮을 것 같아."라고 말하였다.

그래서 조금씩 모든 것이 고쳐졌고, 곧 우리는 꽤 똑똑해 보이기 시작하였다. 마침내 우리 숙소로 돌아왔을 때 나는 많은 아이들이 내 발뒤꿈치에서 뛰놀고 있는 피리부는 사람처럼 보였다. 지방에서는 어떤지 모르겠지만 이곳에서는 아이들을 모으는 일이 쉽지 않다. 일반적으로 그들은 단지 단순한 호기심 때문에 당신을 따르지 않는다. 늘 구걸하고 달래며 속으로 열심히 기도해야 한다. 내가 이곳에서 자라면서 얻은 '아이 이야기'와 아이의 감정에 대한 지식은 이 업무에서 나에게 매우 귀중한 것이다. 나는 종종 이 작은 사건을 생각하며, 어머니가 깨끗하고 산뜻한 옷을 하나씩 꺼내 온 것처럼 우리 학교도 힘과 매력과 유용성 면에서 성장하여 아이들도 안팎으로 깨끗하고 사랑스럽고 진실하게 자랄 수 있게 되기를 바란다.

Lera Avison (Seoul), A New Sunday School in Seoul.
The Korea Mission Field (Seoul) 9(4) (Apr., 1913), pp. 96~97

By Miss Avison.

Our heathen Sunday School has been running or just eight weeks and last Sunday 119 children attended. The first Sunday we had thirty-five.

Four of the Severance Hospital students and one nurse besides another young native woman have been helping but if it continues to grow we will soon need more teachers, as more than ten make too large a class.

Since the school is still in the beginning stage many things will have to be changed and learned from experience, yet the interest shown by the children is encouraging. The teachers all go out about half an hour before time and gather up children who are playing about the streets. One teacher stays in the hospital dispensary, where the school is held, and takes down the names of those who bring children with them. Prizes are given out later, one each to the boy and girl who have brought the most children with them. Brightly colored silk flags mark the place where each class is to sit, and help to keep order, it thing that the little heathen know little about. In fact there is nothing that they do know much about. They don't know who made them, they never heard the name of God or Jesus, they don't know a thing. Their bright eyes just shine with interest and intelligence, making it fascinating work, to tell them the Bible stories. They are extremely fond of picture cards, and above all they love to learn to recite. Our aim is to fill their minds with Bible verses and hymns, the Lord's prayer, the Ten Commandments, etc., so that wherever they may go when grown up they will never forget what they learned in Sunday School. We also hope that their parents will become interested and be led to believe. It is wonderful how the children learn to sing. Led by the organ and two cornets, they soon catch on to a tune, and the building rings with their fresh young voices.

Martin Avison and Wilfred Twilley play the cornets and sometimes Raymond and Edward Avison add to the music with their mouth organs. I think that Christ, who loved little children, must be glad to hear it. In one house where I asked that the children be allowed to come with me, the parents hesitated a good deal but finally gave their consent. The little boy put on a very brightly colored, hat. "Oh, how pretty!" I said.

The mother looked at me, saw that I appreciated their best things, then said to him, "You might as well put on your clean coat." When that was brought out, I said again, "Oh, how beautiful"! The woman hesitated, looked at the little girl, and said, "I suppose you might as well put on your new skirt." I admired the bright pink skirt, and then the woman said, "Now your jacket looks dirty," and brought out a brilliant green jacket to match. The mother beamed as I said how nice they looked, and then the baby wailed, "What am I going to put on?" "Do you want him?" she asked. "Of course" I said, so she said, "Well, you can wear your new shoes."

This satisfied the little fellow, but not the mother. She hesitated a minute, then said, "I suppose you might as well all wear your new shoes. I was saving them for the New Year, but it won't hurt to wear them to-day."

So little by little they got all fixed up, and soon we started off looking quite smart. When I finally came back into our compound I looked like the Pied Piper, with a crowd of children prancing at my heels. I don't know how it is in the country, but here it is not easy work to gather in the children. They do not follow you just from curiosity, as a rule. One must beg and coax and inwardly pray hard all the time. My knowledge of the "child talk," and the child feelings, gained as I grew up here myself, is invaluable to me in this work. I often think of this little incident, and hope that just as the mother brought out one clean, fresh garment after another, so our school may grow in strength and attractiveness and usefulness, so that the children may grow up clean and sweet and true inside as well as out.

19130402

[세브란스 병원의학교 제3회 졸업식 초청장] (1913년 4월 2일)

敬啓者本校第三回卒業式을四月二日(水曜)
午后四時에本校(濟衆院)內에서設行ᄒᆞ오니
光臨ᄒᆞ심을敬要

一千九百十三年四月 日

私立世富蘭偲病院醫學校長 魚丕信

閣下

(請牒携帶)

그림 17. 제3회 졸업식 초청장. 한국교회사연구소 소장.

[Invitation Card for the Third Graduation Exercises of Severance Hospital Medical College] (Apr. 2nd, 1913)

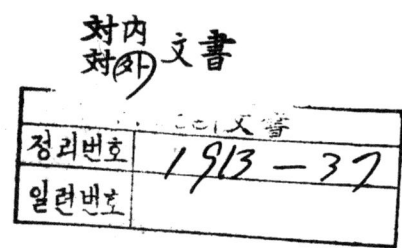

The Faculty
of
Severance Hospital Medical College
requests the honor of your presence
at the
Third Graduation and Commencement
Exercises of the College
at the
College Chapel adjoining the Hospital
at 4 P. M.
Wednesday, April 2 1913.

19130402
[세브란스 병원의학교 제3회 졸업식 순서] (1913년 4월 2일)

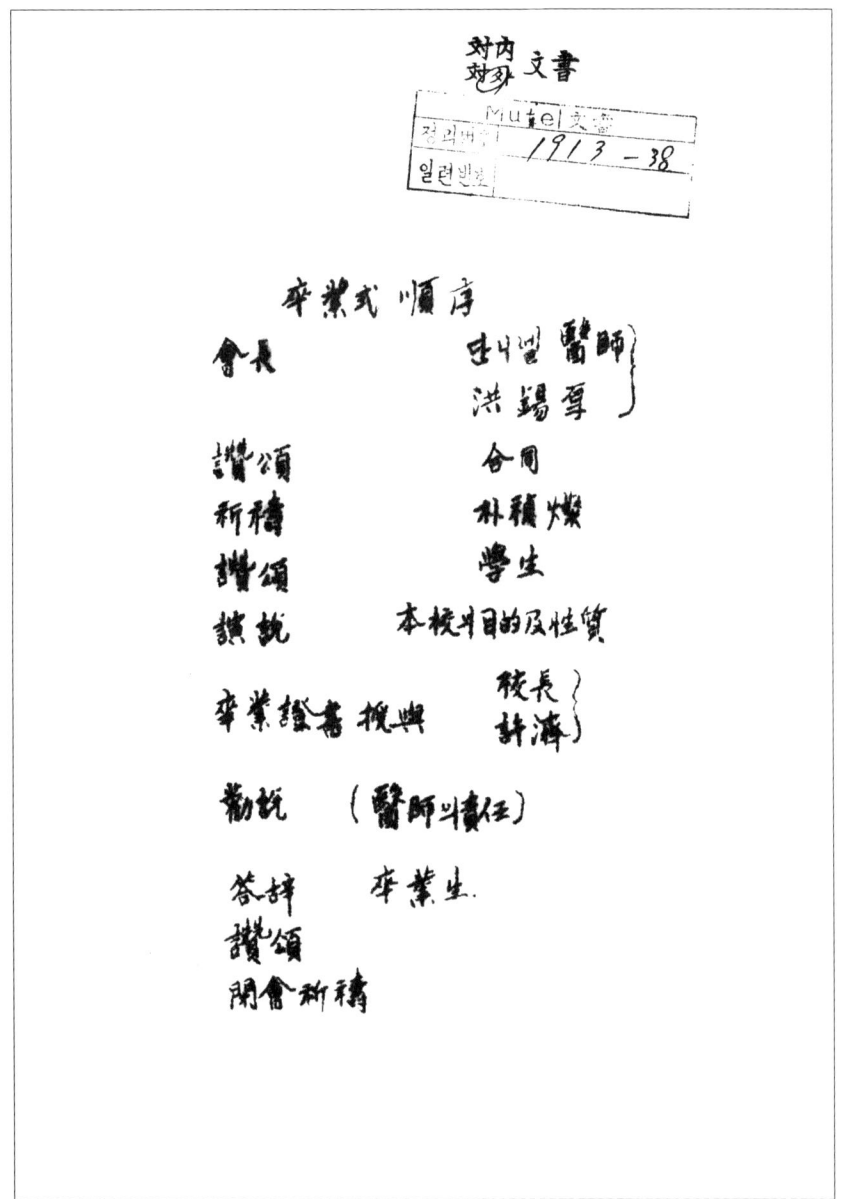

그림 18. 세브란스 병원의학교 제3회 졸업식 순서. 한국교회사연구소 소장.

Program of Graduation Exercises of the Severance Medical College
(April 2nd, 1913)

Program of Graduation Exercises
Of the Severance Medical College.

Chairmen	Dr. Daniel / Dr. Hong
Hymn	Congregation.
Prayer	Pastor Oak.
Hymn	Students.
Address	Aims & Character of our College work Dr. Barrell.
Presentation of Diplomas &c	Dr. Avison / Dr. Hirst.
Address to Graduates	Responsivilities of Physicians.
Address	Graduates.
Hymn.	
Prayer	

19130402

세브란스 병원의학교 제3회 졸업생 일동 사진
(1913년 4월 2일)
Third Graduating Class of Severance Hospital Medical College
(Apr. 2nd, 1911)

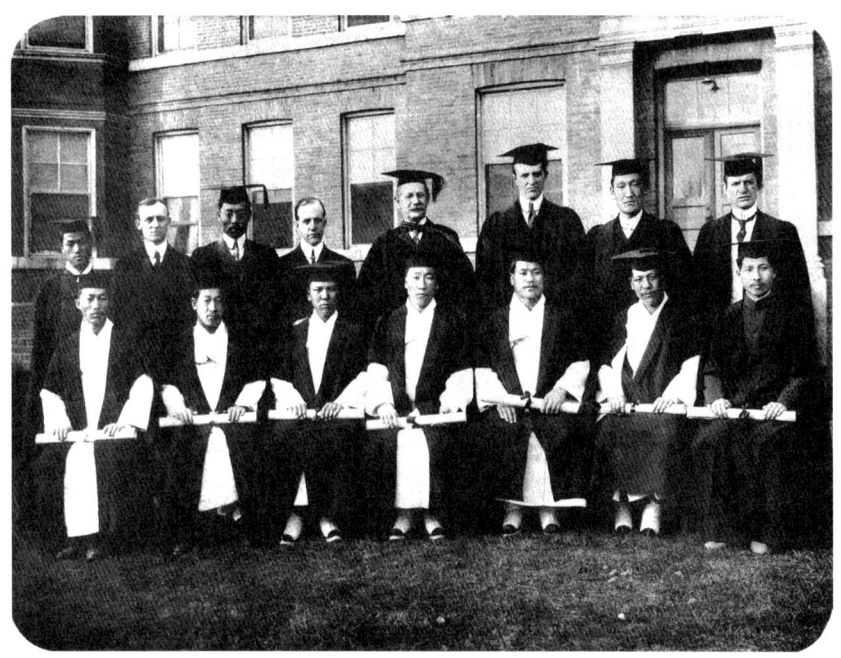

그림 19. 제3회 졸업생 및 교수진 일동. 동은의학박물관 소장.
아랫줄은 졸업생들이며, 왼쪽부터 1911년 의학득업사의 학위를 받았지만 이번에 의학박사 학위를 받은 2회 졸업생 강문집과 박영식, 그리고 의학득업사 학위를 받은 3회 졸업생 곽병규, 장인석, 김재명, 김인국, 고명우이다.
뒷줄은 교수진들이며, 왼쪽부터 박서양, 커를, 유전(?), 러들로, 에비슨, 대니얼, 홍석후, 그리고 허스트이다.

세브란스 병원의학교 제3회 졸업장 (1913년 4월 2일, 곽병규)
Diploma of Third Graduate (Apr. 2nd, 1913, Kwak Byung Kyu)

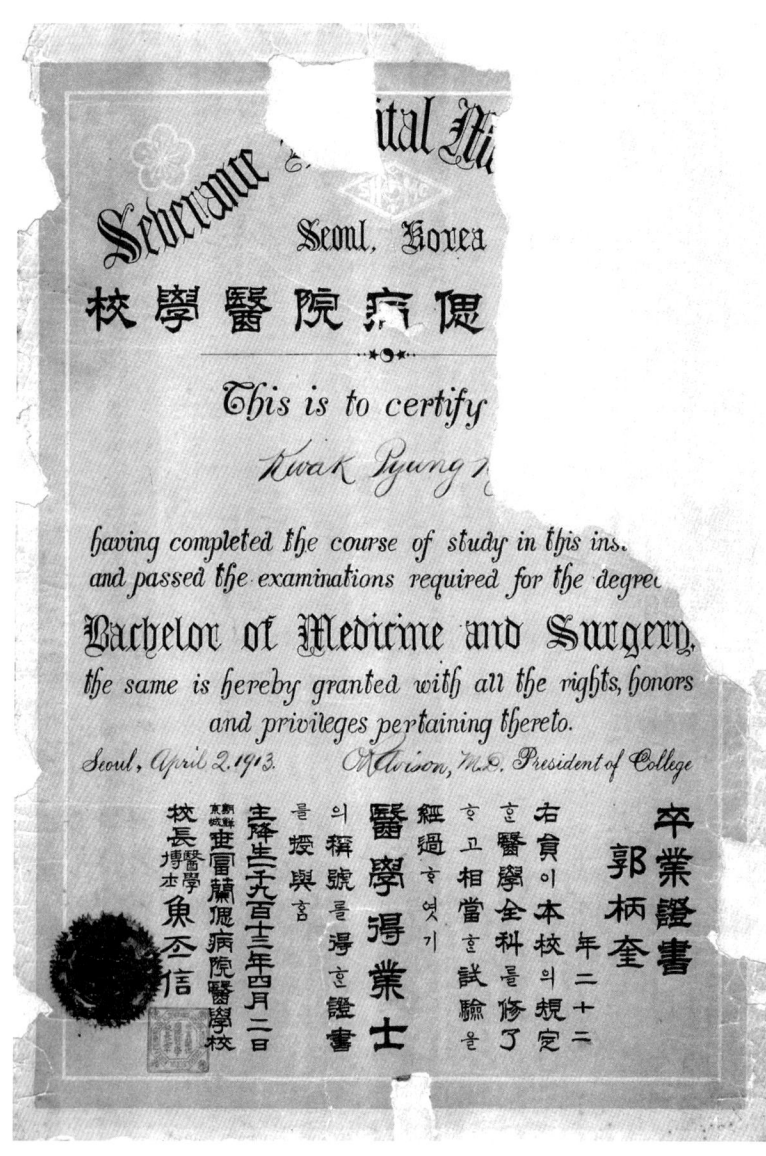

그림 20. 제3회 졸업생 곽병규의 졸업장. 의학득업사의 학위를 받았다. 동은의학박물관 소장.

제3회 졸업생들의 의술개업인허장

5명의 졸업생들은 3번에 걸쳐 총독부로부터 의술개업인허장을 받았는데, 주요 인적사항은 다음과 같았다.

1913년 6월 14일
제135호   김인국   서울   1908년 10월 5일 입학   1886년 1월 21일생
제136호   장인석   황해   1908년 10월 1일 입학   1883년 2월 8일생
제137호   김재명   평북   1906년 10월 2일 입학   1878년 9월 28일생

1913년 8월 23일
제138호   고명우   부산   1910년 10월 1일 편입   1884년 3월 13일생

1913년 9월 8일
제141호   곽병규   황해   1908년 9월 14일 입학   1892년 2월 18일생

존 G. 홀드크로프트(평양)가 아서 J. 브라운(미국 북장로교회 해외선교본부 총무)에게 보낸 편지 (1913년 4월 8일)

(중략)

그 동안 여러 가지 중요한 사건이 있었습니다. 의심할 바 없이 다른 사람들이 박사님께 쓴 첫 번째 사건은 버츠 양의 발병입니다. 그녀는 지난 겨울 폐렴에서 제대로 회복되지 않았으며, 현재 결핵에 걸릴 위험이 있습니다. 올해 평양에는 감리교회 선교부의 의사들 외에는 의사가 없고, 그들도 당시 모두 떠나 있었기 때문에 의심이 생기자마자 우리는 에비슨 박사에게 보냈고, 그는 검사를 한 후에 그것이 결핵(結核)이었다는 것을 자신의 의견으로 제시하였습니다. 회의 후에 버츠 양은 세브란스 병원에서 가장 잘 치료받을 수 있다는 결정이 내려졌고, 그래서 그녀는 캠블 양과 함께 한 달 동안 서울로 갔습니다. 그 후 의사들은 그 후 무엇을 해야 할지 결정할 것입니다.

(중략)

John G. Holdcroft (Pyeng Yang), Letter to Arthur J. Brown (Sec., BFM, PCUSA) (Apr. 8th, 1913)

(Omitted)

In that time there have been several events of significance. The first, of which doubtless others have written you, is Miss Butts illness. She did not recover properly from her attack of pneumonia last winter and is now threatened with tuberculosis. As Pyeng Yang, is this year without a physician other than the physicians of the M. E. Mission and as they too at the time were all away, as soon as suspicion was aroused we sent for Dr. Avison, who after diagnosis gave it as his opinion that it was tuberculosis. After conference it was decided that Miss Butts could best be cared for in Severance Hospital and so she with Miss Campbell have gone to Seoul for a month, after which the physicians will decide what should then be done.

(Omitted)

19130409

로버트 P. 매케이(캐나다 장로교회 해외선교본부 총무)가
올리버 R. 에비슨(서울)에게 보낸 편지 (1913년 4월 9일)

1913년 4월 9일

O. R. 에비슨 박사,
　　한국 서울

친애하는 에비슨 박사님,

　　나는 6월에 애버딘에서 개최될 범장로교회 협의회의 총무인 매튜스 박사로부터 편지를 받았습니다. 그는 통계라는 방식으로 자료를 수집하려고 노력하였지만 한국 기독교 전체에 대한 통계를 찾는 데 실패하였습니다. 나는 뉴욕의 선교본부와 관련하여 그를 대신하여 노력하였지만 아무것도 확보하지 못하였습니다. 그는 언더우드 박사에게 편지를 썼지만 자신의 편지에 대한 답장을 받지 못하였다고 말하였습니다. 그는 한국에 관한 한 불완전한 자료를 가지고 애버딘 회의에 함께 갈 것으로 예상하고 있습니다. 나는 오늘 그에게 편지를 쓰고 있는데, 내가 박사님에게 편지를 쓰고 있으며 아마도 박사님이 그에게 직접 편지를 보내 필요한 정보를 제공하는 것이 가능할 수도 있다고 말하였습니다. 만일 박사님이 그에게 편지를 보내야 한다면 주소는 영국 M. W. 런던, 브론즈베리 애버뉴, 그리스도 교회 25의 신학박사, 법학박사 G. D. 매튜스 목사입니다.

　　나는 지난 1~2년 동안 이 선교지에 대한 관심이 너무 커서 구체적으로 설명을 하고 싶을 만큼 한국에 대한 전체 통계를 얻고자 하는 경우가 자주 있었습니다. 개별 선교부와 관련된 놀라운 발전을 발견할 때, 교회적으로 전체에 대한 공동의 견해를 제시할 수 없다는 것은 실망스러운 일입니다. 이 일을 해 주시면 감사하며, 매튜스 박사에게 제공된 수치도 이곳으로 보내주시면 나는 대단히 기쁠 것입니다. 우리가 현재 진행하고 있는 사전 회의를 위하여 나는 그 자료들을 가지고 있으면 좋겠습니다. 나는 박사님이 그것에 대하여 무엇인가를 알고 있다고 생각합니다. 아내와 함께 올 수 있는 모든 교회의 목사와 각 회중의 대표자 한 명을 토론토에 모이는 것이 제안되었습니다. 그들은 비둘기처럼 창문으로 모여들고 있습니다. 모든 비용은 10명의 사람이 각각 10,000달러를 기부한 특별 기금으로 지불됩니다. 이것은 교회의 일반적인 수입을 침해하려는 것이 아닙니다. 그렇게 큰 열정이 발전하여 앞으로 몇 년 안에 큰 결과를 가져올 수 있기를 바랍니다. 전에는 결코 필요하지 않았기 때문에 오늘날 우리에게 그것이 필요합니다. 캐나다로의 외국인의 유입과 우리에게 맡겨진 외국인 지지층의 성장은 우리를 불확실성과 희망 사이에서 떨게 만듭니다. 우리가 우리의 역할을 할 수 있을까요? 우리에게는 정말로 오순절적인 부어짐이 필요합니다. 나는 박사님이 사역을 하면서 계속해서 똑같은 배고픔을 느끼고 있을 것이라고 확신합니다.

   박사님, 지금은 잘 지내고 있습니까? 나는 서울에 있는 박사님의 사택에서 보낸 즐거운 하루를 자주 생각하고 있습니다. 나는 가끔 박사님의 업무 소식을 듣지만 내가 듣고 싶어할 만큼은 아닙니다.

   얼마 전 우리의 친구인 펜윅 씨로부터 방대한 양의 편지를 받았는데, 나는 아직 답장을 하지 못하였습니다. 이곳에서 우리가 받는 압력은 더 큽니다. 나는 가능하다면 사무실 업무를 처리하고 오후에 많은 방문을 받기 위하여 지금 아침 8시 이전에 사무실에 출근합니다.

   부인과 가족들에게 따뜻한 안부를 전해주세요. 그리고 박사님의 연락을 기다립니다.

   안녕히 계세요.
   [로버트 P. 매케이]

RPM
MC

Robert P. Mackay (Sec., BFM, PCC),
Letter to Oliver R. Avison (Seoul) (Apr. 9th, 1913)

April 9, 1913

Dr. O. R. Avison,
    Seoul, Korea.

Dear Dr. Avison: -

    I have had some letters from Dr. Mathews who is the secretary of the Pan Presbyterian Council which is to be meet in Aberdeen in June. He has been trying to gather material in the way of statistics but has failed to find out the statistics for the entire Christian Church in Korea. I made an effort in his behalf in connection with the Boards in New York but failed to secure anything. He tells me that he wrote to Dr. Underwood but received no reply to his letter. He is expecting that he will go the the meeting in Aberdeen with an incomplete statement so far as Korea is concerned. I am writing him today and telling him that I am writing to you and that perhaps it may be possible for you to write him directly giving the information required. If you should write him please address, Rev. G. D. Mathews, D. D., LL. D. 25 Christ Church, Av. Brondesbury, London, M. W. England.

    I have frequently in the last year or two wished to get total estimates for Korea because there has been such a, fascination about the field. that one wishes to make a concrete statement. It is disappointing when finding the marvellous developments in connection with the Individual Missions not to be able to give what is ecclesiastically called a conjunct view of the whole. If you can render this service it will be appreciated, and I should to very glad if the figures given to Dr. Mathews were also sent here. I wish I had them for the Pre-Assembly Conference upon which we are now working. I suppose you know something about it. It is proposed to assemble in Toronto all the ministers of the Church who can come with their wives and one representative from each congregation. They are coming as doves to their windows. All expenses are to be paid by a special fund contributed by ten men giving $10,000 each. This is not to trench upon the ordinary revenue of the Church.

It is hoped that so great an enthusiasm may be developed as will lead to large results in years to come. We need it today as we never needed it before. The influx of foreigners into Canada and the growth of the foreign constituency entrusted to us makes us quiver between uncertainty and hope. Shall we be able to do our part? We do need an out-pouring that is really pentecostal. You, I am sure, feel continuously in your work the same hunger.

Now how are you getting along? I so often think of the delightful day spent in your home at Seoul. I hear occasionally of your work, but not so much as I should love to hear.

I had the other day a voluminous letter from our mutual friend Mr. Fenwick which I have not yet answered. The pressure upon us here is greater. I come to the office now before eight in the morning in order if possible to keep up with the office duties and as well attend to many calls in the afternoon.

Please convey kindest regards to Mrs. Avison and family, and hoping to bear from you, I am,

Yours very sincerely,
[Robert P. Mackay]

RPM
MC

조셉 드 F. 전킨(펜실베이니아 주 필라델피아)이
올리버 R. 에비슨(서울)에게 보낸 편지 (1913년 4월 9일)

1913년 4월 9일

O. R. 에비슨 박사,
   세브란스 병원 원장,
   한국 조선 서울

친애하는 에비슨 박사님,

   1912년 12월 19일, 필립 제이슨[서재필] 박사의 요청으로 저는 총독부가 학교 목적으로 점유한 서울 토지의 청구권에 관하여 박사님께 편지를 보냈고, 그는 그 요청을 박사님의 손에 맡겼습니다. 동시에 같은 문제에 대하여 저는 서울 주재 미국 총영사인 조지 H. 시드모어 씨에게 편지를 썼습니다. 저는 1913년 1월 23일자로 시드모어 씨로부터 제 편지를 받았다는 것과, 그가 박사님과 면담을 하고 제이슨 박사가 박사님께 보낸 위임장을 검토하였으며, 그곳의 당국에서 사용하기에 충분하다는 의견이라고 언급하는 연락을 받았습니다. 그는 또한 문제가 되고 있는 땅의 소유권에 대한 조사 진행 상황을 확인하기 위하여 토지 조사 위원회와 소통할 것을 박사님께 조언하였으며, 그의 공식 입장이 허용하는 한 추가 지원을 제공할 것이라고 말하였습니다.

   나는 서울 세브란스 병원 원장인 박사님께 보낸 저의 편지에 대한 어떤 답변도 받지 못하였습니다. 저는 그것이 잘못 배달되었을 수도 있다고 우려하였습니다. 그러므로 저는 박사님께 그 편지의 동일한 사본을 동봉해 드립니다. 서재필 박사는 오늘 아침에 제가 박사님에게서 소식을 들었는지 물으려고 왔는데, 그는 아무것도 듣지 못하였다고 말하였습니다. 저는 이전 편지의 사본을 동봉하고, 박사님이 알려주실 소식이 있는지 또는 우리가 할 수 있는 일에 관하여 제안할 사항이 있는지 문의하는 것이 좋을 것 같았습니다.

   안녕히 계세요.

J. - By.
(1개의 동봉물)

Joseph de F. Junkin (Philadelphia, Pa.), Letter to Oliver R. Avison (Seoul) (Apr. 9th, 1913)

April 9, 1913

Dr. O. R. Avison,
  Superintendent, Severance Hospital,
  Seoul, Chosen, Korea

My dear Dr. Avison: -

On December 19th, 1912, at the request of Dr. Philip Jaisohn, I wrote you concerning the claim for land at Seoul which had been appropriated by the Government for school purposes, and which claim had been placed in your hands for attending by him. At the same time I wrote to Hon. George H. Scidmore, American Consul General at Seoul, concerning the same matter. Under date of January 23rd, 1913, I heard from Mr. Scidmore, acknowledging my letter, and stating that he had an interview with you, and had examined the power of attorney from Dr. Jaisohn to yourself, and that he was of opinion that it was sufficient for use with the authorities there. He also stated that he had advised you to communicate with the Land Investingating Committee in order to ascertain the progress of inquiry as to the title in question, and that he would render you such further aid as his official position wold warrant.

I have not had any answer to my letter to you, which was addressed to you as Superintendent of the Severance Hospital at Seoul. I have feared that it might have miscarried. I, therefore, enclose you duplicate of the same. Dr. Jaisohn was in this morning to inquire whether I had heard from you, stating that he had heard nothing, and it seemed to me advisable to enclose you this duplicate of my previous letter, and ask whether you have any news to communicate or any suggestions to make as to any service which we could be to you in the matter.

Yours very truly,

J. - By.
(One enclosure)

19130421

새뮤얼 A. 마펫(평양)이 아서 J. 브라운(미국 북장로교회 해외선교본부 총무)에게 보낸 편지 (1913년 4월 21일)

(중략)

권고 사항에 대한 설명은 다음과 같습니다.

(......)

제25호 - 반대표는 서울에서 나왔는데, 에비슨 박사는 "다른 지부나 다른 부서의 업무에서 기금을 가져오지 않는 한, 평양 지부가 자신의 업무 보완을 수행하는 데 도움이 되는 바람직한 사람을 고용하는 데 있어 잘못되게 일을 하였다고 생각하지 마십시오."라고 언급하고 있습니다.

(......)

Samuel A. Moffett (Pyeng Yang),
Letter to Arthur J. Brown (Sec., BFM, PCUSA) (Apr. 21st, 1913)

(Omitted)

Explanations concerning the recommendations are needed as follows:

(......)

No. 25. - The negative votes are from Seoul, Dr. Avison commenting - "Do not think P. Y. Station did anything wrong in employing a desirable person to help carry out its complement of work provided they did not take the funds from the work of other stations or other departments."

(......)

새뮤얼 A. 마펫(평양)이 아서 J. 브라운(미국 북장로교회 해외선교본부 총무)에게 보낸 편지 (1913년 5월 2일)

한국 평양,
1913년 5월 2일

친애하는 브라운 박사님,

이 편지는 서울의 고등법원 재판에 참석하라는 요청으로 인하여 중단되었던 저의 4월 21일자 편지의 연속입니다. 저는 26일에 "재판이 끝났음. 판결은 보류됨."이라는 전보를 박사님께 보냈습니다. 우리는 그 사람들의 석방과 교회와 기독교인의 최종 해명을 대단히 희망하고 있습니다. 박사님은 판결이 내려지자마자 또 다른 전보를 받으시게 될 것입니다. 이제 박사님의 질문에 대한 답변을 드리겠습니다. -

(중략)

편지 제130호, 3쪽 - '핀더' 사택을 위한 서울 남대문 부지의 임대
저는 현재 이 계획이 성취될지 불확실하다고 이해하고 있으며, 에비슨 박사가 그것에 대하여 모든 것을 알고 있기 때문에 필요하다면 저는 그에게 박사님께 편지를 써달라고 요청할 것입니다.

(중략)

Samuel A. Moffett (Pyeng Yang),
Letter to Arthur J. Brown (Sec., BFM, PCUSA) (May 2nd, 1913)

Pyengyang, Korea,
May 2, 1913

Dear Dr. Brown: -

This is the continuation of my letter of April 21st, which was interrupted by a call to Seoul to attend the Trial in Supreme Court. I cabled you on 26th, "Trial finished. Judgment reserved." We are very hopeful of the release of the men and the final vindication of the Church and the Christians. You will have another cable as soon as the judgment is rendered. Now for answers to your questions. -

(Omitted)

Letter No. 130, page 3 - Lease of Seoul, South Gate land for "Pinder Home."

As I understand that this project is now uncertain of accomplishment and as Dr. Avison knows all about it I will ask him to write you if need be.

(Omitted)

올리버 R. 에비슨(서울)이 조셉 F. 드 젼킨(펜실베이니아 주 필라델피아)에게 보낸 편지 (1913년 5월 15일)

KOREA MISSION OF PRESBYTERIAN CHURCH IN U. S. A.
SEVERANCE HOSPITAL, MEDICAL COLLEGE AND NURSES' TRAINING SCHOOL.
(THE KOREA MEDICAL MISSIONARY ASSOCIATION COOPERATES IN THE COLLEGE.)

O. R. AVISON, M. D.
J. W. HIRST, M. D.
R. G. MILLS, M. D.
A. I. LUDLOW, M. D.

MISS E. L. SHIELDS. GRAD. NURSE.
MISS H. FORSYTH. ,, ,,

Seoul, Korea, 1913년 5월 15일

조셉 F. 젼킨 씨,
　리얼 에스테이트 빌딩 1318,
미국 필라델피아

안녕하십니까,

　나는 제이슨(서재필) 박사의 토지에 관한 정보를 조사국에 요청한 것에 대한 답변 사본을 이 편지에 동봉합니다.
　다음 9월이나 10월에 나올 것이라는 보고서를 지켜본 뒤 바로 보내드리겠습니다.

　안녕히 계세요.
　O. R. 에비슨

Oliver R. Avison (Seoul), Letter to Joseph de F. Junkin (Philadelphia, Pa.) (May 15th, 1913)

KOREA MISSION OF PRESBYTERIAN CHURCH IN U. S. A.
SEVERANCE HOSPITAL, MEDICAL COLLEGE AND NURSES' TRAINING SCHOOL.
(THE KOREA MEDICAL MISSIONARY ASSOCIATION COOPERATES IN THE COLLEGE.)

O. R. AVISON, M. D.
J. W. HIRST, M. D.
R. G. MILLS, M. D.
A. I. LUDLOW, M. D.

MISS E. L. SHIELDS, GRAD. NURSE.
MISS H. FORSYTH, ,, ,,

Seoul, Korea, May/15th/1913/

Mr. Joseph F. Junkin,
 1318 Real Estate Bldg.,
Philadelphia, U. S. A.

Dear Sir: -

I enclose in this a copy of the reply to my request to the Investigating Bureau for information concerning the land of Dr. Jaisohn.

I will watch for the report which it said will come out next September or October and send it on to you at once.

Yours sincerely,
O. R. Avison

19130523

릴리어스 H. 언더우드(서울)가 아서 J. 브라운(미국 북장로교회 해외선교본부 총무)에게 보낸 편지 (1913년 5월 23일)

(중략)

그들은 여러 해 동안 세브란스 병원을 반대하였고, 서울의 제도적 특성이 사업을 해치는 것에 대한 이야기가 끊이지 않았습니다. 그러나 평양에는 대학처럼 매력적인 경쟁자가 없었습니다. 세브란스 병원은 서울에 '해를 입힐' 뿐이지만 (하나님의 축복을 이해하는) 세브란스 씨의 자금과 에비슨 박사의 열정으로 병원은 계속되는 반대와 비난에도 불구하고 큰 성공을 거두었습니다. 우리는 평양의 대학이 유지되어야 한다고 믿고 있습니다.

(중략)

Lillias H. Underwood (Seoul), Letter to Arthur J. Brown (Sec., BFM, PCUSA) (May 23rd, 1913)

(Omitted)

For years they opposed Severance Hospital, and there was no end of talk about the institutional features of Seoul hurting the work. But there was not darling rival in Pyeng Yang, as in case of the college. Severance Hospital might only "hurt" Seoul, but with Mr. Severance money, and Dr. Avison's energy (understanding God's blessing) the Hospital has proved a grand success in spite of continued opposition and disapproval.

We believe the college in Pyeng Yang must and ought to be maintained

(Omitted)

19130531

올리버 R. 에비슨(서울), 서울 지부로 보낸 에비슨 박사의 개인 보고서, 1912년 6월 1일부터 1913년 5월 31일까지 (1913년 5월 31일)

서울 지부로 보낸 에비슨 박사의 개인 보고서,
1912년 6월 1일부터 1913년 5월 31일까지

나의 마지막 보고서가 끝난 1912년 6월 1일부터 나는 단지 피곤한 사람, 앞으로 추진해야 할 미완성 건물 문제, 전 직원을 위한 여름 휴가를 마련해야 할 필요성, 아내를 데리고 최소 한 달간의 휴가를 위하여 떠나라는 L. H. 세브란스 씨로부터의 긴급 편지, 그것을 실행하기 위한 강한 노력, 결국 2주일 동안 소래 해변으로 달려간 일, 태양이 너무 뜨거워서 수영하는 동안 등이 타버렸던 일, 열흘 동안 계속된 폭우와 함께 쏟아지는 비와 밀려오는 파도가 바위에 부딪히는 굉음, 폭풍이 일시적으로 잦아들었을 때 언뜻 보이는 아름다운 바다와 풍경, 바다에서의 상쾌한 수영, 함께 휴가를 보내는 친구들과의 좋은 교제와 맛있는 식사, 그리고 서둘러 업무로 돌아가 9월에 열리는 모든 모임에 참석한 것에 대한 희미한 기억밖에 없다. 우리 [선교부의] 연례회의, 한국 개신교 복음선교 연합공의회 및 한국 의료 선교사 협회의 모임, 그리고 동시에 10월 1일 의학교의 문을 다시 열 준비를 하려는 시도, 그리고 병원에서 2½마일 떨어진 모임에 하루 종일 회의에 참석하는 동안 병원 업무의 수행, 일꾼들이 끊임없이 우리를 방해하는 중에 우리의 사무실, 학교 업무, 그리고 진료소를 새 건물로 이전하려는 노력에 깃든 뒤섞인 기쁨과 괴로움, 한 사람은 이사와 수리를 감독하고, 강의와 의료 업무를 수행하는 동시에 의학교 입학 지원서를 받고 남자들과 직접 면담을 하고 입학을 결정하는 동안, 필요 이상으로 오래 기다려야 하는 지원자들의 괴로운 얼굴 표정. 그러나 R. G. 밀즈 박사가 앞으로 1년 동안 돌아오지 않을 것이고, 의학교에서 강의하도록 감리교회나 장로교회의 전임 의사가 임명될 수 없으며, 우리가 지금까지 해왔던 것처럼 또 한 해를 헤쳐 나가야 한다는 것을 알게 되었을 때 내가 얼마나 실망하였는지 말하는 것 외에는 왜 더 오랫동안 혼합된 추억이 계속될 것인지.

하지만 호주 장로교회 선교사들이 커렐 박사와 맥라렌 박사가 각각 1년에

3개월씩 의학교에서 가르칠 수 있도록 자신들의 선교본부에 추천하겠다는 약속에서 우리에게 한 줄기 빛이 나타났으며, 이러한 희망으로 우리는 다시 한 번 우리의 업무에 전념하였다.

한 해 동안 내가 맡은 업무는 기관 전체에 대한 전반적인 감독, 재정 관리, 약품 제조 및 판매 부서와 약품 조제실의 담당, 매일 3회 예배를 담당, 매일 개인 진료실에서의 진료, 가정 방문, 일반 진료소에서 간헐적 진료, 수술실에서의 정규 업무, 진단학, 내과학 일부, 외과학 일부, 치료학, 피부병학의 강의, 약물학 강의의 감독, 건축, 운영 및 수리 감독, 오래된 병원 건물의 전체 개조를 포함하여 교회 업무에서 박 목사와의 협력 등으로 이루어졌다. 우리가 연간 총액 15,000.00에서 18,000.00엔의 자금을 조달해야 하고 그중 선교부가 우리에게 1,356.00엔을 준다는 것을 고려하면, 재정이라는 한 가지 항목이 나에게 생각할 거리를 충분한 준다는 것을 알 수 있을 것이다.

의학교에 충분히 튼튼한 교수진을 확보하기 위하여 많은 고민을 해 왔지만, 그것은 쉽지 않은 일이다. 선교부의 임명 외에 나는 기독교 청년회의 일에 상당한 시간을 쏟았는데, 최근 몇 달간 일어난 일들과 그들이 우리의 시간과 생각에 요구하는 바는 한국의 모든 사람들에게 알려져 있으며, 누구도 우리가 해야 할 일을 원망하지 않을 것이라고 확신한다.

3월 마지막 주에 있었던 모트 박사의 회의는 준비를 위하여 몇 차례의 위원회 회의가 필요하였고, 그가 이곳에서 보낸 한 주일 동안 나는 거의 모든 시간을 회의에 소비해야 했으며, 모트 박사가 일본에 머무는 동안 기독교 청년회 문제를 해결하기 위하여 일본을 방문해야 했다. 내 시간을 2주 더 소비하였지만 동시에 나에게 어느 정도의 휴식과 변화를 주었다.

우리 부부는 4월 5일 서울을 떠났으며, 4월 18일 돌아왔다. 이번 일본 방문을 통하여 우리는 한동안 우리와 함께 집에 있기 위하여 한국으로 돌아오는 아들 윌버를 요코하마에서 만날 수 있었다.

그는 지금 비서 등 다양한 방법으로 나를 도와주고 있다.

나는 하나님께서 나에게 힘을 주시는 것에 감사해하고 있지만, 한 해가 끝나기 전에 끝내야 할 일들이 아직도 미완성이라는 아쉬움으로 선교 연도를 마무리하고 있다.

삼가 제출합니다.
O. R. 에비슨

Oliver R. Avison (Seoul), Dr. Avison's Personal Report to Seoul Station. June 1st, 1912 to May 31st, 1913 (May 31st, 1913)

Dr. Avison's personal Report to Seoul Station.
June / 1st / 12, to May 31st / 13.

Beginning with June 1/12 where my last report ended I have only a dim recollection of a tired man, an unfinished building problem that must be pushed forward, a need to arrange summer vacations for the entire staff, an urgent letter from Mr. L. H. Severance to take Mrs. Avison and to go away for at least a months vacation, a strong effort to make it, a final run off to Sorai Beach for two weeks, a burnt back from bathing while the sun was too hot, a ten days of a constant heavy storm, with beating rain and the boom of the surging waves on the rocks of glimpses of beautiful sea and landscape when the storm temporarily abated, of refreshing baths and swims in the sea, of good fellowship and good meals with the friends with whom we were privileged to be holidaying, of rush back to the work and into all the meetings that come in September. Our Annual Meeting, the meetings of the Federal Council, of the Korea Medical Missionary Association, of the attempt to prepare at the same time for the reopening of the Medical College Oct. 1st. and to carry on the Hospital work while attending all day meetings 2 and ½ miles away from the hospital, of the mingled joy and distress of the endeavour to move our offices, school work, and dispensary into the new building while workmen were constantly in our way, and one was needed to both oversee the flitting and the fitting up and to do class work and the medical work while he at the same time received applications for admission to the College, interviewed the men themselves and decided upon their admission, of the distressed look on the faces of the applicants as they were compelled to wait around longer than should have been necessary, but why go on to greate lengths of mingled reminiscence except to say how disappointed I felt when I learned that Dr. R. G. Mills would not be back for another year that no regular Methodist or Presbyterian doctors could be appointed to teach in the Medical College and that we must struggle through another year as we had been doing.

One ray of brightness struck us however in the promis of the Australian

Presbyterian Missionaries to recommend to their Board to allow Dr. Currell and Dr. McLaren each to teach three months a year in the school and with this hope we bent once more to our task.

My work for the year consisted in general supervision over the whole institution, care of the finances, charge of the Pharmacentical Mfg. and Sales Dept. and of the Drug dispensary, regular assignments in the three daily devotional Services, daily clinic in the private office, home visitation, occasional work in the public dispensary, regular assignments in the operation department, teaching diagnosis, part of General Medicine, part of Surgery, Therapeutics, Skin diseases, oversight of the teaching of Materia Medica and oversight of building, operations and repairs, including complete renovation of the old hospital building and cooperation with pastor Pak in church work. Considering that we have to finance a sum of 15,000.00 to 18,000.00 per year of which the Mission gives us Yen 1356.00 it will be seen that the one item of finances gives me nearly enough to think of.

I have given much thought to the securing of a sufficiently strong teaching force for the Medical College, but it is not an easy job. Outside of Mission appointment I have given considerable time to Y. M. C. A. work: the events of the recent months and their call upon our time and thought are known to all in Korea and no one I am sure will grudge what we have had to do.

Dr. Mott's Conference during the last week of March required several Committee meetings for it's preparation and the week he spent here called for nearly all my time to it while the necessity for a visit to Japan during Dr. Mott's stay there to settle some Y. M. C. A. matters used up two weeks more of my time, but at the same time gave me a certain amount of rest and change.

Mrs. Avison and I left Seoul April 5th. and returned April 18th. This visit to Japan also enabled us to meet our son Wilber at Yokohama as he was returning to Korea to be at home with us for a time

He is now helping me in many ways as secretary etc.

I am thankful that God has given me the strength I have had, but end the Mission year with the regret that so many things that should have been finished before the year closed are still in an incomplete state,

Respectfully submitted,
O. R. Avison

세브란스 병원 및 의학교 보고서, 1912년 6월 1일부터 1913년 5월 31일까지 (1913년 5월 31일)

세브란스 병원 및 의학교 보고서, 1912년 6월 1일부터 1913년 5월 31일까지

    기쁨과 슬픔으로 가득 찬 또 다른 한 해가 흘러갔다. 우리는 올해의 주요 사건 중 일부를 기록하도록 다시 요청받는다. 우리는 올해가 기관 역사상 수행된 업무의 양과 질 모두에서 최고의 해이었다는 점을 언급하면서 이 보고서를 제출할 수 있다.

    지난 10월 의학교와 진료소를 위한 신축 건물의 건축이 입주가 가능할 정도로 충분히 진행되어 병원 자체의 혼잡을 해소할 수 있었지만, 새 건물이 아직 완공되지 않았음으로 우리는 건물을 원래 계획대로 끝내기 위하여 일 년 내내 목수와 다른 사람들이 일하는 가운데 업무를 수행하려고 노력해 왔다. 지난 9월의 연례회의 때 새 건물을 봉헌하려고 하였으나 당시 일꾼들을 건물 밖으로 내보내는 것이 불가능하였기 때문에 선교 회계 연도가 끝나고 6월이 되어서야 이 일을 끝낼 수 있었다. 지금 보고되는 연도는 아니었지만 6월 13일이라는 사실을 언급하지 않을 수 없다. 1913년에 이 건물은 인간에 대한 봉사를 통하여 하나님을 섬기기 위해 많은 사람들이 모인 가운데 봉헌되었다.

    우리는 올해의 통계를 즉시 제공할 것이며, 이를 통하여 수행된 업무에 대한 더 나은 개념을 얻을 수 있을 것이다.

    밀즈 박사가 업무를 시작하기 위하여 미국에서 돌아오지 않았고, 폴웰 박사가 안식년으로 고국으로 갔으며, 다른 선교부 중 어느 것도 우리가 할 수 없었기 때문에 우리는 기대했던 것보다 더 적은 수의 외국인 직원과 함께 업무를 수행해야 했다. 우리가 그들이 줄 것이라고 생각했던 도움과 그들이 올해와 미래에 줄 수 있다고 생각하는 도움을 주기 위해. 본 제1병원에서 인턴 생활을 마친 스미스 박사는 사명을 따라 안동으로 갔다. 약속을 잡았고 그가 병동과 현미경을 이용한 보다 과학적인 진단 작업에 큰 도움을 주었기 때문에 우리는 그를 매우 그리워했다. 하지만 러들로 박사가 그의 정규 업무를 시작하기 위해 왔고 비록 그가 언어 공부에 많은 시간을 쏟았음에도 불구하고 여러 면에서 큰 도움이 되었다. 그리고 남장로교회 선교부는 대니얼스 박사가 그 기간 동안 한 달 동안

나올 수 있도록 허락하였다. 원래는 한국인 당직의가 4명 있을 것으로 예상하였는데, 사정상 2명으로 줄었기 때문에 부족한 인력으로 일하게 되었다. 하지만 모두가 열심히 노력한 결과, 위와 같은 결과로 우리는 이전보다 더 높은 수준의 작업을 수행할 수 있었다.

다음은 올해의 통계이다.

일반 진료소: -

통계에 따르면 총 치료 횟수는 약 13,500회에 달하지만, 이는 실제 숫자보다 적은 것 같다. 기록 방법의 변경으로 인하여 이 업무 부문에서 모두를 훈련시키려는 시도로 매달 바뀌는 학생들이 보관한 기록에 많은 오류가 발생하였다. 따라서 우리는 올해 이 부서에서 기대되는 세부 사항을 보고할 시도를 하지 않을 것이다. 작년에 보고된 수치는 13,276명이며, 우리의 기록이 이를 증명하지는 못하지만 올해의 수치는 작년보다 훨씬 클 것이라고 확신하고 있다.

사무실 진료: -

외국인,	남자	360	여자	475	
일본인,	"	97	"	64	2920명
한국인,	"	977	"	947	
		1434명		1486명	

작년에는 1336명이었고, 따라서 올해의 증가는 118%이다.

왕진: -

외국인 의사	475건
현지인 의사	426
산과 환자	16
	916건

작년에는 526건이었고, 따라서 올해의 증가는 98%이다.

시외 왕진: -

평양 4, 송도 6, 제물포 2, 청주 1, 대구 1번

지방 16번 합계 32번

안경, 사무실 방문

외국인 101

현지인　　169
　　　　　　　　270

작년에는 250건이었고, 따라서 올해의 증가는 약 6%이다.

병동: -

연초 병동의 환자 수는 23명이었다.

연중 입원한 환자의 수는　　　　남자　　여자

	남자	여자		
한국인	513	229	합계	742
일본인	1	0	합계	1
중국인	2	0	합계	2
서양인	6	11	합계	17
	522명	240명		782명

작년에는 518명이었고, 따라서 올해의 증가는 51½%이다.

병실 등급으로 세분하면 서양인을 제외한 다른 사람들은 다음과 같았다.

1등실 하루에 5~3엔	19명	
2엔	30	
2등실 하루에　1엔	81	
3등실　"　　50센	257	
무료 환자	363	약50%
정산하지 않은 환자	33	
합 계	783명	

병원 총재원 일수

1등실	534일
2등실	597
3등실 및 시료실	8129일
750명 환자가 총 9260일	

환자 당 평균 입원일,　　　12.35일
서양인을 제외한 총 식비,　　1906.92엔
서양인을 제외한 모든 환자의 일일 평균 비용은 약 21센이다.
서양인을 제외한 병동 환자로부터의 총 수입, 3118.16엔

병동 수입과 식비의 관계, 수입의 61%가 식비에 해당함.
병원에서 사망한 사람의 수는 환자 750명 중 37명으로 약 5%이다.

사망 원인: -

장 폐쇄	2	급성 신장염	1
양잿물 마심	1	디프테리아	1
복막염	3	이질	1
뇌 종양	1	폐렴	1
폐 결핵	6	위암	1
척수막염	1	화상	1
육종(肉腫)	2	비장 결핵	1
폐 농양	1	간 괴저	1
간 농양	2	간 경변	1
프토마인 중독	1	자궁 유섬유종	1
재귀열	4	농흉(膿胸)	1
		진단되지 않음	1
		합계	37

일일 최저 입원 환자 수
일일 최고 입원 환자 수
평균   25명

　___개월 동안 우리에게 가장 많은 환자가 있었고, 예전처럼 모든 침대가 채워졌을 뿐만 아니라 지하에 새로 배치된 병동에 16명의 환자가 있었고 더 많은 환자들이 침대 없이 바닥에 누워 있었다. 이 대규모 환자 입원은 몇 달 동안 지속되었으며, 여전히 노무자 계급을 황폐화시키고 있는 재발열의 유행으로 인한 것이다. 이 환자들은 이제 현미경으로 혈액 한 방울을 검사하여 진단되므로, 진단을 확인하기 위하여 1~2주를 기다리는 대신 이제 우리는 몇 분 안에 진단을 내릴 수 있으며, 4학년 학생들은 그것을 배우 잘 수행하는 방법을 배웠다. 이는 이러한 작업 방법을 개발하는 데 필요한 적절한 장비와 시간의 결과이다.
　이러한 방향으로 정기적이고 체계적인 업무를 개발하기 위하여 많은 노력을 하였으며, 이를 보다 확실하게 수행하기 위해 우리는 이러한 종류의 업무를 혼자서 수행할 수 있는 사람을 훈련하고 있다. 그는 조직학, 병리학 및 세균학 정

규 과정을 수강하고, 나머지 시간에는 임상 검사실에서 혈액, 소변, 대변, 가래 등을 검사하는 실무 작업을 수행하여 이 분야의 전문가가 되고 나중에 정규 학생들을 가르칠 수 있게 될 것이다. 의심할 바 없이 다른 사람들도 이 과정을 듣고 싶어할 것이다. 많은 일을 자주 수행하고 오랜 기간 동안 지각력과 판단력을 단련한 사람이 해야 할 일이 많기 때문에 이것이 우리 업무의 효율성을 크게 높일 것이라고 믿고 있다.

의학교.

건축 공사로 인하여 방해되었던 수업을 1912년 10월 1일 새 건물에서 재개하여 1913년 3월에 과정을 마쳤다.

5명의 남자가 의학득업사 학위를 위한 정규 과정을 이수하였고, 이전의 의학득업사 중 2명은 한국 의료 선교사 협회의 승인 하에 의학박사의 학위를 받았.

4월에는 대학 예배당에서 졸업식이 열렸으며, 이와 동시에 하위 학급의 진급도 이루어졌다.

작년 학급별 학생의 수는 다음과 같았다.
4학년	5명
3학년	15명
2학년	11명
1학년	15명
과학 준비 학년	22명 (비정규 학생)
수강 중인 학생 수	68명

올해 학급별 학생의 수는 다음과 같다.
4학년	15명
3학년	11명
2학년	15명
1학년	19명
정규 학급의 학생 수	60명
과학 준비 학년	17명
수강 중인 학생 수	77명

학생들은 다음의 선교부에서 왔다.

미국 북장로교회 선교부	35
" 남 " "	11
캐나다 " "	6
미국 북감리교회 "	11
" 남 " "	9
" 가톨릭 "	1
합계	77명

그들은 다음의 도(道)에서 왔다.

경기도	21
충청남도	4
충청북도	2
평안남도	7
평안북도	15
전라남도	3
전라북도	4
경상남도	2
경상북도	2
함경남도	6
함경북도	3
황해도	6
강원도	2
학생 총수	77명

내년에는 재학생 시험과 신입생 입학 시험을 더욱 엄격하게 하여 우리의 기준을 유지할 뿐만 아니라 높일 수 있도록 하는 것이 우리의 의도이다.

지난 1년간 6월 30일까지의 교수진은 다음과 같았다:

북장로교회 선교부　　: - 에비슨, 허스트 및 러들로 박사, 전임
남장로교회 선교부　　: - 대니얼 박사, 1개월, 오(긍선) 박사, 3개월
호주 장로교회 선교부: - 커를 박사, 3개월
북감리교회 선교부　　: - 노튼 박사, 3개월
남감리교회 선교부　　: - 리드 박사 및 신봉민 씨

성공회 선교부　　　: - 위어 박사
우리 졸업생　　　　: - 홍(석후), 박(서양), 박(영식) 및 강(문집) 박사
고용된 한국인(비의사)　유전 씨

우리는 다가오는 해에 다음과 같은 변화를 기대하고 있다:
안식년으로 부재 중인 허스트 박사, 고국에 있는 R. G. 밀즈 박사, 북감리교회 선교부의 밴버스커크 박사, 호주 장로교회 선교부의 맥라렌 박사. 신 선생과 박영식 박사가 부재 중이었고, 이 자리를 우리의 다른 졸업생들이 채워주었다.

간호원 양성소: - 지난 한 해 동안 이 부서의 업무는 활발하게 진행되었다. 졸업생은 한 명도 없었고, 5명이 입학하였으며, 3명이 여러 가지 이유로 자퇴하여 현재 수업을 받고 있는 사람은 14명이다.
우리 졸업생 중 3명은 만주에 있고, 2명은 병원 일을 하며, 1명은 결혼하였고, 1명은 전주병원, 1명은 청주병원, 1명은 군산병원에서 모두 훌륭하게 일을 하는 반면, 한 명은 1년 동안 쉬면서 가끔 개인 간호 업무만 하고 있을 뿐이다.

제약과는 상당히 발전하여 한 사람이 졸업하여 이제 학생들을 가르칠 수 있게 되었다. 우리는 이 학생들이 화학, 식물학, 약물학, 약학, 약국 및 매매 교육을 받을 수 있는 실습실을 마련하고 있다. 현재 이 학과에는 5명의 학생이 있다.
영업부는 성공적으로 운영되었으며, 만족스러운 업무를 수행하고 사업의 재능을 개발하는 우리 남학교 졸업생이 담당하고 있어 이 일에 대한 희망을 갖고 있다. 수십만 개의 정제와 알약이 만들어지고 판매되었으며, 아직 도착하지 않은 새로운 기계를 사용하게 되면 이 생산량은 크게 증가할 것이다.

외부에서의 요청 건수　　　　　421건
처방전 수　　　　　　　　　　15393

안경과: - 이 부서는 한 해 동안 약간의 증가를 보였으며, 많은 사람들의 유용성을 높이고 많은 고통을 완화하는 수단이 되었다. 우리는 이 부서에서도 안경사를 위한 훈련을 전문화하고 한 사람을 두는 것이 필요하다는 것을 알게 되었다. 그는 눈의 해부학, 물리학, 특히 빛의 물리학, 렌즈 및 안경의 형태, 제조, 절단, 테두리 및 구멍 뚫기와 관련된 모든 것을 배우고 있다.

전도: - 이 업무는 이전과 거의 동일하게 진행되었으며, 거의 동일한 수준의 성공을 거두었다. 우리 의료 전도와 남대문교회의 사역은 너무 밀접하게 연관되어 있어 따로 보고하기가 어렵다.

한 해 동안 이 분야의 사역자들에 완전한 변화가 이루어졌다. 오랫동안 복음을 전하였던 우리의 전도사 채 씨는 다소 실망스러운 지역에서 사역을 하기 위하여 톰스 씨가 지방으로 데려갔고, 우리의 신실하고 성공적인 전도 부인이었던 그의 아내는 그와 함께 갔다. 우리는 그 자리에 교회와 병원 모두에서 매우 귀중한 일꾼임을 입증한 박 목사 부부를 초빙하였다. 다른 두 명의 전도 부인인 곽 부인은 남편을 찾기 위하여 우리를 떠나 하와이로 갔고, 우리가 가장 신뢰하는 고 부인도 그곳에서 성공적인 한국인과 결혼하기 위하여 그들과 함께 그 선교지로 갔다. 우리는 이 여자의 후임자를 찾는 데 어려움을 겪었지만 마침내 그들을 얻었고, 우리 직원은 다시 꽉 차게 되었다. 또한 언더우드 박사는 병원에서 자신을 보좌하는 젊은 전도사 고 씨를 고용하도록 해주었고, 그는 일을 훌륭하게 해내고 있다.

매일 아침 10시 30분 종소리가 울리면 병원, 진료소, 학교의 모든 업무가 중단되며, 세 번의 예배가 진행되는데, 하나는 학생들을 위하여 주 강의실에서 교수진, 목사 또는 방문객이 인도하며, 하나는 병원 병동에서 교수진 한 명이 2명의 학생들의 도움을 받아 인도하며, 다른 하나는 진료소에서 대기 중인 환자들과 함께 하는데 2명의 학생이 돕고 있다. 학생들은 이 업무를 위하여 정기적으로 차출되어 모두가 경험을 쌓으며, 다른 학생들은 매주 특별 주일학교에서 돕고 있다.

재정 요약: -

수입.
선교본부로부터　　　　　900.00달러
외국인 진료비로부터　　　4029.32
　"　 기부로부터
현지인 진료비로부터　　　4833.49
　"　 기부로부터　　　　　253.96
　　　　　　　　　　　　10015.77엔
지출　　　　12714.35엔

차액은 약물의 판매 등으로 해결하였다.

삼가 제출합니다.

Report of Severance Hospital and Medical College, June 1st, 1912 to May 31st, 1913 (May 31st, 1913)

Report of Severance Hospital and Medical College, June 1st/12 to May 31st/13

Another year has rolled around, with it's a multiplicity of joys and sorrows and we are again called upon to chronicle some of the chief events of the year. We may prefer this report with the remark that this has been the best year in the history of the institution, both in quantity and quality of the work done.

The new building for the Medical College and for the dispensary work was sufficiently advanced in October last to allow us to move in and thus we were able to relieve the congestion in the hospital itself, but the new building was far from finished so we have been trying during the whole year to carry on our work in the midst of carpenters and others at work, in our efforts to finish the building as it ought to be. We had hoped to have had the new building dedicated during the Annual Meeting last September, but it was impossible to get the workmen out of the building at the time so we had to pass that time over and it was not until the end of the Mission year had come and June was well advanced that this could be accomplished and though it was not during the year now being reported I cannot refrain from mentioning the fact that on June the 13th, 1913 the building was dedicated in the presence of a large assembly of people to the service of God through service to man.

We will proceed at once to give the statistics of the year as these will give a better idea of the work done.

We have had to carry on the work with a smaller foreign staff than we had hoped to have as Dr. Mills did not return from America to take up his work, Dr. Folwell went home on furlough and none of the other missions have been able to gie the help we thought they could give and which they think they can give this coming year and in the future. Dr. Smith who had finished his year as interns in this Hospital went to Andong according to Mission. appointment and we missed him very much as he was a great help in the wards and in the more scientific work of diagnosis with the microscope. However Dr. Ludlow came to take up his regular work and has been a great help along many lines although he had to give a great deal of his time to language study and the Southern Presbyterian Mission allowed Dr. Daniels to come up for one month during the year to teach in place of Dr. Follwell. We had expected to have four Korean internes, but circumstances reduced the number to two and so along this line we have also been working short handed. Everybody however worked hard with the result as above stated, we were able to carry on the work with even a higher standard than we have been able to do before.

The following are the statistics of the year.

Public dispensary: -

The statistics show a total number of treatments of about 13,500, but this is seemingly under the real number. A change in the method of recording led to many errors in the records which were kept, by students who were changed every month in an attempt to train them all in this branch of the work. We are therefore making no attempt to report this year the details that are expected in this department. The figure reported last year was 13,276 and we are confident the number seen this year is much greater than last though our records do not prove this.

Office Practice: -

Foreign,	Male	360	Female	475	
Japanese,	"	97	"	64	2920
Korean,	"	977	"	947	
		1434		1486	

Last year there were 1336, thus this year's increase is 118.

Home Visits: -
    Foreign Doctor   475
    Native Doctor   426
    Obstetric cases   16
                              916

Last year there were 526, thus this year's increase is 98%

Out of town visits: -
    Pyeng Yang 4, Songdo 6, Chemulpo 2, Chungju 1, Taiku 1
    Country 16   Total 32

Spectacles, Office Calls,
    Foreign   101
    Native   169
                270

Last year there were 250, thus this year's increase is about 6%.

Wards: -
    Number in wards at the beginning of ht eyear was 23.
        " admitted during the year were Men   Women

	Men	Women		
Korean	513	229	Total	742
Japanese	1	0	Total	1
Chinese	2	0	Total	2
Westerners	6	11	Total	17
	522	240		782

Last year there were 518, thus the increase this year is 51½%.

Divided into classes we get the following Figures, referring to others than Westerners,
    First class from 5.00 to 3.00 Yen per day   19
                          2.00   30
    Second class at 1.00 Yen per day,   81
    3rd   .50 Sen   257
             free patients   363   About 50%

Those patients not reckoned   33
                 Total   783

Total number of days in Hospital
First   class   534
Second   "   597
Third   " and free   8129
       Total 9260 for 750 patients

Average number of days per patients, 12.35
Total cost of food outside of Westerners, Yen 1906.92
Average cost per day for each patient, all except Westerners combined, about, 21 Sen.
Total received from ward patients, except Westerners, 3118.16
Relation of ward receipts to cost of food, 61% of receipts paid for food.
Number of deaths in Hospital, 37 out of 750 patients about 5%.

Cause of Death: -

Intestinal Obstruction,	2	Acute Nephritis,	1
Drinking lye,	1	Diphtheria,	1
Perotonitis,	3	Dysentery,	1
Brain Tumor,	1	Pneumonia,	1
Pulmonary Tuberculosis,	6	Cancer of Stomach	1
Spinal Meningitis,	1	Burn,	1
Sarcoma,	2	Tuberculois of Spleen	1
Abscess of lung,	1	Gangrene of Liver,	1
Abscess of Liver,	2	Cirrhosis of Liver,	1
Ptomaine Poisoning,	1	Uterine Fibroid,	1
Relapsing Fever,	4	Empyema,	1
		Not Diagnosed,	1
		Total	37

Lowest number of patients in Hispital on any one day
Highest
Average   25

The months of,
gave us our highest numbers and we had not only all the beds filled which we used to have, but had 16 patients in the newly arranged wards in the basement and several more floor patients or patients lying on the floor without beds. This large influx was due to an epidemic of Relapsing Fever which has lasted for several months and is still ravaging the coolie class. These cases are now diagnosed by examining a drop of blood. under the microscope and so instead of waiting a week or two to make sure of the doagmpsos we can now make it in a few moments and the senior students have learned to do it very well. Such is the result of proper equipment and time to develope these methods of work.

Much has been done to develope regular and systematic work along these lines, and to do it more surely we are training a man of this kind of work alone. He takes the regular course in Histology, Pathology and Bacteriology and spends. the rest of his time in the Clinical Laboratory doing practicle [sic] work examining blood, urine, faeces, sputum, etc., so that he will become expert in this and later on can teach the regular students. No doubt others will desire to take this course. We believe this will greatly add to the efficiency of our work as much work needs to be done by one who does it very often and whose powers of perception and judgement have been trained for a long period.

Medical College.

We opened work in the new building Oct. 1st, 1912 resuming the classes which had been interfered with by the building work and completed the course on March 1913.

Five men completed the regular course for the degree of M. B. and two of the former M. B.'s received the degree of M. D. with the approval of the K. M. M. A.

Graduation exercises were held in the College Chapel on April and at the same time the lower classes received promotion.

Last year the classes numbered as follows: -

4th. year	Five students
3rd year	Fifteen students
2nd. year	Eleven students
1st. year	Fifteen students
Pre. in Science year	Twenty two. (irregular students)
Total under instruction	Sixty eight

This year the numbers as follows: -

4th. year	15 students
3rd year	11
2nd. year	15
1st. year	19
Total in regular classes	60
Pre. in Science	17
Total under instruction	77

The students come from the following Missions: -

Presbyterian Mission North	35
South	11
Canadian	6
Methodist Mission North	11
South	9
Roman Catholic	1
Total	77

They also come from the following Provinces: -

Kyung Kyi	21
S. CHoong Chung	4
N.	2
South Pyung An	7
North	15
South Chung La	3

North	4
South Kyung Sang	2
North	2
South Ham Kyung	6
North	3
Whang Hai	6
Kang Wan	2
Total number of students	77

It is our intention to be even more strict the coming year both in the examination of the present students and in the entrance of the new ones so that our standard may not only be kept up, but be raised.

The teachers during the past year up to June 30th. were as follows: -

North Pres. Missions: -		Drs. Avison, Hirst, and Ludlow, full time
South	: -	Dr. Daniel, one month, Dr. Oh, 3 months.
Austr.	: -	Dr. Currell, 3 months.
N. Meth.	: -	Dr. Norton, 3 months.
S.	: -	Dr. Reid and Mr. Shin Pong <u>Min</u>
Episcopal	: -	Dr. Weir
Our own Graduates: -		Drs. Hong, Pak, Pak, and Kang
Employed Korean men (non medical) Mr. Yu Chun		

We look forward to the coming year to the following changes: -

Dr. Hirst absent on furlough, Dr. R. G. Mills in his place, Dr. Van Buskirk from the Northern Methodist Mission, Dr. McClaren from the Austr. Mission, Mr. Shin absent, Dr. Park Yung Sik absent and this place filled by another of our graudates.

Nurses Training School: - The work of this department was carried on vigorously during the past year.

None were graduated, five were admitted, three were dropped for various reasons and the number at present under instruction is 14.

Three of our graduates are in Manchuria, two doing hospital work and one married, one is in the Chunju hospital, one at the Chungju hospital and one at he Kunsan hospital, all making a good record for themselves, while one is resting for a year and doing only occasional private work.

The Pharmaceutical Department has advanced considerably and one man has been graduated and is now able to teach the students. We are fitting up a laboratory n which these students may study Chemistry, Botany, Materia Medica, Pharmacy and dispensary as well as a business training. We now have five students in this department.

The Sales Department has been successfully conducted and is under the charge of a graduate of our Boy's school who is doing satisfactory work and developing a talent for business which makes us hopeful for this work. Many hundreds of thousands of tablets and pills have been made and sold and this output will be greatly increased when we goet our new machinery which has not come yet.

No. of orders from ouside filled   421
No. of Presciptions dispensed   15393

Optical Department: - This has shown some increase during the year and has been the means of increasing the usefulness of a good many people and of relieving many of much distress. We have found it necessary also in this department to specialize and have one man in training for an optician. He is studying the anatomy of the eye, Physics and especially the Physics of light, lenses and all that pertains to their form, manufacture, cutting, edging and boring spectacles.

Evangelistic: - This work has been carried on practically the same as before with practically the same degree of success. Our medical evangelism and the work of the South Gate church are so closely united that it is difficult to report on them separately.

During the year a complete change was made in the staff of workers in this field. Our long time evangelist Mr. Chay was taken to the country by Mr. Toms to work up a somewhat discouraged section and his wife who was our faithful and successful Bible woman went with him. In their place we called pastor Pak and his wife who have proved exceedingly valuable workers both in churh and hospital. The other two Bible women Mrs. Kwak and Mrs. [Ko] left us to go to Hawaii where Mrs. Kwak was to find a husband and our most trusted Mrs. Ko also went with them to that field to marry a successful Korean there. We had difficulty in finding successors to these woman, but we finally got them and our staff is complete again. In addition Dr. Underwood made it possible to employ a young evangelist Mr. Ko to assist the Pastor in the hospital and he is doing excellent work.

Every morning at 10.30 at the ringing of a bell all the work in the Hospital, dispensary and the School stops and three services are held, one in the main lecture room for the students led by a member of the faculty, the Pastor or a visitor from outside, one in the hospital ward led by one of the staff assisted by two students of another with the waiting patients in the dispensary at which two students assist. The students are drafted regularly for this work so that all get some experience while others help in special Sunday schools from week to week.

Financial summary: -

Receipts.
From Board	$	900.00
" Foreign fees		4029.32
" " gifts		
" Native fees		4833.49
" " gifts		253.96
	¥	10015.77
Expenditures	¥	12714.35

Balance met from Sales of Drug etc.

Respectfully submitted,

서울 세브란스 병원의학교.
The Korea Mission Field (서울) 9(6) (1913년 6월), 170쪽

[1913년] 4월 2일 세브란스 병원의학교의 세 번째 졸업식이 대학 채플의 장소로 쓰이는 남대문교회에서 거행되었다. 5명의 학생이 의학사(M. B.)의 학위를 수여 받았으며, 2명은 의학박사(M. D.)의 학위를 수여 받았다. 대니얼 박사와 홍 박사가 의장을 맡았고, 커를 박사 및 총독부 의원의 대표가 축사를 맡았다. 곽(병규) 씨는 졸업생 답사를 하였다. 많은 수의 한국인들과, 외국인들, 일본인들이 참석하였으며, 그중에는 경성부의 부윤이 파견한 대표도 있었는데 중요한 선약 때문에 참석할 수 없었다.

대학의 시설은 약 100명을 수용할 수 있는 설비를 갖고 있지만, 교수진이 아직 다 충족되지 않아 현재 그 수는 60명으로 제한되어 있다. 내년도 신입생 정원은 이미 채워졌고, 교육이 순조롭게 진행되고 있다.

남감리교회는 리드 박사가 일부 시간을 의학교의 교육에 할애하고 있지만, 곧 그가 이 일에 전념할 수 있는 입장에 있게 되기를 희망하고 있다. 현재 리드 박사의 과목은 소화기 계통의 질환이었다. 호주 선교부는 두 명의 의사를 각각 3개월 동안 파견하고 있다. 커를 박사는 산부인과와 안이비인후과를, 맥라렌 박사는 신경학, 소아 질환 및 굴절을 담당한다. 또한 감리교회는 폴웰이 호흡기 계통, 순환기 계통을, 노튼 박사가 위생학을 가르치고 있다. 성공회의 위어 박사는 기생충학을 강의하고, 우연히 이와 관련하여 우리는 가난한 계층 중 많은 사람들이 십이지장충에 감염되어 있다는 사실을 알아냈다. 군산의 오(긍선) 박사는 해부학과 병리학을 강의하기 위하여 이적되었다. 정식 의학교 졸업생들 외에도 곧 제약과에서도 졸업생이 배출될 것으로 예상된다.

병원 업무 자체도 점차 늘었고, 지난해 진료를 받은 환자의 수도 세브란스의 역사상 최다를 기록하였다. 실제로 지난 겨울과 봄에는 많은 환자들이 바닥에서 잠을 잘 수밖에 없었다. 외국인 환자의 수도 매우 많았고, 지난 겨울에는 일본에서 온 선교사도 포함하여 최소한 두세 명의 환자가 항상 있었다. 병원의 배관이 완전히 새로워졌고, 훌륭한 외국식 부엌도 설치되었다. 만물박사가 되어야 하는 한국에서 늘 그렇듯이 이는 의사들의 할 일이 상당히 추가되었다는 것을 의미하였다. 하지만 결과는 중요하며, 세브란스는 결과를 보여 줄 수 있다.

Severance Hospital Medical College.
The Korea Mission Field (Seoul) 9(6) (June, 1913), p. 170

On April 2nd the Third Graduating Exercises of the Severance Hospital Medical College were held in the South Gate Church, which is used as the College Chapel. Five students received the degree of M.B., and two that of M. D. Drs. Daniel and Hong presided as chairmen at the exercises and speeches were made by Dr. Curre! and by the representative of the Government Hospital. Mr. Kwak replied for the graduates. A large number of Koreans, foreigners and Japanese were present, among whom was a representative sent by the Mayor of the city who was unable to be present on account of an important previous engagement.

The college has accommodations for about 100 but as the teaching staff is as yet not complete the number is at present limited to 60. The full quota of new students for the coming year has already been filled and work is well under way.

The Southern Methodist Mission now give part of Dr. Reed's time to teaching in the college but hope to soon be in a position where he can be allowed to devote his full time to this work. At the present time Dr. Reed's subject has been diseases of digestion. The Australian Mission are sending two doctors for three months each; Dr. Currel, who teaches Obstetrics and eye, ear, and throat subjects; and Dr. McLaren, who takes Neurology, children's diseases and refraction. The Methodist Mission is represented by Dr. Follwell, dealing with Respiration and Circulation and Dr. Norton, teaching Hygeine. Dr. Weir of the Anglican Mission is giving lectures on Helminthology, and incidentally in this connection we might mention that it has been discovered that many of the poorer classes have hook-worms. Dr. Oh of Kunsan has been transferred to take Anatomy and perhaps pathology. In addition to the regular medical graduates, the College expects to soon have graduates from the Dept. of Manufacturing Pharmacy.

Work in the Hospital itself has gradually increased and the number of patients treated during the last year was the largest in the history of Severance. In fact during the winter and spring quite a number were forced to sleep on the floor. The number of foreign patients has also been very large and there has never been a time during the past winter when there were not at least two or three of these, among whom have been some missionaries from Japan. The Hospital plumbing has been entirely renewed and a fine foreign kitchen installed, and as usual in Korea where one has to be a Jack-of-all-trades, this has meant considerable added work for the doctors. However results are what count and Severance can show the results.

19130600

단신 및 인물 동정.
The Korea Mission Field (서울) 9(6) (1913년 6월호), 152쪽

　윌버 에비슨 씨는 4월 말에 한국으로 돌아와 현재 에비슨 박사의 비서로 활동하고 있으며, 병원과 의학교에 귀중한 보탬이 됨을 입증하고 있다. 모두가 에비슨 씨를 진심으로 환영하고 있으며. 많은 사람들에게 현재 활동 중인 선교사의 절반이 한국에 대해 들어본 적이 없었기에 그가 익숙하였던 환경에서 그를 다시 만나는 것이 즐거울 뿐만 아니라 상황에 따라 적절하다고 생각하고 있다.

― ▫ ―

　4월 초에 에비슨 박사 부부와 언더우드 박사 부부는 선교 업무차 2주 동안 일본을 방문하였으며, 그동안 일본 선교사들과 함께 모트 박사의 회의에 참석하는 기쁨을 누렸고, 우리 자매 선교부의 문제에 대하여 깊은 관심을 가지고 경청하였다. 지도자의 요청에 따라 헤이그 박사, 해밀튼 메이비 박사, 언더우드 박사가 회의에서 연설하였다. 질레트 씨, 신 씨, 이상재 씨 등 한국 기독교 청년회의 지도자들도 이번에 일본 기독교 청년회와의 회의를 위하여 일본을 방문하였다.

Notes and Personals.
The Korea Mission Field (Seoul) 9(6) (June, 1913), p. 152

Mr. Wilbur Avison returned to Korea during the latter part of April and is now acting as secretary to Dr. Avison and proving himself a valuable addition to the Hospital and Medical College force. All extend a sincere welcome to Mr. Avison and to many it seems not only pleasant but in accordance with the fitness of things to see him again in surroundings with which he was familiar before half the present missionary force had heard of Korea.

— □ —

During the early part of April Dr. and Mrs. Avison and Dr. and Mrs. Underwood made a two weeks visit to Japan on mission business and while there had the pleasure of attending Dr. Motts conference with the Japanese missionaries and listened with deep interest to the problems of our sister missions. At the request of the leader, Dr. Haigh, Dr. Hamilton Mabie and Dr. Underwood addressed the conference. Mr. Gillett, Mr. Cynn, Mr. Yi Sang Chai and other leaders of the Korean Y. M. C. A. also visited Japan at this time for conference with the Japanese Y. M. C. A.

19130605~0612

공식 회의록. 감리교회 한국 연회의 회의록, 제6차 회의, 서울 (1913년 6월 5일~12일)

임명

(......)

서울 지구

(......)

26쪽

세브란스 의학교의 강사   J. D. 밴버스커크, 의학박사, 미드 기념 분기 회의의 회원

67쪽

의료 보고서
해주 의료 보고서
1912년 3월 1일부터 1913년 6월 1일까지

(......)

그리고 나는 작년에 세브란스 병원의학교에서 '위생'이라는 과목을 가르쳤다는 것을 덧붙이겠다.

(......)

삼가 제출합니다.
A. H. 노튼, 의학박사

Official Journal. Minutes of the Korea Annual Conference of the Methodist Episcopal Church, Sixth Session, Seoul (June 5th~12th, 1913)

Appointments.

(......)

Seoul District

(......)

p. 26

| Instructor in Severance Medical School | J. D. Van Buskirk, M. D. member of Mead Memorial Quarterly Conference. |

p. 67

Medical Reports.

Haiju Medical Report

From March 1st, 1912 to June 1st, 1913

(......)

I will also add that I have taught the subject of "Hygiene" in Severance Hospital Medical College the past year.

(......)

Respectfully submitted,
A. H. Norton, M. D.

세브란스 병원의학교 봉헌식 초청장 (1913년 6월 13일)

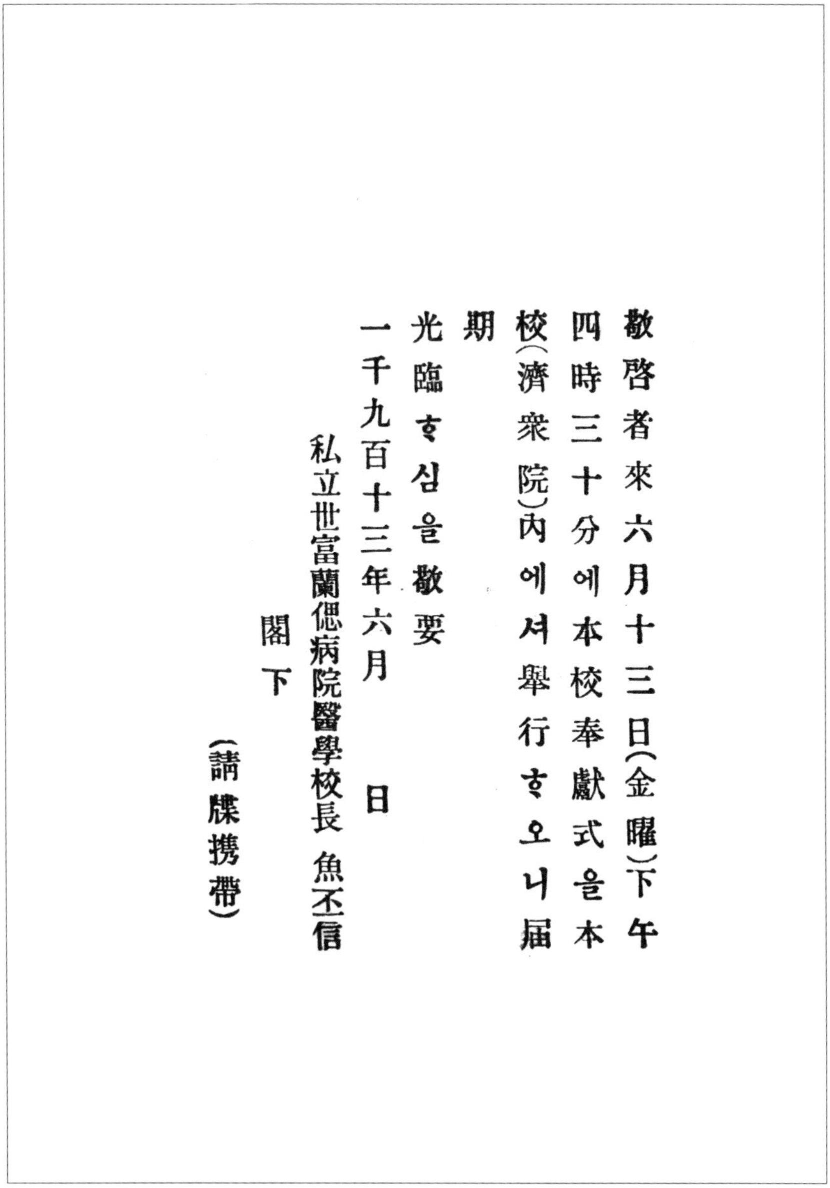

敬啓者 來 六月 十三日(金曜) 下午 四時 三十分에 本校奉獻式을 本校(濟衆院)內에셔 擧行 하오니 屆期 光臨 하심을 敬要

一千九百十三年 六月   日

私立世富蘭偲病院醫學校長 魚丕信

閣下

(請牒携帶)

그림 21. 세브란스 병원의학교 건물 봉헌식 초청장. 한국교회사연구소 소장.

Invitation Card for the Dedication Exercises of New Building of Severance Hospital Medical College (June 13th, 1913)

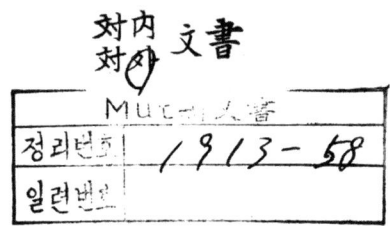

Severance Hospital Medical College

(Outside South Gate, Seoul, Korea)

Dedication Exercises

of New Building

Friday June 13, 1913, 4:30 P. M.

The honor of your presence

is cordially requested.

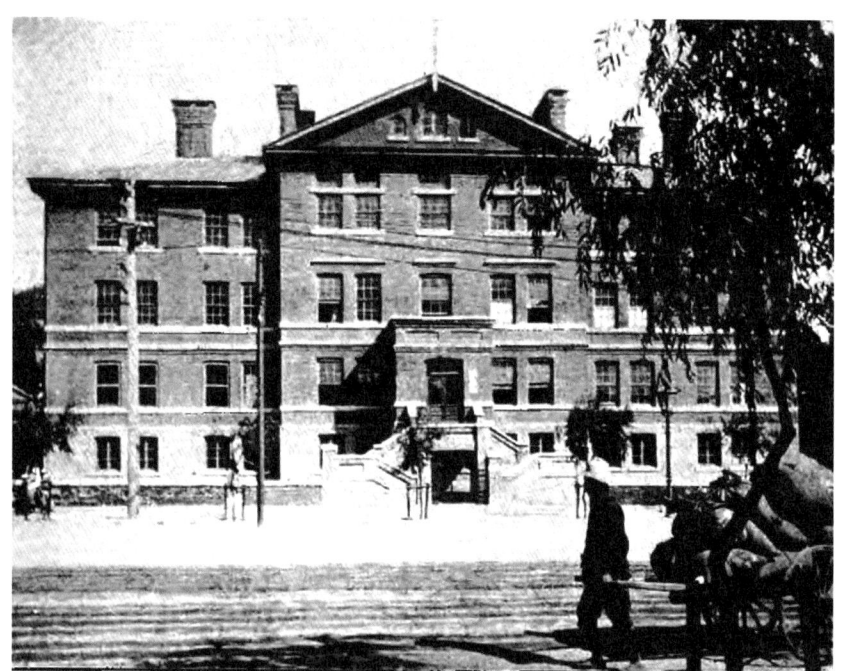
Severance Union Medical College Building, Seoul.

그림 22. 봉헌된 세브란스 병원의학교 건물.

19130613

조셉 드 F. 전킨(펜실베이니아 주 필라델피아)이
올리버 R. 에비슨(서울)에게 보낸 편지 (1913년 6월 13일)

1913년 6월 13일

O. R. 에비슨 박사,
　　세브란스 병원,
　　장로교회 한국선교부,
　　한국 서울

친애하는 에비슨 박사님,

　　저는 박사님의 5월 9일자와 5월 15일자 친절한 호의에 대하여 감사를 표합니다. 그중 첫 번째는 어제 도착하였고, 총독부가 빼앗은 서울의 땅에 대한 제이슨 박사의 보상 청구 문제와 관련한 K. 오시우 씨의 편지 사본이 포함되어 있는 후자는 오늘 도착하였습니다. 저는 이 편지가 제이슨 박사의 염려를 완화시키는 데 많은 도움이 될 것이라고 확신하며, 초가을에 어떤 종류의 결정이 있을 것이라는 전망이 있다는 것을 알게 되어 기쁩니다.
　　지금까지 박사님이 보여 준 예의와 친절에 감사드리며, 이루어질 수 있는 모든 일이 박사님에 의해 이루어질 것이라고 확신하고, 제가 할 수 있는 일이 있으면 다시 한 번 도움을 드리겠으며, 박사님이 조기에 우리에게 조언해 주며, 이 문제에 대한 만족스러운 결론을 내릴 수 있기를 바랍니다.

　　안녕히 계세요.
　　[조셉 드 F. 전킨]

Joseph de F. Junkin (Philadelphia, Pa.), Letter to Oliver R. Avison (Seoul) (June 13th, 1913)

June 13th, 1913

Dr. O. R. Avison,
    Severance Hospital,
    Korea Mission of Presbyterian Church,
    Seoul, Korea

My dear Dr. Avison: -

    Permit me to than you for your kind favors of May 9th and May 15th, the first of which arrived yesterday, and the latter today, containing the copy of letter from Mr. K. Oshiu in the matter of Dr. Jaisohn's claim for compensation for his lands in Seoul taken by the Government. I am sure these letters will do much to allay Dr. Jaisohn's anxiety, and we are glad to learn that there is a prospect of a decision of some kind in the early Fall.

    Thanking you for your courtesy and kindness in the past, and feeling sure that everything will be done by you that can be done, and again offering my assistance if I can do anything, and hoping you will be able to advise us of an early and satisfactory conclusion of this matter, I remain,

    Yours truly,
    [Joseph de F. Junkin]

J.-B.

19130616
레라 C. 에비슨(서울), 레라 C. 에비슨의 보고서 (1913년 6월 16일)

레라 C. 에비슨의 보고서

나의 주요 업무는 연못골 정신 여학교이었다. 남대문 부지에서 부모님과 함께 살고 있었기에 매일 직장을 오가는 차를 타고 장거리 이동을 해야 했다. 나는 주로 이 시간에 일본어를 공부하는데 보냈는데, 그 언어로 매주 4번의 수업을 들었다. 단어의 순서가 한국어와 너무 비슷해서 배우는 데 크게 어렵지는 않았다.

학교에서 내가 맡은 과목은 고대사, 지리학 수업 2번, 영어 수업 2번, 노래 수업 5번이었으며, 오르간 학생 14명이 있었다. 나는 고대사가 가장 흥미로웠기 때문에 가장 먼저 고대사를 앞세웠다. 우리는 페니키아, 카르타고, 그리스, 및 로마를 다루었다. 소녀들에게 새로운 세계를 열어주는 것은 매우 흥미로운 일이었다. 미국 학생들은 이야기를 할 수 있게 된 이후로 고대 그리스와 로마의 전설을 들어왔고, 알렉산더 대왕과 괴물 네로에 대해 잘 알고 있다. 그러나 이 소녀들에게는 모든 것이 새로운 것이었고 그들의 눈은 흥미로 빛났다. 그리스와 갈리아에 대한 연구와 동로마제국 투르크 족의 정복 이후, 그들은 아마도 본국의 고등학교에 다니는 많은 학생들보다 발칸 반도의 상황을 더 잘 이해하였을 것이다. 나는 왜 우리 미국 학교에서는 시사 수업이 필요하지 않는지 항상 궁금했다. 학생들은 그들에게 필요한 주제를 읽는 데 너무 바빠서 신문을 속이는 것보다 더 많은 변화를 주는 방식으로 여분의 시간을 소비한다. 결과적으로 학생들은 외부 세계에서 무슨 일이 일어나고 있는지에 대하여 통탄할 정도로 무지한 경우가 많다.

영어는 가르치기 가장 흥미롭지 않은 과목이었고, 지리학은 총독부가 승인한 한글 교과서가 없었기 때문에 가장 어려운 과목이었다. 그리고 음악은 가장 인내심이 필요한 과목이었다. 나는 지리학 수업을 듣고 있는 한 소녀에 대하여 이야기하고 싶다. 그녀는 모든 교사의 걱정거리이었다. 그녀는 무뚝뚝하고, 경솔하며, 성적이 나쁘고 가장 나이가 많다는 점 때문에 학급 전체가 감당할 수 없고 관리하기가 어려웠다. 그녀는 주의를 기울이는 대신 경멸적인 태도로 창밖을 바라보며 앉아 있었다. 어느 날 갑자기 그녀가 달라졌고, 두 달 반 동안 그녀는 이제 새로운 사람처럼 보였다. 그녀의 얼굴은 기쁨으로 빛나고, 마치 선생님의 입에서 떨어지는 귀중한 보석인 것처럼 모든 말을 듣는다. 그녀는 공부하고, 정중하며, 반원 중 누구라도 시끄럽거나, 부주의하거나, 무례하게 행동하는 것을 허용하지 않을 것이다. 나는 어느 날 경쟁을 시켰는데, 학급 중 누군가가 나의 결정에 이의를 제기하려고 하였을 때, 이전에는 이의를 불러일으켰을 바로 그 소녀가 즉시 그녀를 조용하게 만들었다. 결혼한 소녀로서 그녀는 나머지 아이들 사이에서 권위를 갖고 있으며, 우리 교사 중 일부는 그녀가 수업 중에 질서를 잘 유지시키기 때문에 그녀를 '장군'이라고 불렀다. 이 변화가 그녀에게 일어난 이후로 그녀는 이전의 모습을 한 번도 보여주지 않았다. 어느 날 변화의 원인이 무엇인지 물었더니, 그녀는 한 외국인 목사의 예배당 설교를 듣고 하나님께서 그렇게 하셨다고 말하였다. 나는 하나님의 능력에 대한 더 이상의 증거를 요구하지 않는다.

정신학교에서의 일과 일본어 공부 외에 나는 도시 이쪽에서 몇 가지 업무를 수행하였다. 나의 특별한 취미는 일요일 오후에 아버지의 의학교 진료소에서 열리는 이교도 어린이들을 위한 주일학교이었다. 몇몇 의학생들이 가르치는 일을 도왔고, 훌륭하고 열정적인 이 일을 해내었다. 나는 매주 금요일 밤에 그들을 위하여 교사 모임을 열어 다음 일요일에 대한 공과를 가르쳤다.

월요일 오후에는 남대문교회의 젊은 여자들을 위하여 구약 역사 수업을 하였다. 우리 교회 초등학교의 어린 소녀들을 위한 노래 수업, 일요일 아침의 주일학교 수업, 그리고 세 남동생을 위한 음악과 라틴어 교육이 나의 임무 목록을 완성한다.

우리의 새 기숙사에 대하여 감사의 말을 전하지 않고는 글을 마무리할 수 없다. 그들의 집에서 소녀들의 기쁨은 무한하며, 훌륭한 설비를 갖춘 훌륭하고 넓은 건물은 모든 교사에게 격려가 되었다. 그러한 환경에서는 좋은 일을 하는 것이 훨씬 더 쉽다. 현재 우리는 작고 허름하고 지저분한 교실로 방문객들을 데려가는 것이 부끄럽지만, 새로운 암송실이 학교 설비를 완전하게 할 날을 자신 있게 바라고 있다.

삼가 제출합니다.
레라 C. 에비슨

Lera C. Avison (Seoul), Report of Lera C. Avison (June 16th, 1913)

Report of Lera C. Avison

My main work has been in the Chung Sin school for girls, at Yun Mot Kol. Living with my parents on the South Gate compound, has necessitated a long ride on the cars each day going to and from my work. I usually spent this time studying Japanese, in which language I have taken four lessons each week. I do not find it very difficult to learn, since the order of words is so much like the Korean.

My subjects in the school were Ancient History, two classes of Geography, two of English, five classes in singing, and fourteen organ pupils. I place Ancient History first because it has been the most interesting. We have taken up Phoenicia, Carthage. Greece, and Rome. It has been fascinating work to open up a new world for the girls. American students have heard the old Greek and Roman legends ever since they could talk, are acquainted with Alexander the Great and the monster Nero; but it was all new to these girls, and their eyes just shone with interest. After their study of Greece and Gaul, and the conquest by the Turks of the Eastern Roman Empire, perhaps they understand the Balkan situation better than many students in high schools at home. I have always wondered why there is not a class in current events required in our American schools. The students are so busy reading up the subjects required of them that their extra time is spent in ways giving more change than could be found in conning the news papers. Consequently there is often a deplorable ignorance of what is going on in the outside world, on the part of the students.

English has been the most uninteresting subject to teach, Geography the most difficult, because of the lack of any Korean text book approved by the government; and music the subject requiring the most patience. I would like to speak here of a girl in one of my Geography classes. She was the bugbear of all the teachers. She was sullen, imprudent, poor in her lessons, and being the oldest kept the whole class unruly and hard to manage. She sat and gazed out of the window in a contemptuous way, instead of paying attention. Suddenly one day she was different, and for two months and half, now, she has seemed like a new person. Her face beams with delight, she listens to every word as if they were precious jewels falling from the teacher's mouth; she studies, she is respectful, and she will not allow anyone in the class to be noisy, unattentive or impertinent. I had a competition one day, and when any member of the class attempted to dispute my decision, this girl, formerly herself the very one who would have stirred up the dispute, immediately made her be quiet. Being a married girl she has authority among the rest, and some of us teachers have dubbed her the "General" because of the good order she keeps in her class. Since this change came upon her, she has not once shown any trace of her old self. The other day I asked what caused the change, and she said God had done it, after she had listened to a talk in chapel by a foreign pastor. I ask for no further proof of the power of God.

Outside of the work in the Chung Sin school, and my Japanese study, I have had several duties on this side of the city. My special hobby has been a Sunday School for heathen children, held on Sunday afternoons in the dispensary of my father's medical College building. Several of the medical students have helped with the teaching, and have done good, enthusiastic work. I have held a teacher's meeting for them each Friday night, teaching them the lesson for the following Sunday.

On Monday afternoons I have had a class in Old Testament History for the younger women of the South Gate church. A singing class for the little girls of our church primary school, a Sunday School class on Sunday mornings, and music and Latin to my three small brothers, complete my list of duties.

I cannot close without adding a grateful word about our new dormitory. The delight of the girls in their home is unbounded and the fine, roomy building with its splendid equipment has been an inspiration to every teacher. It is much easier to do good work in such surroundings. At present we are ashamed to take visitors to see our little tumble-down, dingy class-rooms, but we are confidently hoping for the day when a new recitation hall will make the school equipment complete.

Respectfully Submitted,
Lera C. Avison

19130700

단신과 인물 동정.
The Korea Mission Field (서울) 9(7) (1913년 7월호), 179쪽

현재 스튜어트 박사가 그 업무를 맡고 있는 서울의 연동에서 여병원(감리교회)의 공식 개원식 및 봉헌식이 6월 9일에 열렸다. 홀, 언더우드 및 에비슨 박사와 다른 사람들이 축사를 하였다. 병원은 시설이 잘 갖춰진 훌륭한 병원으로, 도시 끝자락에서 꼭 필요한 곳이다. 우리는 모든 나라와 사업의 모든 단계에서 의료 선교의 엄청난 가치에 대한 증거를 점점 더 많이 보고 있으며, 우리는 능력있는 그러한 손길과 행복한 상태에서 이 선한 사업을 설립한 것에 대하여 우리 자신과 한국인들 그리고 우리 감리교회 형제들을 축하한다.

Notes and Personals.
The Korea Mission Field (Seoul) 9(7) (July, 1913), p. 179

The formal opening and dedication exercises of the Woman's Hospital (M. E.) in Yun Dong Seoul, now in charge of Dr. Stewart of that mission, took place June 9th. Addresses were made by Drs. Hall, Underwood, Avison and others. The Hospital is a fine one well equipped, and fills a greatly needed place at that end of the city. More and more do we see the evidence of the immense value of medical mission, in every land and in all stages of the work, and we congratulate our Methodist brethren as well as ourselves and the Koreans on the establishment of this good work under such capable hands, and happy conditions.

19130715

올리버 R. 에비슨(서울)이 아서 J. 브라운(미국 북장로교회 해외선교본부 총무)에게 보낸 편지 (1913년 7월 15일)

KOREA MISSION OF PRESBYTERIAN CHURCH IN U. S. A.
SEVERANCE HOSPITAL, MEDICAL COLLEGE AND NURSES' TRAINING SCHOOL.
(THE KOREA MEDICAL MISSIONARY ASSOCIATION COOPERATES IN THE COLLEGE.)

O. R. AVISON, M. D.
J. W. HIRST, M. D.
R. G. MILLS, M. D.
A. I. LUDLOW, M. D.

MISS E. L. SHIELDS, GRAD. NURSE.
MISS H. FORSYTH, ,, ,,

Seoul, Korea, 1913년 7월 15일

신학박사 A. J. 브라운 목사,
　5 애버뉴 156,
　뉴욕 시

친애하는 브라운 박사님,

　우리 친구 L. H. 세브란스 씨의 갑작스런 죽음을 알리는 박사님의 전보를 보고 우리는 당연히 크게 놀랐습니다. 그와 저는 이 나라에서 우리가 하려고 노력하는 모든 무와 생각에서 얼마나 밀접하게 연결되어 있었는지 박사님은 알고 있다고 나는 생각합니다. 박사님은 그가 제가 개인적으로 종사하고 있는 해당 분야에 얼마나 깊은 관심을 가졌는지 알고 있으며, 아마도 박사님은 그가 우리 가족에 대하여 가졌던 개인적인 관심에 대해서도 어느 정도 알고 있을 것입니다. 이 친구의 죽음을 주제로 글을 쓰는 것은 힘든 일입니다. 그 사람이 정말로 세상을 떠났고 우리가 여러 해 동안 기대하였던 그의 소중한 편지를 더 이상 받을 수 없다는 사실을 깨닫는 것이 매우 어렵기 때문입니다.

　우리 지부는 발표 후 첫 번째 회의에서 결의안을 통과시켰고, 이를 존 세브란스 씨에게 보냈습니다. 처음에 보내려고 생각하였지만 인쇄하기에는 너무 길다고 생각하였던 좀 더 긴 결의문을 첨부합니다. 우리가 존 세브란스 씨에게 보낸 결의안은 *Continent*에도 전달하였습니다. 이러한 결의안은 L. H. 세브란스 씨에 대한 우리의 감정을 어느 정도 표현하지만, 당연히 실제로는 매우 미약합니다. 나는 또한 L. H. 세브란스 씨의 형제인 솔론 세브란스 씨에게도 이 사본을 보냈습니다. 박사님은 이것에 적합하다고 생각하는 모든 용도를 사용하실 수 있습니다.

　이 선한 사람의 성격과 업적에 대하여 제가 생각할 이유가 있는 것에 대하여 과장된 말을 하는 것은 참으로 어려울 것입니다. 세브란스 씨가 저에게 그 비용이 얼마인지도 모르고 전반적인 계획만을 갖고 있는 상태에서 새 건물을 짓는 데 필요한 자금을 제가 사용할 수 있도록 허락해 주었던 것처럼 부유한 사람이 누구에게나 신뢰를 준 경우는 실제로 매우 드뭅니다.

안녕히 계세요.
O. R. 에비슨

Oliver R. Avison (Seoul), Letter to Arthur J. Brown (Sec., BFM, PCUSA) (July 15th, 1913)

KOREA MISSION OF PRESBYTERIAN CHURCH IN U. S. A.
SEVERANCE HOSPITAL, MEDICAL COLLEGE AND NURSES' TRAINING SCHOOL.
(THE KOREA MEDICAL MISSIONARY ASSOCIATION COOPERATES IN THE COLLEGE.)

O. R. AVISON, M. D.
J. W. HIRST, M. D.
R. G. MILLS, M. D.
A. I. LUDLOW, M. D.

MISS E. L. SHIELDS, GRAD. NURSE.
MISS H. FORSYTH, " "

Seoul, Korea, July/15th/1913

Rev. Dr. A. J. Brown,
　　156 Fifth Ave.,
　　New York.

Dear Dr. Brown: -

We were of course greatly stunned by the cable you sent, announcing the sudden death of our friend Mr. L. H. Severance. You know I think how closely he and I were connected in thought and in all the work that we are endeavouring to do out here in this country. You know what very deep interest he took in that department of the work in which I am personally engaged and perhaps you have some knowledge of the personal interest he took in my family. It is difficult for me to write anything on the subject of the death of this friend for it is very difficult for us to get to realize that he has really passed away and that we can not receive any more his dear letters which we have looked forward to for so many years.

Our Station passed a resolution the first meeting after the announcement and this we sent to Mr. John Severance. I am enclosing a somewhat longer resolution that we at first thought of sending, but which we thought was too long for print. The resolution we sent to Mr. John Severance has also been sent to *the Continent*. These resolutions express somewhat our feeling toward Mr. L. H. Severance, but of course but very feebly indeed. I have also sent a copy of this to Mr. Solon Severance, Mr. L. H. Severance's brother. You can make whatever use you see fit of this.

It would indeed be difficult for me to make any exaggerated statement in regard to what I have reason to think of the character and work of this good man. It has been very rare indeed that any man of wealth has placed such confidence in anyone as Mr. Severance had placed in me having given permission to me to use funds necessary to erect our new building, without knowing what it would cost and only having a general plan to go on.

Believe me,

Yours very sincerely,
O. R. Avison

아서 J. 브라운(미국 북장로교회 해외선교본부 총무)이 호러스 G. 언더우드(서울)에게 보낸 편지 (1913년 7월 25일)

(중략)

귀하는 이미 세브란스 씨의 사망 소식을 들었을 것이며, 그의 죽음으로 우리 교회의 선교 사업이 얼마나 큰 손실을 입게 되었는지 이곳에서와 마찬가지로 뼈저리게 느끼게 될 것입니다. 나는 미국의 어떤 선교본부에도 세브란스 씨가 가졌던 것과 같은 깊고 지적인 관심과, 동시에 자신의 생각을 성취하기 위하여 그토록 관대하게 기부할 수 있었던 평신도는 없었다고 생각합니다. 우리는 아직 그의 유언에 대하여 아무 것도 듣지 못한 상태입니다. 하지만 그가 해외 선교부에 아무 것도 남기지 않고, 자신이 그랬던 것처럼 자녀들이 그들 자신의 선교적 관심을 가지도록 유산을 맡겼다는 것을 알게 되어도 놀라지 않을 것입니다. 나는 그들이 현재의 상황에서 그들에게 지워진 책임감을 깊이 느끼고 있다는 것을 알고 있습니다. 우리는 이달 말에 존 세브란스 씨와 알렌 박사를 만나 모든 문제에 대하여 이야기를 나눌 수 있게 되기를 기대하고 있습니다.

나는 에비슨 박사가 세브란스 씨로부터 그의 상속자들이 세브란스 병원과 의학교를 지속적으로 지원하는 목적에 관하여 어떤 문서를 받았는지 궁금합니다.

(중략)

Arthur J. Brown (Sec., BFM, PCUSA), Letter to Horace G. Underwood (Seoul) (July 25th, 1913)

(Omitted)

You will have heard already of the death of Mr. Severance, and will realize as keenly as we do here how great a loss the mission work of our Church has sustained. I do not suppose there was ever a layman in any Mission Board in America who was able to take the same deep and intelligent interest which Mr Severance took, and at the same time to give so generously toward accomplishing his ideas. We have not heard anything as yet about his will. I should not be surprised, however, to discover that he had not left anything to Foreign Missions but has trusted his children to take up a missionary interest of their own and so as he had done. I know they feel deeply the responsibility which the present situation lays upon them. We are hoping to see Mr. John Severance and Dr. Allen at the end of the month to talk over the whole matter with them.

I wonder whether Mr. Avison has any written statement from Mr. Severance regarding his purpose as to the continued support of the Hospital, and the Medical College by his heirs.

(Omitted)

월간 특집 – 의료 선교. *The Missionary Survey*
(버지니아 주 리치몬드) 2(10) (1913년 8월호), 476쪽

(중략)

의학 교육

망원경으로 볼 수 있는 세계의 경이로움 속에서 하나님을 보지 못하기 때문에 '신앙심이 없는 천문학자가 미쳤다'는 것이 사실이라면, 사신의 업무가 생명의 신비가 있는 중심 성채에 직접적으로 접근하는 신앙심이 없는 의사의 경우에는 더욱 그렇다. 그의 현미경은 신의 손 자체가 아니라 바로 창조 행위에서 신의 손이 작용한 결과를 실제로 볼 수 있게 해 준다.

복음 사역자 다음으로 두 번째는 그리스도인 의사가 영혼의 승리자가 되어야 하는 기회이다. 반면에 신앙심이 없는 의사는 아마도 과학적 불가지론과 회의주의를 전파하는 가장 위대한 사람일 것이다.

이러한 이유 때문에 곧 중국, 한국, 아프리카에 공급될 훈련된 의사 중 가능한 한 많은 사람이 기독교의 후원 하에 교육받고 훈련받은 남자이어야 한다는 것이 중요하다. 이를 위하여 한국 서울에 연합의학교가 설립되었고, 난징에 있는 동중국연합의과대학(East China Union Medical College)이 설립되었다. 우리는 서울에 있는 대학의 안내서를 갖고 있지 않지만, 동중국연합의과대학의 안내서는 갖고 있는데, 이 대학은 난징 대학교의 한 학과로 조직되고 있으며, 북 및 남 감리교회, 북 및 남 침례교회, 해외 기독교 선교회, 그리고 북 및 남 장로교회의 협동 사업이다. (……)

(중략)

Monthly Topic – Medical Missions. *The Missionary Survey* (Richmond, Va.) 2(10) (Aug., 1913), p. 476

(Omitted)

Medical Education

If it be true that "the undevout astronomer is mad," because he fails to see God in the wonders of the telescopic world, much more is this true of the undevout physician whose work brings him in immediate touch with the very central citadel of the mystery of life and whose microscope makes actually visible, not the Divine Hand itself, but the results of the working of the Divine Hand in the very act of creation.

Second only to that of the Gospel minister is the opportunity which the Christian physician has to be a winner of souls. On the other hand the undevout physician is perhaps the greatest of all purveyors of scientific agnosticism and skepticism.

For these reasons it is important that as many as possible of the trained physicians with which China and Korea and Africa are soon to be supplied shall be men educated and trained under Christian auspices. For this purpose there have been established a Union Medical College at Seoul, Korea, and the East missionaries and fifteen natives from China Union Medical College at Nanking. We have no prospectus of the college at Seoul, but the prospectus of the East China College shows that it is being organized as a department of the University of Nanking, and that it is a co-operative work of the missions of the Methodist Episcopal Churches, North and South; the Baptist Churches, North and South; the Foreign Christian Missionary Society, and the Presbyterian Churches, North and South. (……)

(Omitted)

19130800

단신 및 인물 동정.
The Korea Mission Field (서울) 9(8) (1913년 8월호), 212쪽

지난 6월 13일 금요일, 막 마무리된 세브란스 의학교의 봉헌식이 거행되었다. 넓은 방은 외국인과 한국인들로 가득 차 있었다. 미국 영사 시드모어 씨, 총독부 병원장인 후지타 군의총감, 에비슨 박사 등이 연단을 차지하였다. 언더우드 박사가 주재하였다. 게일 박사가 기도하고 성경을 낭독한 후, 언더우드 박사, 에비슨 박사, 후지타 박사가 한국어로 짧은 인사말을 하였다. 봉헌식이 끝난 후 언더우드 박사의 공지와 한 목사의 기도, 구세군 호가드 대령의 축도가 있은 후, 건물을 둘러보기 위하여 문을 열었고 병원 숙녀들이 다과를 대접하였다.

Notes and Personals.
The Korea Mission Field (Seoul) 9(8) (Aug., 1913), p. 212

On Friday, June 13th the dedication exercises of Severance Medical College just completed, took place. The large room was filled to overflowing with foreigners and Koreans. The American Consul, Mr. Scidmore, the Chief of Staff of the Government Hospital, Dr. Fujita, Surgeon General, Dr. Avison and others occupied the platform. Dr. Underwood presided. After prayer and reading of Scripture by Dr. Gale, short addresses-all of which were afterward given in Korean, were made by Dr. Underwood, Dr. Avison and Dr. Fujita. After the dedication announcement by Dr. Underwood and the prayer by Rev. Pastor Han and a benedictory prayer by Col. Hoggard of the Salvation Army, the building was thrown open for inspection and refreshments were served by the hospital ladies.

19130800

단신 및 인물 동정.
The Korea Mission Field (서울) 9(8) (1913년 8월호), 214쪽

6월 말에 선교부의 친구인 L, H. 세브란스 씨가 소천하였다는 소식이 전해졌다. 그는 모든 선한 일을 하는 사람이었고, 그의 주님과 주 예수 그리스도의 친구이었으며, 또한 인류의 복지와 관련된 모든 사람들의 친구이었다.

하지만 세브란스 씨는 한국 선교부와 친구가 되었을 뿐만 아니라, 의심할 바 없이 수백 명의 다른 선교사들과 마찬가지로 우리 중 많은 사람들의 개인적인 친구이었으며, 의심할 바 없이 그들도 우리처럼 그가 특히 '우리'의 세브란스 씨라고 생각하고 있다. 서울의 우리 남학교와 여학교, 우리의 교회들은 그의 사랑에 찬 보살핌의 축복을 느꼈지만, 특히 그는 세브란스 병원을 동양에서 최고의 장비와 인력을 갖춘 기관 중 하나로 만드는데 뒷바라지해 주었다. 어떤 의미에서는 수호천사처럼 그는 우리 의료진의 뒤에 서서 그 병원과 의학교가 한국에 축복이 되도록 모든 노력을 고상하게 지지해 주었다.

이러한 손실이 우리에게 닥치는 것은 의심할 바 없이 우리가 하나님을 더욱 믿음으로 의지하도록 가르치기 위함이며, 하나님의 사업의 성공에 어떤 사람도 절대적으로 필요하지 않다는 사실을 가르치기 위한 것이다. 아마도 젊은 기독교인들이 이러한 빈자리를 채울 준비를 하도록 자극을 받을 수 있을 것이다. 그러나 교훈이 무엇이든 - 그리고 우리는 그렇게 값비싼 교훈을 잘못 배우지 않기를 기도드리며, 기독교계는 오늘날 우리 모두와 함께 슬퍼할 것이다. 이는 하나님의 신실한 청지기이자 종이며 주님의 기쁨에 동참한 세브란스 씨와 같은 사람을 잃었기 때문이다.

Notes and Personals.
The Korea Mission Field (Seoul) 9(8) (Aug., 1913), p. 214

Late in June came the news of the recall Mr. L H. Severance, the friend of missions, as he was of every good cause, as he was the friend of his Lord and Master Jesus Christ, and of all that concerned the welfare of His Kingdom.

Mr. Severance however not only befriended Korean Missions, he was the personal friend of many of us, as he was of hundreds of other missionaries no doubt, and doubtless they feel as we do, that he was in particular "Our," Mr. Severance. Our girls' and boy's academies in Seoul, and our churches, have felt the blessing of his loving care, but especially has he stood back of Severance hospital in a way that has made it one of the best equipped and manned institutions of the kind in the East. Like a guardian angel, as indeed in a sense he was, he has stood back, of our medical staff, and nobly seconded every effort to make that hospital and college a blessing to Korea.

These losses come to us, no doubt to teach us to lean more in faith on God, and that no man is absolutely necessary to the success of Gods work. Perhaps too, young Christians may be stirred to make ready to fill these vacant places in the ranks. But whatever the lessons, are - and we pray that such costly ones may not be ill learned - the Christian world will grieve with us all to-day, that it has lost such a man as Mr. Severance, a faithful steward and servant of God, who has entered into the joy of His Lord.

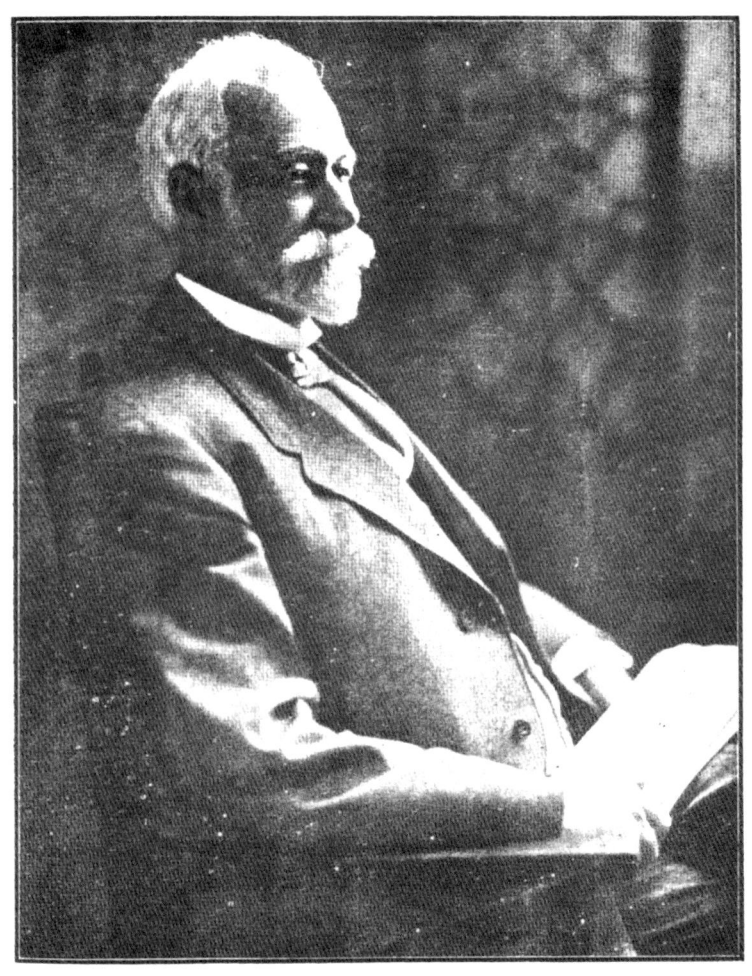

THE LATE MR. L. H. SEVERANCE
FRIEND OF MISSIONS

그림 23. 루이스 H. 세브란스.

19130800

마고 루이스(서울), 서울의 여자 학교.
The Korea Mission Field (서울) 9(8) (1913년 8월호), 230쪽

(중략)

교사진은 작년과 올해도 거의 동일하게 유지되었는데, 다만 새해가 추가되었을 때 필요에 따라 요구되는 다른 교사를 확보할 자금이 부족하여 올해 외국인들의 도움을 요청할 수 있었다. 에비슨 양은 일 년 내내 한 번의 암송도 놓치지 않고 학교에 전(全) 시간을 헌신하였다. 브라운리 양은 성경학원의 책임자와 교사 한 명이 평양에 없어 봄부터 전적으로 학교에 헌신하였고, 피터스 부부와 밀러 부인이 도왔다.

일본어 선생은 매일 각 반에서 일본어를 가르쳤을 뿐만 아니라 식물학, 그림 그리기, 뜨개질, 꽃 만들기 등도 추가하였다. 에비슨 양의 음악 학생들은 매우 빠른 발전을 이루었고 그들 중 한 명은 현재 게일 박사의 교회에서 저녁 예배와 소녀 기독협회의 신앙 모임에서 오르간을 연주하고 있다.

(중략)

Margo Lewis (Seoul), Woman's Academy, Seoul.
The Korea Mission Field (Seoul) 9(6) (Aug., 1913), p. 230

(Omitted)

The faculty has remained very much the same this year as it was last except that as necessity demanded it when the new year was added and funds not available for securing other teachers, we have been able this year to call upon foreign help. Miss Avison has given full time to the school all year without missing one recitation. Miss Brownlee has devoted her time entirely to the school since spring owing to the absence in Pyeng Yang at the Bible Institute of our dean and one of our teachers, and Mr. and Mrs. Pieters and Mrs. Miller have assisted.

The Japanese teacher has not only taught Japanese every day to each class but has also added to that, Botany, drawing, knitting and flower making. Miss Avison's music pupils have made very rapid progress and one of them now is playing the organ at the evening service at Dr. Gale's church and also at the devotional meetings of the girl's Christian Association.

(Omitted)

19130800

루이스 H. 세브란스 씨의 서거에 대한 한국 서울 지부의 결의.
The Korea Mission Field (서울) 9(8) (1913년 8월호), 234~235쪽

L. H. 세브란스 씨의 서거 소식이 넘쳐나는 가운데, 서울 지부 회원들은 다음과 같은 결의안을 만장일치로 통과시켰다.

첫째, 우리는 단체로서 그리고 개인으로서 미국에 있는 L. H. 세브란스 씨의 가족과 친구들에게 그들의 상실에 대한 깊은 슬픔과 이 슬픈 사별에 대한 진심어린 애도를 표하고 싶다.

둘째, 세브란스 씨에 대한 깊은 감사와 애정, 그리고 그가 우리 모두에게 보여 준 우정과 우리가 그를 아는 이래로 계속해서 여러 가지 방법으로 증명해 온 우정에 대한 변함없는 감사를 표현하고 싶다. 왜냐하면 그분께서 이곳과 모든 곳에서 우리 주님의 사업뿐만 아니라 우리에게도 자신을 바치셨기 때문이다.

셋째, 고귀한 기독 신사로서의 그의 성품에 대한 우리의 높은 평가를 조금이라도 표현하고 싶다. 무엇보다도 그는 그리스도의 대의에 대한 진정한 친구이자 예수의 진정한 추종자이었으며, 이곳 한국의 병원, 의학교 및 학교들 뿐만 아니라 다른 많은 형태로 그의 관대함을 기리는 기념비가 세워져 있지만, 계속해서 그에 대하여 이야기하고 그가 시작한 선한 일을 계속할 것이다. 그는 우리 마음 속에 사랑과 믿음, 기독교인의 헌신이라는 더욱 불멸의 기록을 남겼다.

넷째, 더 나아가 이 결의안을 *The Korea Mission Field*와 일부 미국 교회 신문에 게재하고, 그의 가족에게 전달하기로 결의하였다.

위원회가 서명함   H. G. 언더우드
O. R. 에비슨

Resolutions of Seoul Station, Korea, On the Death of Mr. L. H. Severance.

The Korea Mission Field (Seoul) 9(8) (Aug., 1913), pp. 234~235

In view of the overwhelming tidings of the passing of Mr. L. H. Severance, the members of Seoul Station unanimously passed the following resolutions.

1st. - That we as a body and as individuals wish to express to Mr. L. H. Severance's family and friends in America, our profound sorrow over their loss and our sincere sympathy with them in this sad bereavement.

2nd. - That we wish to express here our deep feeling of gratitude and affection for Mr. Severance, and our undying appreciation of the friendship he showed for us all and which he has, ever since we knew him, continued to prove in many ways, and for the way in which he gave himself to us as well as to our Lord's work both here and everywhere.

3rd. - That we wish to give some little expression to our high appreciation of his character as a noble Christian gentleman. First of all he was a true friend to the cause of Christ, a true follower of Jesus, and though the monuments to his generosity here in Korea, not only in the hospital, Medical College and the schools but in many other forms, will continue to speak of him and carry on the good he began, he has left a more undying record in our hearts. a memory of love and faith and Christian devotion.

4th. - Resolved further that these resolutions be published in the "Field" and some American Church paper and forwarded to the members of his family.

Signed by the Committee   H. G. Underwood.
                          O. R. Avison.

19130821~0901

미국 남장로교회의 제22차 연례회의 회의록, 한국 전주
(1913년 8월 21일~9월 1일)

(중략)

29쪽

전도 위원회 보고서
권고

(……)

9. 오(긍선) 박사가 세브란스 의학교에서 강의를 맡게 하고, 여름 방학 동안 2주간의 휴가를 제외하고 의료 위원회의 지시에 따라 지부 의사들을 구원하도록 요청한다.

(……)

11. 광주 지부에서 4월부터 내년까지 최주현을 광주 진료소에 고용토록 지시하고, 오 박사에게 내년 여름을 광주에서 보내도록 요청한다.

(중략)

71쪽

의료 회의에 관한 위원회의 결과

우리는 다음과 같은 결과를 보고한다.

(……)

(7) 우리의 병원들에도 [세브란스] 연합의학교의 졸업생들을 갖도록 시도해야 한다.

(……)

(중략)

Minutes of Twenty-Second Annual Meeting, Southern Presbyterian Mission in Korea, Chunju, Korea (Aug. 21st~Sept 1st, 1913)

(Omitted)

p. 29

Report of Evangelistic Committee
Recommendations

(......)

9. That Dr. Oh be assigned to the work of teaching in Severance Medical College, and that during the summer months, aside from a two weeks vacation, he be asked to relieve the Station Doctors, under the direction of the Medical Committee.

(......)

11. That Kwangju Station be instructed to employ Choi Choo Hyen from April ut next for work in Kwang-ju Dispensary, and that Dr. Oh be asked to spend next summer at Kwangju.

(Omitted)

p. 71

Findings of Committee on Medical Conference

We would report the following findings:

(......)

(7) The having a graduate of the Union Medical College in our hospitals should be tried.

(......)

(Omitted)

19130829

회의록, 한국 선교부 서울 지부 (미국 북장로교회) 1891~1921년 (1913년 8월 29일)

(중략)

의료위원회는 에비슨 박사를 통하여 다음과 같은 권고 및 요청을 보고하였다.

1. R. G. 밀즈 박사 부부를 서울에 배정하고, 밀즈 박사를 세브란스 병원의학교에서 근무하게 함.

2. 맥기 양을 연례회의 때부터 미국으로 떠날 때까지 세브란스 병원에서 근무하도록 배정함.

3. 샌더스 양을 세브란스 병원 간호과 및 간호원 양성소에 임명함. 채택됨.

(중략)

Minutes, Seoul Station, Korea, 1891~1921 (PCUSA) (Aug. 29th, 1913)

(Omitted)

The Medical Committee reported thro Dr. Avison recommending & requsting

1. Assignment of Dr & Mrs. R. G. Mills to Seoul, Dr. Mills to work in Severance Hospital Medical College.

2. Assignment of Miss McGee to work in Severance Hospital from Annual Meeting till her departure for America.

3. The appointment of Miss Sanders to the Nursing Department of Severance Hospital and the Nurses Training School. Adopted.

(Omitted)

19130912

한국 개신교 복음선교 연합공의회의 제2차 연례회의
(1913년 9월 12~14일)

3~4쪽

위원회 [1913~14년도]

실행 위원회. - O. R. 에비슨, G. 엥겔, W. C. 스웨어러, W. D. 레이놀즈, (J. L. 저다인, A. R. 로스).

(......)

Second Annual Meeting of the Federal Council of Protestant Evangelical Missions in Korea (Sept. 12~14th, 1913)

pp. 3~4

Committee [1913~14]

Executive. - O. R. Avison, G. Engel, W. C. Swearer, W. D. Reynolds, (J. L. Gerdine, A. R. Ross).

(......)

19130900

1913년 평양에서 개최된 연례회의에 제출한 미국 북장로교회 한국 선교부의 보고서 (1913년 9월), 3, 4~5, 7, 9~10쪽

서울 지부

3쪽

선교사	업무	지원	선교지 도착
(......)			
O. R. 에비슨 박사	의료, 교육, 전도	개 인	1893년
O. R. 에비슨 부인	전도.	개 인	1893년
(......)			
레라 에비슨 양	교육, 전도	선교본부	1911년
(......)			

4~5쪽

(......) 지난 한 해 동안 우리는 레라 에비슨 양을 정규 사역자로 받는 특권을 누렸다. 우리는 그녀의 진지하고 지치지 않으며 가장 성공적인 봉사를 보고 그녀가 어떻게 한국의 어린 소녀들에 대하여 성공할 수 있었는지 보고 기쁘다.

호러스 H. 언더우드 씨는 대학을 막 졸업하고 부선교사로 일하기 위하여 지난 8월 부모와 함께 귀국하였다. 그는 내국인과 외국인 모두에게 진심으로 환영을 받았고, 언어도 잊지 않았으며, 에비슨 양처럼 더 많은 시간을 일할 수 있었고, 현지인들과 소통하지 못하는 장애를 안고 있는 대부분의 신임 사역자들보다 아마도 더 나은 결과를 얻을 수 있었을 것이다.

G. 윌버 에비슨 씨는 비록 임명되지는 않았지만 한국으로 돌아와 바쁜 아버지의 비서직을 대행하며 용산에서 비기독교인 자녀들을 위한 주일학교 사역을 맡고 있다.

7쪽

교 육

여학교. (......) 에비슨 양은 거의 모든 시간을 쏟았고, 기회가 허락하는 한 다른 일도 하였다.

9~10쪽

의료 사업[35]

교육 분야에서와 마찬가지로 의료 분야에서도 올해는 서울에 있어 중요한 해이었다. 의학교와 진료소의 새 건물이 완공되어 올해 6월 13일 봉헌되었으며, 병원 건물 자체도 전면 개조되었다. 의학교는 연합 기관이며, 점점 더 많은 다른 선교부에서 지정된 교육 기간 동안 자신의 선교사 중 한 명을 할당하는 것의 중요성을 알게 되었다. 이제 모든 큰 선교부들은 이것에 확실히 동의하였고, 그들 중 많은 사람들이 그러한 계획을 수행하기 위하여 지난 해 동안 충실하게 노력하였지만 지금까지 그들 중 누구도 그들이 원하는 것을 성취할 수 없었다. 밀즈 박사는 미국에 있고, 폴웰 박사는 휴가로 고국에 있어 1학기에 65명, 새해 첫 학기에 77명의 학생으로 구성된 5개 학년의 수업을 계획하는 것은 쉬운 일이 아니었다. 이 학생들은 한국의 모든 지방과 이 나라에서 활동하는 거의 모든 선교부에서 왔으며 모두 기독교인이다. 병원은 또한 이전보다 약 51½%의 환자가 증가하여 그 어느 때보다 더 많은 수에 도달하였다. 입원 환자들로 인하여 병원은 꽉 차서 병상이 꽉 차는 경우도 있었고, 일부는 바닥에 누워 있을 수밖에 없었다. 환자의 사례가 심각함에도 불구하고 사망률은 5%에 불과하여 크게 감소하였다.

한 해 동안 사무실 진료는 외국인이 835명, 일본인이 165명, 한국인이 1,924명으로 총 2,920명으로 매우 많았으며, 118% 증가하였다. 왕진도 98% 증가하였고, 시내 밖의 다른 지부에서 32건의 왕진 요청이 있었다.

병원 직원들과 관련된 모든 사람들도 직접 전도 사역에 적극적으로 참여하고 있으며, 이전과 마찬가지로 지난 한 해에도 본 기관은 도시와 시골의 교회 사역을 도왔을 뿐만 아니라, 남대문교회와 그 지부를 통하여 복음 전도 활동을 펼치고 있다.

간호원 양성소는 격리 병동으로 사용하던 것을 개조하여 연중 운영되었다. 이는 이전에 비하여 크게 개선된 것이었지만, 간호원 숙소는 현재 의료 기지의 가장 큰 요구 사항 중 하나이다. 지난 한 해 동안 이 업무는 포사이드 양이 책임을 맡았고 쉴즈 양은 그녀의 원기가 허락하는 한 그녀를 도왔다.

의료 사업에 대한 요구가 증가하고, 잘 훈련된 자신을 바친 기독 의사를 갖

---

[35] 짙게 표시된 부분은 다음의 보고서에 인용되었다. *The Korea Mission. The Seventy-Seventh Annual Report of the Board of Foreign Missions of the Presbyterian Church in the United States of America. Presented to the General Assembly, May, 1914* (May, 1914), pp. 286~287

는 것이 그리스도의 대의에 반드시 가져다줄 큰 이익을 위하여 연합의학교와 간호원 양성소를 적절하게 운영하기 위한 적절한 방식을 제공할 필요성이 점점 더 커지고 있다.

1913 Report of the Korea Mission of the Presbyterian Church in the U. S. A. to the Annual Meeting held at Pyeng Yang (Sept., 1913), pp. 3, 4~5, 7, 9~10

Seoul Station

p. 3

Missionaries	Work	Supported by.	Arrived on Field
(......)			
Dr. O. R. Avison	Medical, Educ. Evan.	An Individual.	1893
Mrs. O. R. Avison	Evangelistic.	An Individual.	1893
(......)			
Miss Lera Avison	Educational, Evan,	Board	1911
(......)			

pp. 4~5

(......) It is during the past year that we have been privileged to have Miss Lera Avison amongst us as a full worker, and we rejoice to see her earnest, untiring and most successful service, and to see how she has been able to win her way with the young Korean girls.

Mr. Horace H. Underwood returned with his parents last August, having just finished College, to take up work as an associate missionary. He was heartily welcomed by both Koreans and foreigners and not having forgotten the language he was, like Miss Avison, able to undertake more hours of work, with possibly better results than most new workers, who are handicapped with the inability to communicate with the people.

Mr. G. Wilber Avison, though not under appointment, has returned to Korea, and is acting as Secretary to his busy father, and carrying on S. S. work for the children of non-Christians at Yong San.

p. 7

Educational

The Women's Academy. (......) Miss Avison has given nearly all her time, and others, as opportunity permitted.

pp. 9~10

Medical Work

As in Educational, so in Medical work this has been a noted year for Seoul. The new building for the Medical College and Dispensary has been completed and was dedicated on the 13th of June of this year, and the hospital building proper has been fully renovated. The College is a Union Institute and more and more the other Missions have come to see the importance of assigning one of their number for stated periods of teaching. All the larger missions have now definitely agreed to this and many of them have faithfully endeavored during the past year to carry out such plans, but thus far none of them have been able to accomplish what they desired. Dr. Mills being in America and Dr. Follwell being home on furlough it has been no easy work to plan for the five grades of classes, consisting of 65 students during the first part of the year and 77 during the first term of the new year. These students come from every province in Korea, and from nearly all the- Missions working in this country, and are all Christians. The Hospital has also been reaching a larger constituency than ever before, having had an increase during the year over former years of about 51½% of patients. The in-patients have crowded the hospital so that not only were the beds at times all filled, but some were compelled to lie on the floor. The death rate has been greatly reduced, being only 5%, although the cases have been of a severe nature.

The office practice during the year has been extremely large, consisting of 835 foreigners, 165 Japanese, 1,924 Koreans, a total of 2,920 an increase in this department of 118%. Home visits have been also increased by 98% and there have been 32 calls from other stations out of town.

All those in connection with the hospital staff are also actively engaged in direct evangelistic work, and as previously, so in the past year, not only has the institution been helping the Church work in the city and country, but it has been the center of evangelistic effort working through the South Gate Church and its branches.

The Training School for Nurses has been housed during the year in the renovated ex-isolation wards. This has been a great improvement on what they previously have had, but a Nurses Home is one of the greatest needs of the Medical Plant at present. During the past year this has been under the care of Miss Forsyth, with Miss Shields assisting her as her strength would permit.

With the growing demands of medical work, with the great good that is bound to come to the cause of Christ from having well trained consecrated Christian doctors, more and more the necessity is felt of providing in some adequate manner for properly carrying on the Union Medical College and Nurses' Training School.

19130916~0925

1913년 평양에서 개최된 미국 북장로교회 한국 선교부의 제29차 연례회의 회의록 및 보고서 (1913년 9월 16일~9월 25일)

2, 4쪽

상임 위원회.

(……)

6. 의료: -

1914년	플레처 박사	브루언 씨	샤프 씨
1915년	로즈 씨 (간사)	에비슨 박사 (위원장)	
1916년	홀드크로프트 씨	화이팅 박사	샤록스 박사

특별 위원회

(……)

4. 외국인 자녀를 위한 학교: -
   마펫 및 에비슨 박사, 헌트, W. N. 블레어, 매큔 씨

(중략)

한국 선교부 제29차 연례회의 회의록

14쪽

　미국 북장로교회 한국 선교부가 지난 1913년 9월 16일 화요일 오전 9시 평양 여자 성경학원 강당에서 제29차 연례회의의 개막식을 위하여 모였다.
　(……)

16~17쪽

　실행 위원회: 실행 위원회의 예비 보고서가 낭독되었으며, 모든 문제를 설명한 후 다음과 같은 순서로 고려하였다.
　(……)

　언스버거 박사는 12월 15일까지 부산에서 대리 업무를 하기로 합의하였

고, 그녀가 떠난 후 결국 4월에 에비슨 박사를 통하여 한국인 의사를 확보하는 결과를 얻었다. 우리는 또한 1911년 해외 선교 위원회 회의 보고서에 따라 앤더슨 박사가 평양의 업무를 대신하도록 조치하였다.

(중략)

30쪽

1913년 9월 18일

오전 9시 회의

(……)

회의장의 특권: 오전 회의 동안 의장은 다음 친우들에게 회의장의 특권을 확대하였다. - G. W. 에비슨 씨, 해리스 감독, B. W. 빌링스 목사, A. F. 베커 목사, 그리고 Dr. E. D. 폴웰 박사

(중략)

32쪽

오후 2시 회의

(……)

밀즈 양의 병가: 에비슨 박사는 두 명의 의사가 서명한 건강 진단서에 건강상의 이유로 밀즈 양의 병가를 허용해 달라는 요청을 제출하였다. 요청은 승인되었다.

회의는 에비슨 박사의 기도로 휴회하였다.

(중략)

1913년 9월 19일

오전 9시 회의

(……)

p. 39

연합공의회의 실행 위원회: 에비슨 박사는 채택된 보고서를 낭독하였으며, 다음과 같다.

연합공의회는 1913년 9월 12일과 13일 서울에서 열렸다.

통과된 중요한 조치는 다음과 같았다.

(중략)

1913년 9월 22일

39, 40쪽

오전 9시 회의

(......)

의료 위원회: 의료 위원회는 제2~15항에 대하여 보고하였다. 제2~9항과 제11항은 채택되었다. (......)

(......)

제6항: 우리는 선교본부에 추가 비용을 부담 지우지 않는다는 조건 하에 세브란스 병원의 치과의사에 대한 요청을 재확인한다.

제7항: 우리는 선교본부에 추가 비용을 부담 지우지 않는다는 조건 하에 세브란스 병원의 약사에 대한 요청을 재확인한다.

(......)

제10항: 우리는 R. G. 밀즈 박사 부부를 세브란스 병원에 배정할 것을 권고한다.

(중략)

1913년 9월 23일

39, 40쪽

오후 2시 30분 회의

오후 회의는 찬송으로 개회하였으며, 서울의 드캠프 씨가 기도를 인도하였다.

배정 위원회: 제10항에 대한 토론이 재개되었고, 해당 조항이 채택되었다. 제13~23항을 낭독하고, 다음과 같이 채택되었다.

(......)

21. 우리는 1914년 7월 1일부터 8개월 15일 동안의 비례 안식년을 에비슨 박사와 가족에게 승인할 것을 권고한다.

(......)

의료 위원회: 의료 위원회는 제14~19항에 대하여 보고하였다. 제14~18항은 채택되었다. 제19항은 연기하도록 지시되었다. 항목들은 다음과 같다.

(......)

제18항 - 연합에 대한 위원회. 우리는 웰즈, 에비슨 박사, 그리고 홀드크로프트 씨를 평양의 연합 사업과 관련하여 협상을 수행할 위원회로 임명할 것을 권고한다.

(......)

1913년 9월 24일

오전 9시 회의

(......)

61쪽

의료 위원회: 의료 위원회는 제19항으로 시작되는 보고서를 낭독하였다. 서울 지부에 의료 사업의 기본 재산 건을 제출할 권한을 주었다. 동의에 의하여 서울의 의료 사업 기본 재산으로 200,000엔이 재산목록에 삽입되었다. 제19항은 전체가 채택되었다. 그런 다음 제20~26항이 낭독된 대로 채택되었다.

(......)

제23항. 우리는 서울 지부의 두 번째 외국인 간호원 요청을 승인한다.

(중략)

62쪽

의료 위원회: 화이팅 및 에비슨 박사는 선교사적 의료 정책 확대의 필요성을 말하면서 간호원이자 집사가 될 간호원의 필요성을 강조하였다.

부록 1.
제I호.
A. 배정 위원회의 보고서

81쪽

(......)

18. 포사이드 양의 안식년. 우리는 1915년 2월 2일부터 7개월 동안 선교지를

떠나는 비례 안식년을 승인하는 것을 권고한다. 채택됨.

(……)

21. 에비슨 박사의 안식년. 우리는 1914년 7월 1일부터 8개월 15일 동안 선교지를 떠나는 비례 안식년을 승인하는 것을 권고한다. 채택됨.

(중략)

C. 선천 지부. 업무 배정

84쪽

(……)

엘리저베스 E. 샌더스 양. 언어 학습. 다음 연례회의까지 서울에 체류함. 세브란스 병원 교수진의 관할 하에 일을 함.

(중략)

F. 서울 지부. 업무 배정

86쪽

(……)

O. R. 에비슨, 의학박사 - 세브란스 병원 담당. 세브란스 의학교 교장. 문서사업. 남대문교회에서 사업. 1명의 병원 전도사. 1914년 여름 비례 안식년.

O. R. 에비슨 부인 - 세브란스 병원 및 남대문교회와 연관된 전도 사업. 세 명의 전도부인. 1914년 여름 비례 안식년.

(……)

E. L. 쉴즈 - 안식년 중

(……)

의학박사 J. W. 허스트 - 안식년 중

J. W. 허스트 부인 - 안식년 중

(……)

H. 포사이드 양. - 언어 학습. 세브란스 병원 간호원장. 간호원 양성소 소장. 병원 및 남대문교회에서 전도 사업. 1915년 1월부터 비례 안식년

의학박사 A. I. 러들로 - 언어 학습. 세브란스 의학교에서 강의. 세브란스 병원에서의 업무. 의학교 및 남대문교회 예배당에서의 전도 사업.

A. I. 러들로 부인 - 언어 학습. 러들로 박사 업무와 관련된 전도 사업. 간호원 양성소에서 강의.

레라 에비슨 양 - 언어 학습. 여학교에서 강의. 남대문교회 및 예배당에서

전도 사업. 임기가 1914년 9월에 끝남.

(……)

R. G. 밀즈, 의학박사 - 언어 학습. 세브란스 병원의학교에서 업무. 남대문교회에서 전도 사업.

R. G. 밀즈 부인 - 언어 학습. 남대문교회와 연관된 전도 사업.

제4호
의료 위원회 보고

96쪽

(……)

제6항. 세브란스 병원의 치과의사. 우리는 선교본부에 추가 비용을 부담 지우지 않는다는 조건 하에 세브란스 병원의 치과의사에 대한 요청을 재확인한다. 채택됨.

제7항. 세브란스 병원의 약사. 우리는 선교본부에 추가 비용을 부담 지우지 않는다는 조건 하에 세브란스 병원의 약사에 대한 요청을 재확인한다. 채택됨.

(……)

제10항. R. G. 밀즈 박사의 배정. 우리는 R. G. 밀즈 박사 부부를 세브란스 병원에 배정할 것을 권고한다. 채택됨.

(……)

제17항. 평양의 연합 의료 사업. 우리는 선교부가 가능하다면 여병원을 포함하여 연합 의료 기지를 평양에 마련하기 위하여 북감리교회의 선교부와 협상할 것을 권고한다. 채택됨.

제18항. 연합에 대한 위원회. 우리는 웰즈, 에비슨 박사, 그리고 홀드크로프트 씨를 평양의 연합 사업과 관련하여 협상을 수행할 위원회로 임명할 것을 권고한다. 채택됨.

제19항. 의료 자산 목록. 우리는 선호도에 따라 다음과 같이 동의되었다.(……)

　　　　서울, 의료 기지를 위한 기본 재산　　　　　　200,000.00엔

(……)

제23항. 서울의 두 번째 간호원. 우리는 서울 지부의 두 번째 외국인 간호원 요청을 승인한다. 채택됨.

(중략)

1913 Minutes and Reports of the Twenty-Ninth Annual Meeting of the Korea Mission of the Presbyterian Church in the U. S. A. Held at Pyeng Yang (Sept. 16th~25th, 1913)

pp. 2, 4

Permanent Committees.

(……)

6. Medical: -

1914.	Dr. Fletcher.	Mr. Bruen	Mr. Sharp.
1915.	Mr. Rhodes, (Sec.)	Dr. Avison (Chm.)	
1916.	Mr. Holdcroft.	Dr. Whiting	Dr. Sharrocks.

Special Committees.

(……)

4. School for Foreign Children: -

Drs. Moffett and Avison, Messrs, Hunt, W. N. Blair, McCune.

(Omitted)

Minutes of the Twenty-Ninth Annual Meeting of the Korea Mission

p. 14

The Korea Mission of the Presbyterian Church of the United States of America gathered for the opening session of its Twenty-Ninth Annual Meeting in the auditorium of the Women's Bible Institute, Pyengyang, Korea, Tuesday,

September 16th, 1913 at 9.00 A.M.

(……)

pp. 16~17

Executive Committee: The preliminary report of the Executive Committee was read and, after elucidation of all questions, was considered seriatim as follows: -

(……)

Arrangements were made for Dr. Ernsberger to supply Fusan until December 15th and after her departure, efforts eventually resulted in securing in April a Korean physician through Dr. Avison. We also arranged for Dr. Anderson of the M. E. Mission to supply Pyengyang, along the lines of the Conference of Foreign Missions Boards Report of 1911, the Station meeting the drug bill.

(Omitted)

p. 30

September 18th, 1913.

9.00 A. M. Session.

(……)

Privileges of the Floor: During the morning session the Chairman extended the privileges of the floor to the following friends: - Mr. G. W. Avison, Bishop Harris, Rev. B. W. Billings, Rev. A. F. Becker and Dr. E. D. Follwell.

(Omitted)

p. 32

2.00 P.M. Session.

(……)

Miss Mills' Sick Leave: Dr. Avison presented a request to grant Miss Mills leave of absence on account of health, her health certificate having been signed by two physicians. The request was granted.

The meeting stood adjourned with prayer by Dr. Avison.

(Omitted)

September 19th, 1913.

9.00 A. M, Session.

(……)

p. 39

Executive Committee of Federal Council: Dr. Avison read the report which was adopted and is as follows: -

> The Council met in Seoul on Sept. 12th and 13th, 1913.
> The important actions passed were as follows: -
> (Omitted)

September 22nd, 1913.

pp. 39, 40

9.00 A. M. Session.

(......)

Medical Committee: The Medical Committee reported on Sec. 2~14. Sec. 2~9 and 11 were adopted. (......)

> (......)
> Sec. 6. We re-affirm the request for a Dental Surgeon for the Severance Hospital, upon the condition that no extra expense to the Board be involved.
> Sec. 7. We re-affirm the request for a Pharmacist for the Severance Hospital, upon the condition that no extra expense to the Board be involved.
> (......)
> Sec. 10. We recommend that Dr. and Mrs. R. G. Mills be assigned to Severance Hospital.
> (Omitted)

September 23rd, 1913.

pp. 39, 40

2.30 P. M. Session.

The afternoon session was opened with song, and prayer led by Mr. De Camp of Seoul.

Apportionment Committee: Discussion on Sec. 10 was resumed, and the section adopted. Sections 13 to 23 were read and adopted as follows: -

> (......)

21. We recommend that a proportionate furlough of eight months and fifteen days off the field beginning July 1st, 1914 be granted to Dr. Avison and family.
(......)

Medical Committee: The Medical Committee reported on Sec. 14~9. Sec. 14-18 were adopted, Sec. 19 was ordered posted. The sections are as follows: -

(......)
Sec. 18. We recommend that Drs. Wells and Avison and Mr. Holdcroft be appointed a committee to carry on these negotiations with reference to union medical work in Pyengyang.
(......)

September 24th, 1913.

9.00 A. M, Session.
(......)

p. 61

Medical Committee: The Medical Committee read its report beginning with Sec. 19. Seoul Station was given permission to present the matter of endowment for the Medical Work. Upon motion 200,000 yen was inserted on the Property Docket for the endowment of the medical work of Seoul. Sec. 19 was then adopted as a whole. Sec. 20~26 were then adopted as read.

(......)
Sec. 23. We approve Seoul Station's request for a second foreign nurse in Severance Hospital.
(Omitted)

p. 62

Medical Committee: Drs. Whiting and Avison spoke of the necessity of expanding the missionary medical policy, emphasizing the need of nurses who will be at the same time nurses and deaconesses.

Appendix 1.
Number I.
A. Report of the Apportionmnet Committee

p. 81

(......)

18. Furlough Miss Forsyth. We recommend that a proportionate furlough of 7 mos. off the field, beginning Feb. 2nd, 1915, be granted Miss Forevth. Adopted.

(......)

21. Furlough Dr. Avison. We recommend that a proportionate furlough of 8 mos. and 15 days off the field, beginning. July 1st, 1914, be granted to Dr. Avison and family. Adopted.

(Omitted)

C. Syenchun Station. Apportionment of Work

p. 84

(......)

Miss Elizabeth E. Sanders. Language study. Located in Seoul until next Annual Meeting. Work under the direction of the Severance Hospital staff.

(Omitted)

F. Seoul Station. Apportionment of Work

p. 86

(......)

O. R. Avison, M. D. - Charge of the Severance Hospital. President of the Severance Medical College. Literary work. Work in the South Gate Church. One hospital evangelist. Proportionate furlough in Summer of 1914.

Mrs. O. R. Avison - Evangelistic work in connection with the Severance Hospital and the South Gate Church. Three Bible women. Proportionate furlough in Summer of 1914.

(......)

Miss E. L. Shields - On furlough.

(......)

J. W. Hirst, M. D. - On furlough.

Mrs. J. W. Hirst - On furlough.

(......)

Miss H. Forsyth - Language study. Superintendent of nursing in the Severance Hospital. Charge of the Training School for Nurses. Evangelistic work in the hospital and South Gate Church. Proportionate furlough from Jan., 1915.

A. I. Ludlow, M. D. - Language study. Teaching in the Severance Medical College. Work in Severance Hospital. Evangelistic work in the Medical School and the chapels of the South Gate Church.

Mrs. A. I. Ludlow - Language study. Evangelistic work in connection with Dr. Ludlow's work. Teaching in the Nurses' Training School.

Miss Lera Avison - Language study. Teaching in the Women's Academy. Evangelistic work in the South Gate Church and its chapels. Term of service ending Sept. 1914.

(......)

R. G. Mills, M. D. - Language study. Work in the Severance Hospital Medical College. Evangelistic work in South Gate Church.

Mrs. R. G. Mills - Language study. Evangelistic work in connection with South Gate Church.

Number 4.
Report of the Medical Committee

p. 96

(......)

Sec. 6. - Dental Surgeon for Severance Hospital. We reaffirm the request for a Dental Surgeon for the Severance Hospital, on the condition that no extra expense to the Board be involved. Adopted.

Sec. 7. - Pharmacist for Severance Hospital. We reaffirm the request for a Pharmacist for the Severance Hospital, upon the condition that no extra expense to the Board be involved. Adopted.

(......)

Sec. 10. - Dr. R. G. Mills' Assignment. We recommend that Dr. and Mrs. R. G. Mills be assigned to Severance Hospital. Adopted.

(......)

Sec. 17. - Union Medical Work in Pyengyang. We recommend that the Mission negotiate with the Methodist Episcopal Mission North, with a view to having in Pyengyang a union medical plant, which will include, if possible, the Women's Hospital. Adopted.

Sec. 18. - Committee on Union. We recommend that Drs. Wells and Avison and Mr. Holdcroft be appointed a committee to carry on these negotiations with reference to union work in Pyengyang. Adopted.

Sec. 19. - Medical Property Docket. Moved that the medical property docket be, in the order of preference, as follows:

(......)

  Seoul, endowment for medical plant   ¥200,000.00

(......)

Sec. 23. - Seoul Second Nurse. We approve Seoul Station's request for a second foreign nurse. Adopted.

(Omitted)

19130917~0925

미국 남감리교회 한국 선교부 제17차 연례회의 1913년 회의록, 서울 (1913년 9월 17~25일)

임명
서울 지구
J. R. 무스, 책임자

(……)
세브란스 연합의학교　　　N. H. 바우먼
(중략)

Korea Mission, Methodist Episcopal Church, South, Minutes 1913, Seventeenth Annual Meeting, Seoul (Sept. 17~25th, 1913)

Appointments.
Seoul District.
J. R. Moose, Supt.

(……)
Severance Union Medical College.　　　N. H. Bowman
(Omitted)

19131009

새뮤얼 A. 마펫(평양)이 아서 J. 브라운(미국 북장로교회 해외선교본부 총무)에게 보낸 편지 (1913년 10월 9일)

(중략)

요청된 안식년은 다음과 같다.

정규 안식년　　　(……)

중간 안식년
(……)
에비슨 박사　　　서울　　1914년 7월 1일　　8개월 15일.　1915년 3월 15일
(중략)

Samuel A. Moffett (Pyeng Yang), Letter to Arthur J. Brown (Sec., BFM, PCUSA) (Oct. 9th, 1913)

(Omitted)

The furloughs asked for are as follows,

Regular Furloughs　　(……)

Intermediate Furloughs
(……)
Dr. Avison　　　Seoul　　July 1 1914　　8 mos. 15 day　　Mch. 15, '15
(Omitted)

19131020

올리버 R. 에비슨(서울)이 아서 J. 브라운(미국 북장로교회 해외선교본부 총무)에게 보낸 편지 (1913년 10월 20일)

세브란스 병원,
한국 서울,
1913년 10월 20일

신학박사 브라운 목사,
   뉴욕 시 5 애버뉴 156

친애하는 브라운 박사님,

저는 박사님이 이 편지를 받기 전에 의심할 바 없이 R. G. 밀즈 박사 부부가 마침내 이 의학교에 확실히 자리를 잡았으며, 밀즈 박사가 자신이 선택한 분야에서 진지하고 흥미 있게 일하고 있다는 사실을 알게 되어 기뻐할 것이라고 확신합니다.

그는 특히 이 업무에 매우 적합하며, 저는 이 일을 성공시킬 것이라고 확신하고 있습니다.

우리 대학 교수진은 올해 크게 조직되었으며, 이제 학생들에게 과학적 방법을 교육하고 생각하는 사람으로 만들 수 있는 입장에 있게 되면서, 역시 동등하게 중요한 종교적 발전을 돌볼 수 있게 될 것이기에 우리는 모두 기뻐하고 있습니다.

박사님은 의심의 여지없이 우리 교수진의 개인들에 관하여 들었겠지만 어쨌든 여기서 언급하겠습니다.

    미국 북장로교회 선교부
       O. R. 에비슨 박사. 교장, 내과, 임상 진단학, 피부과학 및 위생학 교수
       J. W. 허스트 박사. 안식년 중. 부인과, 외과, 전기치료, 수(水)치료 및
           기기치료 등의 교수
       A. I. 러들로 박사. 외과, 외과 해부학 및 외과 병리학 교수
       R. G. 밀즈 박사. 병리학, 임상 병리학 및 세균학 교수

남장로교회 선교부
    오긍선 박사(미국에서 교육 받은 한국인) 해부학 및 조직학 교수, 외
        과 조수 등
호주 장로교회 선교사
    커를 박사(매년 3개월) 산과 및 ___과 교수
    C. I. 맥라렌 박사(매년 3개월) 소아과 및 신경과 교수
북감리교회 선교부
    J. D. 밴버스커크 박사 생리학, 치료학 및 내과 교수
남감리교회 선교부
    N. H. 바우먼 박사 안이비인후과 질환 및 굴절학 교수.

위의 교수진에 덧붙여 우리에게는 우리 졸업생 4명이 있다.
    홍(석후) 박사, 생리학, 안이비인후과 조수
    강(문집) 박사, 나의 업무에서 나를 돕고 있음.
    박(서양) 박사, 화학을 강의함
    고(명우) 박사, 러들로 박사를 돕고 있으며, 병원의 수련의이다. 그는
        맥라렌 박사도 돕고 있다.

위의 각 사람은 강의할 뿐만 아니라 진료소와 병원 모두에서 자신이 담당하고 있는 부서의 임상 업무 책임자입니다.

현재의 시설을 이용하여 우리는 머지않아 만족스러운 결과를 보여줄 방식으로 업무를 시작하고 있습니다.

이 모든 것에 대하여 하나님께 감사드리며, 고무되어 있습니다.

좀 더 안정이 된 후에 더 편지를 쓰겠습니다. 이러한 새로운 보강 인력이 들어오면서 우리는 의학교 강의실에 몇 가지 변화를 가할 수밖에 없었으며 이는 아직 불완전하지만 저는 우리가 거의 끝에 가까워지고 있다고 생각하며 시간을 내어 박사님 앞에 우리 업무를 더 자세히 설명할 수 있기를 바라고 있습니다.

그동안 우리는 가장 긴급한 상황에 닥쳐 있는데, 밀즈 박사와 가족의 집을 마련해 주는 방법입니다. 그들은 지금 허스트 사택을 사용하고 있지만, 당연히 허스트 가족은 1년 이내에 다시 돌아올 것이며 다음 가을에 그들을 위한 거처를 준비하려면 봄이 시작될 때부터 건축을 시작할 수 있어야 합니다.

그들을 위한 예산을 한 번에 확보하려면 어떻게 해야 합니까?

우리의 계획은 그들(밀즈 가족)이 예산을 얻을 때 제이콥슨 간호원 기념 사택을 그들과 교환하고, 이 돈을 사용하여 병원 근처에 제이콥슨 기념 사택을 재건하고, 이와 관련하여 한국 간호원들의 숙소를 짓는 것이었으며, 이것은 오랫동

안 부동산 목록에 있었습니다.

    L. H. 세브란스 씨는 그가 여러 번 요청하였기 때문에 후자를 위하여 기금을 제공하였을 것이라고 확신하며, 존 세브란스 씨는 이 문제가 그에게 제기되면 이 문제에 대한 그(L. H.)의 소망을 따를 것이라는 데 의심의 여지가 없습니다. 그러나 두 제안은 서로 연결되어 있어 다른 것이 없이는 하나가 진행될 수 없습니다.

    저는 박사님이 밀즈 박사의 집을 제공받을 첫 번째 자산 항목 중 하나로 만들 수 있도록 자금 확보에 있어 즉각적인 조치의 필요성이 시급하다는 점에 귀하의 주의를 환기시키는 것이 필요하다고 확신하고 있습니다.

    이제 가을이 성큼 다가왔고, 추운 날씨가 더운 날씨를 대신하고 있습니다. 나무들은 다양한 색깔로 아름답게 물들어 있고, 땅은 붉은색, 금색, 기타 색색의 나뭇잎으로 덮여 있습니다.

    박사님과 박사님의 모든 것이 잘되고 행복하기를 기원합니다.

    안녕히 계세요.
O. R. 에비슨

Oliver R. Avison (Seoul), Letter to Arthur J. Brown (Sec., BFM, PCUSA) (Oct. 20th, 1913)

Severance Hospital,
Seoul, Korea,
Oct. 20th, 1913.

Rev. Dr. Brown,
   156 Fifth Ave., New York.

Dear Dr. Brown: -

I am sure you will be glad to know as you doubtless do ere this, that Dr. and Mrs. R. G. Mills have at last been definitely been located at this Medical College and that Dr. Mills is earnestly and interestedly at work in his chosen sphere.

He is particularly well fitted for this work and will I am sure make a success of it.

Our College staff has been greatly built up this year and we are all rejoicing in it as we are now getting into a position where we can really train our students in scientific methods and make them into thinkers while at the same time there will be more opportunity to look after their religions development, which is equally important.

You have no doubt heard the personal of our staff, but I will state it here anyway.

    Northern Presby. Mission.
      Dr. O. R. Avison. President, and teacher in Medicine, Clinical diagnosis, Skin diseases and Hygiene.
      " J. W. Hirst. On furlough. Teacher in Gynecology, Surgery Electrotherapy, Hydrotherapy and Mechanotherapy, etc.
      " A. I. Ludlow. Teacher in Surgery, Surgical Anatomy and Surgical Pathology.
      " R. G. Mills. Teacher in Pathology, Clinical Pathology and Bacteriology.

Southern Presby. Mission.
- Dr. K. S. Oh, (A Korean educated in America.) Teacher in Anatomy and Histology and assistant in Surgery etc.

Australian Pres. Mission.
- Dr. Currell (3 months time each year) Teacher in Obstetrics and ___
- Dr. C. I. McLaren. (3 months each year) Teacher in Pediatrics and Neurology.

Methodist Mission North.
- Dr. J. D. VanBuskirk, Teacher in Physiology, Therapeutics and Medicine.

Southern Meth. Mission.
- Dr. N. H. Bowman, Teacher in Diseases of the Eye, Ear, Nose, and Throat and Refraction.

In addition to the above we have four of our own graduates viz. -
- Dr. Hong, who assists in Physiology and in Eye, Ear, Nose and Throat Dept.
- Dr. Kang, who assists me in my work.
- Dr. Pak, who teaches Chemistry.
- Dr. Ko, who assists Dr. Ludlow and is Hospital resident. He also assists Dr. McLaren.

Each of the above does not only teach, but is head of the clinical work of his own department both in Dispensary and Hospital.

With our present facilities we are beginning to do our work in a way which will ere long I think show gratifying results.

I thank god for all this and am encouraged.

I will have more to write after we get things a little more settled. The incoming of these new reenforcements compelled us to make some changes in our College rooms and these are still incomplete, but I think we are nearing the end and then I hope for time to set our work before you in more detail.

In the meantime a most urgent condition is before us- viz- how to house Dr. Mills and family. They are now occupying the Hirst's house, but of course Hirst's will be back in less than a year and it is necessary that we should be able to begin building with the very first opening of Spring if we are to have a place ready for them next Fall.

What can be done to get an appropriation for them at once?

Our plan has been to make an exchange for them of the Jacobson Memorial

Home for Nurses whenever they (the Mills) get their appropriation, using this money to rebuild the Jacobson Memorial close to the Hospital and in connection with it the home for the Korean nurses which has been on the property docket so long.

Mr. L. H. Severance would I am sure have provided for this latter as he had been asking about it many times and I have no doubt Mr. John Severance will follow his desire in this matter when it is laid before him, but the two propositions hang together so that one cannot go on without the other.

I am sure it is only necessary to draw your attention to the urgency of the need for immediate action in securing money for Dr. Mills' house to cause you to make it one of the first property items to be provided.

Fall is now on here and the cold weather is taking the place of the hot. The trees are beautifully clothed in different colours and the ground is being covered with red, gold and other coloured leaves.

Hoping that you and yours are all well and happy I am,

Yours sincerely,
O. R. Avison

19131100

P. B. 힐(목포), 목포에서 좋은 사업이 어떻게 진행되고 있는가.
The Missionary Survey (버지니아 주 리치몬드) 2(13)
(1913년 11월호), 1029쪽

(중략)
    이 지역의 필요를 충족시키기 위하여 우리의 다섯 개 지부 각각은 전도, 교육, 의료 사업을 하고 있다. 목포의 의료 사업은 전문적인 업무뿐만 아니라 한국인들 사이에서 뛰어난 영향력과 봉사로 귀중한 봉사를 한 오(긍선) 박사가 담당해 왔다. 오 박사는 서울 의학교로 이적한 5월부터 리딩험 박사가 담당하였고, 7월 1일까지 약 2,300명의 환자를 치료하였다.
(중략)

P. B. Hill (Mokpo), How the Good Work Goes on at Mokpo.
The Missionary Survey (Richmond, Va.) 2(13) (Nov., 1913), p. 1029

(Omitted)
    To meet the needs of this land each of our five stations has its evangelistic, educational and medical work. The medical work at Mokpo has been in charge of Dr. Oh, who rendered valu able service not only by his professional work, but also by his excellent in fluence and service among the Koreans. Since May when Dr. Oh was moved to the medical college at Seoul, Dr. Leadingham has been in charge, and the fact that up to July 1st he has treated some 2,300 patients tells its own story.
(Omitted)

19131100

A. F. 대니얼, 세브란스 의학교; 함께 일하기.
The Korea Mission Field (서울) 9(11) (1913년 11월호), 296~297쪽

　얼마 전 세브란스 병원과 연합의학교의 선임 의사인 O. R. 에비슨 박사와 기독교 연합에 대한 전반적인 주제로 대화를 나누던 중, 그는 "기독교 연합을 실현하는 방법은 함께 하는 것"이라는 의미심장한 말을 남겼다. 박사가 스스로 시범을 보였으며, 위에 인용된 그의 관찰 내용이 진실임을 우리 눈앞에서 보여주고 있다는 사실을 관찰하는 것은 참으로 상쾌한 일이다. 지난 한 해는 세브란스 연합의학교 역사상 가장 의미 있는 한 해이었다! 비록 새 건물이 사실상 완성되었지만, 한국에서 사역을 하는 거의 모든 선교부가 갑자기 기독 의료인의 필요성을 깨닫게 되었기 때문에 전임 교수진의 대폭적인 증가를 수용하기 위해서는 틀림없이 큰 변경이 필요하다. 그리고 그것을 성취하는 문제에 어느 정도의 희생이 직면해 있다.

　선교 병원의 사업이 발전하는데 잘 훈련된 한국인 의사의 중요성은 많은 지부에서 높이 평가되고 있으며, 그들의 도움을 통하여 진료소가 크게 활성화되었다. 이제 선교부들은 이 사람들이 안식년과 기타 공석을 도울 수 있다고 기꺼이 생각하고 있으며, 이는 3년 전에는 거의 예상하지 못했던 일이다. 또한, 이 교육이 더욱 더 철저해지기를 바라며 기대하고 있다.

　지난 해에는 3명의 전임 외국인 의사와 3명의 현지인 의사가 교육을 진행하였으며, 한국의 중앙부에 거주하는 더 많은 외국인의 도움을 받았다. 하지만 최근 북감리교회 선교부는 대학 업무에 전념케 하도록 J. D. 밴 버스커크 박사를 공주에서 서울로 이적시키기로 결정하였다. 그는 생리학 및 치료학과(科)를 담당하고 진료소를 감독하게 될 것이다. 남장로교회 선교부는 미국에서 교육을 받고 이전에 군산에서 근무하였던 한국인 의사인 오긍선 박사를 우리에게 보내 주었다. 그는 아마도 약간의 임상 업무와 함께 해부학 및 조직학과(科)를 담당할 것이다. 우리는 최근 남감리교회 선교부에서 N. H. 바우먼 박사의 임명을 확인하는 전보를 받고 매우 기뻐하였다. 바우먼 박사는 한국에 오기 전 안이비인후 질환의 전문의로 활동하였으며, 그가 의학교에서 이 학과를 담당하는 것은 가장 적합하다. R. G. 밀즈 박사는 또한 의학교에서 일하기 위하여 북장로교회 선교부에 의해 따로 배정되었다. 그는 세균학과 병리학과(科)를 담당하게 될 것이며, 임상

검사실을 감독하고 한국 질병에 관한 연구 업무를 수행하게 될 것이다. 최근 교육 과정에 예비 학년이 추가되었는데, 생물학, 물리학, 화학, 고등 산수, 일본어 및 영어를 가르쳐 왔다. 금후로는 경신학교에서 교육을 받은 교사가 이러한 과목들을 가르칠 것이며, 이렇게 되면 의학교의 전임 교수진은 순전한 의학 과정을 위하여 더 많은 시간을 제공하게 될 것이다.

이 업무의 가장 고무적인 특징은 현지인 교회에서 현지인 기독 의사의 가치가 점점 더 일반적으로 인식되고 있다는 것이다. 남감리교회 선교부는 장학금 제도를 통하여 많은 의학교 학생들이 학교를 졸업하고, 자신들의 병원에서 1년간 당직 의사 생활을 한 후, 참으로 대단히 합리적으로 조건에 맞게 개업을 시작하는 것을 가능하게 하였다. 최근 일본의 한 교회 문제 권위자는 자신의 선교부와 관련된 기독 의학교나 병원이 없고, 의료 사업을 영구적인 업무로 삼지 못함으로 인해 엄청난 실수를 저질렀다는 것이 자신의 큰 후회라고 말하였다.

분명 한국에서는 비슷한 재난이 발생하지 않도록 세브란스 연합의학교가 앞장서고 있다!

나는 뉴욕 중심부에서 활동하고 있는 저명한 의사를 알고 있었는데, 그는 주일학교의 유아반에서 강의하는 데 열정을 갖고 있었고, 어린아이들과의 대화에서 전염병을 '인접에 의해 전파되고 접촉에 의해 병발되는 질병'이리고 정의하였다. 만일 질병이 전염된다면 건강과 건강 과정도 전염성이 있다는 사실을 아는 것은 고무적이다. 특히 '함께 일하기'의 방법을 통하여 최근 평양에서 개최된 장로교회 선교부의 연례회의에 세브란스 병원의 여러 교수진이 참석하면서 북감리교회 선교부와 협의하고, 평양에서 감리교회와 장로교회의 의료의 이해관계를 정리하여 궁극적으로 앞으로는 함께 일할 수 있는지 확인하는 위원회의 위원장으로 에비슨 박사를 먼저 임명하지 않고는 회의가 끝날 수 없었다는 것이 불가피하지는 않더라도 당연한 것이었다.

A. F. D.

A. F. Daniel, Severance College; Doing Things Together.
The Korea Mission Field (Seoul) 9(11) (Nov., 1913), pp. 296~297

Some time ago while conversing with Dr. O. R. Avison, senior, physician in Severance Hospital, and Union Medical College, on the general topic of Christian Union, he dropped the significant remark, "The way to realize Christian Union, is by doing things together." It is refreshing to observe that the doctor has taken his own medicine, and is demonstrating before our eyes the truth of his observation, above quoted. The past year has been most significant in the history of Severance Union Medical College! Though the new building has been practically completed, it must needs be materially altered, in order to accommodate a great increase in the resident faculty, for nearly all the Missions working in Korea have suddenly awaked to a realization of the necessity of a Christian Medical Profession in this land, and at, some sacrifice are facing the problem for its accomplishment.

The importance of the well trained Korean doctor, in the development of the mission hospital work, is being appreciated in many stations, and clinics have greatly increased through their aid. Missions are now willing to consider these men able to help out on furlough and other vacancies, to an extent hardly to be expected three years ago. Moreover, it is the hope and expectation, that this training will become more and more thorough.

During the past year the teaching has been done by three resident foreign and three native physicians, with the assistance of as many more foreigners residing in central Korea. Recently, however, the Northern Methodist Mission decided to transfer Dr. J. D. Van Buskirk from Kongju to Seoul, in order that he may give his full time to the college. He will have charge of the departments of Physiology and Therapeutics, and will have oversight of the medical clinic. The Southern Presbyterian Mission has given us Dr. K. S. Oh, a Korean physician who has been educated in America, and was formerly stationed at KunSan; he will probably take the departments of Anatomy and Histology, with some clinical assignment in addition. We were made glad, recently, by a cablegram confirming the appointment of Dr. N. H. Bowman, by the Southern Methodist Mission. Dr. Bowman was a practicing specialist in the diseases of the eye, ear, nose, and throat before he came to Korea, and it is most fitting that he shall conduct this department in the medical school. Dr. R. H. [sic] Mills has also been set aside by the Northern Presbyterian Mission, for work in the college. He will have the departments of Bacteriology and Pathology; supervise the Clinical Laboratory, and prosecute research work in Korean diseases. A preliminary year has recently been added to the curriculum, in which Biology, Physics, Chemistry, higher Arithmetic, and the Japanese and English languages have been taught. Hereafter, these subjects will be taught by trained teachers in the John D. Wells Academy, which will give more time to the resident medical faculty for the strictly medical courses.

A most encouraging feature of the work is a growing and general realization of the value of Christian Native Physicians in the native church. The Southern Methodist Mission, by means of a system of scholarships, has made it possible for a number of their medical students, to go through school, to be given a year as interne in one of their hospitals, and be established in business on terms that are very reasonable indeed! An authority on Church matters in Japan, recently made the statement that it was his great regret, and that of the church in Japan, that there is no Christian medical school or hospital connected with his Mission, and that through failure to make medical work a permanent institution, they had made a colossal mistake!

Surely Severance Union Medical College is taking the lead for the prevention of a similar catastrophe in Korea!

I knew a prominent physician in central New York, who had a passion for addressing infant classes in Sunday Schools, who in one of his talks to the tots, defined for them a contagious disease as, "A disease which is propagated by contiguity, and superinduced by contact." If disease is contagious, it is encouraging to know, that health and health processes are, contagious as well, especially the method of "Doing things together," so that with several of the staff of Severance Hospital participating in the recent annual Presbyterian Mission meeting in Pyeng Yang, it was natural, if not inevitable, that the meeting should not have broken up without first appointing a committee, of which Dr. Avison was chairman, to confer with the Methodist Mission, north, and to ascertain whether it is not possible to consolidate the Methodist and the Presbyterian medical interests in Pyeng Yang, to the end that henceforth, they too, may do things together.

 A. F. D.

19131102

서울의 장로교회 학교.
The Seoul Press (서울) (1913년 11월 2일)

서울의 장로교회 학교

지난 목요일 오후, 서울 장로교회 학교인 존 D. 웰즈[경신] 학교의 교장으로 E. W. 쿤즈 목사의 정식 취임식이 거행되었다. 이날 행사에 참석한 주요 내빈으로는 야마가타 행정 감독, 히가키 경기도 장관, 해리스 감독, 볼티모어의 가우처 박사, 학무국 서기관 유게 씨 등이 참석하였다. 그 도시의 수백 명의 기독 학교 학생들 외에도 수많은 외국 선교사들과 한국인 기독교인들이 참석하였다. 에비슨 박사가 주재한 행사는 매우 흥미롭고 인상적이었다. (……)

Presbyterian Academy in Seoul.
The Seoul Press (Seoul) (Nov. 2nd, 1913)

Presbyterian Academy in Seoul.

The formal installation of the Rev. E. W. Koons as Principal of the John D. Wells School, the Presbyterian Academy in Seoul, took place in the school ground on Thursday afternoon last. The chief guests present on the occasion were H. E. Mr. Yamagata, Administrative Superintendent, Mr. Higaki, Governor of Kyongki Province, Bishop Harris, Dr. Goucher of Baltimore, and Mr. Yuge, Secretary of the Educational Bureau. There were also present a great number of foreign missionaries and Korean Christians, besides many hundred students of Christian Schools in town. The function, which was presided over by Dr. Avison, was a very interesting and impressive one. (……)

19131123

올리버 R. 에비슨(서울)이 아서 J. 브라운(미국 북장로교회 해외선교본부 총무)에게 보낸 편지 (1913년 11월 23일)

1913년 11월 23일

신학박사 A. J. 브라운 목사,
　뉴욕 시 5 애버뉴 156

친애하는 브라운 박사님,

　저는 지금, 특히 이 나라에 훌륭한 치과 의사가 필요하다는 점과 또한 수년 동안 선교부가 선교 사업 일정에 그러한 필요성을 두었고, 적절한 사람을 찾을 수 있고 급여를 마련한다는 조건으로 승인하였다는 사실에 대하여 여러분의 관심을 끌기 위하여 이 편지를 쓰고 있습니다.

　지금까지 이 나라에는 미국인 치과의사는 단 한 명뿐이었고, 해야 할 업무가 너무 많아서 그는 항상 매우 바쁘게 지내며 꽤 많은 돈을 벌었습니다.[36] 그는 원래 많은 선교 사업을 기대하면서 감리교회 선교부의 자급(自給) 치과의사로 이곳에 왔지만, 조금씩 그가 자신을 부양하고 미래를 준비해야 한다는 사실로 인하여 그는 돈이 되는 업무를 점점 더 많이 하고 특히 선교 목적을 위한 업무는 점점 덜 하게 되었고, 마침내 그는 선교부에서 완전히 사직하였습니다.

　한때는 그가 원해서 우리 세브란스 병원의 치과 과장으로 자리를 잡을 것으로 기대하였지만, 선교부에서 탈퇴한 후 점차 기독교인과의 관계가 멀어졌고, 때때로 직업적인 업무를 하기 위하여 여러 광산을 방문하면서 습관이 방종해지면서 심지어 그가 원하였더라도 우리가 그를 이용하는 것이 불가능해졌습니다. 그는 우리에게 그 업무를 맡겠다고 여러 번 말하였지만, 우리는 그 생각을 권할 수는 없었습니다. 우리 병원과 연계하여 치과 업무를 수행할 필요성이 매우 뚜렷해졌습니다. 치아의 상태는 남자와 여자의 건강을 유지하는 데 큰 영향을 미치며, 아플 때 건강을 회복시키는 데 매우 큰 영향을 미친다는 사실은 이제 잘 알려져 있으며, 우리는 그것을 별도의 직업으로 여기지 않고, 안이비인후과의 특수 업무나 안경 제작 등과 마찬가지로 기관의 일반 업무 및 외과 업무의 일부로

---

[36] 북감리교회의 데이비드 E. 한(David E. Hahn, 1876~1924)을 말한다.

간주하고 있습니다. 따라서 우리는 현재의 새 건물을 지을 때 치과 진료를 위한 공간을 마련하였습니다. 그곳에는 그가 응접실이나 개인 대기실로 사용할 수 있는 대기실, 특진 치과 진료소 및 돈을 지불할 수 있는 환자를 위한 다른 방, 기계 작업을 수행하는 실험실을 위한 방, 그리고 미국에서와 마찬가지로 학생들을 가르치고 그들이 가난한 환자들에게 임상 업무를 할 수 있는 치과 진료소로 사용될 수 있는 상당한 크기의 또 다른 방이 있습니다.

그 방들을 본 모든 사람들은 그것이 완벽하며 치과의사가 요구할 모든 것을 갖추고 있다고 말하지만, 지금까지 우리는 치과의사도 없고 한 명이 파송되는 데 필요한 돈도 구하지 못하였습니다. 하지만 저는 특별한 방법으로 박사님의 관심을 끌고, 가능한 한 빠른 시일 내에 만일 그러한 사람이 나타나면 선교본부가 그를 우리 선교부로 파견할 기회가 있게 될 것입니다.

저는 지금까지 선교본부가 치과의사를 목록에 올리는 것이 적합하지 않다고 생각하였다는 것을 잘 알고 있지만, 박사님이 이 문제를 잠시 생각해 보면 그것이 내과 및 외과 업무에서 매우 중요한 부분이며 사람들을 많은 고통에서 구하고 건강을 회복시키거나 건강을 유지하는 수단이 될 수 있으며, 그러한 사람은 내과나 외과 분야의 다른 사람과 마찬가지로 이 부서의 선교사로서도 유용할 수 있다는 것을 깨닫게 될 것입니다. 또한 일부 부서보다 훨씬 빠르게 자급을 할 수 있다는 장점이 있습니다.

외국인 등 치과 치료를 받고 싶어하고, 비용을 지불할 의사가 있는 사람들이 너무 많아서 치과의사가 스스로 급여를 벌고 진료와 비용을 모두 지불할 수도 있습니다. 그리고 저는 필요하다면 그가 현장에 도착한 후 아주 짧은 시간 내에 그렇게 될 것이라고 우리가 보장할 수 있다고 생각합니다.

하지만 저, 그리고 함께 있는 다른 사람들은 다른 선교사들과 마찬가지로 급여를 제공받는 치과의사를 파송할 수 있다면 그를 비난할 돈을 벌고 싶은 유혹을 많이 덜게 될 것이며, 그가 벌 수 있는 돈은 자신의 부서는 물론 병원과 의학교의 다른 부서에도 투입될 수 있을 것이라고 생각하고 있습니다.

제가 언급한 그 신사는, 이곳에 몇 년 동안 있었다고 말하였는데, 방금 몇 달 동안 미국으로 여행을 떠났다고 합니다. 그는 이 나라에서의 일 때문에 이곳에서 불명예스러워졌기 때문에 그가 돌아올지 아닐지는 확실하지 않습니다. 하지만 이제 그 사람이 결혼하여 몇 달 후에 돌아올 수도 있지만, 지금은 그가 떠나 있고 길이 분명하므로 사람을 이곳으로 데려와 업무를 시킬 수 있는 절호의 기회가 될 것입니다.

끊임없이 사람들은 그런 사람이 언제 올지 묻고 있으며, 우리가 이곳에서 그를 위하여 어떤 준비를 해 놓았는지 보면 모두 기뻐하며 그가 곧 오기를 바라고 있습니다. 이 모든 것은 그가 많은 외국인 진료를 할 수 있을 뿐만 아니라, 그 돈으로 돈을 낼 수 없는 한국인들을 위하여 선한 일을 수행할 수 있다는 것을 의미하는데, 그것은 병원의 다른 부서에서도 마찬가지입니다. 박사님은 이제 이 문제에 진지한 관심을 기울이고, 우리가 올바른 사람과 그에게 급여를 지불할 사람을 구할 수 없는지 살펴보지 않겠습니까? 물론 박사님은 채비 및 집을 위한 충분한 금액과 함께 독신 남자의 경우 연간 1,000달러, 기혼 남자의 경우 연간 2,000달러가 필요하다는 것을 알고 있습니다. 저 자신은 이 문제에 관하여 세브란스 씨에게, 그리고 더들리 알렌 박사에게 견해가 어떤지 편지를 쓰겠지만, 당연히 선교본부가 어떤 상황에서든 치과의사의 파송을 반대한다면 아무 것도 할 수 없습니다. 따라서 저는 박사님이 이 요청을 호의적으로 여기고, 가능한 가장 적합한 사람을 찾아 파견하여 이곳에서 우리의 일손을 강화해 주기를 특히 열망합니다.

안녕히 계세요.
O. R. 에비슨

Oliver R. Avison (Seoul),
Letter to Arthur J. Brown (Sec., BFM, PCUSA) (Nov. 23rd, 1913)

Nov. 23rd, 1913.

Rev. Dr. A. J. Brown,
  156 Fifth Avenue, New York.

Dear Dr. Brown: -

I am writing at this time especially to draw your attention to the need of this country for a good dentist and also to the fact that for several years the Mission has placed such a need on the schedule of Mission work with it's approval, provided the right man could be found and the salary provided for him.

There has been only one American dentist in the country so far and the amount of work to be done has been great so that he has been kept very busy all the time and has made quite a little amount of money. He came here originally as a self supporting dentist under the Methodist Mission Board expecting to do a great deal of Mission work, but little by little the fact that he had to support himself and to provide for his future led him to do more and more work that paid and less and less that which would be particularly for Mission purposes until finally he withdrew himself entirely from the Mission.

At one time we had expected that he would take his place at the head of our Dental department in Severance Hospital as he seemed anxious to do it, but after he separated himself from the Mission he gradually drifted away from his Christian connections and in his visits to the various mines, where he went to carry on his professional work from to time, he became loose in his habits and so it became impossible for us to use him, even had he been willing. He several times spoke to us of taking up the work, but were unable to encourage him in the idea. The need for carrying on dental work in connection with our hospital has been very marked. It is well know now that the condition of the teeth has a great deal to do with the keeping of men and women in health and very often restoring them to health when they have been ill, and we regard it, not as a separate profession, but as a part of the general work and surgical work of the institution just as much as is the special work of the Eye, Ear, Nose or Throat or the fitting of spectacles. Therefore when we were erecting the present new building we provided a suite of rooms for dental work. There is a waiting room which he himself can use as a sitting room or a private waiting room, another room for a private dental clinic and for patients who will pay, a room for a laboratory for doing mechanical work and another room of considerable size which can be used as a dental clinic, where he can teach his students and let them do the clinical work on the poorer patients, as is done in America.

All who have seen the suite say that it is complete and all that a dentist would require, but so far we have not got a dentist nor have we obtained the money necessary to bring one out. I want however to draw your attention to this in a special way so that at as early a date as possible, if such a man turns up, there will be a chance of his being sent out to our Mission, by the Board.

I am quite well aware that up to this time the Board has not thought fit to put a dentist on it's list, but if you will consider the matter a short time you will realize it is a very important department of Medical and surgical work and may be the means of saving people from a great deal of suffering and of restoring them to health or in keeping them in health and that such a man may be just as useful as a missionary in this department as any other man in medical or Surgical work. It has also this advantage over some of the departments, that it can be made self supporting much quickly than any other.

There are so many people, such as foreigners, who want to have dental work done and who are willing to pay one for it, that it is quite possible a dentist to make his own salary and also enough to pay all the cost of the department and if necessary I think we could guarantee that such would be the case in a very short time after his arrival on the field.

However I feel, and so on the others who are with me that if a dentist could be sent out just on the same basis as other missionaries, his salary provided, he would be saved much of the temptation to make money for himself that would otherwise assail him, and that the money which he would be able to make could well be put into his own department and also into other departments of the Hospital and Medical College.

The gentleman to whom I referred and who I said has been out here for several years, has just left for a trip of several months to America. It is not quite certain whether he will return or not as he has fallen into some disrepute here on account of his history in this country. It may be however that he will now get married and return in a few months, but now while he is away and the way is clear it would be an excellent time for us to get a man here and set him to work. Constantly people are asking when such a man is coming and when they see what provision we have made for him here they are all delighted and are hoping that he will come soon, all of which means that he would be able to not only get a great deal of foreign work to do, but be enabled with the money which he made from that to carry on a good work for the Koreans even for those who are unable to pay anything, just as they are in other departments of the hospital. Will you not give this matter now very earnest attention and see if you cannot get us the right kind of a man and someone to pay his salary? Of course you know just how much it would require, a thousand dollars a year for a single man or two thousand dollars a year for a married man, with his outfit and enough for a house. I will write myself to Mr. Severance on the subject and to Dr. Dudley Allen ___ see what their views may be, but of course if the Board objects to send a dentist under any circumstances, nothing can be done and I am therefore particularly anxious that you will regard this request favorably and strengthen our hands here by the sending out the very best man for the position that can be found.

Believe me,

Yours very sincerely,
O. R. Avison

19131200

W. E. 리드(송도), 한국 의료 선교사 협회의 연례회의.
The Korea Mission Field (서울) 9(12) (1913년 12월호), 316~318쪽

1913년 9월 30일부터 10월 2일까지.
서울 세브란스 병원의학교에서

올해 우리 한국 의료 선교사 협회의 연례회의는 우리가 경험한 것 중 최고는 아니더라도 최고 중 하나이었다. 총 25명의 한국 의료 선교사들이 참석하였으며, 등록한 사람은 다음과 같다. 에비슨, 러들로, 밀즈, 바우먼, 밴 버스커크, 맥라렌, 노턴, 대니얼, 샤록스, 웰즈, 비거, 홀, 커틀러, 스튜어트, 퍼비앙스, 바로우, 위어, 로스, 폴웰, 로스, 오(긍선), 러셀, 리드, 힐먼, 맥밀런 박사들.

(중략)

세 번째 회의는 리드 박사가 발표한 '한국에서 의료 선교사 기지에 대한 비교 연구'에 대하여 토론하였으며, 한국의 의료 선교 사업 정책 초안을 작성하기 위한 위원회를 구성할 것을 제안하였다.

에비슨, 대니얼, 폴웰, 맥라렌, 맥밀런, 위어 및 리드 박사는 이러한 문제를 고려하고, 한국 의료 선교사 협회의 봄 회의에 보고하기 위하여 정책 위원회에 임명되었다. 하지만 위원회는 리드 박사의 논의에서 제기되었으며 이 단체 구성원의 마음이 이미 확실하게 결정되어 있는 몇 가지 점을 다루는 결의안을 즉시 제출하라는 지시를 받았다. 따라서 이러한 결의안은 약간의 문구 수정을 거쳐 만장일치로 제출되었으며, 통과된 대로 아래에 실었다.

(중략)

폴웰 박사는 '한국의 뇌전증'에 관한 논문을 발표하였고, 에비슨 박사는 환자에게 먹이기에 적합한 다양한 현지인 음식이 가득 담긴 식탁을 회의에 제시하고, 그것이 어떻게 만들어지는지 설명하였다. 그리고 오 박사는 또한 이 매우 흥미로운 주제에 대하여 매우 유용한 설명을 추가하였다.

(중략)

W. E. Reid (Songdo),
The Annual Meeting of the Korea Medical Missionary Association.
The Korea Mission Field (Seoul) 9(12) (Dec., 1913), pp. 316~318

Sept. 30th To Oct. 2nd, 1913.
At Severance Hospital Medical School, Seoul.

The annual meeting of our K. M. M. A. this year was one of the best if not the best that we have ever had. There were in all, twenty five of the medical missionaries of Korea in attendance, the roll call being responded to by the following: - Drs. Avison, Ludlow, Mills. Bowman, Van Buskirk, McLaren, Norton, Daniel. Sharrocks, Wells, Bigger, Hall, Cutler, Stewart, Purviance, Borrow, Weir, Laws, Follwell, Ross, Oh, Russell, Reid, Hillman, McMillan.

(Omitted)

The third session was given to the consideration and discussion of a Paper by Dr. Reid. who presented a Comparative Study of the Medical Missionary Plants in Korea and suggested that a committee be appointed to draft a policy for our medical missionary work in Korea.

Drs. Avison, Daniel, Follwell, McLaren. McMillan, Weir, and Reid were appointed a policy committee to consider these matters, and report at the spring meeting of the K. M. M. A. The committee however was instructed to at once bring in resolutions covering several features brought out in the discussion of Dr. Reid's paper upon which the mind of the body was already made up definitely. These resolutions were therefore brought in and carried unanimously with some slight corrections in the wording, and are embodied below as passed.

(Omitted)

Dr. Follwell read a paper on Epilepsy in Korea and Dr. Avison presented to the meeting a table full of the various native foods suitable for feeding to the sick, and explained how they were made; and Dr. Oh, also added some very helpful explanations, on this exceedingly interesting topic.

(Omitted)

19131208

윌리엄 A. 노블, 달젤 A. 번커, 호러스 G. 언더우드, 로버트 A. 하디, 올리버 R. 에비슨, E. 웨이드 쿤스(서울)가 연석 위원회로 보낸 편지 (1913년 12월 8일)

한국 서울,
1913년 12월 8일,

연석 위원회 귀중

안녕하십니까,

　　한국 대학 사업의 장소와 방법에 관련된 문제에서 소수자인 우리는, 시간이 지나가 있음을 느끼며 우리가 취하고 있는 입장에 대한 전체 견해를 다시 한 번 위원회에 제출해야 합니다. 하지만 우리는 몇 달 전에 브라운 박사가 우리에게 보낸 이 문제에 대한 귀 위원회의 견해를 담은 편지에 그렇게 강력하고 훌륭하며 설득력 있는 주장이 제시되었다는 사실을 고려하여 겸손하게 설명하고자 합니다.

　　우리는 우리의 수가 너무 적은 소수라는 사실이 우리의 대의에 크게 어긋난다는 것을 알고 있습니다. 그것은 모든 선교사는 양심적으로 최선의 일을 추구하는 것으로 평가받아야 하기 때문이지만, <u>다수의 소리가 종종 하나님의 소리가 아니라는 것은 거의 격언과도 같습니다</u>. 그리고 이들 선교지에서는 많은 젊은 선교사들이 자신의 지부에서 더 강한 의지를 가진 사람들의 영향력과 무게에 압도당하고 있다는 것은 확실하고, 사람들과 그들의 마음은 양떼처럼 무리를 지어가며, 특정 생각은 일단 전체적인 의견으로 뿌리를 내리면 제거하기가 거의 불가능합니다. 어떤 사람들은 스스로 생각하지 않고 일부 지도자를 따르고, 어떤 사람들은 그 문제에 대하여 따져보는 대신 감정의 동기에 따라 투표하며, 의도가 완전히 순수한 일부 사람들은 자신의 주변 환경과 개인적 감정으로 인하여 무의식적으로 편견을 갖고 있으며, 이러한 부류에는 평양 지부의 거의 모든 구성원이 포함될 수 있습니다. 우리는 그들의 강렬한 감정에 진심으로 공감할 수 있습니다. 그들은 자신들의 사역이 성장하는 것을 지켜보았고 자신들의 지부에 대하여 우리 모두가 공유하는 허용할 만한 자부심을 갖고 있으며, 자신들의 학생들을 다른 환경에 맡기는 것을 참을 수 없습니다.

하지만 서울 대학 설치 지지자들이 소수임에도 불구하고 많은 선교사들이 투표를 하지 않았기 때문에 그 다수파는 투표할 자격이 있는 선교사들의 52%에 불과합니다. 이들 중 많은 사람들은 가까운 장래에 서울에 대학이 설립되는 것은 필연적이며, 평양의 대학이 충분한 설비와 기금을 갖출 때까지 이곳에서 어떠한 대학도 시작하지 않겠다고 약속하면 우리와 함께 두 개의 대학에 기꺼이 찬성 투표를 할 의향이 있었습니다.

선교지에서 오랫동안 있었고, 선거에서 이기는 방식과 선교 단체에서 형성된 의견을 판단하는 데 익숙한 우리들에게 대다수가 지금이나 미래에, 이곳 서울이나 평양의 실제 상황을 이해하지 못하고 있으며, 앞으로 이 선교지에서 활동할 사람들이 대다수와 크게 다르게 현재 서울의 대학을 위하여 기울이고 있는 노력에 대하여 감사해 할 것이라는 사실은 대단히 명백합니다.

아주 많은 사람들이 잘못 생각하는 것을 우리가 명확하게 본다고 주장하고, 우리가 (선교지에 더 오래 있었다는 사실과 더불어) S. D. 고든 박사, 모트 박사, 가우처 박사, 그리고 화이트 박사와, 사실 이곳을 방문한 모든 방문객들은 양측의 입장을 듣고 우리의 견해에 단호하게 동의하는 것 같았다고 말할 때, 우리가 아마도 통계에 별로 근거하지 않은 것같이 보일 수 있습니다.

이 다수파의 문제에 대한 적절한 예를 언급하기 위하여, 우리는 선교부 전체의 격렬한 반대에도 불구하고 자급이라는 위대한 원칙을 세우기 위하여 오랫 동안 노력하였지만 분명히 그 반대 때문에 실패하였던 훌륭한 네비어스 박사를 상기시키고 싶습니다. 그는 단 한 명의 소수파이었습니다. 하나님께 감사하게도 우리는 그에게서 배웠고, 한국과 다른 선교지에서의 결과는 하나님 아래에 있으며, 그의 이상과 영감의 열매이지만, 아쉽게도 그의 선교지는 이십 년 이상 뒤쳐졌는데, 인간적으로 말하면 다수파가 잘못되었고 그들 뜻대로 하였기 때문입니다.

우리는 하나님께 한국에서 우리 대학의 역사가 이런 식으로 되지 않아, 우리가 엄청난 실수를 저지르지 않고, 틀에 박힌 사업을 나중에 강제로 쪼개는 일이 일어나지 않도록 허락해 주시기를 바랍니다. 중국에서는 이미 상업과 정치의 중심인 수도에 교육의 중심 기관을 배치하는 것이 중요하다는 증거를 제시하였습니다. 일본은 지금 도쿄에 대규모 기독교 대학교가 절실히 필요하다고 우리에게 말하고 있습니다. 이제 경험에서 이익을 얻고 영속성을 구축합시다.

소규모 대학이냐 대규모 대학교이냐의 문제

현재의 문제는 한 가지 측면에서 어떤 나라에서 자주 직면하는 문제와 같은 것 같습니다. 즉 소규모 대학과 대규모 대학교의 문제입니다. 우리는 이 문제를 길게 다룰 의도는 없지만, 만일 한국에 단 하나의 대학만이 있어야 한다면, 그 대학은 하나의 큰 규모가 아닌 여러 개의 작은 규모 대학을 요구하는 의견을 대변할 수 없다는 것을 지적하고 싶습니다. 만일 한국 전역에 작은 규모의 대학을 분산시킬 계획이라면 기존 학교들의 목표는 실현할 수 있지만, 결정된 조건 하에서 작은 규모 대학의 설립 계획은 현실적이라고 간주하는 것이 불가능합니다.

스탠리 화이트 박사는 이곳을 잠시 방문하였을 때 우리 선교부의 여러 회원들과 면담을 가졌는데, 평양을 지지하는 사람들을 대표한 애덤스 박사는 우리가 서울을 지지하는 가장 강력한 논거들 중 하나라고 믿을 만한 것을 제시하였습니다. 그는 기독교 대학의 기초로 사용할 수 있는 두 가지 개념이 있는데, 그의 의견으로는 둘 중 첫 번째 목표가 더 강력하지만 두 가지 모두 인정받을 가치가 있으며, 가능하다면 완전한 효과를 낼 수 있는 대학에서 구체화시켜야 한다고 말하였습니다.

선교부에서 대학의 첫 번째 목표는 교회의 지도자를 양성하는 것이어야 하며, 이것은 한국에 있는 우리가 염두에 두고 싶었던 일의 하나이었습니다. 이를 확보하고 최고의 지도자들을 갖기 위해서는 최고의 영적 환경이나 분위기를 가진 대학에서 교육을 받아야 하며, 그는 평양을 지지하는 모든 사람들과 마찬가지로 그 이상은 평양에 있는 기관에서 이미 실현되었다고 믿고 있었고, 이제 그들은 그것을 확신하기 때문에 그러한 분위기에 우호적이지 않은 환경 속에서, 그리고 평양을 지지하는 사람들이 그 분위기가 재현될 수 없다고 믿는 곳에서 모든 것을 해체하고 대학 사업을 시작하는 위험을 감수하고 싶어하지 않았습니다.

대학 사업을 합리적으로 추구할 수 있는 두 번째 견해는 대학이 위치한 지역사회와 나라 전체에 미치는 영향인데, 나라 전체는 대학이 정치적, 지적, 상업적, 종교적, 그리고 사회 생활에 미치는 영향을 기대합니다. 사실 대학은 그것이 위치해 있는 나라의 전체 삶에 영향을 미치기를 기대받고 있습니다. 이것은 대학에 정당하게 기대되는 일이었습니다.

그는 평양에 살고 있거나 평양의 대학을 지지하는 모든 사람들이 이러한 대학의 목표는 <u>서울을 제외한 한국 어디에서도 성취할 수 없고,</u> 따라서 <u>평양의 대학에서도 성취할 수 없다</u>는 것을 인정한다고 자유롭게 말할 수 있었습니다. 그럼에도 불구하고 그들은 두 번째 목표보다 훨씬 더 강조하고 있는 첫 번째 목표를 서울에서는 성취할 수 없다고 느꼈습니다. 그들은 자신들에게 더 중요해 보이는 그 목표를 대변하는 평양의 대학을 지지해야만 했습니다.

당연히 우리는 애덤스 박사가 제기한 문제로 인하여 전적으로 새로운 입장을 가지게 되었거나, 아니면 적어도 한국에 하나 이상의 대학을 두어야 한다는 원래의 견해로 돌아가게 되었습니다. 그가 서울과 관련하여 첫 번째 이상은 서울에서 달성할 수 없고, 마찬가지로 두 번째 이상은 평양에서 성취할 수 없다고 말한 것이 실제로 사실이라면, 대학이 나라 전체에 완전한 영향을 미쳐야 한다고 생각하는 사람들은 두 개의 대학, 즉 하나는 첫 번째 이상을 추진하기 위하여 평양에, 다른 하나는 두 번째 이상을 추진하기 위하여 서울에 두는 두 개 대학의 설립을 모색해야 합니다.

나는 두 진술 가운데 두 번째와 관련하여 서울 이외의 장소에서는 대학이 나라 전체의 생활에 미치는 완전한 영향은 서울 이외의 장소에서는 얻을 수 있다고 말한 것이 상당히 옳았다는 것을 누구나 기꺼이 인정할 것이라고 믿고 있습니다. 서울은 한국에서 모든 것의 중심입니다. 모든 사람들이 이러한 모든 영향력을 위해 서울을 바라보고 있으며, 한 쪽으로 멀리 떨어져 있는 대학에서는 이를 얻을 수 없습니다. 서울의 교육 기관에는 영적이고 영감을 주는 분위기가 있을 수 없다는 것이 사실이라면, 실제로 그가 말했던 것은 대학의 가치를 결정하는 것은 사람이나 능력이 아니라 장소라는 뜻이며, 이는 지금까지 결코 사실로 여겨진 적이 없습니다.

애덤스 박사의 주장은 서울에 있는 우리 중 일부의 마음에 서울의 대학에 대하여 지금까지 보았던 또는 아마도 그럴 수 있는 가장 강력한 주장인데, 대학은 서울이 아닌 다른 어떤 곳에서도 완전한 결실을 맺거나 그 나라 사람들의 생활에 완전한 영향력을 미칠 수 없다는 것입니다.

외부인들이 보기에 평양 대학은 시설을 보고 난 후 한 교육 전문가가 말하였듯이 '고등 학교 시설'이라는 인상을 가지지 않을 수 없습니다. 또한 애덤스 박사가 한 말을 고려하면 만일 그것을 서울에 다시 설립하려면 40만 엔이 든다고 하는데, 어떤 사업가도 그 기관에 그러한 많은 액수의 투자를 추정할 수 없을 뿐 아니라, 그것이 평양과 같은 곳에 투자되어야 한다고 생각하지도 않을 것입니다.

요컨대 교과 과정, 시설과 그것을 관리하는 사람들의 이상이 일류 대학이 아닌 고등학교와 중학교 수준이라면 우리 학생들을 만족시키지 못하거나 필요한 사역을 할 수 없을 것입니다.

위치: 대도시 중심지와 작은 마을

다시 한 번 우리가 이와 같이 대단히 중요한 문제로 돌아오면, 우리는 통계표로 나타낼 수는 없지만 매우 현실적이고 확고하며, 다른 나라에 있는 선교사 형제들의 경험이 보여주는 사실들을 고려하지 않을 수 없는데, 즉 대다수의 학생들과 유능한 현지인 교사들은 작은 도시의 자리를 위하여 수도를 떠나지 않을 것이라는 점입니다.

이전에 서울에서 대학 과정을 들었던 학생들은 모든 지원을 받았음에도 불구하고 그곳의 사업이 중단된 이후 평양으로 가지 않았습니다. 도쿄의 한국 기독교 청년회에 재학 중인 600명을 포함하여 지금 일본에 있는 1,000명의 한국인 학생들에게 평양에 있는 대학에 매력을 느끼지 못하였고, 따라서 그들은 자신들 교회의 영향 하에 있습니다. 그들 중 일부는 서울에 좋은 대학이 있었다면 다녔을 것이라고 생각을 비추었습니다.

우리는 이 학생들에 대한

<u>기회를</u>

잃었습니다. 그러나 서울에 있는 8개 고등학교의 졸업생들도 잃어야 할까요? 아니면 우리 자신을 기독교 학교들에 한정시킨다면, 송도의 한영학교, 서울의 배재학교와 지난 해 등록생이 두 배로 증가한 경신학교, 그리고 많은 학생들이 단순히 평양에는 <u>가지 않겠</u>다는 북쪽과 남쪽 지역의 여러 기독교 학교의 졸업생들을 잃어야 할까요? 유감스럽게도 교회의 성장, 평양의 기독교 구성원의 증가, 그리고 대학 교육을 위하여 일본으로 가는 학생들이 크게 증가하였음에도 불구하고 <u>지난 10년간 아무런 경쟁자나 반대 없이</u> 진행해 온 평양 대학의 등록생 수는 (이제 막 출판된 그들의 일람에 따르면) 증가하지 않고 있으며, 고등학교의 등록생 수는 몇 년 전과 거의 비슷합니다.

우리 학교를 그 도시에만 두고, 나머지 선교지의 학생들을 서울의 관립 학교, 천주교 학교나 일본의 대학교로 보낼 어떤 타당한 이유가 있습니까? 경쟁을 하려면 외부 기관과 최소한 동등한 이점을 제공해야 합니다.

어떤 사람들은 평양이 이 나라의 기독교 중심지라고 하며, 젊은 기독교인들을 둘러싼 분위기는 서울보다 훨씬 더 순수할 것이라고 말합니다. 그곳은 의심할 바 없이 전도 사역의 더 큰 중심지이고, 부흥하는 수 많은 교회와 상당한 수의 선교사들과 강력한 현지인 기독교인 집단이 있습니다. 하지만 동시에 '한국의 소돔'으로 온 나라에 알려진 이 오래된 이교도의 도시는 옛 행태를 고치지 않았으며, 그곳에서 우리 선교사 중 한 명을 도우며 그곳에서 7주일 동안 머물렀던 우리의 한 젊은 한국인 총무가 돌아오는 길에 그는 그곳에 있는 동안 모든 종류의 부정행위에 대하여 그렇게 많은 청탁을 받은 적이 없었으며 그렇게 많은 부도덕한 형태의 악행을 본 적이 없다고 단언하였습니다. 문란한 술잔치를 위하여 기생과 유람선을 제공하는 오래된 관습은 이전과 마찬가지로 존재하며, 해협을 건너 새롭게 수입된 것도 그 악행을 감소시키지 않았습니다.[37] 우리는 사안이 오해되어서는 안 된다는 것을 보여주기 위하여 이 사실들을 말할 뿐입니다. 평양과 서울 모두에서 세상의 낡은 세력과 악마가 십자가에 대항하여 무기를 들고 있지만, 우리는 작은 곳에서 오랫동안 자리 잡은 악행과의 접촉이 수도의 널리 분산된 학교보다 젊은 기독교인들에게 더 가깝고 위험하다고 믿고 있습니다.

다음의 사실들은 주목할 만한 가치가 있습니다.

서울의 도심에서 15리 이내에는 천주교 교회를 제외하고 기독교 청년회 외에 45개의 교회와 예배당이 있으며, 서울의 대학을 제안한 선교부들의 감독 아래에 모두 10,000명 이상의 기독교인들이 있는 반면, 평양에는 22개의 교회와 예배당이 있을 뿐입니다.

서울에는 네 개의 선교부가 있는데, 그중 두 개는 평양에서 사역을 시작하기 오래 전에 설립되었습니다. 그밖에도 구세군, 동양 선교회, 기독교 청년회, 그리고 전도 사역을 위한 하나의 개인 단체가 있습니다. 이곳에는 또한 두 개의 성서공회와 예수교서회가 있습니다.

평양에서는 단 두 개의 선교부가 활동하고 있을 뿐입니다.

다시 서울에는 1년에 9개월 동안 문을 여는 두 개의 성경학교와 1년에 6개월 동안 문을 여는 신학교가 있는 반면, 평양에는 1년에 3개월 동안 문을 여는 하나의 신학교만 있을 뿐입니다. 그리고 다시 10월 1일부터 4월 1일까지 서울에 있는 한 곳 이상의 교회에서 성경 공부를 위한 특별 모임이 없는 날이 거의 없으며, 1년 중 3, 4개월 동안 서울 도심과 근교에서 전도와 부흥 운동이 계속됩니다. 만일 서울 학교의 학생들 사이에 영성이 좀 낮다면 그것은 기독교를 접할 기회가 부족하기 때문은 아닐 것입니다. 그러한 경우가 있을 것이라고 말하는 것은 현재 상황에 대한 어떤 해석도 정당화하지 않는 미래에 대한 하나의 지식을 확신하는 것에 불과합니다.

다시 한번 우리는 비교하고 싶지 않지만, 평양 졸업생의 71%가 기독교 사역에 종사한다는 사실이 평양에 대학이 있어야 하는 이유로 인용된다면, 우리는 서울에 있는 장로교회 학교 졸업생의 84%가 기독교 사역에 종사하고 97%가 활동적인 기독교인의 삶을 영위하고 있다고 말해야 합니다.

평양보다 서울의 대학 학생들의 영성이 낮다고 말할 때, 우리는 우리 형제들이 상황을 공정하게 사실에 따라 판단하지 않을 뿐만 아니라 믿음이 부족하며,

---

37) 매춘 산업을 말한다.

우리가 소년들에게 베풀어야 할 보살핌과 감독에 대한 불신을 드러내는 것이라고 느끼고 있습니다.

결론적으로:

우리는 이 중요한 문제가 더디게 진행되는 것을 고통스러운 걱정으로 기다리고 기다려 왔으며, 기다리는 동안 그 기회가 손가락 사이로 빠져 나가고 있는 것을 볼 수 있습니다. 우리는 이 나라에서 하나님 나라의 중요한 관심사에 대하여 다시 한 번 말해야 합니다.

이제,

이제 우리에게는 서울의 대학을 위한 52,000달러를 가지고 있고, 아마도 감리교회 선교부에 이 목적을 위해서만 가질 수 있는 150,000달러 이상이 있습니다.

이제, 비록 이런 지연으로 인하여 2년 전에 우리에게 제안되었던 부지를 확보할 기회를 놓쳤지만, 그것만큼 좋은 다른 부지를 구입하거나 놓칠 수도 있습니다.

이제 우리는 너무 큰 불이익 없이 여전히 경쟁할 수 있습니다.

이제 우리는 최근에 이곳을 방문하였던 가우처 박사가 외부 지역보다 서울에 대학을 설립하는 계획에 대해서 물어 보았던 질문에 대한 대답으로 총독이 직접 표명한 총독부의 동의와 승인을 가지고 잇습니다.

이제는 전도의 관점에서 도시(서울)와 이 나라를 얻기 위해 참여하고 있는 우리 군대에게 또 다른 무기를 추가할 수 있는 기회입니다.

이제 우리는 파도와 함께 떠오를 수 있지만, 나중에는 밀려오는 파도로 인하여 좌초될 수도 있습니다.

전략적 시기

가우처 박사는 최근에 이 도시에서 행한 연설에서 이 시기와 장소가 '전략적'이라고 하였는데, 그것의 정의는 적에 대한 유리한 위치입니다.

이것을 기억하고, 우리가 누구인지, 어디에 있는지, 어느 시대에 살고 있는지도 기억합시다.

우리는 '전투하는 교회'의 군대입니다. 우리는 이것을 세계 복음화의 표징으로 간주하는 전략적 나라에 있으며, 점점 더 많은 주님의 백성들이 주님의 재림을 갈망하고 있고, 기독교와 문명과 과학의 진보라는 측면에서 보면 수 세기가 수십 년으로 단축된 시대에 살고 있습니다. 우리가 이러한 상황에 부응하고 있습니까? 이것을 위한 이상과 계획을 세우고 있습니까? 영광스러운 모습을 고대하고 있습니까? 아니면 갈퀴로 한 줌의 먼지를 우리 발아래로 모으고 있을 뿐입니까?

　하나님께 감사하게도 우리는 '오늘 선발대가 천막을 친 곳에, 내일 후발대가 쉴 것이다.'라는 것을 알고 있습니다. 그러나 성경 말씀은 우리에게 "지금은 은혜 받을 만한 때요, 지금은 구원의 날이로다."라고 우리에게 말하고 있습니다.[38]

　우리를 재촉하는 많은 이유 가운데 일부에 대한 이 몇 가지 언급을 친절하고 진심으로 고려해 주시기를 간청하며,

안녕히 계세요.
W. A. 노블
D. A. 번커
H. G. 언더우드
R. A. 하디
O. R. 에비슨
E. W. 쿤즈

---

38) 고린도후서 6장 2절

William A. Noble, Dalzell A. Bunker, Horace G. Underwood, Robert A. Hardie, Oliver R. Avison, E. Wade Koons (Seoul), Letter to Joint Committee (Dec. 8th, 1913)

Seoul, Korea,
December 8, 1913

To the Joint Committee:

Dear Sirs: -

 We who are of the minority in the question of the Where and How of college work in Korea, feel as time slips by, we must once more present you a full view of the position on which we take our stand, though we do this humbly in view of the fact, that such strong, able, and convincing arguments were offered in the letter expressing your own views on this point, sent us by Dr. Brown months ago.

 We realize that the fact that we are so small a minority is greatly against our cause, for every missionary must be credited with conscientiously seeking the best of the work, but it is almost axiomatic that the <u>voice of the majority is often not the voice of God</u>; and it is certain that in these fields, many young missionaries are over-persuaded, and overawed by the influence and weight of stronger willed men in their station; that men and minds go in flocks like sheep; that certain ideas, once having been rooted in the general opinion, are almost impossible to dislodge; that some people never think for themselves but follow some general leader; that some people instead of reasoning about the matter vote from motives of sentiment; and that some who are perfectly honest in intention, are unconsciously prejudiced by their immediate surroundings and personal feelings, and in this class we may possibly include almost all the members of the large Pyeng Yang station. We can heartily sympathize in their intense feeling. They have watched their work grow, they take a pardonable pride shared by us all in their station, and they cannot bear to trust their students to other surroundings.

 However, although the Seoul College Party are a Minority, we would call attention to the fact that the Majority is only 52 percent of missionaries eligible to vote, as many did not vote at all. Of these who did, many admitted that a college in Seoul was inevitable in the near future, and were willing to vote with us then, for two colleges, could we have promised that no college should be started here, till Pyeng Yang College was fully equipped and endowed.

It is perfectly evident to those of us who have been long in the field, and are accustomed to judge the way in which votes are won, and opinions formed in missionary bodies, that the majority do not understand the real situation, either now, or in the future, either here in Seoul, or in Pyeng Yang, and that in days to come, those in the field will thank those with whom now they differ so widely for the efforts now being made for a college in Seoul.

Perhaps we may seem less statistics in claiming that we see clearly, where so many are mistaken, when we say that (in addition to the fact that we have been longer in the field), Dr. S. D. Gorden, Dr. Mott, Dr. Goucher, and Dr. White, and in fact every visitor who has been here, hearing both sides, has seemed to emphatically concur with our views.

To refer to a case in point in this matter of majorities, we would remind you of the great Dr. Nevius, who toiled for many years to establish a great principle of Self-support, in the face of the bitterest opposition of this whole mission, toiled, and on account of that opposition apparently failed. He was a minority of one. Thank God, we learned from him, and the results in Korea and other fields, are under God, the fruit of his inspiration and vision, but alas! his own field was put back a score or more of years, humanly speaking because the majority were in the wrong and had their way.

May God grant that this way not be the history of our college work, in Korea, that we may be allowed to make no colossal mistake, and later on be forced to tear up work set fast in its moulds. China has already furnished evidence of the importance of locating educational centers in the commercial and political center of the capital cities. Japan is telling us of the great need now felt of a large Christian University in Tokyo. Let us profit by experience and build for permanence now.

A Question of Small College or Large University

The question as it stands at present seems to be in one respect, the same as that often met with in the some land, i. e. that of the small college vs. the large university. It is not our intention to enter into this question at length, but we would point out that if there is to be but one college in Korea, that college cannot be an exponent of an idea which demands several small units, rather than one large one. If it were the plan to scatter small colleges over Korea, then the ideals of the present institutions could be carried out, but under the conditions decided on, it is impossible to consider the small college plan as practicable.

In the interview which Dr. Stanley White had with several members of our Mission during his very brief visit out here Dr. Adams, on behalf of the supporters of the Pyeng Yang location, gave what we believe to be one of the strongest arguments for Seoul which has been made. He said that there were two ideas which might be used as a basis for a mission college and that while in his opinion the first one he would mention was the stronger of the two, yet both of them deserved recognition and should if possible be incorporated in a college that was to have its full effect.

The first aim of a college in a Mission should be the preparation of leaders for the Church and this was one of the things that we in Korea wanted to keep in mind. To secure this and so to have the very best leaders, the men should be trained in a college whose spiritual surroundings or atmosphere was of the very highest type, and he believed as did all those supporting the Pyeng Yang location, that that ideal had already been reached in the institution in Pyeng Yang and now, being sure of that, they did not want to risk tearing things up and beginning college work in the midst of surroundings which would be unfavorable to such an atmosphere and where the supporters of the Pyeng Yang location believe that that atmosphere cannot be reproduced.

The second idea which might be legitimately looked for in college work was the influence which the college should have upon the community in which it was located and also upon the whole country, which would look to it for its influence upon its political, intellectual, commercial, religious, and social life; in fact the college might be expected to exercise an influence upon the whole life of the country in which it was located. This was legitimately to be expected from a College.

He was free to say that everyone living in Pyeng Yang or who was holding for the college in Pyeng Yang would admit that this ideal of a college could not be obtained anywhere in Korea outside of Seoul, and that therefore it could not be obtained from a college located in Pyeng Yang. Nevertheless they felt that the first aim, upon which they laid even greater stress than the second, could not be obtained in Seoul. They must stand for the college in Pyeng Yang which represented to them the aim which seemed the greater to them.

Of course the question raised by Dr. Adams brings us to an entirely new ground, or at least brings us back to the original idea of more than one college in Korea. Were what he said actually true concerning Seoul - that the first ideal could not be obtained there, and likewise that the second of the two ideals could not be attained in Pyeng Yang - then all who believe that the college ought to have its full influence upon the whole country ought to look for the establishment of two colleges, one in Pyeng Yang for the promotion of the first ideal, and one in Seoul for the promotion of the second.

Everyone, I believe, is willing to admit that in reference to the second of the two statements he was quite correct in saying that the full influence of a college upon the whole life of the nation cannot be obtained outside of Seoul. Seoul is the center of everything in Korea; all the people look to Seoul for all these influences and they cannot be obtained in a college located away off to one side. If it were true also that there could not be a spiritual and inspiring atmosphere in an educational institution in Seoul, then indeed what he said would mean that it is locality and not men, it is site and not faculty, which determines the value of a college and this has never been held to be true heretofore.

To the minds of some of us in Seoul, Dr. Adams's plea is the strongest argument which has yet seen made or perhaps can be made in favor of the location of the college in Seoul, namely that it cannot possibly have its full fruition or its full influence upon the life of the country in any other location than in Seoul.

To outsiders the unavoidable impression of Pyeng Yang college is that of a "high school equipment" as expressed by one educational expert after seeing the plant. It was also said, in view of the statement made by Dr. Adams that it would cost ¥400,000 to replace it in Seoul; that no business man could estimate the investment in that institution as anything like such an amount, nor is it any where like what this would indicate in Pyeng Yang.

Altogether, the curriculum, the plant, the ideals of those who control it, are those of High Schools and Academies rather than of the first class college, and will not satisfy our students or do the work needed.

The Location as Between the Large Centers and Small Towns

Again when we come to a question of as deep importance as this, we are forced to take into consideration facts, that, while they cannot be put in statistical tables, are none the less very real and obstinate, and the experience of fellow missionaries in other countries is that neither the majority of students nor the native teachers of ability will leave the capital for a position in a small city.

The students who were formerly taking the college work in Seoul have not gone to Pyeng Yang since that work was stopped here although every aid was offered them. The 1,000 Korean students in Japan, 600 of whom are now in the Korean Y.M.C.A. in Tokyo, have not been attracted by the college in Pyeng Yang and thus kept under the influence of their churches. Some of them have intimated that they would have attended a college of good standing in Seoul.

We have lost

The Opportunity

with these men, but shall we lose it with the graduates of the eight High Schools in Seoul? Or, to confine ourselves to Christian schools, shall we lose it with the graduates of the Anglo-Korean School in Songdo, and in Seoul the Pai Chai, and J. D. Wells Schools which latter has doubled its enrollment in the past year, and of the various mission academies both North and South, many of whose students simply will not go to Pyeng Yang? Much as we regret it, in spite of the growth of the Church, the growth of Pyeng Yang constituency, and its steady and large increase of students going to Japan for college work, the college enrollment in Pyeng Yang is not increasing (according to their catalogue just published) after ten years headway with no rivalry or opposition, and the enrollment of the High School there is barely what it was a few years ago.

Are there any valid reasons for placing our institutions in that city alone, and abandoning the rest of the field to the Government center in Seoul, to the Roman Catholic institution established here, and to the University in Japan? To compete we must offer at least equal advantages with the outside institutions.

Pyeng Yang, it is said by some, is the Christian center of this country, and the atmosphere surrounding young Christians, we are told, would be far purer than in Seoul. While it is no doubt the center of a larger evangelistic work, and there is a strong body of native Christians in the numerous thriving churches and a goodly number of missionaries, al the same time the old heathen city known all over the country as "The Sodom of Korea," has not mended its ways, and one of our young secretaries who spent seven weeks there assisting one of us avowed on his return, that never had he received so many solicitations to all kinds of iniquiry, never had he seen so many shameless forms of evil as while there. The old institutions for providing dancing girls and pleasure boasts for vile carousals exist as before, and the new importations from across the strait have not decreased the evil. We only state these facts to show that the case must not be misunderstood. In both Pyeng Yang and Seoul, the old forces of the world and the Devil are in arms against the Cross, only we believe that in the small place, contact with long entrenched evil is closer and more dangerous to the young Christians than along the more widely scattered institutions of the Capital.

The following facts are worthy of note:

There are 45 churches and chapels within 15 li of the center of Seoul, not including Roman Catholics, besides the Y.M.C.A., with over ten thousand Christians all under the supervision of the Missions that would be represented the proposed college, whereas in Pyeng Yang there are only 22 churches and chapels.

In Seoul there are four Missions, two of them established long before work was opened in Pyeng Yang. Besides, we have the Salvation Army, the Oriental Mission, the Y. M. C. A., and one private organization for evangelistic work. Here also are the headquarters of the two Bible Societies and the Tract Society.

In Pyeng Yang there are only two missions at work.

Again in Seoul, there are two Bible Schools in session nine months out of the year, and a Theological Seminary in session six months of the year, while in Pyeng Yang there is only one such institution open for work three months of the year. Then again, there is scarcely a day from October 1st to April 1st, when there are not special gatherings for the study of the Bible in one or more of the Churches of Seoul, and for three and four months of the year continues evangelistic and revival campaigns are conducted in and about Seoul. If there would be less spirituality among the students of a school located in Seoul it would not be because of poorer

Christian opportunities. To say that such would be the case is to assure a knowledge of the future that no interpretation of the present condition warrants.

Again while we shrink from making comparisons, when the fact that 71% of the graduates of Pyeng Yang are engaged in Christian work is quoted as a reason why the college should be in Pyeng Yang, we ought to state that 84% of the graduates of the Presbyterian Academy in Seoul are in Christian work, and 97% are living active Christian lives.

We feel that when it is said that spirituality will be of a lower grade among the students of a college in Seoul than in Pyeng Yang, our brethren do not only not judge the situation fairly and according to fact, but they exhibit a lack of faith, and a distrust of the kind of care and oversight we shall give the boys.

To Conclude:

We have waited and waited with painful concern the slow progress of this important matter, and can see as we wait, the opportunity is slipping through our fingers. We must speak once more for the vital interests of the Kingdom of God in this land.

Now

Now we have $52,000 for a college in Seoul and a probable $150,000 more from the Methodist Missial possible only to be had for this purpose.

Now, although through this delay, we have lost the opportunity of securing the site offered us two years ago, one nearly as good as ours to take or leave.

Now, we can still enter the competition without too great handicap.

Now, we have the approval as well as consent of the Government expressed by the Governor-General, in answer to a question asked by Dr. Goucher while he was recently here, for the project of a college in Seoul rather than outside.

Now, is the opportunity from an evangelistic point of view to add another arm to our forces engaged in winning the City and the country.

Now, we can rise with the wave, later we may be left stranded by its onward flow.

A Strategic Period

Dr. Goucher in a recent address in this city spoke of this time and place as "strategic," the definition of which is given as a vantage point against the foe.

Let us remember this, and also let us remember who we are, where we are, and at what period we are living.

We are the army of the Church Militant, we are in a strategic country considering this as sign for evangelizing the world, and we are living at a time, when more and more of the Lord's people are looking for His coming, and when centuries are compressed into decades in the onward march of Christianity, Civilization and science. Are we living up to these conditions, are we building our ideals and plans for this, are we looking forward to a glorious vision, or only gathering a few handfuls of dust at our feet with a muck rake?

Thank God, we know that "Where the vanguard camps today the rear shall rest tomorrow," but the inspired word tells us, that "now is the acceptable time, now the dat of salvation."

Begging your kind and sincere consideration of these few statements of some of the many reasons which impel us, we remain,

Yours respectfully,
W. A. Noble
D. A. Bunker
H. G. Underwood
R. A. Hardie
O. R. Avison
E. W. Koons

19131212

아서 J. 브라운(미국 북장로교회 해외선교본부 총무)이 올리버 R. 에비슨(서울)에게 보낸 편지 (1913년 12월 12일)

B/C

1913년 12월 12일

O. R. 에비슨 박사,
　　조선 (한국) 서울

친애하는 에비슨 박사님,

　　헤이그에서 열린 연속 위원회의 연례회의에서 돌아오니, 내가 없는 동안 도착한 박사님의 10월 20일자[39]와 30일자 편지를 발견하였습니다. 나는 내 조수인 리드 박사가 앞 편지에 대하여 답장을 하였다는 것을 알고 있습니다. 나는 그것에 담긴 정보에 매우 관심이 있습니다. 나는 밀즈 박사님의 사택에 관하여 좀 더 확실하게 답을 할 수 있었으면 좋겠습니다. 서울의 전체 의료 기지가 세브란스 씨의 이름으로 대중에게 알려지게 되었고, 특히 이제 신문에서는 세브란스 씨가 14,500,000달러의 유산을 남겼고, 그의 아들이 아버지와 함께 선교 사업 전반과 특히 자신의 아버지의 특별한 동정심을 불러 일으켰던 특정 대상에 대하여 깊은 관심을 갖고 있다는 사실이 널리 보도되어 다른 사람으로부터 추가 부동산을 확보하기가 어려울 것이라는 두려움이 있습니다. 내 동료 중 일부는 내가 없는 동안 존 세브란스 씨와 함께 있을 수 있는 좋은 기회를 가졌고, 그와 몇 가지 문제에 대하여 이야기하였습니다. 나는 세브란스 씨에게 이러한 필요성을 제안하는 것이 얼마나 편리한지 그들에게 조언하겠습니다. 확실히 밀즈 박사는 살 곳이 있어야 합니다.

　　나는 간호원에 관한 박사님의 10월 30일자 편지에 큰 감명을 받았습니다. 박사님은 엄청나게 강하게 호소합니다. 박사님은 선교본부가 한국에 간호사를 공급하기 위하여 최선을 다하였지만, 한국 체류에 영향을 미치는 일련의 불행이 있었다는 것을 아주 분명하게 보여주고 있습니다. 박사님은 1895년부터 선교본부가 한국에 파견한 간호원은 11명 이상이며, 그중 8명은 지난 8년 동안 파견되

---

39) Oliver R. Avison (Seoul), Letter to Arthur J. Brown (Sec., BFM, PCUSA) (Oct. 20th, 1913)

었다고 열거하고 있습니다. 그럼에도 불구하고 박사님은 지금 참으로 고통스러운 필요에 대하여 말하고 있습니다. 이것은 오히려 실망스러운 기록입니다.

나는 한국인 간호원들뿐만 아니라 다른 분야의 간호원들에게도 영향을 미치는 한 가지 이유는 선교 지부와 선교부가 간호원들에게 선교사와 그 가족들을 돌볼 시간을 달라고 요청하는 빈도에 있다고 생각합니다. 간호원이 한 달 동안 병원 업무를 중단하고, 때로는 병든 선교사를 돌보거나 해산(解産)하여 누워있는 경우에 돌보기 위하여 더 오랜 기간 동안 병원 업무를 수행하지 않는 것은 드문 일이 아닙니다. 선교부 어딘가에는 거의 항상 아픈 사람이 있거나 일부 해산이 예상되므로, 이것은 간호원이 대부분의 시간을 그런 식으로 보내야 한다는 것을 의미하였습니다. 몇몇 간호사들은 이에 대하여 나에게 불만을 터뜨렸는데, 만약 자신들이 아픈 백인들을 돌보는 데 목숨을 바칠 마음이 있었다면 미국에 머물렀을 텐데 현지인들에게 선교 사업을 하기 위하여 외국 선교지로 온 것이며, 그들은 환자들에게 시간과 원기를 쏟을 수 있기를 원하였다고 말하였습니다. 나는 한국 선교부가 더 많은 간호원을 확보한 후에도 계속 유지하려면 이 사실을 매우 솔직하게 직시해야 한다고 생각하고 있습니다.

나는 선교부가 다음 회계연도에서 몇 명의 새로운 간호원을 위한 예산을 요청하였으며, 우리는 그들을 확보하기 위하여 우리의 최선을 다할 것입니다. 하지만 유능한 간호원들로부터 지원을 많이 받는 것은 아닙니다. 지원하는 사람들 중 상당수는 임명이 가능한 나이를 훨씬 넘었고, 다른 많은 사람들은 필요한 교육이나 문화를 갖고 있지 않습니다. 하지만 개인적으로는 필요성을 절실히 느끼고 있습니다. 나는 이 주제에 대한 나의 견해를 적어도 어느 정도 바꾸었습니다. 내가 간호사 파견을 반대한 적이 있다는 뜻은 아니지만, 내 말은, 우리 병원과 관련하여 더 많은 해외 훈련을 받은 간호원을 갖는 것이 바람직하며, 당연히 박사님이 관리하는 그러한 대규모 기지에는 특별한 필요가 있다는 것을 그 어느 때보다 더 깊이 깨닫고 있음을 의미합니다.

에비슨 부인에게 따뜻한 안부를 전합니다. 나는 종종 여러분과 여러분이 사랑하는 사람들, 그리고 여러분이 수행하고 있는 위대한 일에 대하여 생각하고 있습니다.

안녕히 계세요.

후(後)의 추신. 나는 세브란스 병원을 위한 선교부의 모든 요청에 관하여 세브란스 씨에게 편지를 쓸 것입니다.

Arthur J. Brown (Sec., BFM, PCUSA), Letter to Oliver R. Avison (Seoul) (Dec. 12th, 1913)

B/C

December 12th, 1913

Dr. O. R. Avison,
  Seoul,
  Chosen (Korea)

My dear Dr. Avison:-

On returning from the Annual Meeting of the Continuation Committee at the Hague. I found your letters of October 20th and 30th, which had arrived during my absence. I note that the former was answered by my Assistant, Dr. Reed. I am very much interested in the information which it brought. I wish I could answer more definitely about the house for Dr. Mills. The whole medical plant at Seoul has come to be so identified in the public mind with the name of Mr. Severance, that I fear that it would be difficult to secure additional property for it from other people, especially now that the newspapers have given wide publicity to the fact that Mr. Severance left a fortune of $14,500,000 and that his son shares the deep interest of his father in missionary work in general, and in particular the specific objects which enlisted the specific sympathies of his father. Some of my colleagues have had a good deal opportunity to be with Mr. John Severance while I was away, and they have talked some matters over with him. I shall advise with them as to the expediency of suggesting this need to Mr. Severance. Certainly Dr. Mills ought to have a place to live.

    I am greatly impressed by your letter of October 30th regarding nurses. You make a tremendously strong appeal. You show quite clearly that the Board has done the best it could to supply Korea with nurses, but that there has been a succession of misfortunes affecting their stay in Korea. You enumerate no less than eleven nurses that the Board has sent to Korea since 1895, eight of whom have been sent out in the last eight years. And yet you now speak truly of the distressing need.

This is rather a discouraging record.

I am inclined to think that one reason which affects not only nurses in Korea, but nurses in other fields, lies in the frequency with which stations and missions ask nurses to give their time to attendance upon missionaries and their families. It is not uncommon for a nurse to be taken away from her hospital work for a month and sometimes for a longer period to take care of some missionary who is ill, or to attend a case of confinement. As there is nearly always someone ill or some confinement expected somewhere in the Mission, this has in some cases meant that a nurse has had to spend most of her time in that way. Several nurses have complained to me about this, stating that if they had been disposed to give their lives to taking care of sick white people, they would have stayed in America, but that they went to the foreign field to do missionary work among the natives and that they wanted to be able to give their time and strength to their patients. I think that the Korea Mission will have to face this fact very frankly, if it expects to get any more nurses and keep them after it does get them.

I note that the Mission has asked for several new nurses in its estimates for the next fiscal year, and we shall do the best we can to secure them. We do not, however, get many applications from competent nurses. A lot of those who apply are far over the age at which appointment would be prudent, and a lot of others do not have the necessary education or culture. Personally, however, I keenly feel the need. I have changed my views on this subject, to some extent, at least. I do not mean that I have ever been opposed to sending out nurses, but I do mean that I realize now more deeply than ever before the desirability of having more foreign trained nurses in connection with our hospitals, and of course such a large plant as that over which you preside has special need.

Please remember me warmly to Mrs. Avison. I often think of you and your loved ones and of the great work that you are doing.

Affectionately yours,

Later P. S. I shall write Mr. Severance regarding all the Mission request for the Severance Hospital.

19131217

제니 B. 에비슨(서울),
에비슨 부인의 1912~1913년도 보고서 (1913년 12월 17일 접수)

에비슨 부인의 1912~1913년도 보고서

작년에는 가족을 편안하게 유지하기 위하여 대부분 집에서 보냈다. 나는 세 명의 전도 부인들의 일을 감독하였는데, 그들은 내가 원하였던 감독을 받지 못하였다. 그중 한 명은 핀더 양의 지원을 받았고, 한 명은 성서공회, 그리고 한 명은 선교부의 지원을 받았다. 돈은 미주리 주 캔자스 시티의 벤턴 불러바드 장로교회에서 나온다. 그들은 이곳 근처의 여러 마을에서 매주 수업을 가르쳤고, 진료소와 병원을 오가며 교대로 도움을 주었다.

핀더 양의 지원을 받은 사람은 다른 사람들이 강습반을 위하여 시골에 갔을 때 대신하였고, 많은 아픈 사람들을 방문하였고 많은 사람들에게 읽는 법을 가르쳤다. 그들은 모두 매우 충실하게 일을 해왔다. 그중 한 명인 채 부인은 올해 초 남편과 가족과 함께 시골로 이주하여 아주 좋은 일을 하고 있다고 우리는 듣고 있다. 나머지 두 사람은 며칠 안에 하와이로 갈 예정이다. 소문으로는 둘이 결혼할 것이라고 한다. 그들은, 한 명은 교회에서 일할 것이고, 나머지 한 명은 결혼한 딸과 함께 그곳에서 살 것이라고 한다. 목사는 전혀 건강하지 않았지만 우리 새 목사 부부는 일을 잘 해왔다. 그의 아내는 아프거나 건강한 많은 교인들을 방문하였고, 간호원들과 함께 아침 예배를 드렸으며, 나를 위하여 우리 집에서 매주 수업을 가르쳤고, 여자를 위한 대규모 일반 수업에서 나와 함께 가르쳤으며, 실제로 교회, 주간 학교 및 그들의 문제와 관련하여 여러 가지 방법으로 도움을 주었으며, 결혼식과 장례식에도 참석하였다. 우리 주간 학교는 상당히 괴로운 많은 변화를 겪었다.

먼저 우리의 훌륭한 선생님인 이 씨를 잃었다. 그녀가 떠난 것은 아이들에게 큰 타격이었다. 그들은 그녀에게 빠져 있었다. 그녀는 충실하고 헌신적인 교사이자 아내이자 어머니이었으며, 우리 모두는 그녀를 그리워하고 있다.

그 이후로 우리는 두 명의 선생님을 가졌다. 첫 번째는 별로 잘하지 못하였다. 두 번째는 (게일 박사의) 이 씨의 딸인 '명이'이다. 그녀는 더 잘 하고 있으며, 학생 수와 관심이 증가하고 있다.

한가하게 쉬지 않았음에도 올해 무엇을 하였는지 보여줄 것이 많지 않다. 최근에 미국에서 온 우리 아들은 아버지 사무실에 자리를 잡고 대학은 물론 우리 집 구석구석에서 영어로 일하고 있다. 사실 우리 집 대부분의 구석구석이 꽉 차서 결과적으로 우리 손이 바쁘다. 우리 아버지께서는 우리에게 선을 베풀어 주셨고, 우리는 그것에 대하여 그분께 감사하고 찬양한다.

삼가 제출합니다.
(O. R. 에비슨 부인) M. J. 에비슨

Jennie B. Avison (Seoul), Mrs. Avison's Report for 1912~1913 (Rec'd Dec. 17th, 1913)

Mrs Avison's Report for 1912~1913.

This last year has been mostly spent in the home trying to keep things comfortable for the family. I have directed the work of three Bible women tho they have not had such supervision as I would have liked. One was supported by Miss Pinder, one by the Bible Society, and one by the mission. The money coming from the Benton Boulevard Presbyterian church of Kansas city, Missouri. They have taught weekly classes in the different villages near here and helped alternatly in and from the dispensary and Hospital.

The one supported by Miss Pinder has supplied when the others went to the country to teach in classes and visited many sick people and taught many to read. They have all done very faithful work. Early in the year one of them, Mrs Chai, with her husband and family moved to the country where she is doing very good work we hear. The other two are expecting to go to Hawaii in a few days. Rumor say they are going to be married. They say, one is to work in the Church and the other to live with her married daughter there. Our new pastor and wife have been doing good work tho the pastor has not been well at all. His wife has visited many of the church members sick, or well, held morning devotions with the nurses, taught a weekly class in our home for me, taught in our large general class for women for and with me in fact has helped me in many ways in connection with the church, & day school and their problems as well as attended weddings and funerals. Our day school has passed thro many changes rather trying.

First we last [sic] our good teacher Mrs. Yi. Her going was a great blow to the children. They were devoted to her. She was a faithful and devoted teacher, wife, and mother, and we all miss her.

We have had two teachers since. The first didn't do very well. The second is (Dr. Gale's) Mr Yi's daughter "Mungie" she is doing better, numbers and interest are increasing.

There is not much to show as to what I have done this year tho I have not been idle. The latest addition, our son from America, is finding his place in his fathers office and work in English in the college as well as a corner in our home. The fact most of the corners appropriate full in our home and consequently our hands are busy. Our Father has been good to us and we thank and praise him for it.

Respectfully Submitted,
(Mrs. O. R) M. J. Avison

올리버 R. 에비슨 박사 관련 연표 · Chronology of Dr. Oliver R. Avison (1908~1913)

1908년	7월 24일	캐나다 매니토바 주 와와네사에 도착함
	9월 초	스미스폴스를 방문함
	9월 11일	세인트 앤두류 학교에서 강연을 함
	9월 13일	스미스폴즈 감리교회에서 강연을 함
	11월 21일	오하이오 주 우스터에 체류 중임
	11월 14일	미네소타 주 세인트폴에 체류 중임
	12월 9일	위스콘신 주 밀워키에 체류 중임
	12월 18일	오하이오 주 우스터에 체류 중임
1909년	1월 초	뉴욕에서 호머 B. 헐버트를 만나 한국에서의 교육에 대하여 논의함
	2월 17일	한국 선전 운동의 일환으로 샌프란시스코를 방문함
	2월 21일	샌프란시스코 한국인 교회에서 강연을 함
	7월 15일	오하이오 주 우스터에 체류 중임
		브라운 총무, 세브란스 씨가 병원 진료소 및 기타 장비를 위하여 2만 달러를 기부하겠다는 제안을 에비슨에게 알림
	7월 중순	우스터에서 세브란스 씨와 만남
	7월 20일	오하이오 주 우스터를 떠남
	9월 28일	안식년을 마치고 서울에 도착함
	10월 17일	기독교 청년회에서 강연을 함
	11월 4일	병원 직원들, 에비슨의 귀환 환영회를 개최함
	12월 21일	기독교 청년회에서 '학질 발생의 이유와 예방의 방법'에 대하여 강연을 함

	2월 9일	실행 위원회, 선교본부가 쉴즈의 간호원장 직 고사를 승인할 것을 권고함
	6월 10일	간호원 양성소의 제1회 졸업생이 배출됨 - 김배세
	6월 22일	진관에서 열린 기독교 청년회 지도자들의 학생 회의에서 강연을 함
	6월 30일	졸업생, 다른 학생들, 간호원 및 다른 조사들이 50세 생일을 축하하며 의학교 기본금을 기부함
	7월 20일	한국의 고등 교육에 대한 의견을 브라운 총무에게 보냄
	7월 28일	결혼 25주년을 맞이함
	9월 13일	한국 의료 선교사 협회, 연례회의에서 협회는 세브란스 병원의학교와 협력하기 위한 교육 위원회를 구성하기로 함
	12월 6일	남대문교회가 신축 봉헌됨
1910~11년		북감리교회의 E. 더글러스 폴웰, 남감리교회의 리드, 영국 성공회의 위어가 강의에 참여함
1911년	2월 3일	간호원 양성소의 제2회 졸업생이 배출됨
	6월	이틀 동안 선천을 방문하여 라이너 씨를 진료함
	6월 2일	세브란스 병원의학교의 제2회 졸업생이 배출됨
	6월 14일	정신학교의 제5회 졸업식을 주재함
	6월 22일	감리교회 한국 연회에서 기독 의학교의 업무에서 협력을 촉구하는 연설을 함
	6월 29일	경신학교의 제6회 졸업식을 주재함
	7월 10일	해외선교본부, 레라 에비슨을 한국 파송 선교사로 임명함
	8월	한강의 별장에서 몇 주일 동안 머묾
	9월 5일	서울 지부, 김필순의 미국 연수를 위한 여권 발행을 관계 당국에 요청해 줄 것을 선교부에 요청하기로 함
	9월 9일	선교부 연례회의, 김필순에 대한 여권 발행을 관계 당국에 요청하기로 결정함
	9월 1일	로이 K. 스미스 박사가 세브란스에서 당직의사 과정을 시작함 (1912년 10월 1일까지)

	9월 21일	러들로와 약혼녀 랭거 양이 한국 선교부로 임명됨
	10월	청주를 방문함
	10월 8일	용산에 새 교회가 문을 엶
	12월	재령에 2주일 동안 체류하며 진료함
	12월 31일	김필순이 중국으로 망명함

1912년	1월	의학교를 일시적으로 폐쇄함
	4월	캐롤라인 스미스를 왕진하기 위하여 부산을 방문함
	5월	어빈이 사임한 부산에서 2주일 동안 진료함
	5월 5일	둔지미에 새 교회가 문을 엶
	6월 1일	서울 외국인학교 협회 제1차 연례회의에서 회장으로 선출됨
	6월 4일	간호원 양성소의 제3회 졸업생이 배출됨
	8월 3일	남장로교회 한국 선교부, 토머스 H. 대니얼이 세브란스에서 강의하는 것을 승인함
	9월 8일	한국 선교부, 선교본부에 추가 비용을 발생시키지 않는다는 조건으로 세브란스 병원의 치과의사와 약사를 승인함
	9월 23일	한국 의료 선교사 협회의 연례회의에서 콜레라에 대하여 발표함
	10월 1일	의학교가 다시 문을 엶

1913년		제약과에서 1명이 졸업함
		'세브란스 의학교에서 연합의 원칙'이라는 문건이 작성됨
	1월 22일	연합 대학의 위치에 관하여 선교본부로 보낸 편지가 통지됨
	4월 2일	제3회 졸업식이 거행됨
	4월 5일	언더우드 부부와 함께 선교 업무차 2주일 동안 일본을 방문함 (4월 18일 돌아옴)
	4월말	윌버 에비슨, 한국에 와서 에비슨의 비서로 활동함
	6월 5일	감리교회 한국 연회, 제임스 D. 밴버스커크를 세브란스로 파견하기로 결정함

6월 9일	감리교회 여병원의 공식 개원식 및 봉헌식에서 축사를 함
6월 13일	신축 외래 진료소 및 의학교 건물의 봉헌식이 거행됨
6월 25일	루이스 H. 세브란스 씨가 서거함
8월 21일	남장로교회 한국 선교부, 오긍선이 세브란스에서 강의를 맡게 함 (5월에 이적함)
9월 17일	미국 남감리교회 한국 선교부, N. H. 바우먼을 세브란스로 파견하기로 결정함
9월 22일	한국 선교부, 선교본부에 추가 비용을 발생시키지 않는다는 조건으로 세브란스 병원에 대한 치과의사와 약사의 승인을 재확인함
9월 23일	1914년 7월 1일부터 비례 안식년이 승인됨
9월 30일	한국 의료 선교사 협회 연례회의에서 환자 급식에 대하여 발표함
11월 23일	선교본부에 치과 의사의 필요성을 제기함

참고문헌 · References

1. 선교부 관련 자료

Annual Meeting of the Federal Council of Protestant Evangelical Missions in Korea

Annual Report of the Board of Foreign Missions of the Presbyterian Church in the United States of America. Presented to the General Assembly

Annual Report of the Woman's Presbyterian Board of Missions of the Northwest Korea Mission, Methodist Episcopal Church, South, Minutes

Korea. Presbyterian Church in the U. S. A., Board of Foreign Missions, Correspondence and Reports, 1833~1911

Minutes, Seoul Station, Korea, 1891~1921

Minutes and Reports of the Annual Meeting of the Korea Mission of the Presbyterian Church in the U. S. A.

Minutes of Annual Meeting, Southern Presbyterian Mission in Korea

Official Journal. Minutes of the Korea Annual Conference of the Methodist Episcopal Church

Report of the Korea Mission of the Presbyterian Church in the U. S. A. to the Annual Meeting

United Presbyterian Church in the U.S.A. Commission on Ecumenical Mission and Relations Secretaries' Files, Korea Mission records, 1903~1972

2. 각종 신문

신한민보(샌프란시스코) *The New Korea* (San Francisco)
황성신문(서울) *Hwangsung Shinmun* (Seoul)

The Globe (Toronto)
The Rideau Record (Smith's Falls)
The San Francisco Call (San Francisco)
The Seoul Press (Seoul)

3. 각종 잡지

The Assembly Herald (New York)
The China Medical Journal (Shanghai)
The Continent (Chicago)
The Korea Mission Field (Seoul)
The Missionary Survey (Richomind, Va.)

찾아보기 · Index

ㄱ

가관식	115
간호원	638
간호원 기숙사	126
간호원 사택	278
간호원 양성소	322, 361, 533
간호원장	330
감리교회 여병원	560
강문집	311
개신교 복음선교회 총회	142
개인 진찰실	355
게일, 제임스 S.	25
결핵	508
결혼 25주년	223
고등 생리학	115
고마쓰 미도리	399
고명우	507
고힌, J. M.	411
공자(孔子)	11
곽병규	507
광견병 접종과	114
광학과(光學科)	354
금속 활자	91
기도 달력	4
기독교 청년회	105

길리스, 로더릭 M.	4
김규식	270
김베시 C.	305, 361
김순애	248, 252
김윤식	25
김인국	507
김재명	507
김필순	85, 86, 146, 270, 271f, 319, 325, 328, 332, 406

ㄴ

남대문교회	195, 242, 262, 269, 380, 395
노블, 윌리엄 A.	622
노튼, 아서 H.	549

ㄷ

대구 지부	48
대니얼, A. F.	607
데라우치 마사타케	399
데이, 드와이트 H.	4
동중국연합의과대학	566
둔지미	463

ㄹ

라이너, 랠프 O.	134
랭거, 테레사 엘리자베스	344
러들로, A. 어빙	444, 589
러들로, 알프레드 어빙	344
러들로, 테레사 L.	444, 589
레이놀즈 부동산	3
로스, 시릴	31
로즈, 해리 A.	460
루이스 H. 세브란스	571f

루이스 H. 세브란스 씨의 서거에 대한 한국 서울 지부의 결의	574
루이스, 마고	572
리, 그레이엄	157, 225
릿거스, 메이블	186

ㅁ

마펫, 새뮤얼 A.	168, 398, 470, 516, 517
매케이, 로버트 P.	509
매큔, 조지 S.	398
맥라렌, 찰스 I.	601
무스, J. 로버트	474
무씨 산과학	16, 17f
밀러, 매티 H.	19, 395
밀러, 프레더릭 S.	23
밀즈, 랠프 G.	331, 445, 460, 578, 590
밀즈, 메리 E.	204
밀즈, 안나 R.	20

ㅂ

바렛, 메리 B.	7
바우먼, 뉴튼 H.	598
박건호	311
박영식	311
밴버스커크, 제임스 D.	549
버피, 엘러 B.	62, 63f, 115, 217
번커, 달젤 A.	622
베어드, 윌리엄 M.	99, 113, 411, 479
벡, 포스터 M.	393
병원 교회	195
봉헌된 세브란스 병원의학교	553f
부산 문제	31, 56
부산 여학교	36, 58
부산 지부	48

불교(佛敎)	11
브로큰셔, 수전 R.	164

ㅅ

사이드보텀, 리처드 H.	31, 113
새문안교회	242
샌더스, 엘리저베스 E.	589
샤록스, 알프레드 M.	3, 113, 270, 417
샤프, 찰스 E.	48, 99, 399
서광호	311
서대문교회	395
서울 성경 학원	328
서울 외국인학교 협회	422
서울 전도 운동	244
서울의 여자 사업	184
서울의 연합 대학교	176
서재필	468, 514, 520
세브란스 병원	114, 172
세브란스 병원 교육부	16
세브란스 병원 기지 보고서	353
세브란스 병원 진료소	126
세브란스 병원의학교	25, 124
세브란스 병원의학교 건물 봉헌식 초청장	551f
세브란스 병원의학교 봉헌식	551
세브란스 병원의학교 제2회 졸업생 일동	310, 310f
세브란스 병원의학교의 교직원 및 학생 (1909년 후반)	155f
세브란스 병원의학교의 교직원 및 학생 (1910년경)	265f
세브란스 의학교 건물	237
세브란스 진료소 및 의학교	227
세브란스(루이스 H.)의 죽음	561
세브란스, 루이스 H.	3, 19, 23, 36, 104
셴스톤, J. N.	103
송영서	311

순행 모금	90
쉴즈, 에스터 L.	115, 132, 164, 224, 331, 444
스미스, 로이 K.	276, 290, 292, 331, 445
스미스, 월터 E.	416
슬레먼, 존 B.	105
시드모어, 조지 H.	514
신민회 사건	406
신편 화학 교과서 유긔질 속표지	87f
신편 화학교과서 유기질(1909)	86

ㅇ

안경과	533
알렌, 더들리 P.	349
약사	446, 587
약제과(藥劑科)	354
어빈, 찰스 H.	31, 36, 51, 58, 161
언더우드, 릴리어스 H.	144, 186, 461, 522
언더우드, 호러스 G.	3, 90, 99, 113, 270, 622
언더우드, 호러스 H.	580
에비슨, G. 윌버	580
에비슨, 더글러스 B.	393
에비슨, 레라 C.	315, 348, 444, 497, 556, 580, 589
에비슨, 레이몬드	275
에비슨, 로렌스	393
에비슨, 윌버	393, 547
에비슨, 제니 B.	131, 186, 195, 235, 246, 262, 380, 443, 463, 642
연합 대학	479, 481
연합 대학교	220
연합 의학교	140, 147, 193, 267
영역의 분할	32
오긍선	576, 601, 606
오르간	51
와와네사	3

웰즈, J. 헌터	157, 217, 290
웸볼드, 캐서린	140, 185
위스콘신 노회 여자 선교회	99
위어, 휴 H.	473
유교(儒敎)	11
유니온 신학교	89
의료 선교사 협회	142, 147
의술개업인허장	311, 507
의학 연구부	354
의학교 및 외래 진료소 건물	238f
의학교를 위한 기본금	202
의학득업사	506
이재곤	26
이태준	311, 406
일반 진찰실	355

ㅈ

장인석	507
전킨 기념병원	172
전킨, 조셉 드 F.	468, 514, 520, 554
제2회 졸업 및 학위 수여식	359
제2회 졸업생 일동	408f
제2회 졸업식 초청장	308, 308f
제3회 졸업생	504, 504f
제3회 졸업식 순서	503, 503f
제3회 졸업식 초청장	501, 501f
제3회 졸업장	506
제약과	533
제이콥슨 기념 사택	52, 58, 62, 71, 122, 260, 277, 294
제중원 확장	153
존 D. 웰즈 훈련학교	317
존스, 조지 허버	397
주중 성경 강습반	6

중국 의료 선교사 협회	267
중앙 의학교	142
진관(津寬)	218
진급 증서	311, 311f
질레트, 필립 L.	314, 409

ㅊ

천연두	172
청주 지부	23
청주 지부 전경	24f
치과(齒科)	354
치과의사	445, 587

ㅋ

캐롤라인 A. 래드 병원	172
커, 윌리엄 C.	493
콜레라	134, 247
쿤스, E. 웨이드	622

ㅌ

터너 사택	58, 62
테일러, 헬렌 I.	20
톰스, 존 U. S.	414

ㅍ

퍼비언스, 월터 C.	342
평신도 선교 대회	103
포사이드, 헬렌	327, 330, 331, 444, 589
폴웰, E. 더글러스	142, 312
핀더 사택	518
필라델피아 사택	260, 277

ㅎ

하디, 로버트 A.	622
하워드 장로교회	93
학질(瘧疾)	154
한국 선전 운동	3, 113, 140
한국 의료 선교사 협회	140, 473
한국 정규 간호부 협회	115
해군유종회(海軍有終会)	16
해부학 속표지	85f
해부학(1909)	85
허스트, 새디 H.	6, 132, 138, 331, 444
허스트, 제시 W.	54, 114, 124, 132, 331, 444
헐버트, 캘빈 B.	89
헐버트, 호머 B.	89, 91
헤론, 새러 A.	20
홀, 어니스트 F.	31, 50, 113
홀드크로프트, 존 G.	508
홀시, A. 우드러프	201, 217
홍종은	16
홍주원	463
화이트, 스탠리	199
휘트모어, 노먼 C.	399
힐, P. B.	606

A

Advanced Physiology	119
Allen, Dudley P.	350
Anatomy	85
Avison, Douglas B.	394
Avison, G. Wilber	583
Avison, Jennie B.	133, 190, 197, 236, 263, 338, 386, 454, 595, 643
Avison, Lawrence	394
Avison, Lera C.	316, 348, 454, 499, 558, 582, 596
Avison, Raymond	275
Avison, Wilbur	394, 548

B

Baird, William M.	100, 116, 480
Barnes, Samuel M.	8, 10
Barrett, Mary B.	7
Beck, Foster M.	394
Bowman, Newton H.	598
Brokenshire, Susan R.	166
Bunker, Dalzell A.	630
Burpee	118, 217
Burpee, Ella B.	63f, 69, 151

C

capping exercises	118
Caroline A. Ladd Hospital	174
Central Medical School	143
cholera	135, 253
Chong Ju Station	23
Church at the Severance Hospital Compound	231

D

Dalny	253
Daniel, A. F.	609
death of Louis H. Severance	562
Dental Surgeon	455, 593, 596
dentist	616
Division of Territory	40
dormitory for nurses	127

E

East China Union Medical College	566
endowment fund for the Medical college	203

F

Follwell, E. Douglas	143, 313
font of movable metal type	92
Forsyth, Helen	334, 339, 454, 596
Fund-raising Tour	90
Fusan Girls' School	44, 64
Fusan matters	39, 57
Fusan Station	49

G

General Council of Missions	143
Gillett, Phillip L.	314, 410
Gillies, Roderick M.	5
Goheen, J. M.	412
Graduate Nurses' Association of Korea	118

H

Hall, Ernest F.	39, 50, 116
Halsey, A. Woodruff	217

Hardie, Robert A.	630
Heron, Sarah A.	22
Hill, P. B.	606
Hirst, Jesse W.	55, 117, 125, 133, 339, 454
Hirst, Sadie H.	6, 133, 138, 339, 454
Holdcroft, John G.	508
Hong Ju Won	466
Hong, Jong Eun	16
Howard Presbyterian Church	93
Hulbert, Calvin B.	89
Hulbert, Homer B.	89, 92

I

internship	276
Invitation Card for the Second Graduation Exercises	309
Irvin, Charles H.	39, 44, 51, 64, 162

J

Jacobson Memorial Home	64, 68
Jacobson Memorial House	53, 77, 123, 261, 283, 297
Jaisohn, Philip	469, 515
John D. Wells Training School	317
Jones, Geo. Heber	397
Junkin Memorial Hospital	174
Junkin, Joseph de F.	469, 515, 521, 555

K

Kerr, William C.	493
Kim, Bessie C.	307, 374
Kim, Kiu Sik	273
Kim, Pil Soon	85, 86, 149, 273, 325, 335, 340
Kim, Soonai	254, 259
Komatsu Midori	402

Koons, E. Wade	630
Korea Medical Missionary Association	141, 474
Korea Propaganda Fund	116

L

Lange, Theresa Elizabeth	345
Lee, Graham	158, 229
Lewis, Margo	573
Ludlow, A. Irving	345, 454, 596
Ludlow, Theresa L.	454, 596

M

Mackay, Robert P.	512
McCune, Geo. S.	402
McLaren. Charles I.	604
Medical Dictionary	119
midweek Bible class	6
Miller, Frederick S.	23
Miller, Mattie H.	21, 396
Mills, Anna R.	22
Mills, Mary E.	204
Mills, Ralph G.	160, 339, 455, 460, 578, 596
Moffett, Samuel A.	402, 471, 517, 519
Moose, J. Robert	475

N

New Building of Severance Hospital Medical College	552
Noble, William A.	630
Norton, Arthur H.	550
nurse	640
Nurses Training School	324, 374, 541
Nurses' Home	285

O

Oh, Kyung Sun	577
Optical Department	542
organ	51
Organic Chemistry	86

P

Pasteur Department	118
pathological work	160
Pharmaceutical Department	542
Pharmacist	456, 593, 596
Philadelphia House	261, 283
Pinder Home	519
Prayer Calendar	5
Private Office Practice	368
Public Dispensary	368
Purviance, Walter C.	343

R

Reiner, Ralph O.	135
Resolutions of Seoul Station, Korea, on the Death of Mr. L. H. Severance	575
Reynolds property in Seoul	5
Rittgers, Mable	5, 188
Rockefeller Institute	160
Ross, Cyril	39

S

Sanders. Elizabeth E.	595
Scidmore, George H.	515
Seoul Bible Institute	336
Seoul Evangelistic Campaign	245
Seoul Foreign School Association	423

Severance Dispensary and Medical College	231
Severance Hospital	117, 174
Severance Hospital Medical College	28, 125
Severance, Louis H.	5, 21, 24, 44, 107
Sharp, Charles E.	49, 100, 402
Sharrocks, Alfred M.	4, 116, 273, 418
Shenstone, J. N.	106
Shields, Esther L.	118, 133, 166, 228, 338, 454
Sidebotham, Richard H.	39, 116
Sleman, John B.	108
Smith, Roy K.	276, 291, 293, 339
Smith, Walter E.	416
South Gate Church	197, 243, 263, 269, 386, 396

T

Taiku Station	49
Taylor, Helen I.	22
Terauchi Masatake	402
The Korea Propaganda	116, 141
Third Graduating Class	505
Third Graduation Exercises	502
Toms, John U. S.	414
tuberculosis	508
Tung Jimmie	465
Turner Home (House)	64, 68

U

Underwood, Horace G.	100, 116, 273, 630
Underwood, Horace H.	582
Underwood, Lillias H.	145, 190, 462, 522
Union College	486
union medical college	151, 268
Union Medical School	141
union University	221
Union University in Seoul	178

united medical school	194

V

Van Buskirk, James D.	550

W

Wambold, Katharine	141
Wawanesa	4
Wells, J. Hunter	158, 217
West Gate Church	396
White, Stanley	200
Whittemore, Norman C.	402
Woman's Hospital (M. E.)	560
woman's work in Seoul	188

Y

Yi, Syeng Man	317

상우(尙友) 박형우(朴瀅雨) | 편역자

연세대학교 의과대학을 졸업하고, 모교에서 인체해부학(발생학)을 전공하여 1985년 의학박사의 학위를 취득하였다. 1992년 4월부터 2년 6개월 동안 미국 워싱턴 주 시애틀의 워싱턴 대학교 소아과학교실(Dr. Thomas H. Shepard)에서 발생학과 기형학 분야의 연수를 받았고, 관련 외국 전문 학술지에 다수의 연구 논문을 발표하고 귀국하였다.

1996년 2월 연세대학교 의과대학에 신설된 의사학과의 초대 과장을 겸임하며 한국의 서양의학 도입사 및 북한 의학사에 대하여 연구하였다. 1999년 11월에는 재개관한 연세대학교 의과대학 동은의학박물관의 관장에 임명되어 한국의 서양의학과 관련된 주요 자료의 수집에 노력하였다. 2009년 4월부터 대한의사학회 회장을 역임하였다. 2014년부터 대한민국의학한림원의 정회원으로 있다.

최근에는 한국의 초기 의료선교의 역사에 대한 연구를 진행하여, 알렌, 헤론, 언더우드 및 에비슨의 내한 과정에 관한 논문을 발표하였다. 이를 바탕으로 주로 초기 의료 선교사들과 관련된 다수의 자료집을 발간하였으며, 2021년 8월 정년 후에는 연세대학교 의과대학 객원 교수 및 상우연구소 소장으로 연구를 계속하고 있다.

박형우는 이러한 초기 선교사들에 대한 연구 업적으로 2009년 서울특별시 의사회의 저작상을, 2017년 1월 연세대학교 의과대학 총동창회의 해정상을, 2018년 9월 남대문 교회가 수여하는 제1회 알렌 기념상을 수상하였다.